LBBB(left bundle branch block)左脚ブロック
LCA(left coronary artery)左冠動脈
LCX(left circumflex artery)左回旋枝
LQTS(long QT syndrome)QT延長症候群
LV(left ventricle)左室
LVAS(left ventricular assist system)左心補助装置
LVEDP(left ventricular end-diastolic pressure)左室拡張末期圧
LVEF(left ventricular ejection fraction)左室駆出率
LVG(left ventriculography)左室造影
LVP(left ventricular pressure)左室圧

M

MDCT(multi-detector row helical computed tomography)マルチディテクターCT
MNMS(myonephropathic metabolic syndrome)代謝性筋腎症候群
MR(mitral regurgitation)僧帽弁閉鎖不全症
MRA(magnetic resonance angiography)磁気共鳴血管造影
MRI(magnetic resonance imaging)磁気共鳴像
MS(mitral stenosis)僧帽弁狭窄症
MSCT(multislice computed tomography)マルチスライスCT
MVP(mitral valve prolapse)僧帽弁逸脱症
MVR(mitral valve replacement)僧帽弁置換術

N・O

NYHA(New York Heart Association)ニューヨーク心臓協会
OMC(open mitral commissurotomy)直視下僧帽弁交連切開術

P

PAD(peripheral arterial disease)末梢動脈疾患
PAP(pulmonary artery pressure)肺動脈圧
PAPVR(partial anomalous pulmonary venous connection)部分肺静脈還流異常症
PCI(percutaneous coronary intervention)経皮的冠動脈インターベンション
PCPS(percutaneous cardiopulmonary support)経皮的心肺補助法
PCWP(pulmonary capillary wedge pressure)肺動脈楔入圧
PDA(patent ductus arteriosus)動脈管開存症
PFO(patent foramen ovale)卵円孔開存症
PR(pulmonary regurgitation)肺動脈弁逆流症
PRA(plasma rennin activity)血漿レニン活性

PS(pulmonary valve sten
PSVT(paroxysmal supra
性上室頻拍
PTA(percutaneous transl
管形成術
PTCA(percutaneous transluminal coronary angioplasty)経皮的冠動脈形成術
PTMC(percutaneous transluminal mitral commissurotomy)経皮的僧帽弁交連切開術
PTRA(percutaneous transluminal renal angioplasty)経皮的腎動脈形成術
PVC(premature ventricular contraction)心室期外収縮

R

RA(right atrium)右房
RAA(renin-angiotensin-aldosterone)レニン・アンジオテンシン・アルドステロン系
RAP(right atrial pressure)右房圧
RBBB(right bundle branch block)右脚ブロック
RCA(right coronary artery)右冠動脈
RCM(restrictive cardiomyopathy)拘束型心筋症
RV(right ventricle)右室
RVG(right ventricular angiography)右室造影

S・T

SAM(systolic anterior motion)収縮期前方運動
SSS(sick sinus syndrome)洞不全症候群
SV(stroke volume)1回拍出量
TAA(thoracic aortic aneurysm)胸部大動脈瘤
TAO(thromboangitis obliterans)閉塞性血栓血管炎
TAPVC(total anomalous pulmonary venous connection)総肺静脈還流異常症
TdP(torsade de pointes)トルサード・ド・ポアント
TOF(tetralogy of Fallot)ファロー四徴症
TV(tricuspid valve)三尖弁

U・V

UCG(ultrasonic echocardiography)超音波心エコー法
VAS(ventricular assist system)心室補助人工心臓
VF(ventricular fibrillation)心室細動
VPC(ventricular premature contraction)心室期外収縮
VSD(ventricular septal defect)心室中隔欠損症
VT(ventricular tachycardia)心室頻拍

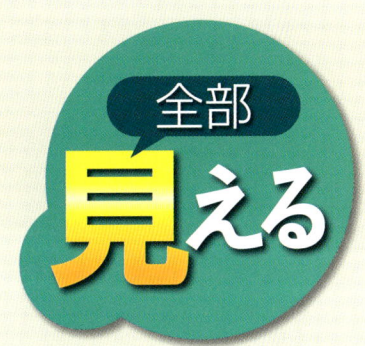

スーパービジュアル
循環器疾患

成美堂出版

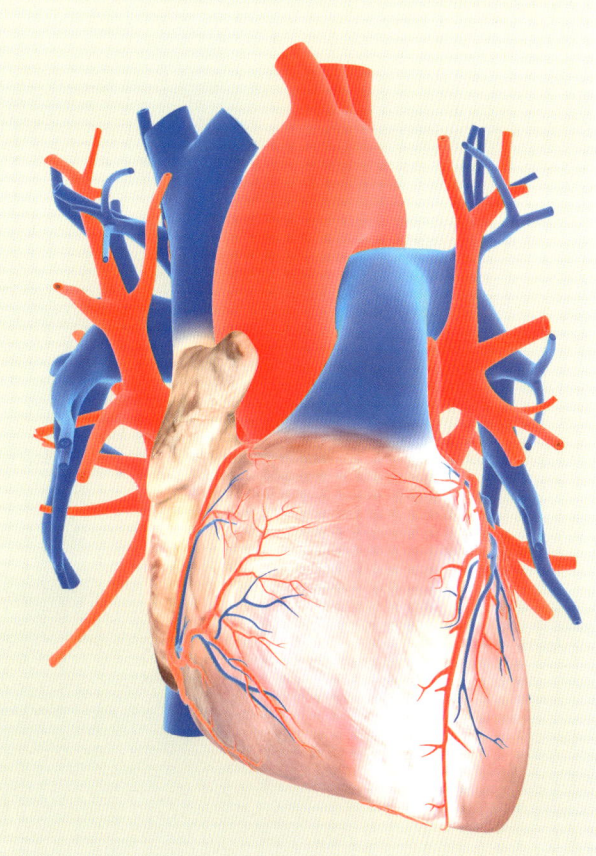

監修	黒澤　博身	榊原サピアタワークリニック　名誉院長
編集	橋本　和弘	東京慈恵会医科大学　心臓外科主任教授
	森田　紀代造	東京慈恵会医科大学　心臓外科教授
	吉村　道博	東京慈恵会医科大学　循環器内科主任教授

青山　尚文	東京慈恵会医科大学　循環器内科講師
阿部　裕一	東京慈恵会医科大学　循環器内科
荒瀬　聡史	東京慈恵会医科大学　循環器内科
稲田　慶一	東京慈恵会医科大学附属第三病院　循環器内科
宇野　吉雅	東京慈恵会医科大学　心臓外科講師
小川　和男	東京慈恵会医科大学　循環器内科講師
小川　崇之	東京慈恵会医科大学　循環器内科准教授
香山　洋介	東京慈恵会医科大学附属第三病院　循環器内科
川井　真	東京慈恵会医科大学　循環器内科准教授
川田　典靖	東京慈恵会医科大学附属柏病院　心臓外科医長
木ノ内　勝士	東京慈恵会医科大学　心臓外科
黄　義浩	埼玉県立小児医療センター　心臓血管外科医長
小武海　公明	東京慈恵会医科大学附属柏病院　循環器内科准教授
坂本　吉正	東京慈恵会医科大学　心臓外科准教授
篠原　玄	東京慈恵会医科大学　心臓外科
伊達　太郎	東京慈恵会医科大学　循環器内科
長沼　宏邦	東京慈恵会医科大学附属柏病院　心臓外科部長
名越　智古	東京慈恵会医科大学　循環器内科講師
野村　耕司	埼玉県立小児医療センター　心臓血管外科部長
蜂谷　貴	川崎市立川崎病院　心臓血管外科部長
本郷　賢一	東京慈恵会医科大学　循環器内科教授
松尾　征一郎	東京慈恵会医科大学葛飾医療センター　循環器内科講師
松村　洋高	東京慈恵会医科大学　心臓外科講師
南井　孝介	東京慈恵会医科大学　循環器内科講師
森本　智	東京慈恵会医科大学　循環器内科
八木　秀憲	厚木市立病院　循環器内科部長
山城　理仁	埼玉県立循環器・呼吸器病センター　心臓血管外科
山根　禎一	東京慈恵会医科大学　循環器内科教授
儀武　路雄	東京慈恵会医科大学　心臓外科講師

（50音順）

本書の使い方

　長寿社会が進行する現代では、医療・介護関係のサービスや従事者の充実が強く求められています。またチーム医療が浸透してきたことから、医療に携わる職種（看護師、薬剤師、臨床検査技師、理学療法士などのメディカルスタッフ）の人たちにも、広く十分な医学知識が求められるようになってきました。

　本シリーズでは図解を多用してわかりやすく解説してあるため、患者さんへのインフォームド・コンセントに利用したり、メディカルスタッフの人たちが医療知識を共有するために利用したり、また専門職として学習する際の参考としても活用していただけます。

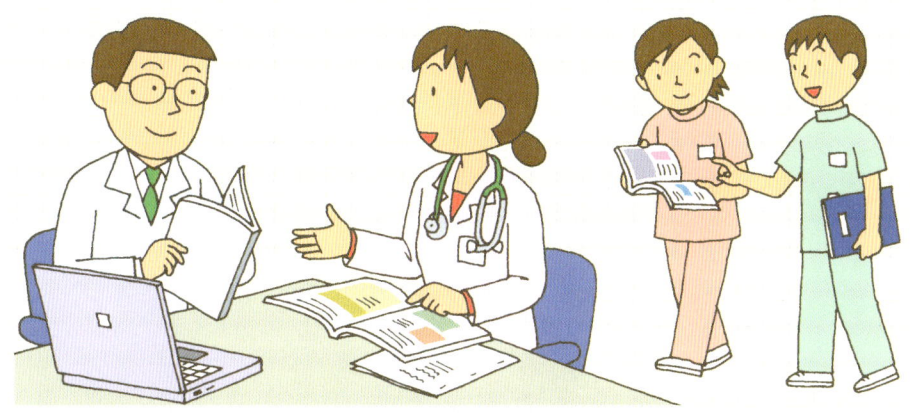

- **構成**　　解説や用語を検索する「目次」「チャートで見る主要兆候と疾患」「索引」は前半にまとめた。
　　　　第1章では、解剖や生理、共通する症候や検査などについてまとめた。
　　　　第2章以降で、疾患群ごとに章に振り分け、総論と疾患項目で構成した。

- **表記**　　医学用語 ………………　日本医学会医学用語辞典、日本循環器学会循環器学用語集などに準じた。
　　　　漢字 ……………………　原則として常用漢字を用い、難読語には読みをつけた。
　　　　数字 ……………………　漢数字、算用数字、ローマ数字など、慣例によって表記を使い分けた。
　　　　外国語由来の用語 ……　原則としてカタカナ表記とし、（　）内や欄外で欧文を表した。

- **記号**　　（　）…………　直前の語にかわって使用してよいこと、略語、直前の用語の解説などを意味する。
　　　　［　］…………　括弧内の語は省略してよいことを示す。
　　　　　　　　　（例）右房・右心房、冠動脈・冠状動脈のように省略可能な語をもつ用語では、項目ごとの初出のみ、右[心]房、冠[状]動脈のように表し、その後は省略形で表した。
　　　　L ……………　リットルを表す単位記号（ℓ、l）として使用する。
　　　　➔P○○○ ………　詳しい解説のあるページをさす。
　　　　＊ ……………　項目内に用語解説がある語の初出に付す。

・解説は疾患ごとのガイドラインなどにもとづいて解説してあります（2012年8月現在）。ただし実際の診療では、治療施設や医師の判断によって変わることがあります。その理由や目的を理解して医療にあたってください。

チャートで見る主要兆候と疾患

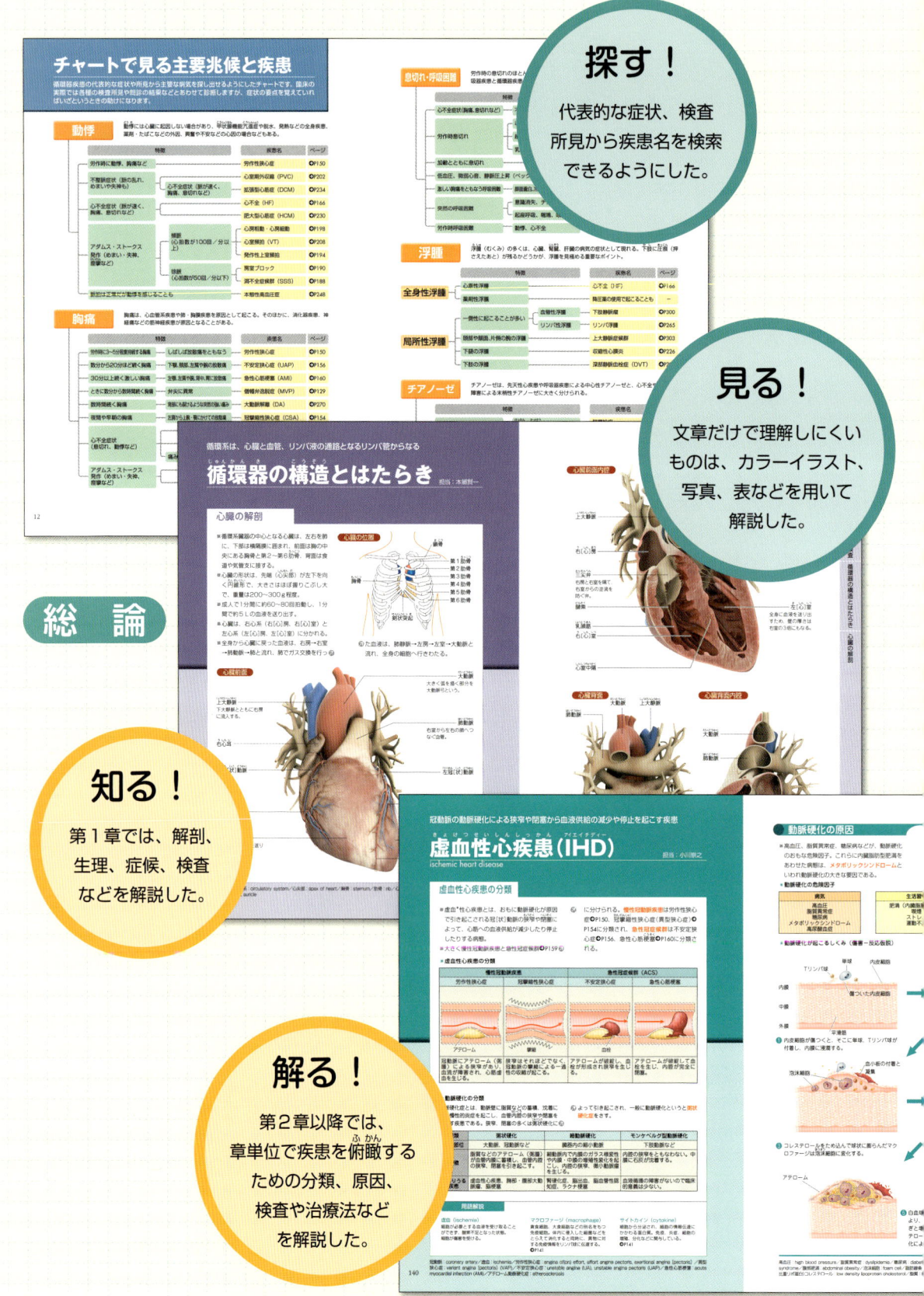

探す！
代表的な症状、検査所見から疾患名を検索できるようにした。

見る！
文章だけで理解しにくいものは、カラーイラスト、写真、表などを用いて解説した。

知る！
第1章では、解剖、生理、症候、検査などを解説した。

解る！
第2章以降では、章単位で疾患を俯瞰するための分類、原因、検査や治療法などを解説した。

疾患項目

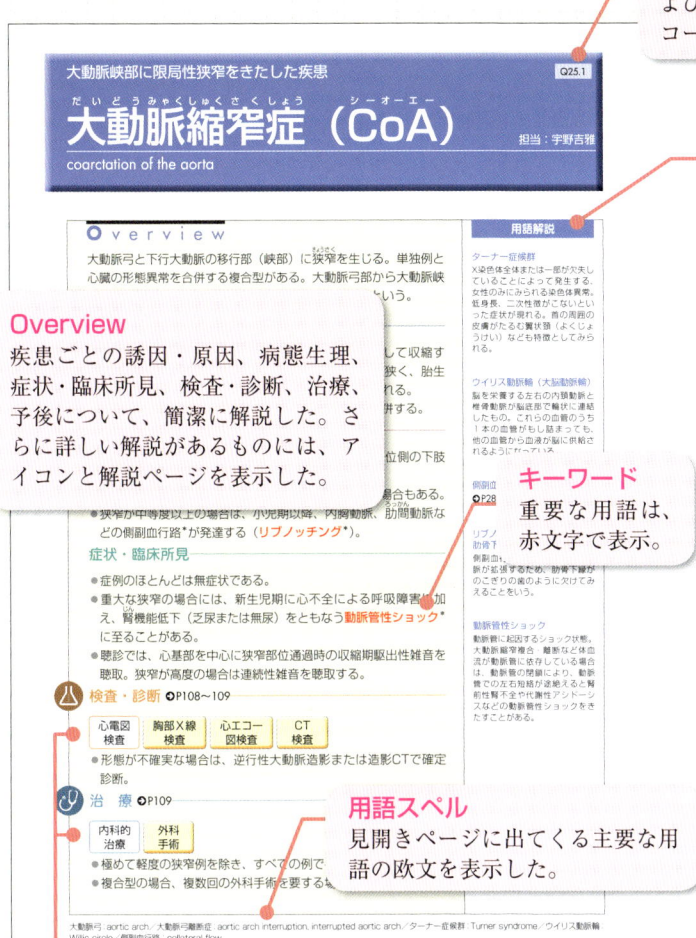

疾病コード
ICD-10（国際疾病・傷害および死因統計分類）にもとづくコード表示。

用語解説
専門的用語について解説や参照ページを表した。

Overview
疾患ごとの誘因・原因、病態生理、症状・臨床所見、検査・診断、治療、予後について、簡潔に解説した。さらに詳しい解説があるものには、アイコンと解説ページを表示した。

キーワード
重要な用語は、赤文字で表示。

Column
総論や疾患項目とは別に、コラムとして補助的項目を解説した。

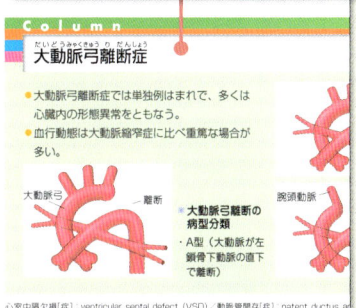

用語スペル
見開きページに出てくる主要な用語の欧文を表示した。

検査／治療
検査や治療法で、画像や解説が後出するものについてはボタン表示で区別した。

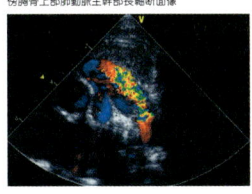 画像・解説あり

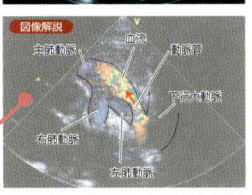 画像・解説なし

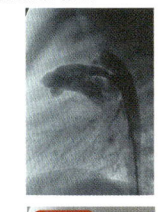

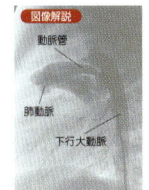

図像解説
画像情報を読み取るために、図像解説として部位や所見を表示した。

目次

監修者一覧 2
本書の使い方 3
チャートで見る主要兆候と疾患
 動悸、胸痛 12
 息切れ・呼吸困難、浮腫、チアノーゼ
 13
 失神、ショック、心雑音 14
 心音の異常 15
 心電図の異常 16

索　引 17

第1章　循環器のしくみとおもな検査

循環器の構造とはたらき ●本郷賢一 28
 心臓の解剖 28
 心臓の弁 30
 刺激伝導系 30
 心臓の動脈・静脈 31
 心拍出量 31
 動脈系 32
 体循環と肺循環 32
 静脈系 33
 心筋の構造 33
 心筋の収縮・弛緩のメカニズム ... 34
 心周期 34
 循環調節のしくみ 35
 おもな臓器の血液分布 36
 Column 静脈還流のしくみ ●本郷賢一　36
 リンパ系 37
おもな症候 ●青山尚文 38
 循環器疾患の主症状 38
 胸痛 38
 動悸 39
 チアノーゼ 39
 浮腫（むくみ） 39
 呼吸困難 40
 失神 40
視診・触診 ●青山尚文 41
 診断の流れ 41
 頸静脈の視診 41
 末梢動脈の触診 41
 特殊な脈拍 42
 前胸壁の触診 42
聴診 ●青山尚文 43

 聴診部位 43
 聴診器の種類 43
 正常心音 44
 Ⅰ音とⅡ音の異常 45
 過剰心音（異常心音） 46
 心雑音 46
心電図検査 ●八木秀憲 48
 心電図検査の誘導法 48
 モニター心電図 50
 ホルター心電図 50
 負荷心電図 50
 心電図の判読手順 51
 心電図の感度、基本波形 51
 波形と刺激伝導系 52
 心拍数の確認 52
 洞調律（サイナスリズム）の確認 ... 53
 基本の心電図波形 53
 電気軸測定法 54
 心臓の回転 55
 Column アイントーベン三角 ●八木秀憲　55
 P波の異常 56
 QRS波の異常 56
 QRS波の表記パターン 57
 Q波の異常 57
 T波の異常 57
 U波の異常 58
 心電図に影響するもの 58
X線検査 ●荒瀬聡史 59
 X線検査と読影法 59
 Column 血圧測定 ●荒瀬聡史　59

心臓核医学検査 ●荒瀬聡史 ……… 60
　検査画像と目的 ……… 60
心エコー図検査 ●川井　真 ……… 61
　心エコー図の種類 ……… 61
　断層（Bモード）心エコー図法 ……… 62
　Column 血管内超音波検査（IVUS）●川井　真 62
　Mモード心エコー図法 ……… 63
　ドプラ心エコー図法 ……… 63
心臓カテーテル検査 ●小川崇之 ……… 64
　心臓カテーテル検査の特徴 ……… 64
　右心カテーテル検査 ……… 65
　左心カテーテル検査 ……… 65
　心内圧の基準値 ……… 66
　心血管造影 ……… 67
　デジタルサブトラクション血管造影法（DSA） ……… 67
CTとMRI ●川井　真 ……… 68
　CT検査 ……… 68
　MRI検査 ……… 68

第2章　先天性心疾患

先天性心疾患（CHD）●森田紀代造 ……… 70
　先天性心疾患一覧 ……… 70
　心臓と大動脈の形成過程 ……… 71
心房中隔欠損症（ASD）●木ノ内勝士 ……… 74
　Overview ……… 74
　病態生理 ……… 75
　検査・診断 ……… 75
　治療 ……… 77
　Column 卵円孔開存と心房中隔欠損症 ●木ノ内勝士 78
心室中隔欠損症（VSD）●黄　義浩 ……… 79
　Overview ……… 79
　病態生理 ……… 80
　症状・臨床所見 ……… 80
　検査・診断 ……… 81
　治療 ……… 82
　Column アイゼンメンジャー（アイゼンメンゲル）症候群 ●黄　義浩 83
動脈管開存症（PDA）●黄　義浩 ……… 84
　Overview ……… 84
　病態生理 ……… 85
　症状・臨床所見 ……… 85
　検査・診断 ……… 85
　治療 ……… 87
ファロー四徴症（TOF）●野村耕司 ……… 88
　Overview ……… 88
　病態生理 ……… 89
　症状・臨床所見 ……… 89
　検査・診断 ……… 90
　治療 ……… 91

房室中隔欠損症（AVSD）●森田紀代造 ……… 92
　Overview ……… 92
　病態生理 ……… 93
　検査・診断 ……… 94
　治療 ……… 95
完全大血管転位症 ●野村耕司 ……… 96
　Overview ……… 96
　病態生理 ……… 97
　検査・診断 ……… 98
　治療 ……… 100
総肺静脈還流異常症（TAPVC）●宇野吉雅 ……… 102
　Overview ……… 102
　病態生理 ……… 103
　検査・診断 ……… 104
　治療 ……… 105
大動脈縮窄症（CoA）●宇野吉雅 ……… 106
　Overview ……… 106
　病態生理 ……… 107
　Column 大動脈弓離断症 ●宇野吉雅 107
　検査・診断 ……… 108
　治療 ……… 109
バルサルバ洞動脈瘤 ●篠原　玄 ……… 110
　Overview ……… 110
　病態生理 ……… 111
　検査・診断 ……… 111
　治療 ……… 113
　Column 肺動脈弁狭窄症（PS）●篠原　玄 114
　Column エプスタイン病 ●篠原　玄 114

第3章 心臓弁膜症

- 心臓弁膜症 ● 橋本和弘 …………………… 116
  - 心臓弁膜症一覧 ……………………………… 116
  - 心臓弁膜症の割合 …………………………… 117
  - 心臓弁の解剖図 ……………………………… 117
  - **Column** 連合弁膜症 ● 橋本和弘 …………… 117
- 僧帽弁狭窄症(MS) ● 坂本吉正 …………… 118
  - Overview ……………………………………… 118
  - 病態生理 ……………………………………… 119
  - 症状・臨床所見 ……………………………… 119
  - 検査・診断 …………………………………… 120
  - 治療 …………………………………………… 122
- 僧帽弁閉鎖不全症(MR) ● 川田典靖 ……… 124
  - Overview ……………………………………… 124
  - 病態生理 ……………………………………… 125
  - 症状・臨床所見 ……………………………… 125
  - 検査・診断 …………………………………… 125
  - 治療 …………………………………………… 127
  - **Column** 僧帽弁逸脱症(MVP) ● 川田典靖 … 129
- 大動脈弁狭窄症(AS) ● 儀武路雄 ………… 130
  - Overview ……………………………………… 130
  - 病態生理 ……………………………………… 131
  - 症状・臨床所見 ……………………………… 131
  - 検査・診断 …………………………………… 131
  - 治療 …………………………………………… 133
- 大動脈弁閉鎖不全症(AR) ● 松村洋高 …… 134
  - Overview ……………………………………… 134
  - 病態生理 ……………………………………… 135
  - 症状・臨床所見 ……………………………… 135
  - 検査・診断 …………………………………… 136
  - 治療 …………………………………………… 137
  - **Column** 感染性心内膜炎(IE) ● 川田典靖 … 138

第4章 虚血性心疾患

- 虚血性心疾患(IHD) ● 小川崇之 ………… 140
  - 虚血性心疾患の分類 ………………………… 140
  - 動脈硬化の原因 ……………………………… 141
  - 冠動脈の走行 ………………………………… 142
  - 動脈硬化の好発部位 ………………………… 142
  - 虚血性心疾患の検査 ………………………… 143
  - **Column** 気絶心筋と冬眠心筋 ● 小川崇之 … 144
  - 虚血性心疾患のおもな治療 ………………… 145
  - 虚血性心疾患の治療薬 ……………………… 145
  - PCI …………………………………………… 147
  - 外科的治療 …………………………………… 148
  - **Column** 末梢塞栓防止装置 ● 小川崇之 …… 149
  - **Column** 粥状硬化症 ● 小川崇之 …………… 149
- 労作性狭心症 ● 小川和男 …………………… 150
  - Overview ……………………………………… 150
  - 病態生理 ……………………………………… 151
  - 検査・診断 …………………………………… 151
  - 治療 …………………………………………… 153
- 冠攣縮性狭心症(CSA) ● 小川和男 ……… 154
  - Overview ……………………………………… 154
  - 検査・診断 …………………………………… 155
  - 治療 …………………………………………… 155
- 不安定狭心症(UAP) ● 南井孝介 ………… 156
  - Overview ……………………………………… 156
  - 病態生理 ……………………………………… 157
  - 検査・診断 …………………………………… 157
  - 治療 …………………………………………… 158
  - **Column** 急性冠症候群(ACS) ● 南井孝介 … 159
- 急性心筋梗塞(AMI) ● 南井孝介 ………… 160
  - Overview ……………………………………… 160
  - 病態生理 ……………………………………… 161
  - 症状・臨床所見 ……………………………… 161
  - 検査・診断 …………………………………… 161
  - 治療 …………………………………………… 163

第5章 心不全

- 心不全(HF) ● 吉村道博 …………………… 166
  - Overview ……………………………………… 166

病態生理 ●小武海公明 …………………… 167
　　症状・臨床所見 ●小武海公明 …………… 168
　　Column 肺水腫・肺うっ血 ●小武海公明　168
　　検査・診断 ●小武海公明 ………………… 170

　　治療 ●小武海公明 ………………………… 172
　　Column 心[臓]移植 ●小武海公明　175
　　Column 心原性ショック ●小武海公明　176

第6章　不整脈

不整脈 ●山根禎一 ……………………………… 178
　　不整脈の分類 ………………………………… 178
　　心調律のメカニズム ………………………… 178
　　刺激生成異常と刺激伝導路ブロック ……… 179
　　重症度による分類 …………………………… 180
　　Column アダムス・ストークス症候群 ●山根禎一　180
　　抗不整脈薬の作用機序 ……………………… 182
　　抗不整脈薬の分類 …………………………… 182
　　カテーテルアブレーション ………………… 183
　　ペースメーカー装着 ………………………… 183
　　心臓再同期療法（CRT）…………………… 184
　　電気ショック ………………………………… 185
　　植込み型除細動器（ICD）………………… 186
　　Column ジギタリスとジギタリス中毒 ●山根禎一　187
　　Column 心房期外収縮（APC）●稲田慶一　187
洞不全症候群（SSS） ●伊達太郎 …………… 188
　　Overview ……………………………………… 188
　　検査・診断 …………………………………… 189
　　治療 …………………………………………… 189
房室ブロック ●伊達太郎 ……………………… 190
　　Overview ……………………………………… 190
　　病態生理 ……………………………………… 191
　　症状・臨床所見 ……………………………… 191
　　検査・診断 …………………………………… 192
　　治療 …………………………………………… 193
発作性上室頻拍 ●伊達太郎 …………………… 194
　　Overview ……………………………………… 194
　　病態生理 ……………………………………… 195
　　症状・臨床所見 ……………………………… 195
　　検査・診断 …………………………………… 196

　　Column 頻脈の鑑別 ●伊達太郎　196
　　治療 …………………………………………… 197
心房粗動・心房細動 ●松尾征一郎 …………… 198
　　Overview ……………………………………… 198
　　誘因・原因 …………………………………… 199
　　病態生理 ……………………………………… 199
　　検査・診断 …………………………………… 200
　　治療 …………………………………………… 201
心室期外収縮（PVC） ●松尾征一郎 ………… 202
　　Overview ……………………………………… 202
　　病態生理 ……………………………………… 203
　　検査・診断 …………………………………… 203
WPW症候群 ●松尾征一郎 …………………… 204
　　Overview ……………………………………… 204
　　病態生理 ……………………………………… 205
　　検査・診断 …………………………………… 205
　　治療 …………………………………………… 205
QT延長症候群（LQTS） ●稲田慶一 ………… 206
　　Overview ……………………………………… 206
　　誘因・原因 …………………………………… 207
　　検査・診断 …………………………………… 207
心室細動（VF）・心室頻拍（VT） ●稲田慶一 …… 208
　　Overview ……………………………………… 208
　　誘因・原因 …………………………………… 209
　　病態生理 ……………………………………… 209
　　症状・臨床所見 ……………………………… 209
　　検査・診断 …………………………………… 210
　　治療 …………………………………………… 211
　　Column ブルガダ症候群 ●稲田慶一　212

第7章　心膜・心筋疾患

心膜・心筋疾患 ●川井　真 …………………… 214
　　心膜と心筋 …………………………………… 214

　　心膜疾患の種類 ……………………………… 215
　　心筋疾患の種類 ……………………………… 215

心筋症の分類 …………………………………… 216	検査・診断 ………………………………………… 228
心筋症タイプの特徴 ……………………………… 217	治療 ●坂本吉正 …………………………………… 229
特定心筋症の原因 ………………………………… 217	**肥大型心筋症（HCM）** ●香山洋介 …………… 230
急性心膜炎・急性心筋炎 ●川井 真 ………… 218	Overview ………………………………………… 230
Overview ………………………………………… 218	誘因・原因 ………………………………………… 231
誘因・原因 ………………………………………… 219	病態生理 …………………………………………… 231
症状・臨床所見 …………………………………… 219	症状・臨床所見 …………………………………… 231
検査・診断 ………………………………………… 220	検査・診断 ………………………………………… 232
治療 ………………………………………………… 221	治療 ………………………………………………… 233
心タンポナーデ ●阿部裕一 …………………… 222	**拡張型心筋症（DCM）** ●香山洋介 …………… 234
Overview ………………………………………… 222	Overview ………………………………………… 234
誘因・原因 ………………………………………… 223	病態生理 …………………………………………… 235
病態生理 …………………………………………… 223	症状・臨床所見 …………………………………… 235
症状・臨床所見 …………………………………… 223	検査・診断 ………………………………………… 235
検査・診断 ………………………………………… 224	治療 ●香山洋介、儀武路雄 ……………………… 237
治療 ………………………………………………… 225	**心臓粘液腫** ●山城理仁 ………………………… 238
Column 心膜液の量と心膜腔内圧 ●阿部裕一 … 225	Overview ………………………………………… 238
収縮性心膜炎 ●阿部裕一 ……………………… 226	病態生理 …………………………………………… 239
Overview ………………………………………… 226	症状・臨床所見 …………………………………… 239
誘因・原因 ………………………………………… 227	検査・診断 ………………………………………… 240
症状・臨床所見 …………………………………… 227	治療 ………………………………………………… 240
Column クスマウル徴候 ●阿部裕一 …………… 227	

第8章 血圧異常

血圧異常 ●本郷賢一 …………………………… 242	誘因・原因 ………………………………………… 249
血圧の定義 ………………………………………… 242	病態生理 …………………………………………… 249
血圧調節因子 ……………………………………… 243	検査・診断 ………………………………………… 250
血圧測定法の種類 ………………………………… 243	治療 ………………………………………………… 251
血圧の分類 ………………………………………… 244	**腎実質性高血圧症** ●名越智古 ………………… 254
血圧にもとづいた心血管疾患 …………………… 244	Overview ………………………………………… 254
血圧の日内変動 …………………………………… 245	病態生理 …………………………………………… 255
仮面高血圧と白衣高血圧 ………………………… 245	治療 ………………………………………………… 255
降圧目標 …………………………………………… 245	**腎血管性高血圧症** ●名越智古 ………………… 256
高血圧緊急症 ……………………………………… 246	Overview ………………………………………… 256
高齢者高血圧 ……………………………………… 246	病態生理 …………………………………………… 257
Column 加齢と血圧の変化 ●本郷賢一 ………… 246	検査・診断 ………………………………………… 257
慢性腎臓病（CKD） ……………………………… 247	治療 ………………………………………………… 257
Column 閉塞型睡眠時無呼吸症候群 ●本郷賢一 … 247	**内分泌性高血圧症** ●森本 智 ………………… 258
本態性高血圧症 ●名越智古 …………………… 248	Overview ………………………………………… 258
Overview ………………………………………… 248	検査・診断 ………………………………………… 259
	治療 ………………………………………………… 259

| Column 悪性高血圧症 ●森本 智 259
低血圧症 ●森本 智 260
　Overview 260
　症状・臨床所見 261
検査・診断 261
治療 261
| Column 起立性低血圧症 ●森本 智 262

第9章 血管疾患

血管疾患 ●長沼宏邦 264
　動脈と静脈の構造 264
　| Column リンパ浮腫 ●長沼宏邦 265
大動脈瘤（AA） ●長沼宏邦 266
　Overview 266
　誘因・原因 267
　病態生理 267
　検査・診断 268
　治療 269
大動脈解離（DA） ●長沼宏邦 270
　Overview 270
　病態生理 271
　症状・臨床所見 272
　検査・診断 272
　治療 273
　| Column マルファン症候群 ●長沼宏邦 273
高安動脈炎（大動脈炎症候群） ●蜂谷 貴 274
　Overview 274
　病態生理 275
　症状・臨床所見 275
　検査・診断 276
　治療 277
　| Column レイノー病とレイノー症候群 ●蜂谷 貴 277
末梢閉塞性動脈疾患 ●蜂谷 貴 278
　末梢閉塞性動脈疾患の分類 278
　末梢動脈と疾患の分類 279
　| Column PAD（末梢動脈疾患）について ●蜂谷 貴 279
　検査と治療 280
　| Column 間歇性跛行 ●蜂谷 貴 281
急性動脈閉塞症 ●蜂谷 貴 282
　Overview 282
　病態生理 283
　症状・臨床所見 283
　検査・診断 284

| Column 血行再建後症候群 ●蜂谷 貴 284
　治療 285
| Column 慢性動脈閉塞症 ●蜂谷 貴 285
閉塞性動脈硬化症（ASO） ●蜂谷 貴 286
　Overview 286
　誘因・原因 287
　症状・臨床所見 287
　検査・診断 288
　治療 289
閉塞性血栓血管炎（バージャー病） ●蜂谷 貴 290
　Overview 290
　検査・診断 291
　治療 291
深部静脈血栓症（DVT） ●青山尚文 292
　Overview 292
　誘因・原因 293
　症状・臨床所見 293
　検査・診断 294
　予防 294
　治療 295
肺塞栓症 ●青山尚文 296
　Overview 296
　誘因・原因 297
　症状・臨床所見 297
　検査・診断 297
　治療 299
下肢静脈瘤 ●蜂谷 貴 300
　Overview 300
　病態生理 301
　症状・臨床所見 301
　治療 302
　| Column 上大静脈症候群 ●蜂谷 貴 303

チャートで見る主要兆候と疾患

循環器疾患の代表的な症状や所見から主要な病気を探し出せるようにしたチャートです。臨床の実際では各種の検査所見や問診の結果などとあわせて診断しますが、症状の要点を覚えていればいざというときの助けになります。

動悸

動悸には心臓に起因しない場合があり、甲状腺機能亢進症や脱水、発熱などの全身疾患、薬剤・たばこなどの外因、興奮や不安などの心因の場合などもある。

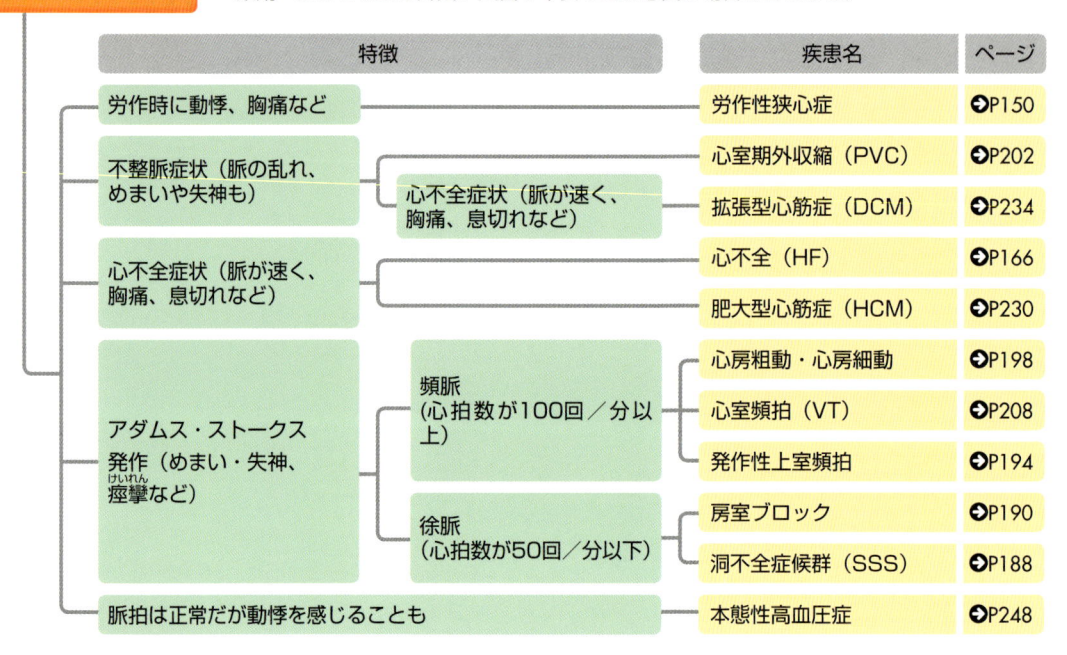

特徴		疾患名	ページ
労作時に動悸、胸痛など		労作性狭心症	▶P150
不整脈症状（脈の乱れ、めまいや失神も）	心不全症状（脈が速く、胸痛、息切れなど）	心室期外収縮（PVC）	▶P202
		拡張型心筋症（DCM）	▶P234
心不全症状（脈が速く、胸痛、息切れなど）		心不全（HF）	▶P166
		肥大型心筋症（HCM）	▶P230
アダムス・ストークス発作（めまい・失神、痙攣など）	頻脈（心拍数が100回／分以上）	心房粗動・心房細動	▶P198
		心室頻拍（VT）	▶P208
		発作性上室頻拍	▶P194
	徐脈（心拍数が50回／分以下）	房室ブロック	▶P190
		洞不全症候群（SSS）	▶P188
脈拍は正常だが動悸を感じることも		本態性高血圧症	▶P248

胸痛

胸痛は、心血管系疾患や肺・胸膜疾患を原因として起こる。そのほかに、消化器疾患、神経痛などの筋神経疾患が原因となることがある。

特徴		疾患名	ページ
労作時に3～5分程度持続する胸痛	しばしば放散痛をともなう	労作性狭心症	▶P150
数分から20分ほど続く胸痛	下顎、頸部、左肩や腕の放散痛	不安定狭心症（UAP）	▶P156
30分以上続く激しい胸痛	左顎、左肩や腕、背中、胃に放散痛	急性心筋梗塞（AMI）	▶P160
ときに数分から数時間続く胸痛	弁尖に異常	僧帽弁逸脱症（MVP）	▶P129
数時間続く胸痛	背部にも裂けるような突然の強い痛み	大動脈解離（DA）	▶P270
夜間や早朝の胸痛	左肩から上腕・顎にかけての放散痛	冠攣縮性狭心症（CSA）	▶P154
心不全症状（息切れ、動悸など）		肥大型心筋症（HCM）	▶P230
		大動脈弁狭窄症（AS）	▶P130
	痛みが増強・軽減	急性心筋炎	▶P218
アダムス・ストークス発作（めまい・失神、痙攣など）		発作性上室頻拍	▶P194
		心室頻拍（VT）	▶P208

息切れ・呼吸困難

労作時の息切れのほとんどは呼吸器疾患と循環器疾患が原因。また、突然の呼吸困難も呼吸器疾患と循環器疾患が原因となり、命にかかわる状態のこともあるため注意が必要。

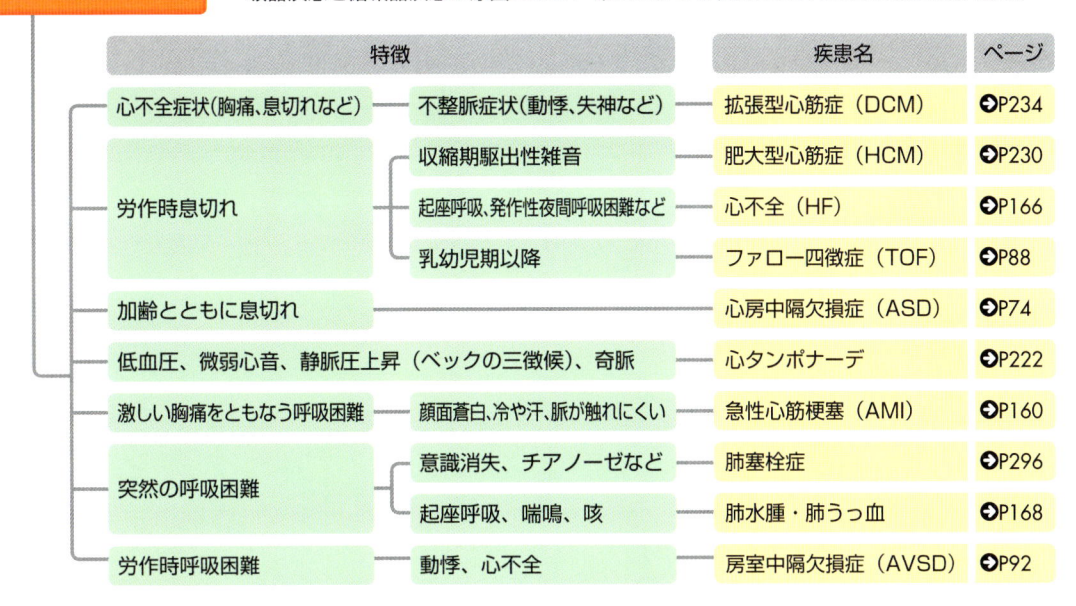

特徴		疾患名	ページ
心不全症状（胸痛、息切れなど）	不整脈症状（動悸、失神など）	拡張型心筋症（DCM）	➡P234
労作時息切れ	収縮期駆出性雑音	肥大型心筋症（HCM）	➡P230
労作時息切れ	起座呼吸、発作性夜間呼吸困難など	心不全（HF）	➡P166
労作時息切れ	乳幼児期以降	ファロー四徴症（TOF）	➡P88
加齢とともに息切れ		心房中隔欠損症（ASD）	➡P74
低血圧、微弱心音、静脈圧上昇（ベックの三徴候）、奇脈		心タンポナーデ	➡P222
激しい胸痛をともなう呼吸困難	顔面蒼白、冷や汗、脈が触れにくい	急性心筋梗塞（AMI）	➡P160
突然の呼吸困難	意識消失、チアノーゼなど	肺塞栓症	➡P296
突然の呼吸困難	起座呼吸、喘鳴、咳	肺水腫・肺うっ血	➡P168
労作時呼吸困難	動悸、心不全	房室中隔欠損症（AVSD）	➡P92

浮腫

浮腫（むくみ）の多くは、心臓、腎臓、肝臓の病気の症状として現れる。下肢に圧痕（押さえたあと）が残るかどうかが、浮腫を見極める重要なポイント。

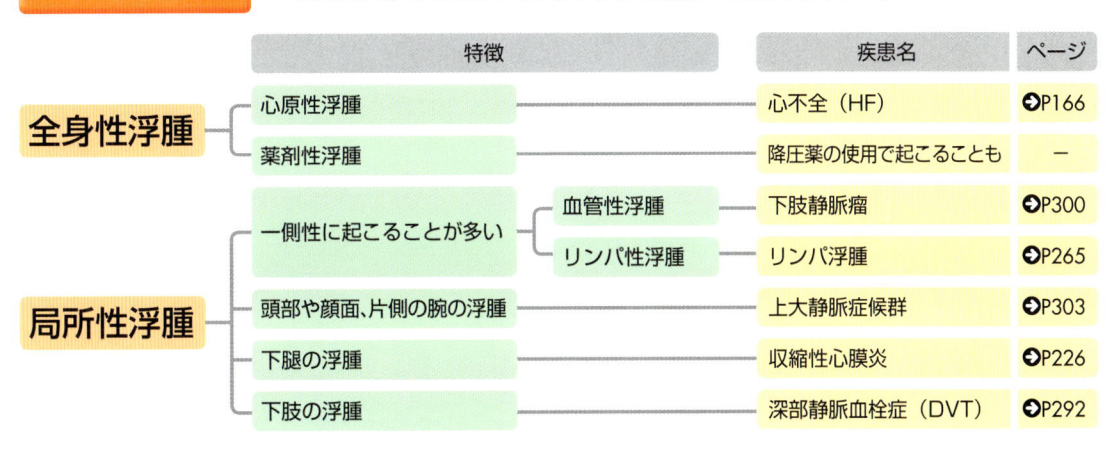

	特徴		疾患名	ページ
全身性浮腫	心原性浮腫		心不全（HF）	➡P166
全身性浮腫	薬剤性浮腫		降圧薬の使用で起こることも	－
局所性浮腫	一側性に起こることが多い	血管性浮腫	下肢静脈瘤	➡P300
局所性浮腫	一側性に起こることが多い	リンパ性浮腫	リンパ浮腫	➡P265
局所性浮腫	頭部や顔面、片側の腕の浮腫		上大静脈症候群	➡P303
局所性浮腫	下腿の浮腫		収縮性心膜炎	➡P226
局所性浮腫	下肢の浮腫		深部静脈血栓症（DVT）	➡P292

チアノーゼ

チアノーゼは、先天性心疾患や呼吸器疾患による中心性チアノーゼと、心不全や末梢血管障害による末梢性チアノーゼに大きく分けられる。

	特徴	疾患名	ページ
中心性チアノーゼ	血痰、喀血、意識消失	肺塞栓症	➡P296
中心性チアノーゼ	下半身のチアノーゼ	動脈管開存症（PDA）	➡P84
末梢性チアノーゼ	手足の疼痛、蒼白、麻痺など	急性動脈閉塞症	➡P282
末梢性チアノーゼ	原因不明の場合	レイノー病	➡P277
末梢性チアノーゼ	しびれ、冷感、疼痛など	末梢閉塞性動脈疾患	➡P278
末梢性チアノーゼ	皮膚が赤紫色に	深部静脈血栓症（DVT）	➡P292
末梢性チアノーゼ	左心不全症状で手足の冷感	心不全（HF）	➡P166

失神

失神は、脳血管障害、循環器疾患、興奮、貧血など、さまざまな原因による。とくに顔面蒼白、血圧低下がみられるショックの場合は迅速な処置が必要となる。

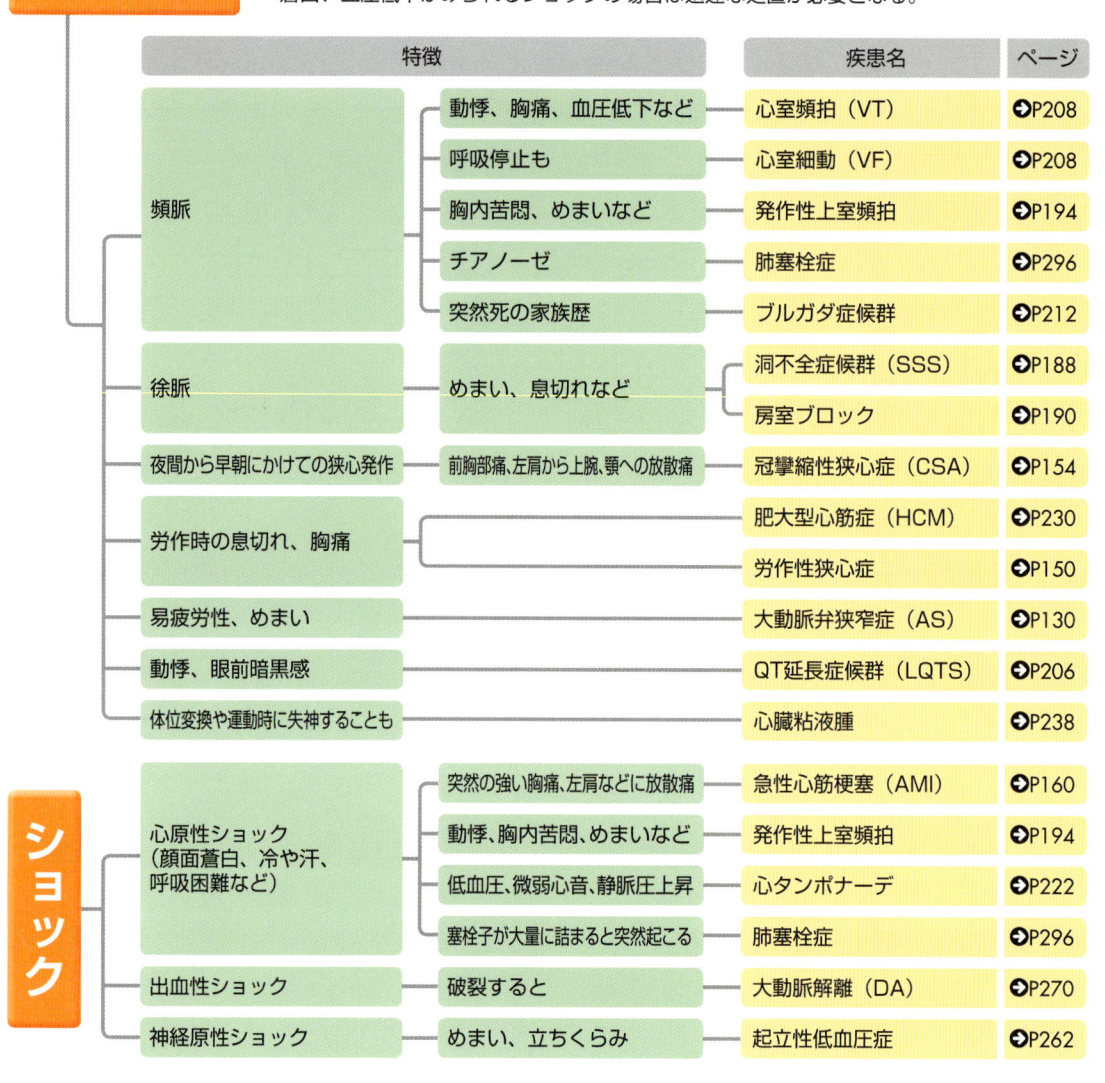

特徴		疾患名	ページ
頻脈	動悸、胸痛、血圧低下など	心室頻拍（VT）	➡P208
	呼吸停止も	心室細動（VF）	➡P208
	胸内苦悶、めまいなど	発作性上室頻拍	➡P194
	チアノーゼ	肺塞栓症	➡P296
	突然死の家族歴	ブルガダ症候群	➡P212
徐脈	めまい、息切れなど	洞不全症候群（SSS）	➡P188
		房室ブロック	➡P190
夜間から早朝にかけての狭心発作	前胸部痛、左肩から上腕、顎への放散痛	冠攣縮性狭心症（CSA）	➡P154
労作時の息切れ、胸痛		肥大型心筋症（HCM）	➡P230
		労作性狭心症	➡P150
易疲労性、めまい		大動脈弁狭窄症（AS）	➡P130
動悸、眼前暗黒感		QT延長症候群（LQTS）	➡P206
体位変換や運動時に失神することも		心臓粘液腫	➡P238

ショック

特徴		疾患名	ページ
心原性ショック（顔面蒼白、冷や汗、呼吸困難など）	突然の強い胸痛、左肩などに放散痛	急性心筋梗塞（AMI）	➡P160
	動悸、胸内苦悶、めまいなど	発作性上室頻拍	➡P194
	低血圧、微弱心音、静脈圧上昇	心タンポナーデ	➡P222
	塞栓子が大量に詰まると突然起こる	肺塞栓症	➡P296
出血性ショック	破裂すると	大動脈解離（DA）	➡P270
神経原性ショック	めまい、立ちくらみ	起立性低血圧症	➡P262

心雑音

比較的長く持続する心臓の振動音を心雑音といい、血流の乱れを起こす弁や血管、心臓などの形態によってさまざまな種類がある。

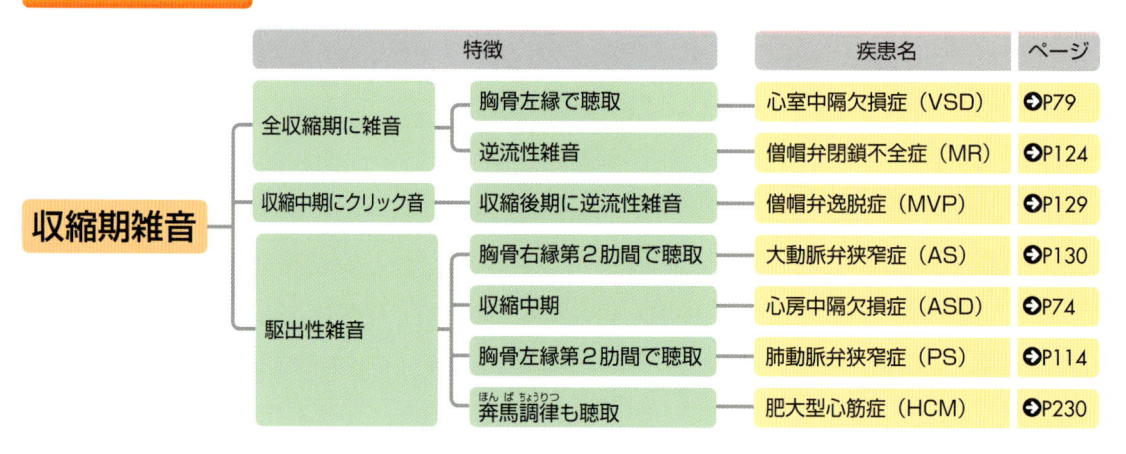

	特徴		疾患名	ページ
収縮期雑音	全収縮期に雑音	胸骨左縁で聴取	心室中隔欠損症（VSD）	➡P79
		逆流性雑音	僧帽弁閉鎖不全症（MR）	➡P124
	収縮中期にクリック音	収縮後期に逆流性雑音	僧帽弁逸脱症（MVP）	➡P129
	駆出性雑音	胸骨右縁第2肋間で聴取	大動脈弁狭窄症（AS）	➡P130
		収縮中期	心房中隔欠損症（ASD）	➡P74
		胸骨左縁第2肋間で聴取	肺動脈弁狭窄症（PS）	➡P114
		奔馬調律も聴取	肥大型心筋症（HCM）	➡P230

分類	特徴		疾患名	ページ
拡張期雑音	Ⅱ音からⅠ音まで続く拡張期灌水様雑音	Ⅱ音から始まるオースチン・フリント雑音	大動脈弁閉鎖不全症（AR）	➡P134
	拡張期ランブル		僧帽弁狭窄症（MS）	➡P118
心臓摩擦音	痛みが変動する胸痛		急性心膜炎	➡P218
連続性雑音	胸骨左縁第2肋間に最強点		動脈管開存症（PDA）	➡P84
	収縮期に始まりⅠ音開始前に終わる		バルサルバ洞動脈瘤	➡P110

心音の異常

心臓の弁のはたらき、収縮・拡張したときの血液の動きなどが心音として聴こえる。音の変化やリズム、雑音などに注意して聴診する。

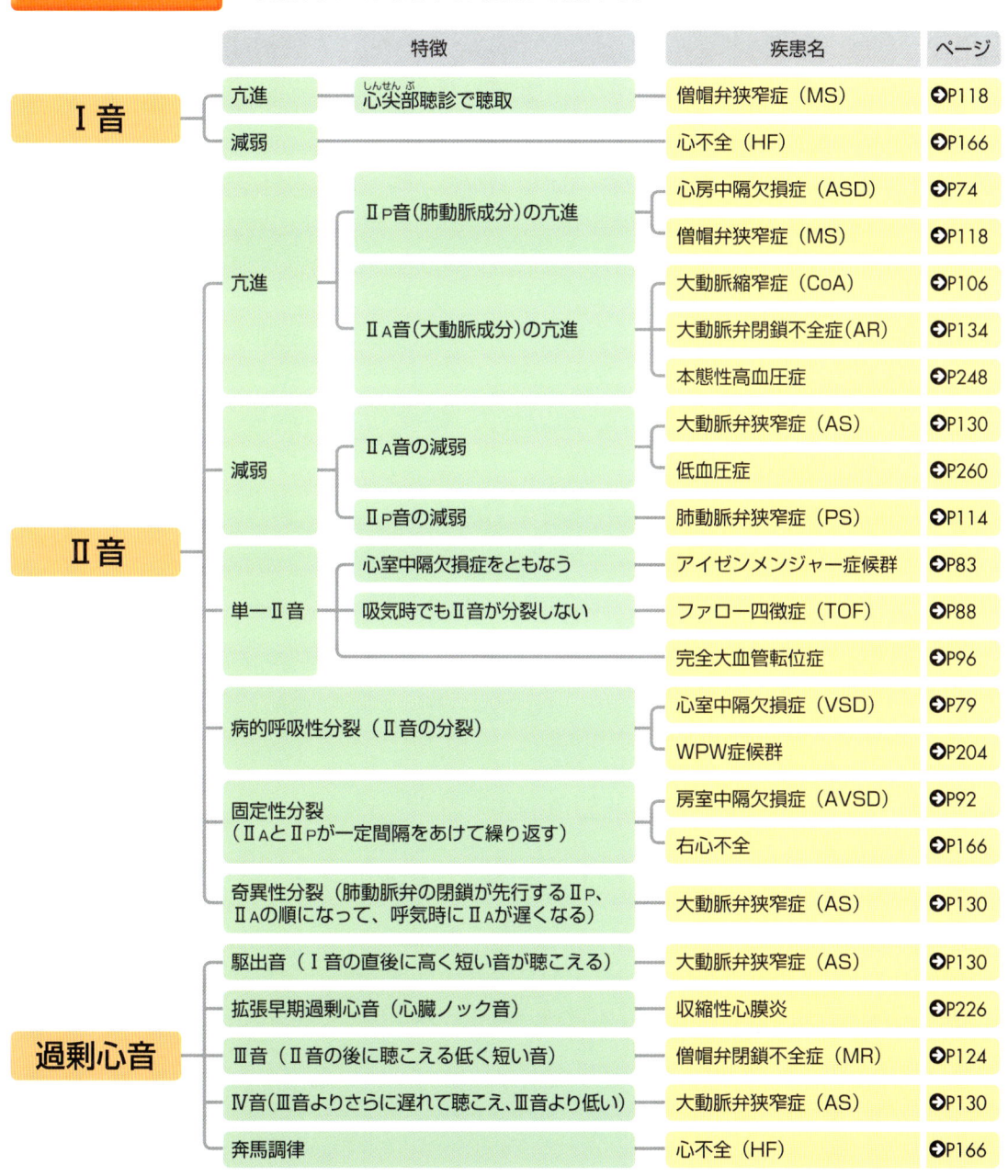

分類	特徴		疾患名	ページ
Ⅰ音	亢進	心尖部聴診で聴取	僧帽弁狭窄症（MS）	➡P118
	減弱		心不全（HF）	➡P166
Ⅱ音	亢進	ⅡP音（肺動脈成分）の亢進	心房中隔欠損症（ASD）	➡P74
			僧帽弁狭窄症（MS）	➡P118
		ⅡA音（大動脈成分）の亢進	大動脈縮窄症（CoA）	➡P106
			大動脈弁閉鎖不全症（AR）	➡P134
			本態性高血圧症	➡P248
	減弱	ⅡA音の減弱	大動脈弁狭窄症（AS）	➡P130
			低血圧症	➡P260
		ⅡP音の減弱	肺動脈弁狭窄症（PS）	➡P114
	単一Ⅱ音	心室中隔欠損症をともなう	アイゼンメンジャー症候群	➡P83
		吸気時でもⅡ音が分裂しない	ファロー四徴症（TOF）	➡P88
			完全大血管転位症	➡P96
	病的呼吸性分裂（Ⅱ音の分裂）		心室中隔欠損症（VSD）	➡P79
			WPW症候群	➡P204
	固定性分裂（ⅡAとⅡPが一定間隔をあけて繰り返す）		房室中隔欠損症（AVSD）	➡P92
			右心不全	➡P166
	奇異性分裂（肺動脈弁の閉鎖が先行するⅡP、ⅡAの順になって、呼気時にⅡAが遅くなる）		大動脈弁狭窄症（AS）	➡P130
過剰心音	駆出音（Ⅰ音の直後に高く短い音が聴こえる）		大動脈弁狭窄症（AS）	➡P130
	拡張早期過剰心音（心臓ノック音）		収縮性心膜炎	➡P226
	Ⅲ音（Ⅱ音の後に聴こえる低く短い音）		僧帽弁閉鎖不全症（MR）	➡P124
	Ⅳ音（Ⅲ音よりさらに遅れて聴こえ、Ⅲ音より低い）		大動脈弁狭窄症（AS）	➡P130
	奔馬調律		心不全（HF）	➡P166

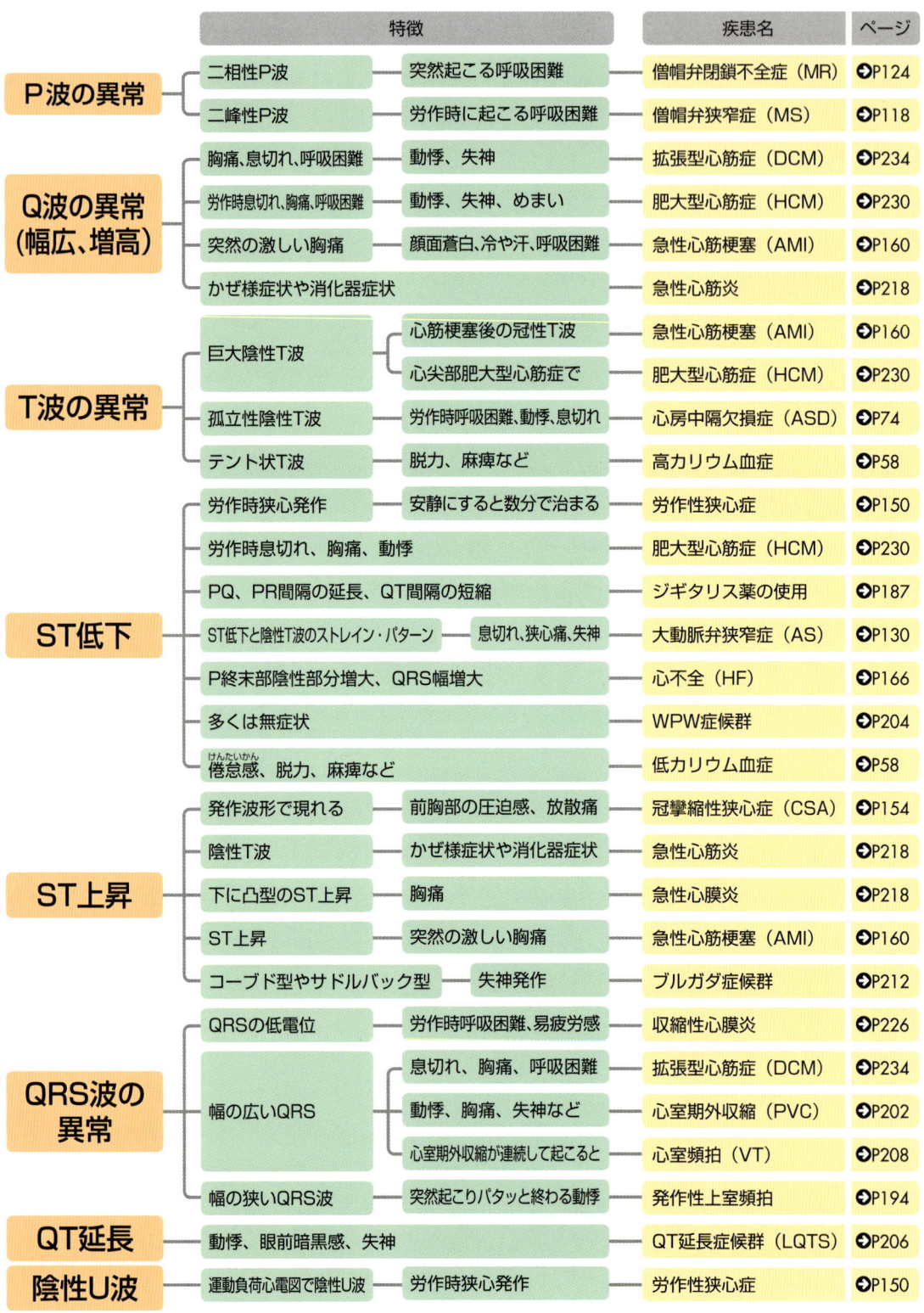

索引

索引項目は、数字、欧文、和文に分けて配列した。
長音（ー）は、その直前の母音をもう一度読んでいる。

●数字

1回拍出係数 …………………………… 66
1回拍出量 ……………………………… 66
Ⅰ音 …………………………………… 44、45
ⅡA ………………………………………… 44
ⅡP ………………………………………… 44
Ⅱ音 ……………………………… 44、45、74
3点誘導 ………………………………… 50
Ⅲ音 ………………………… 46、166、234
Ⅳ音 ………………………… 46、166、234
5つのP ………………………………… 283
21トリソミー …………………………… 92
22q11.2欠失症候群 …………………… 88

●欧文

ギリシア文字

β遮断薬 ………………………… 145、163
γグロブリン …………………………… 238
Δ波 …………………………………… 204

A

ABI ……………………………… 278、286
ACE阻害薬 …………………………… 163
ACS ………………… 140、156、159、160
AED …………………………………… 185
AF ………………………… 116、118、198
AFL …………………………………… 198
AHA …………………………… 142、216
AHブロック …………………………… 191
AM ……………………………………… 142
AMI …………………………………… 160
ANP …………………………………… 171
AOG ……………………………… 64、67
AP ………………………………… 64、66
APC …………………………………… 187
APH …………………………………… 231
AR ……………………………………… 134
ARVC ………………………………… 216
AS ……………………………………… 130
ASD ……………………………… 74、78

Asian SUNDS ………………………… 216
ASO …………………………………… 286
AST …………………………………… 163
AV ……………………………………… 142
AVNRT ………………………… 195、196
AVR …………………………… 133、137
AVRT …………………………… 194、196
AVSD …………………………………… 92
A型行動者 …………………………… 150
A型WPW症候群 ……………………… 205
A帯 ……………………………………… 33

B

BAS …………………………………… 100
BHブロック …………………………… 191
BMI …………………………… 242、248
BMS …………………………………… 147
BNP …………………………… 166、171
BTシャント術 …………………………… 91
B型WPW症候群 ……………………… 205
Bモード心エコー図法 …………… 61、62

C

CABG ………………………………… 148
CAG ……………………………… 64、67
Ca拮抗薬 ……………………… 145、163
CB ……………………………………… 142
CFR …………………………………… 150
CHD …………………………………… 70
CI ………………………… 31、64、66、172
CK ……………………………………… 163
CKD ………………………… 247、254、255
CK-MB ………………………………… 163
CLI …………………………………… 286
CO ………………………… 31、64、66
CoA …………………………………… 106
CPVT ………………………………… 216
CRT …………………………………… 184
CRT－D ……………………………… 186
CSA …………………………………… 154
CT ……………………………………… 68
CTA …………………………………… 256
CVP …………………………………… 64
C型WPW症候群 ……………………… 205

D

D1 ……………………………………… 142
D2 ……………………………………… 142
DA ……………………………………… 270
DASH食 ……………………………… 248
DCM …………………………… 216、234
DES …………………………………… 147
DSA …………………………… 67、278
DVT …………………………… 292、296
Dダイマー …………………………… 292
dループ ………………………………… 71

E

ECD ……………………………………… 92
ECG ……………………………………… 48
EF ……………………………………… 64
EPS …………………………………… 181

F、G

f波 ……………………………………… 120
GOT …………………………………… 163

H

HCM …………………………… 216、230
HE染色 ……………………………… 236
HF …………………………………… 166
HLA …………………………………… 290
HNCM ………………………………… 231
HOCM ………………………………… 231
HUT試験 ……………………… 261、262
HVブロック …………………………… 191
H帯 ……………………………………… 33

I

IABP …………………………………… 174
ICD …………………………… 186、233
IE ………………………… 116、138、282
IHD …………………………………… 140
IL－6 ………………………………… 238
IVUS …………………………………… 62
I帯 ……………………………………… 33

L

LAD	142
LAP	64、66
LBBB	56
LCA	142
LCX	142
LDH	163
LQTS	206
LVEDP	66
LVEDV	66
LVEF	64、66
LVESV	66
LVG	64、67
LVP	64、66

M

MAPCA	88
MNMS	282
MR	124
MRA	68
MRI	68
MS	118
MVA	121
MVP	129
MVR	123、128
Mモード心エコー図法	61、63

N

NPPV	176
NSAIDs	218
NSR	178
NYHA分類	169

O

OM	142
OMC	123
OMI	156
OPCAB	148
OS	46、118

P

PAC	258
PAD	279、286
PAG	64、67
PAP	64、66
PAWP	64
PCI	147、153、158、164
PCPS	174
PCWP	64、66、169、172、234
PD	142
PDA	84
PDE阻害薬	176
PET	60
PFO	78
PHT法	121
PL	142
PQ間隔	52、53
PRA	256、258
PS	114
PTCA	147
PTMC	122
PTRA	257
PTSMA	233
PV	102
PVC	202
P波	51、52、53、56

Q

QRS波	51、52、53、56、57
QTc間隔	53
QT延長	206
QT延長症候群	206、216
QT間隔	52、53
QT短縮症候群	216
Q波	57

R

R on T型	203、209
RAA系	255
RAP	64、66
RAV	67
RBBB	56
RCA	142
RCM	216
RV	142
RVG	64、67
RVP	64、66

S

SAM	232
SaO_2	64
SAVE手術	234、237
SCS	287
SFA	109
SI	66
SLE	218
SPECT	60
SSS	188
STEMI	161
ST上昇	57、154、159
ST上昇型心筋梗塞	161
ST低下	57、159
ST部分	52、57
SV	66

T

TAPVC	102
TASC	283
TdP	206
TEE	61
TGA	96
TOF	88
tPA	164
TTE	61
T波	51、52、53、57
——の増高	57

U

UAP	156
U波	51、52、58
——の増高	58

V

VAP	154
VAS	175
VF	208
VSD	79
VT	208

W、X

WBC	163
WHO／ISFC合同委員会	216
WPW症候群	204
X線検査	59

●和文

あ

R on T（アールオンティー）… 203、209
アイゼンメンゲル症候群→アイゼンメンジャー症候群
アイゼンメンジャー症候群 74、80、83、92
IVUS（アイバス） ………………… 62
アイントーベン三角 ……………… 55
悪性高血圧症 ……………… 242、259
アクチンフィラメント ……… 33、34
アシドーシス …………………… 284
アダムス・ストークス症候群 180、188
圧較差 …………………………… 130
圧痕 ………………………………… 39
圧迫症状 ………………………… 266
圧迫療法 ………………………… 302
アテレクトミー ………………… 147
アテローム ……… 140、141、147、149
アテローム硬化 ………………… 256
網目型静脈瘤 …………………… 301
アミロイドーシス ……………… 119
アメリカ心臓協会 ……… 142、216
安定狭心症 ……………………… 156

い

イオンチャネル ………………… 206
イオンチャネル異常症 ………… 216
異型狭心症 ……………………… 154
移行帯 ……………………………… 55
異常Q波 ………………… 160、162
異常自動能 ……………………… 179
異所性自動能 …………………… 179
異所性自動能亢進 ……………… 203
一次孔型 …………………… 77、78
一次性静脈瘤 …………………… 300
一時的ペーシング ……………… 188
一時的ペースメーカー ………… 183
医療面接 ………………………… 41
陰性T波 ………………………… 57
陰性P波 ………………………… 56
陰性U波 ………………………… 58
インターロイキン6 …………… 238
インドメタシン ………………… 84

う

ウイリス動脈輪 ………………… 106
ウィルソン結合電極 ……… 48、55
ウィルソン中心点 ……………… 55
ウィルヒョウの3要因 ………… 293
植込み型除細動器 ……… 186、233
ウェンケバッハ型 ……… 191、192
右脚 ………………………………… 30
右脚ブロック …………………… 56
右室 ………………………………… 28
右室圧 ……………………… 64、66
右室枝 …………………………… 142
右室造影 …………………… 64、67
右室流出路拡大術 ……………… 91
右心カテーテル検査 … 64、65、67
右心室 ……………………………… 28
右心不全 ………………… 166、167
　　─の症状 ……………… 168
右心房 ……………………………… 28
右側大動脈弓 ……………………… 88
右房 ………………………………… 28
右房圧 ……………………… 64、66
右房造影 …………………………… 67
ウロキナーゼ …………………… 164
運動後低血圧 …………………… 260
運動負荷心電図検査 …………… 152

え

鋭縁枝 …………………………… 142
永久式ペースメーカー ………… 183
永続性心房細動 ………………… 199
エーラス・ダンロス症候群 …… 266
液性調節 ………………………… 35
液性調節因子 …………………… 243
エコーフリースペース ………… 224
エコノミークラス症候群 ……… 292
壊疽 ……………………………… 278
NSAIDs（エヌセイズ） ………… 218
エピネフリン …………………… 176
エプスタイン病 ………………… 114
エルゴメーター ………………… 50
塩酸モルヒネ …………………… 163
円錐枝 …………………………… 142
円錐中隔 ………………………… 88
エントリー ……………………… 272

お

嘔吐刺激 ………………………… 197
オースチン・フリント雑音 … 47、134
オフポンプ冠動脈バイパス術 … 148

か

カークリン分類 …………………… 79
カーリーA線 …………………… 170
カーリーB線 …………………… 170
カーリーC線 …………………… 170
カーリー・クームス雑音 … 47、125
外因性因子 ……………………… 188
下位欠損型 ……………………… 77
介在板 …………………………… 33
回旋枝 …………………………… 31
階段昇降 ………………………… 50
解剖学的リエントリー ………… 179
解離性大動脈瘤 ………………… 270
解離性動脈瘤 …………………… 267
改良型BTシャント ……………… 91
カウンターショック …………… 185
拡張型心筋症 ……… 216、217、234
拡張期 …………………………… 34
拡張期血圧 ………………… 59、244
拡張期雑音 ……………………… 47
拡張期ランブル ……… 47、118、119
拡張早期過剰心音 ……………… 227
拡張早期雑音 …………………… 47
拡張中期雑音 …………………… 47
拡張中期ランブル ……………… 79
下行大動脈 ……………………… 32
下肢静脈瘤 ……………………… 300
過剰心音 ………………………… 46
仮性動脈瘤 ……………………… 267
下大静脈遮断術 ………………… 292
下大静脈フィルター留置 ……… 295
褐色細胞腫 ……………………… 258
活動電位 ………………………… 34
家庭血圧 …………………… 243、248
カテーテル ……………………… 64
カテーテルアブレーション …… 183
カテーテル検査の止血 ………… 64
カテコラミン ……………… 176、206
カテコラミン誘発多形性心室頻拍 216
カプトプリル試験 ……………… 256
仮面高血圧 ……………………… 245
カラードプラ法 ………………… 63
カルシウム拮抗薬 ………… 145、163
カルディオバージョン 185、186、194
加齢 ………………………… 130、246
簡易ベルヌーイ式 ………… 63、133
間歇性跛行（間欠性跛行） …… 281
冠血流予備能 …………………… 150
間質液 ……………… 37、38、39
冠状静脈 ………………………… 31

冠状動脈……………………31	――の合併症…………160、164	クリック音……………………129
冠静脈…………………………31	急性心不全………166、167、169	クレアチンキナーゼ…………163
冠静脈洞………………………31	――の薬物治療………………172	
冠静脈洞欠損型………………77	急性心膜炎………………215、218	―― け ――
冠性T波………………………160	――の原因……………………219	
完全型房室中隔欠損症………92	――の心電図…………………220	経胸壁心エコー図検査………61
感染性心内膜炎……116、138、282	――の治療……………………221	頸静脈…………………………41
完全大血管転位症……………96	急性前壁中隔心筋梗塞………162	頸静脈怒張……………………226
完全房室ブロック……………192	急性僧帽弁閉鎖不全症………124	経食道心エコー図検査………61
関電極…………………………48	急性動脈閉塞症…………278、282	頸動脈洞マッサージ…………197
冠動脈………………………31、142	急性肺性心……………………296	経皮[経管]的腎動脈形成術……257
冠動脈危険因子………………151	胸腔鏡下動脈管遮断術………87	経皮的冠動脈インターベンション
冠動脈硬化……………………151	狭窄切除・大動脈端々吻合法……109	…………147、153、158、164
冠動脈造影……………64、67、143	狭心症……………150、154、156	経皮的冠動脈形成術…………147
冠動脈バイパス術……………148	狭心痛……………130、150、198	経皮的腎動脈形成術…………257
貫壁性梗塞……………………161	胸痛……………………………38、161	経皮的心肺補助法……………174
顔面浸水………………………197	共通心房………………………72	経皮的僧帽弁交連切開術……122
冠攣縮…………………………154	共通房室管……………………72	経皮的中隔心筋焼灼術………233
冠攣縮性狭心症…………140、154	胸部不快感……………………38	撃発活動…………………179、203
――の予後……………………154	胸部誘導……………………48、49	血圧‥242、248、254、256、258、260
	極型ファロー四徴症…………88	――にもとづいた心血管疾患……244
―― き ――	局所性調節……………………35	――の定義……………………242
	局所性浮腫……………………39	――の日内変動………………245
キース・ワグナー分類…………259	虚血……………………………140、154	――の分類……………………244
奇異性分裂……………………45	虚血性心疾患…………………140	血圧異常………………………242
期外収縮………………………202	――のおもな治療……………145	血圧測定………………………59
機械的非同期…………………184	――の外科的治療……………148	血圧測定法……………………243
偽腔開存型……………………271	――の検査……………………143	血圧調整因子…………………243
偽腔血栓閉塞型………………271	――の治療薬…………………145	血液酸素飽和度………………66
木靴形心陰影…………………90	――の分類……………………140	血液分布………………………36
起座呼吸……………40、124、166	鋸歯状…………………………200	血管疾患………………………264
基準値…………………………66	起立性低血圧症………………262	血管性間歇性跛行……………281
奇静脈…………………………102	キリップ分類…………………169	血管内超音波検査……………62
偽性動脈瘤……………………267	禁煙……………………………250	血管攣縮………………………291
気絶心筋………………………144	筋収縮…………………………34	血胸……………………………270
基礎疾患………………………202	筋線維…………………………33	血行再建後症候群……………284
機能的MS………………………47	筋フィラメント………………33	血行動態検査…………………64
機能的リエントリー…………179	筋ポンプ作用…………………36	血栓……………………………140、161
ギブソン雑音…………………84		血栓吸引………………………148
奇脈………………………42、222	―― く ――	血栓塞栓症…………………116、118
脚ブロック……………………180		血栓摘除術……………………295
逆行性伝導……………………203	クインケ徴候…………………135	血栓溶解薬…………146、160、164
キャノンサウンド……………45	グースネック徴候……………95	血中心筋トロポニンT………218
急性下肢虚血…………………283	駆出音……………………………43、46	減塩……………………………250
急性冠症候群……140、156、159、160	駆出期…………………………34	腱索……………………………117
急性循環不全…………………176	駆出率…………………………64	腱索断裂………………………124
急性心筋炎……………………218	クスマウル徴候………………227	原始心筒………………………71
――の原因……………………219	クッシング症候群……………258	ケント束………………………204
――の心電図…………………220	クモの巣型静脈瘤……………301	ケント束切断…………………204
――の治療……………………221	グラハム・スティール雑音……47	原発性アルドステロン症……258
急性心筋梗塞……………140、159、160	グリコーゲン蓄積症…………216	原発性静脈瘤…………………300

原発性心筋症……………………216

こ

降圧目標……………………245
降圧薬…………………251、252
後下行枝……………………142
高カリウム血症………………58、284
硬化療法……………………303
高カルシウム血症……………58
恒久的ペースメーカー…………183
抗凝固薬………………146、163
抗狭心症薬…………………145
高血圧………………………242
高血圧緊急症………………246
抗血小板薬……………146、163
抗血栓薬……………………146
膠原病………………………190
交互脈………………………42
後枝…………………………30
甲状腺機能亢進症……………166
甲状腺機能低下症……………166
後尖…………………………117
後尖矩形切除………………128
後尖三角切除………………128
拘束型心筋症……………216、217
後側壁枝……………………142
抗頻脈ペーシング……………186
後負荷………………………172
抗不整脈薬…………………182
抗不整脈薬静注……………197
抗不整脈薬単回経口投与……197
高ミオグロビン血症……………284
高齢者高血圧………………246
交連切開術…………………119
コーブド型…………………212
ゴーリンの式………………121
呼吸困難……………………40
コクサッキーウイルス…………218
骨格筋ポンプ………………36
固定性分裂…………………45
孤立陰性T波………………75
孤立性収縮期高血圧…………244
コレステロール………………141
コロトコフ音…………………59
コンプライアンス……………74

さ

サーミスタ……………………64
再灌流療法…………………164

鰓弓動脈……………………73
最高血圧………………59、244
最低血圧………………59、244
細動波………………………200
細動脈硬化…………………140
サイトカイン…………………140
サイナスリズム………………53
左脚…………………………30
左脚ブロック…………………56
左脚分枝ブロック……………56
鎖骨下動脈フラップ法………109
左室…………………………28
左室圧……………………64、66
左室拡張末期圧………………66
左室拡張末期容積……………66
左室駆出率…………………66
左室収縮末期容積……………66
左室縮小形成術……………237
左室造影………………64、67
左室緻密化障害……………216
左室瘤………………………282
左心カテーテル検査……64、65、67
左心室………………………28
左心不全………………166、167
——の症状…………………168
左心房………………………29
サドルバック型………………212
左房…………………………29
左房圧…………………64、66
サルコメア…………………231
三軸座標……………………54
三尖弁………………30、117、198
三尖弁狭窄症………………116
三尖弁閉鎖不全症…………116
酸素投与……………………176
酸素飽和度…………………64
三部調律……………………46

し

シータ型閉鎖法……………113
シェロング試験………………262
磁気共鳴血管造影……………68
ジギタリス……………………187
ジギタリス中毒………………187
ジギタリス薬…………………58
糸球体………………………256
糸球体腎炎…………………254
四腔像………………………62
軸偏位………………………54
刺激生成異常……………179、180

刺激伝導異常……………179、180
刺激伝導系………………30、52、190
自己免疫反応………………234
四肢誘導………………48、49
シシリアン・ガンビット分類……182
視診…………………………41
持続性心房細動……………199
膝窩動脈捕捉症候群…………278
失神……………………40、260
失神発作……………………130
指定難病………………214、274
自動対外式除細動器…………185
自動能…………………178、188
シネMRI検査………………68
四部調律……………………46
脂肪線条……………………141
ジャテーン手術………………101
シャント………………………70
自由行動下血圧……………243
収縮期………………………34
収縮期駆出性雑音……131、230
収縮期クリック………………46
収縮期血圧………………59、244
収縮期高血圧………………244
収縮期雑音…………………47
収縮性心膜炎…………215、226
重症虚血肢…………………286
重症不整脈…………………180
充満期………………………34
粥腫…………………………147
粥腫切除術…………………147
粥状硬化………………140、149
粥状硬化症……………149、256
主要大動脈肺動脈側副血行路……88
腫瘤…………………………266
循環器………………………28
循環血液量…………………35
循環調節……………………35
上位欠損型…………………77
傷害－反応仮説……………141
症候…………………………38
症候性低血圧症………260、261
硝酸薬…………………145、163
上室期外収縮………………202
上室頻拍……………………196
症状…………………………38
常染色体優性遺伝…………230
上大静脈症候群……………303
小脈……………………42、130
静脈……………………31、264
——の構造…………………264

静脈角 … 37	心原性ショック … 124、176	——の感度、基本波形 … 51
静脈カテーテル検査 … 64	人工血管 … 270	——の判読手順 … 51
静脈還流 … 36	人工血管置換術 … 269	心電図検査 … 48
静脈還流量 … 35	人工呼吸管理 … 176	——の誘導法 … 48
静脈系 … 33	人工心臓 … 175	心内圧 … 66
静脈洞型 … 77	人工透析 … 119	心内修復術 … 91、95
静脈瘤 … 300	人工弁 … 119、123	心内電位図 … 181
ショートラン型 … 203、209	心雑音 … 46	心内膜炎 … 92、218
食塩制限 … 250	診察室血圧 … 243、248	心内膜床 … 70、92
食後低血圧 … 260	心室期外収縮 … 180、202、203	心内膜床欠損症 … 92
触診 … 41	心室細動 … 180、208	心肺蘇生法 … 208
除細動 … 186	腎実質性高血圧症 … 254	心肺停止状態 … 211
ショック … 38、176	心室充満音 … 43	心拍出量 … 31、35、64、66
——の5P … 176	心室中隔 … 72	心拍数 … 35、52
徐拍 … 178	心室中隔欠損症 … 79	心プールシンチグラフィー … 144
徐脈 … 42、178	心室調律 … 208	深部静脈 … 292
徐脈性心房細動 … 180	心室拍数 … 52	深部静脈血栓症 … 292、296
徐脈性不整脈 … 178、180	心室頻拍 … 180、196、208	心不全 … 43、92、116、166
徐脈頻脈症候群 … 189	心室頻脈 … 206	——の重症度分類 … 169
自律神経 … 264	心室補助人工心臓 … 175	——の非薬物療法 … 174
心エコー図検査 … 61	心周期 … 34	心房間血流転換手術 … 101
心音 … 44	心収縮力 … 35	心房期外収縮 … 180、187
心音図 … 44	新生児期肺循環 … 73	心房細動 116、118、120、126、180、198
心外性音 … 43	腎性・体液調節因子 … 243	心房収縮期 … 34
心筋 … 33、34、214	真性動脈瘤 … 267	心房性ナトリウム利尿ペプチド
心筋壊死 … 144	振戦 … 41、42、43	… 171、194
心筋炎 … 215	心尖拍動 … 42	心房性奔馬調律 … 231
心筋血流シンチグラフィー … 143、144	心尖部 … 43	心房粗動 … 180、198
心筋交感神経機能シンチグラフィー … 144	心尖部肥大型心筋症 … 230、231	心房中隔欠損症 … 74、78
心筋構成蛋白 … 231	心臓 … 28	心房頻拍 … 195
心筋梗塞 … 160	——の回転 … 55	心膜 … 214
心筋細胞 … 33	——の解剖 … 28	心膜液 … 225
心筋疾患 … 214	——の動脈・静脈 … 31	心膜液貯留 … 224
——の種類 … 215	——の発生 … 71	心膜腔内圧 … 225
心筋脂肪酸代謝シンチグラフィー … 144	——の弁 … 30	心膜疾患 … 214
心筋症 … 215、216	心臓移植 … 175	——の種類 … 215
心筋傷害マーカー … 163	心臓核医学検査 … 60、144	心膜穿刺 … 225
心筋生検 … 236	心臓カテーテル検査 … 64	心膜囊腫 … 214
心筋糖代謝 … 144	心臓再同期療法 … 174、184	心ループ … 71
心筋トロポニンI … 163	心臓腫瘍 … 215	
心筋トロポニンT … 163	心臓粘液腫 … 215、238	**す**
心筋トロポニンT迅速測定法 … 221	心臓ノック音 … 227	
心筋バイアビリティー … 60、144	心臓弁 … 117	睡眠時無呼吸症候群 … 247
心筋変性疾患 … 190	心臓弁膜症 … 116	スタンフォード分類 … 272
心腔内注射 … 176	——一覧 … 116	ステント … 158、164
心係数 … 31、64、66、169、172	——の割合 … 117	ステントグラフト留置術 … 269
神経性間歇性跛行 … 281	診断 … 41	ステント留置 … 147
神経性調節 … 35	心タンポナーデ … 215、222、270	ストリッピング術 … 303
神経性調節因子 … 243	心調律 … 178	ストレイン・パターン … 132
腎血管性高血圧症 … 256	心電図 … 48	ストレス下高血圧 … 245
心血管造影 … 64、67	——に影響するもの … 58	スパイラルリエントリー … 209

SPECT（スペクト）……………… 60
スリル…………………… 41、42、43
スワン・ガンツカテーテル…… 65、171

――― せ ―――

生活習慣…………………………… 141
生活習慣病………………………… 248
正常血圧…………………………… 244
正常高値血圧……………………… 244
正常呼吸性分裂…………………… 45
正常心音…………………………… 44
正常洞調律………………………… 178
正中線……………………………… 41
生理的分裂………………………… 45
脊柱管狭窄症……………………… 287
赤沈………………………… 238、274
石灰化……………………………… 214
舌下錠……………………………… 150
節酒………………………………… 250
セニング手術……………………… 101
セラーズの分類…………………… 127
線維化……………………………… 214
線維筋性異形成症………………… 256
線維筋性形成異常………………… 256
前下行枝…………………………… 31
潜在性WPW症候群……………… 205
前枝………………………………… 30
前収縮期雑音……………………… 47
全身性エリテマトーデス………… 218
全身性浮腫………………………… 39
潜水反射…………………………… 197
前尖………………………………… 117
先天性QT延長症候群…………… 207
先天性心疾患……………………… 70
先天性二尖弁……………………… 130
前負荷……………………………… 172
喘鳴………………………………… 166

――― そ ―――

造影CT検査……………………… 68
早期興奮症候群…………………… 204
双極肢誘導………………………… 48
相対的MS………………………… 47
相対的PR………………………… 47
早朝高血圧………………………… 245
総肺静脈還流異常症……………… 102
象皮病……………………………… 265
僧帽弁……………………… 30、117、124
僧帽弁逸脱症……………………… 129

僧帽弁開放音……………… 46、118、226
僧帽弁狭窄症……………… 116、118、282
僧帽弁形成術……………………… 128
僧帽弁口面積……………………… 121
僧帽弁収縮期前方運動…… 230、232
僧帽弁置換術……………… 123、128
僧帽弁閉鎖不全症………… 116、124
僧帽弁輪石灰化…………………… 119
側枝型静脈瘤……………………… 301
塞栓除去術………………………… 285
側副血行路………………… 281、291
速脈………………………… 42、134
組織液……………………………… 38
ソト分類…………………………… 82
蹲踞………………………………… 88

――― た ―――

ターナー症候群…………………… 106
ダーリング分類…………………… 103
第1対角枝………………………… 142
第1度房室ブロック……………… 191
第Ⅰ誘導…………………………… 48
大血管スイッチ手術……………… 101
大血管転位症……………………… 96
第3度房室ブロック……………… 191
第Ⅲ誘導…………………………… 48
胎児循環…………………………… 73
代謝性アシドーシス……………… 284
代謝性筋腎症症候群……………… 282
体循環……………………… 32、96
代償機構…………………… 124、167
大動脈……………………………… 264
大動脈圧…………………… 64、66
大動脈炎症候群…………… 256、274
大動脈解離………………… 134、270
大動脈解離の合併症……………… 271
大動脈弓離断症…………………… 107
大動脈縮窄症……………………… 106
大動脈縮窄複合…………………… 107
大動脈人工血管置換術…………… 273
大動脈造影………………… 64、67
大動脈内バルーンパンピング…… 174
大動脈弁…………………………… 30
大動脈弁狭窄症…………… 116、130
大動脈弁人工弁置換術…… 133、137
大動脈弁閉鎖不全症……… 116、134
大動脈弁輪拡張症………………… 134
大動脈瘤…………………………… 266
　――のおもな原因……………… 267
　――の分類……………………… 267

第2対角枝………………………… 142
第2度房室ブロック……………… 191
第Ⅱ誘導…………………………… 48
大脳動脈輪………………………… 106
胎盤………………………………… 73
大砲音……………………………… 45
大脈………………………… 42、134
ダウン症候群……………………… 92
高安動脈炎………………………… 274
多形性心室頻拍…………………… 210
多源性心室期外収縮……………… 203
たこつぼ心筋症…………………… 216
多発性囊胞腎……………………… 254
卵形心陰影………………………… 98
単一Ⅱ音…………………………… 45
単極胸部誘導……………… 48、49
単極肢誘導………………………… 48
単形性心室頻拍…………………… 210
単光子放出型コンピュータ断層撮影像 60
短軸断層像………………………… 62
単純型大動脈縮窄………………… 107
単純CT検査……………………… 68
単心室症…………………………… 70
弾性ストッキング………………… 302
弾性線維…………………………… 264
断層心エコー図法………… 61、62
蛋白漏出性胃腸症………………… 226
短絡………………………………… 70

――― ち ―――

チアノーゼ………… 39、79、89、278
チアノーゼ性心疾患……………… 70
チェストピース…………………… 43
遅延造影MRI検査……………… 68
致死的不整脈……………………… 180
遅脈………………………… 42、130
中隔尖……………………………… 117
中隔前壁心室除外術……… 234、237
中心静脈圧………………… 64、66
超音波……………………………… 61
長軸断層像………………………… 62
聴診………………………… 41、43、169
聴診器……………………………… 43
調律診断…………………………… 51
直視下僧帽弁交連切開術………… 123
陳旧性心筋梗塞…………………… 156

――― て ―――

低カリウム血症…………………… 58

低カルシウム血症 …………………… 58
低血圧症 ……………………………… 260
低酸素血症 ……………………… 38、96
ディップアンドプラトー …… 226、229
適正体重の維持 …………………… 250
デジタルサブトラクション血管造影 … 67、276
電気軸の判定 …………………… 51、54
電気ショック …………………… 185、211
電気生理学的検査 ………………… 181
電気的交互脈 ……………………… 222
電気的除細動 …………………… 185、211

―― と ――

動悸 …………………………………… 39
洞機能不全症候群 ………………… 188
同期不全 …………………………… 184
洞結節 ………………………… 30、178、188
橈骨動脈 …………………………… 41
洞徐脈 …………………………… 180、189
洞調律 ……………………………… 53
洞停止 ……………………………… 189
糖尿病性腎症 ……………………… 254
洞頻脈 ……………………………… 222
洞不全症候群 ……………………… 180、188
洞房結節 …………………………… 30
洞房ブロック ……………………… 180、189
動脈 …………………………… 31、264
　　――の構造 ………………… 264
動脈幹 ……………………………… 73
動脈管 ……………………………… 84
動脈管開存症 ……………………… 84
動脈管結紮術 ……………………… 87
動脈管性ショック ………………… 106
動脈管閉鎖法 ……………………… 87
動脈系 ……………………………… 32
動脈血ガス分析 …………………… 296
動脈血栓症 ………………………… 283
動脈硬化 ………………… 140、141、150
　　――の原因 ………………… 141
　　――の好発部位 …………… 142
動脈塞栓症 ………………………… 283
動脈弁 ……………………………… 30
動脈瘤切除術 ……………………… 113
冬眠心筋 …………………………… 144
等容性弛緩期 ……………………… 34
等容性収縮期 ……………………… 34
読影法 ……………………………… 59
特定心筋症 …………………… 215、217
特発性心筋症 ……………………… 216
特発性脱疽 ………………………… 290

時計方向回転 ……………………… 55
ドプラ血流計 ……………………… 286
ドプラ効果 ………………………… 61
ドプラ心エコー図法 …………… 61、63
ドベーキー分類 …………………… 272
トルサード・ド・ポアント ……… 206
ドレスラー症候群 ………………… 218
トレッドミル ……………………… 50
ドレナージ ………………………… 222
トロポニン ………………………… 34
トロポミオシン …………………… 34
鈍縁枝 ……………………………… 142

―― な ――

内臓錯位 …………………………… 92
内皮細胞 …………………………… 141
内分泌性高血圧症 ………………… 258
ナックルサイン …………………… 297
軟性白斑 …………………………… 258

―― に ――

二次孔型 ………………………… 77、78
二次性QT延長症候群 …………… 207
二次性高血圧症 ……… 248、254、258
二次性静脈瘤 ……………………… 301
二次性心筋症 ……………………… 216
二次性低血圧症 …………………… 260
二重陰影 …………………………… 120
二相性P波 ………………………… 56
ニトログリセリン …… 150、154、163
二峰性P波 ………………………… 56
乳酸脱水素酵素 …………………… 163
乳頭筋 ……………………………… 117

―― ね、の ――

熱希釈法 ………………………… 31、66
脳虚血 ……………………………… 208
脳梗塞 ……………………………… 198
嚢状大動脈瘤 ……………………… 267
脳性ナトリウム利尿ペプチド …… 171
ノーリア分類 ……………………… 169

―― は ――

バージャー病 ……………………… 290
肺うっ血 ……………………… 168、194
肺血管抵抗 ………………………… 79
肺高血圧症 …………………… 79、92

肺循環 …………………………… 32、96
肺静脈 ……………………………… 102
肺静脈隔離アブレーション ……… 187
肺水腫 ……………………………… 168
肺性心 ……………………………… 166
肺性P波 …………………………… 56
肺塞栓症 …………………………… 296
背側動脈 …………………………… 73
肺体血流比 ………………………… 74
肺動脈圧 ……………………… 64、66
肺動脈絞扼術 ……………………… 95
肺動脈楔入圧 … 64、66、169、172、234
肺動脈造影 …………………… 64、67
肺動脈弁 …………………………… 30
肺動脈弁狭窄症 ……………… 114、116
肺動脈弁閉鎖不全症 ……………… 116
白衣高血圧 ………………………… 245
波形診断 …………………………… 51
バチスタ手術 ……………………… 237
ばち[状]指 …………………… 83、88
白血球数 …………………………… 163
パッチ形成術 ……………………… 109
パーフュージョンMRI検査 ……… 68
パラシュート僧帽弁 ……………… 119
バランスのとれた食事 …………… 250
バルーン血管形成術 ……………… 147
バルーン心房中隔裂開術 ………… 100
バルサルバ試験 …………………… 262
バルサルバ洞 ………………… 31、110
バルサルバ洞動脈瘤 ……………… 110
バルサルバ洞動脈瘤破裂 ………… 110
バルサルバ法 ……………………… 197
パルスドプラ法 …………………… 63
半月弁 ………………………… 30、117
反跳脈 ……………………………… 84
判読手順 …………………………… 51
反時計方向回転 …………………… 55

―― ひ ――

非ST上昇型心筋梗塞 …………… 161
非貫壁性梗塞 ……………………… 161
非侵襲的陽圧換気 ………………… 176
ヒス束 ……………………………… 30
ヒス束心電図 ……………………… 190
非ステロイド系抗炎症薬 ………… 218
肥大型心筋症 ………… 216、217、230
非対称性中隔肥大 ………………… 230
左回旋枝 …………………………… 142
左冠動脈 ……………………… 31、142
左前下行枝 ………………………… 142

非チアノーゼ性心疾患⋯⋯⋯⋯⋯⋯ 70
ピッグテールカテーテル⋯⋯⋯⋯⋯ 65
ピックの偽肝硬変⋯⋯⋯⋯⋯⋯⋯ 227
非閉塞性肥大型心筋症⋯⋯⋯ 230、231
ビュルガー病⋯⋯⋯⋯⋯⋯⋯⋯⋯ 290
表在性血栓性静脈炎⋯⋯⋯⋯⋯⋯ 300
標準肢誘導⋯⋯⋯⋯⋯⋯⋯⋯ 48、55
標準12誘導⋯⋯⋯⋯⋯⋯⋯⋯⋯ 48
病的呼吸性分裂⋯⋯⋯⋯⋯⋯⋯⋯ 45
ヒル徴候⋯⋯⋯⋯⋯⋯⋯⋯⋯⋯ 135
ピンクファロー⋯⋯⋯⋯⋯⋯⋯⋯ 89
頻拍⋯⋯⋯⋯⋯⋯⋯⋯⋯⋯ 178、194
頻脈⋯⋯⋯⋯⋯⋯⋯⋯ 42、178、196
頻脈性不整脈⋯⋯⋯⋯⋯⋯ 178、180

ふ

ファロー四徴症⋯⋯⋯⋯⋯⋯⋯⋯ 88
不安定狭心症⋯⋯⋯⋯⋯ 140、156、159
不安定プラーク⋯⋯⋯⋯⋯ 157、161
ふいご機能⋯⋯⋯⋯⋯⋯⋯ 242、246
フィラリア症⋯⋯⋯⋯⋯⋯⋯⋯ 265
フォガティーカテーテル⋯⋯ 285、295
フォレスター分類⋯⋯⋯⋯⋯ 169、172
フォンタン手術⋯⋯⋯⋯⋯⋯⋯⋯ 70
フォンテイン分類⋯⋯⋯⋯⋯ 280、289
負荷心電図⋯⋯⋯⋯⋯⋯⋯⋯⋯⋯ 50
不完全型房室中隔欠損症⋯⋯⋯⋯ 92
不関電極⋯⋯⋯⋯⋯⋯⋯⋯⋯⋯ 48
伏在型静脈瘤⋯⋯⋯⋯⋯⋯⋯⋯ 301
副伝導路⋯⋯⋯⋯⋯⋯⋯⋯⋯⋯ 205
副伝導路症候群⋯⋯⋯⋯⋯⋯⋯ 204
腹部拍動性腫瘤⋯⋯⋯⋯⋯⋯⋯ 266
浮腫⋯⋯⋯⋯⋯⋯⋯⋯⋯⋯ 39、265
不整脈⋯⋯⋯⋯⋯⋯⋯⋯⋯⋯⋯ 178
　　──の分類⋯⋯⋯⋯⋯⋯⋯ 178
不整脈源性右室心筋症⋯⋯⋯⋯ 216
不定愁訴⋯⋯⋯⋯⋯⋯⋯⋯⋯⋯ 260
部分肺静脈還流異常症⋯⋯⋯⋯ 102
プラーク⋯⋯⋯⋯⋯⋯⋯⋯ 156、161
ブラウンワルド分類⋯⋯⋯⋯⋯ 158
プラトー⋯⋯⋯⋯⋯⋯⋯⋯⋯⋯ 34
プラニメトリ法⋯⋯⋯⋯⋯⋯⋯ 121
ブラロック・トーシッヒシャント術 91
フランク・スターリング曲線⋯⋯ 125
フランク・スターリングの法則⋯ 35
ブルガダ症候群⋯⋯⋯⋯⋯ 212、216
プルキンエ線維⋯⋯⋯⋯⋯⋯⋯⋯ 30
ブルズアイ⋯⋯⋯⋯⋯⋯⋯⋯⋯ 60
プローブ⋯⋯⋯⋯⋯⋯⋯⋯⋯⋯ 61
フロセミド立位負荷試験⋯⋯⋯ 258

へ

分離性チアノーゼ⋯⋯⋯⋯⋯⋯⋯ 84

ベアメタルステント⋯⋯⋯⋯⋯ 147
平滑筋細胞⋯⋯⋯⋯⋯⋯⋯⋯⋯ 264
平均血圧⋯⋯⋯⋯⋯⋯⋯⋯⋯⋯ 244
平均電気軸⋯⋯⋯⋯⋯⋯⋯⋯⋯ 54
閉鎖栓⋯⋯⋯⋯⋯⋯⋯⋯⋯⋯⋯ 87
閉塞型睡眠時無呼吸症候群⋯⋯ 247
閉塞性血栓血管炎⋯⋯⋯⋯⋯⋯ 290
閉塞性動脈硬化症⋯⋯⋯⋯⋯⋯ 286
閉塞性肥大型心筋症⋯⋯⋯ 230、231
平坦T波⋯⋯⋯⋯⋯⋯⋯⋯⋯⋯ 57
ペーシング療法⋯⋯⋯⋯⋯⋯⋯ 189
ペースメーカー 183、184、189、193、230
ベックの三徴候⋯⋯⋯⋯⋯⋯⋯ 222
PET（ペット）⋯⋯⋯⋯⋯⋯⋯ 60
ヘミブロック⋯⋯⋯⋯⋯⋯⋯⋯ 56
ヘリカルCT⋯⋯⋯⋯⋯⋯⋯⋯⋯ 68
ベル型⋯⋯⋯⋯⋯⋯⋯⋯⋯⋯⋯ 43
弁⋯⋯⋯⋯⋯⋯⋯⋯⋯⋯⋯⋯⋯ 30
弁開放音⋯⋯⋯⋯⋯⋯⋯⋯⋯⋯ 43
弁尖⋯⋯⋯⋯⋯⋯⋯⋯⋯⋯⋯⋯ 117
ベントール手術⋯⋯⋯⋯⋯⋯⋯ 137
弁閉鎖音⋯⋯⋯⋯⋯⋯⋯⋯⋯⋯ 43
弁輪⋯⋯⋯⋯⋯⋯⋯⋯⋯⋯⋯ 117

ほ

蜂窩織炎⋯⋯⋯⋯⋯⋯⋯⋯⋯⋯ 265
傍胸骨拍動⋯⋯⋯⋯⋯⋯⋯⋯⋯ 42
放散痛⋯⋯⋯⋯⋯⋯⋯⋯⋯⋯⋯ 150
房室回帰性⋯⋯⋯⋯⋯⋯⋯⋯⋯ 194
房室回帰性頻拍⋯⋯⋯⋯⋯ 195、196
房室解離⋯⋯⋯⋯⋯⋯⋯⋯⋯⋯ 192
房室結合部調律⋯⋯⋯⋯⋯⋯⋯ 180
房室結節⋯⋯⋯⋯⋯⋯⋯⋯⋯⋯ 30
房室結節回帰性頻拍⋯⋯⋯ 195、196
房室結節枝⋯⋯⋯⋯⋯⋯⋯⋯⋯ 142
房室接合部⋯⋯⋯⋯⋯⋯⋯⋯⋯ 190
房室中隔欠損症⋯⋯⋯⋯⋯⋯⋯ 92
房室ブロック⋯⋯⋯⋯⋯⋯ 180、190
房室弁⋯⋯⋯⋯⋯⋯⋯⋯⋯ 30、117
紡錘状大動脈瘤⋯⋯⋯⋯⋯⋯⋯ 267
泡沫細胞⋯⋯⋯⋯⋯⋯⋯⋯⋯⋯ 141
ホーマンズ徴候⋯⋯⋯⋯⋯⋯⋯ 293
ボーン・ウィリアムズ分類⋯⋯ 182
ポジトロン放出型断層撮影像⋯⋯ 60
補助循環療法⋯⋯⋯⋯⋯⋯⋯⋯ 174
発作性上室頻拍⋯⋯⋯⋯⋯ 180、194
発作性心房細動⋯⋯⋯⋯⋯⋯⋯ 199

発作性夜間呼吸困難⋯⋯⋯⋯⋯⋯ 40
ホメオスターシス⋯⋯⋯⋯⋯⋯ 35
ホルター心電図⋯⋯⋯⋯⋯ 50、181
本態性高血圧症⋯⋯⋯⋯⋯⋯⋯ 248
本態性低血圧症⋯⋯⋯⋯⋯ 260、261
奔馬調律⋯⋯⋯⋯⋯⋯⋯⋯ 166、234
ポンプ機能⋯⋯⋯⋯⋯⋯⋯⋯⋯ 167

ま

マカロニサイン⋯⋯⋯⋯⋯⋯⋯ 276
膜型⋯⋯⋯⋯⋯⋯⋯⋯⋯⋯⋯⋯ 43
マクロファージ⋯⋯⋯⋯⋯ 140、141
マスタード手術⋯⋯⋯⋯⋯⋯⋯ 101
末梢血管抵抗⋯⋯⋯⋯⋯ 35、248、254
末梢塞栓防止装置⋯⋯⋯⋯⋯⋯ 149
末梢抵抗⋯⋯⋯⋯⋯⋯⋯⋯⋯⋯ 248
末梢動脈⋯⋯⋯⋯⋯⋯⋯⋯ 41、264
末梢動脈疾患⋯⋯⋯⋯⋯⋯ 279、286
末梢閉塞性動脈疾患⋯⋯⋯⋯⋯ 278
マッソン・トリクローム染色⋯ 236
マルチスライスCT⋯⋯⋯⋯⋯⋯ 68
マルファン症候群⋯⋯⋯ 134、270、273
慢性冠動脈疾患⋯⋯⋯⋯⋯⋯⋯ 140
慢性腎臓病⋯⋯⋯⋯⋯ 247、254、255
慢性心不全⋯⋯⋯⋯⋯ 166、167、169
　　──の薬物治療⋯⋯⋯⋯⋯ 173
慢性僧帽弁閉鎖不全症⋯⋯⋯⋯ 124
慢性動脈閉塞症⋯⋯⋯⋯⋯ 278、285

み

ミオグロビン⋯⋯⋯⋯⋯⋯⋯⋯ 163
ミオシン軽鎖⋯⋯⋯⋯⋯⋯⋯⋯ 163
ミオシンフィラメント⋯⋯⋯ 33、34
右冠動脈⋯⋯⋯⋯⋯⋯⋯⋯ 31、142
ミトコンドリア心筋症⋯⋯⋯⋯ 216
脈なし病⋯⋯⋯⋯⋯⋯⋯⋯⋯⋯ 274
脈拍⋯⋯⋯⋯⋯⋯⋯⋯⋯⋯ 41、42
ミューラー法⋯⋯⋯⋯⋯⋯⋯⋯ 197
ミュセー徴候⋯⋯⋯⋯⋯⋯⋯⋯ 135

む

むくみ⋯⋯⋯⋯⋯⋯⋯⋯⋯ 39、265
ムコ多糖体沈着疾患⋯⋯⋯⋯⋯ 119
無酸素発作⋯⋯⋯⋯⋯⋯⋯⋯⋯ 88
無脾症⋯⋯⋯⋯⋯⋯⋯⋯⋯⋯⋯ 102
無名静脈⋯⋯⋯⋯⋯⋯⋯⋯⋯⋯ 102

め

- 迷走神経 …………………………… 194
- 迷走神経刺激法 …………………… 204

も

- モーニングサージ型 ……………… 245
- モザイクパターン ………………… 126
- モニター心電図 …………………… 50
- モビッツⅠ型 ……………………… 192
- モビッツⅡ型 ……………… 191、192
- モンケベルグ型動脈硬化 ………… 140
- 問診 ………………………………… 41

や

- 夜間高血圧 ………………………… 245
- 夜間高血圧型 ……………………… 245
- 夜間突然死症候群 ………………… 216
- 薬剤溶出性ステント ……………… 147
- 薬理学的除細動 …………………… 198

ゆ、よ

- 有酸素運動 ………………………… 250
- 遊走性静脈炎 ……………………… 290
- 有痛性青股腫 ……………………… 292
- 要観察不整脈 ……………………… 180
- 陽電子放出型断層撮影像 ………… 60

ら

- ラウン分類 ………………………… 203
- ラ音 ………………………… 166、234
- ラステリA型 ……………………… 93
- ラステリB型 ……………………… 93
- ラステリC型 ……………………… 93
- ラステリ手術 ………………… 91、101
- ラプラスの法則 …………………… 266
- 卵円孔開存 ………………………… 78

り

- リウマチ性弁膜症 ………………… 118
- リウマチ熱 ………………………… 118
- リエントリー …… 179、194、198、203
- リズム ……………………………… 178
- リズムコントロール ……………… 201
- 立体画像検査 ……………………… 181
- リブノッチング …………………… 106
- リブマン・ザックス心内膜炎 …… 119
- 両室ペーシング ……… 174、184、237
- 両心不全 …………………………… 167
- 良性腫瘍 …………………………… 238
- 旅行者血栓症 ……………………… 292
- リンパ液 …………………………… 37
- リンパ管 ……………………… 37、264
- リンパ系 …………………………… 37
- リンパ節 …………………………… 37
- リンパ浮腫 ………………………… 265

る

- ルーベンスタイン分類 …………… 189
- ルリシュ症候群 …………………… 278

れ

- レイノー現象 ……………………… 238
- レイノー症候群 …………………… 277
- レイノー病 …………………… 277、278
- レートコントロール ……………… 201
- レシピエント ……………………… 175
- レニン ……………………………… 257
- レニン・アンジオテンシン・
  アルドステロン系 ……………… 255
- レノグラム ………………………… 257
- レバインの分類 …………………… 46
- 連合弁膜症 ………………………… 117
- 連続性雑音 ……………… 47、84、110
- 連続波ドプラ法 …………………… 63
- 連発性心室期外収縮 ……………… 203

ろ

- 労作性狭心症 ………… 140、150、156
- 労作性呼吸困難 …………………… 40
- 漏斗部中隔 ………………………… 88
- ロータブレーター ………………… 147

【参考文献】

山科章・重松宏・渡邊剛／監修、『インフォームドコンセントのための心臓・血管病アトラス』トーアエイヨー、2006
日本高血圧学会高血圧治療ガイドライン作成委員会／編集『高血圧治療ガイドライン2009』日本高血圧学会、2009
小川聡・井上博／編集『標準循環器病学』医学書院、2001
小柳仁／監修『標準外科学』医学書院、2004
高久史麿ほか／監修『新臨床内科学　第9版』医学書院、2009
高橋長裕／著『図解　先天性心疾患－血行動態の理解と外科治療』医学書院、1997
佐藤千史・井上智子／編集『人体の構造と機能からみた　病態生理ビジュアルマップ1　呼吸器疾患、循環器疾患』医学書院、2010
吉田俊子ほか／著『系統看護学講座　専門分野Ⅱ　成人看護学3　循環器』医学書院、2011
江口正信ほか／著『検査値早わかりガイド』医学芸術新社、2006
熊谷智子／監修『パッと引けてしっかり使える　モニター心電図の読み方』成美堂出版、2009
平山悦之／監修『すぐ引けるモニター心電図』成美堂出版、2008
坂井建雄・橋本尚詞／著『ぜんぶわかる人体解剖図』成美堂出版、2010
小川聡／編集『新　目でみる循環器病シリーズ7　不整脈』メジカルビュー、2005
吉野秀朗／編集『新　目でみる循環器病シリーズ10　心筋梗塞症』メジカルビュー、2007
竹内昭博／著『Qシリーズ　新生理学』日本医事新報社、2010

日本循環器学会ホームページ　http://www.j-circ.or.jp/

第 1 章
循環器のしくみとおもな検査

循環器の構造とはたらき ……… 28	X線検査 ……… 59
Column静脈還流のしくみ ……… 36	**Column**血圧測定 ……… 59
おもな症候 ……… 38	心臓核医学検査 ……… 60
視診・触診 ……… 41	心エコー図検査 ……… 61
聴診 ……… 43	**Column**血管内超音波検査（IVUS） ……… 62
心電図検査 ……… 48	心臓カテーテル検査 ……… 64
Columnアイントーベン三角 ……… 55	CTとMRI ……… 68

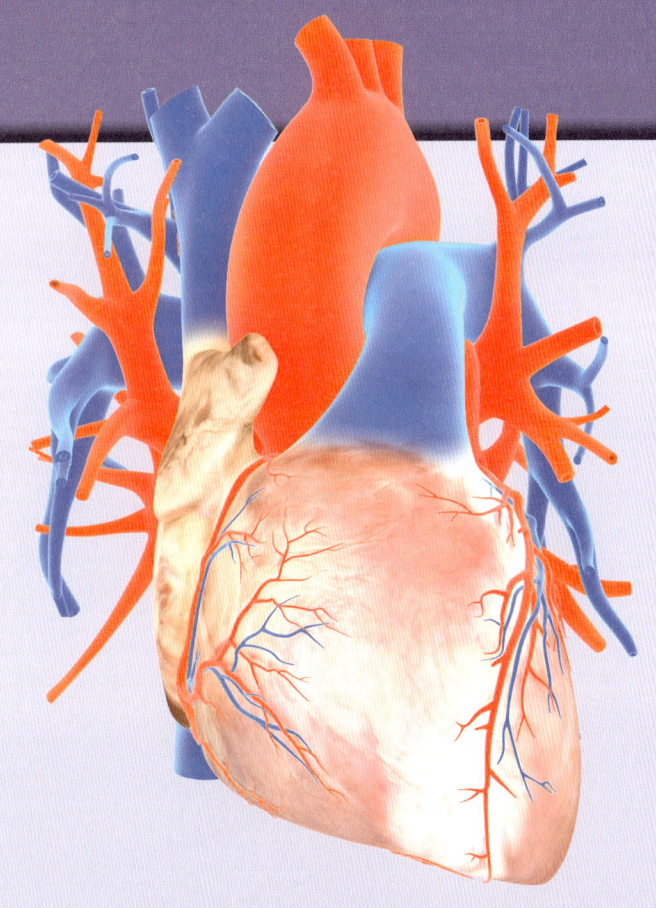

循環系は、心臓と血管、リンパ液の通路となるリンパ管からなる

循環器の構造とはたらき

担当：本郷賢一

心臓の解剖

- 循環系臓器の中心となる心臓は、左右を肺に、下部は横隔膜に囲まれ、前面は胸の中央にある胸骨と第2～第6肋骨、背面は食道や気管支に接する。
- 心臓の形状は、先端（心尖部）が左下を向く円錐形で、大きさはほぼ握りこぶし大で、重量は200～300g程度。
- 成人で1分間に約60～80回拍動し、1分間で約5Lの血液を送り出す。
- 心臓は、右心系（右[心]房、右[心]室）と左心系（左[心]房、左[心]室）に分かれる。
- 全身から心臓に戻った血液は、右房→右室→肺動脈→肺と流れ、肺でガス交換を行っ↗

心臓の位置

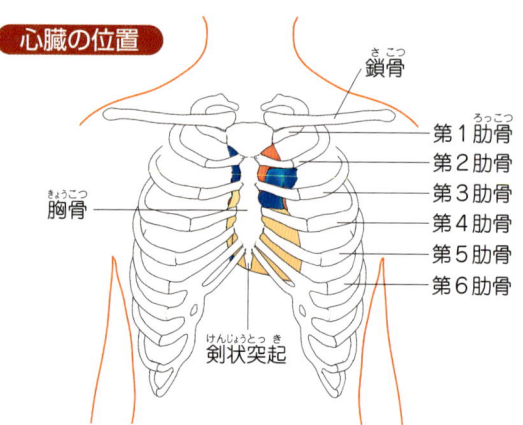

↗た血液は、肺静脈→左房→左室→大動脈と流れ、全身の細胞へ行きわたる。

心臓前面

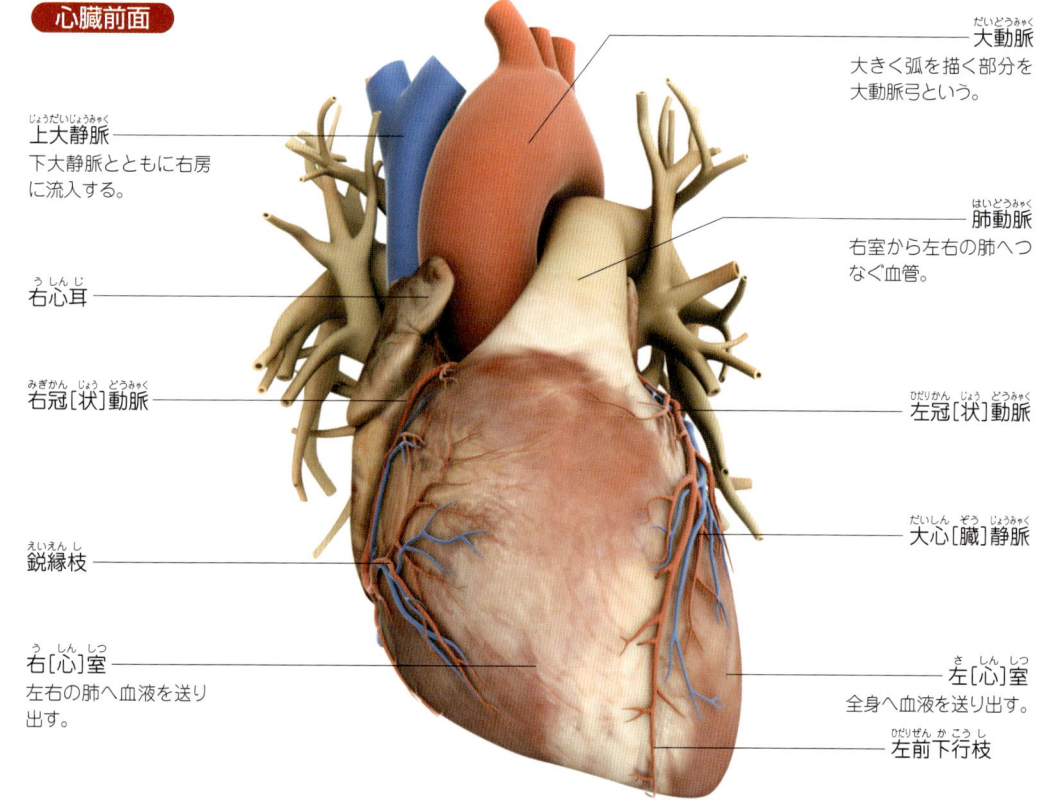

心臓：heart／循環系：circulatory system／心尖部：apex of heart／胸骨：sternum／肋骨：rib／心房：atria, atrium／心室：ventricle／心耳：atrial appendage, auricle

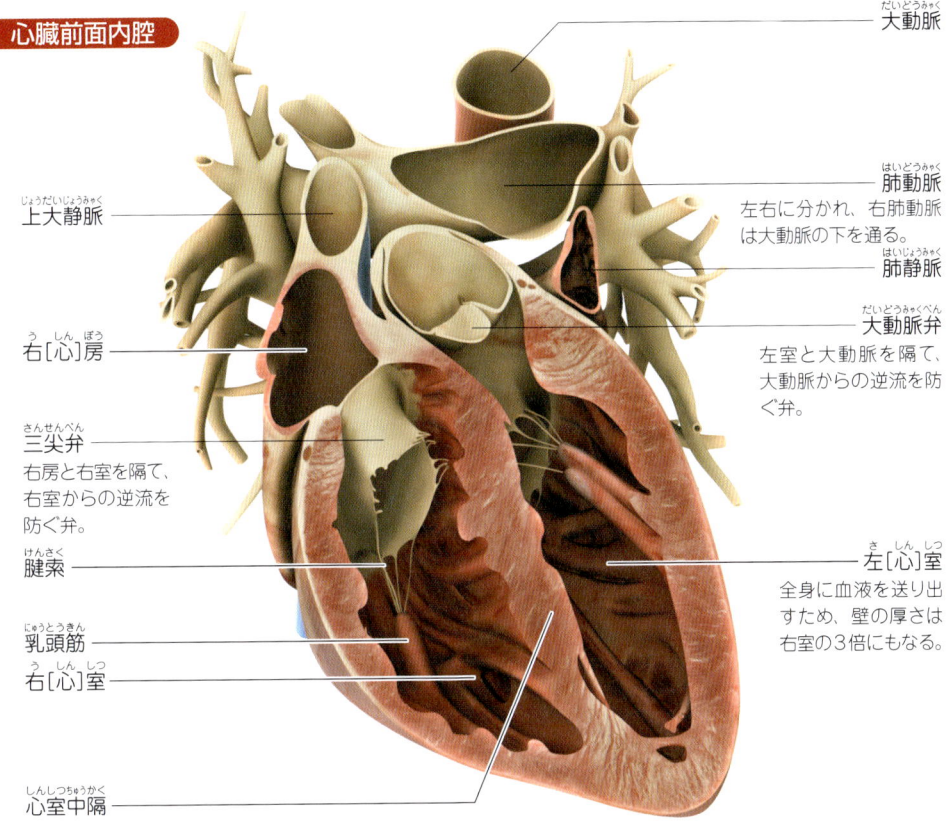

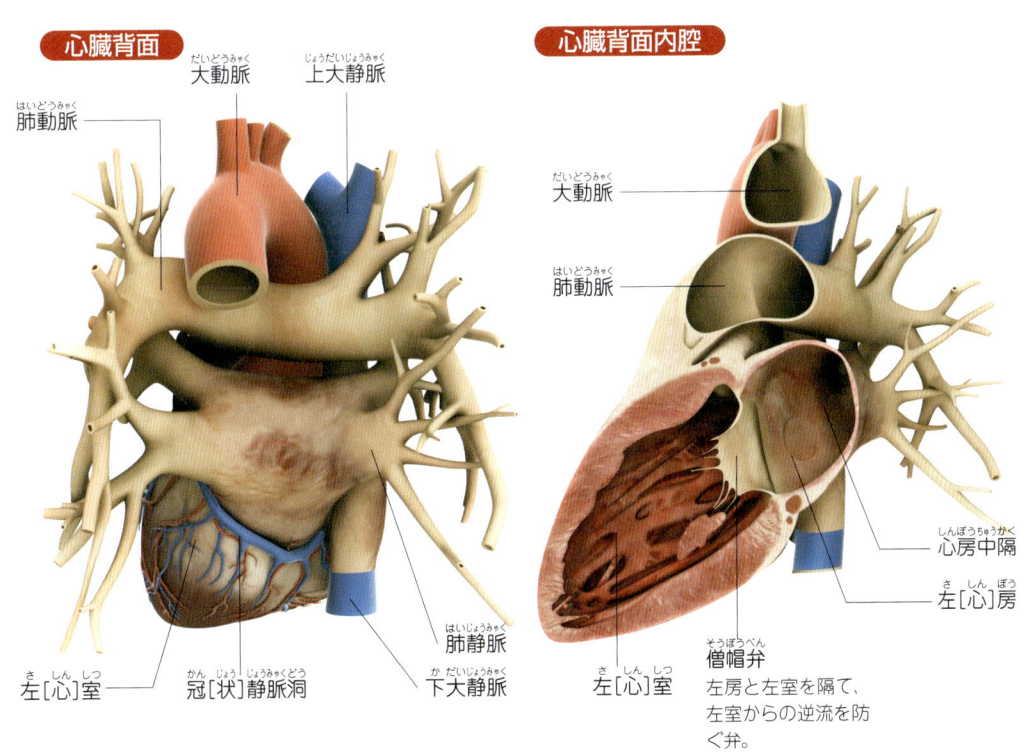

大動脈：aorta／上大静脈：superior vena cava (SVC)／下大静脈：inferior vena cava (IVC)／肺静脈：pulmonary vein (PV)／肺動脈：pulmonary artery (PA)／右心房：right atrium (RA)／左心房：left atrium (LA)／右心室：right ventricle (RV)／左心室：left ventricle (LV)

循環器の構造とはたらき

心臓の弁

- 心臓の弁は血液が逆流するのを防ぎ、4つある。
- 弁形からは、2つの弁尖からなる僧帽弁と、3つの弁尖からなる三尖弁、大動脈弁、肺動脈弁に分けられる。
- **僧帽弁**は左房と左室を隔てており、**大動脈弁**は左室と大動脈を隔てている。**三尖弁**は右房と右室を隔てており、**肺動脈弁**は右室と肺動脈を隔てている。心房と心室の境にある僧帽弁と三尖弁は**房室弁**といい、心室と動脈の境にある大動脈弁と肺動脈弁は**動脈弁（半月弁）**という。
- 房室弁どうし、動脈弁どうしはほぼ同じタイミングで開閉する。

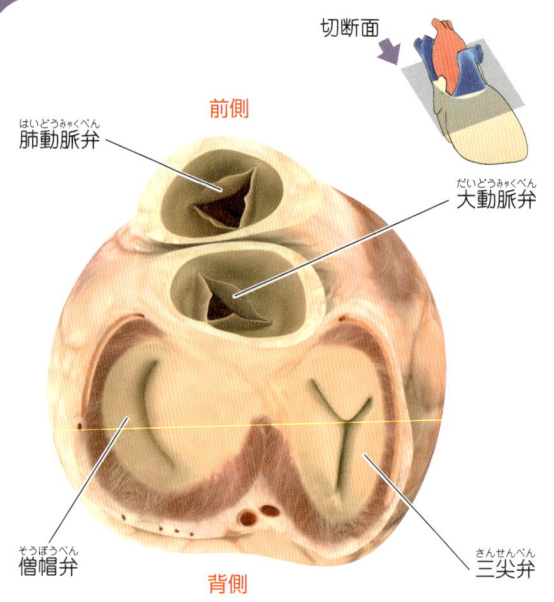

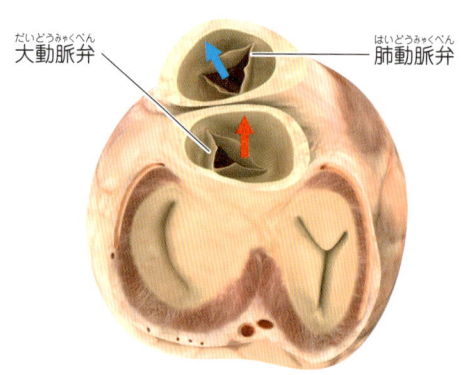

収縮期 心室の収縮によって、肺動脈や大動脈へ血液が送り出される。

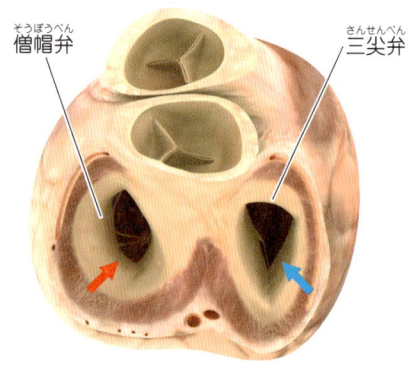

拡張期 心室の拡張によって、左右の心房から血液を取り入れる。

刺激伝導系

- 心臓の拍動は自律神経によって支配され、刺激伝導系という心筋の線維によってつくられている。右房と上大静脈との境界部にある洞[房]結節で**自動能**により電気信号がつくられ、この信号がつぎつぎと伝わっていくことで心筋が収縮する ➡P34。
- 洞結節で電気信号を発生できなくなると、心臓⑦が止まらないように房室結節以下がかわりに電気信号をつくるような自動能をもっている。

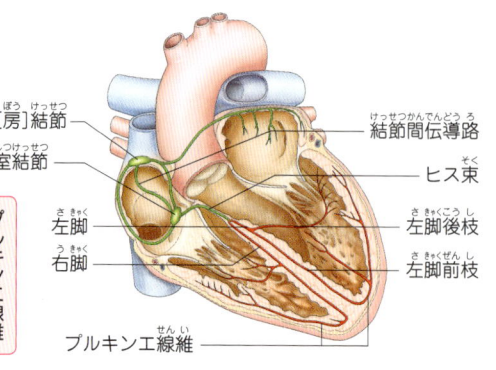

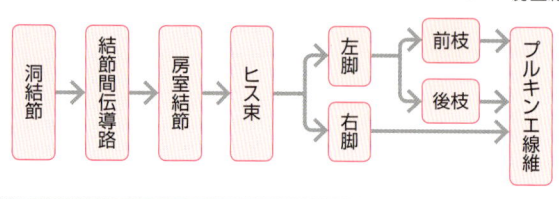

肺動脈弁：pulmonary valve／大動脈弁：aortic valve／僧帽弁：mitral valve／三尖弁：tricuspid valve／洞結節：sinus node／房室結節：atrioventricular(AV) node／プルキンエ線維：Purkinje fiber

心臓の動脈・静脈

- 冠[状]動脈は心筋に栄養を送る動脈で、大動脈が左室から出たところ（バルサルバ洞）で分岐する。右冠動脈は右房、右室や左室の下方に伸びて栄養を送っている。左冠動脈は、左室の前方や心室中隔に栄養を送る前下行枝と、左室の側方から後方に回って栄養を送る回旋枝に分かれる。後下行枝は右冠動脈から出て心臓の背面に回る。
- 冠[状]静脈は冠動脈にほぼ並んで走行し、静脈血を集め、心臓背面で冠[状]静脈洞となって下大静脈の下部で右房に直接流れ込む。

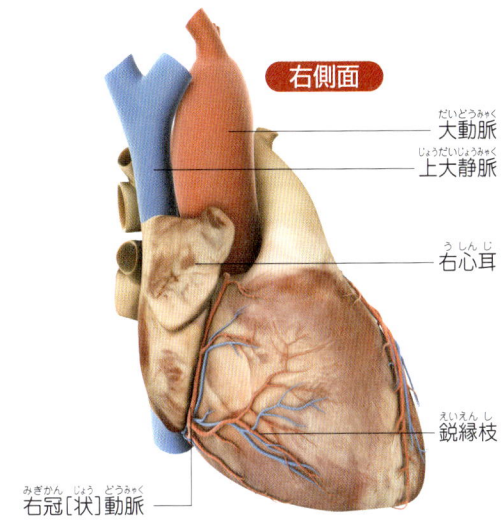

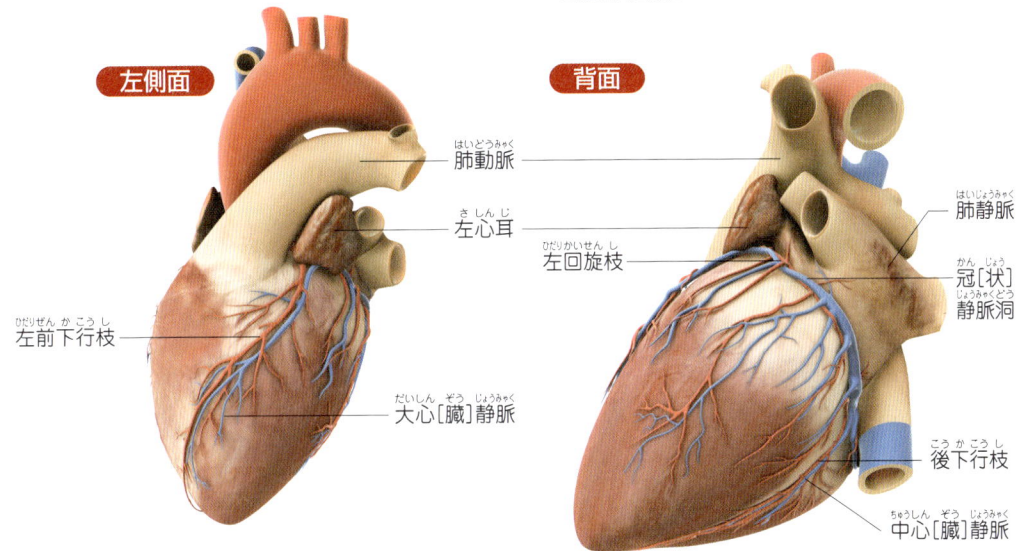

心拍出量

- 心拍出量（CO）は、心臓のポンプ機能を評価する目安で、心臓が1分間に送り出す血液の量。スワン・ガンツカテーテルを利用した熱希釈法で測定できる。心不全で低下し、発熱や妊娠で増加する。基準値は3.5〜7.0L／分。

$$\text{心拍出量（CO）} = \text{心拍数（HR）} \times \text{1回拍出量（SV）} \div 1000$$
$$\text{L／分} \qquad \text{回／分} \qquad \text{mL／回}$$

- 循環血液量、心収縮力、末梢血管抵抗などを総合的に判断する指標としては心係数（CI）が用いられる。
- 基準値は2.5〜4.0L／分／m^2。

$$\text{心係数（CI）} = \text{心拍出量（CO）} \div \text{体表面積（BSA）}$$
$$\text{L／分／}m^2 \qquad \text{L／分} \qquad m^2$$

冠動脈：coronary artery／冠静脈洞：coronary sinus／回旋枝：circumflex artery／左前下行枝：left anterior descending [coronary] artery (LAD)／大心静脈：great cardiac vein／心拍出量：cardiac output (CO)／心拍数：heart rate (HR)／1回拍出量：stroke volume (SV)／心係数：cardiac index (CI)／体表面積：body surface area (BSA)

循環器の構造とはたらき

動脈系

- 内頸動脈
- 外頸動脈
- 総頸動脈
- 鎖骨下動脈
- 腕頭動脈
- 大動脈弓
- 肺動脈
- 胸[部]大動脈
- 腹[部]大動脈
- 腋窩動脈
- 上行大動脈
- 上腕動脈
- 総腸骨動脈
- 内腸骨動脈
- 外腸骨動脈
- 橈骨動脈 — 上腕動脈から分かれて親指側を走る動脈。
- 尺骨動脈 — 上腕動脈から分かれて小指側を走る動脈。
- 大腿動脈
- 膝窩動脈 — 大腿動脈が膝で膝窩動脈となり、その後、前脛骨動脈と後脛骨動脈に分かれる。
- 後脛骨動脈
- 前脛骨動脈

下行大動脈：大動脈弓で下向きに変わると胸部大動脈とよばれ、横隔膜を抜けると腹部大動脈とよばれる。やがて総腸骨動脈に分かれていく。

- 心臓から全身の組織へ向かう血液が通る経路を動脈といい、肺で酸素と結合するために鮮紅色をした血液が多く流れる。からだを循環する血液のうち約20％を動脈血が占める（動脈と静脈の構造 ●P264）。

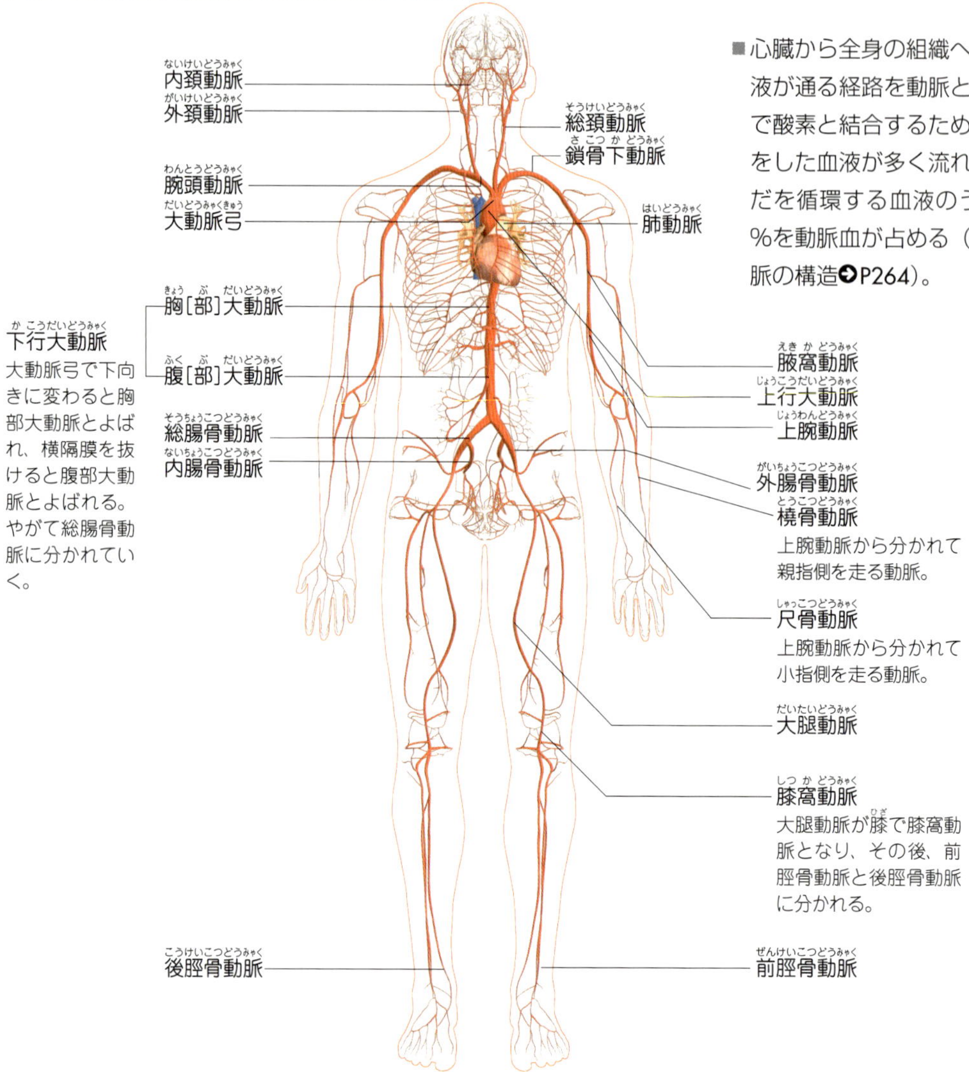

体循環と肺循環

- 全身の組織に酸素や栄養分を届けるため、心臓から全身へ血液を循環させることを**体循環**という。
- ルートは、左室→大動脈→動脈系→全身の組織→静脈系→上・下大静脈→右房。
- 肺でのガス交換のために、心臓から肺へ血液を循環させることを**肺循環**という。
- ルートは、右室→肺動脈→肺→肺静脈→左房。

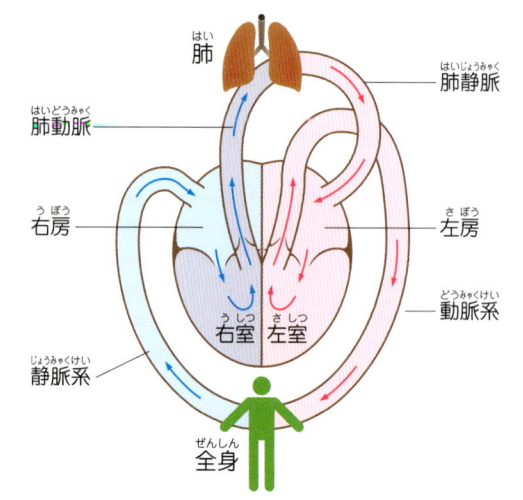

動脈：artery／大動脈：aorta／肺動脈：pulmonary artery (PA)／上行大動脈：ascending aorta／大動脈弓：aortic arch／下行大動脈：descending aorta／体循環：systemic circulation／肺循環：pulmonary circulation

静脈系

- 心臓へと血液を戻す血管を静脈という。
- 肺静脈は、肺でガス交換を終えた動脈血を心臓へ戻す血管である（動脈と静脈の構造 ➡ P264）。

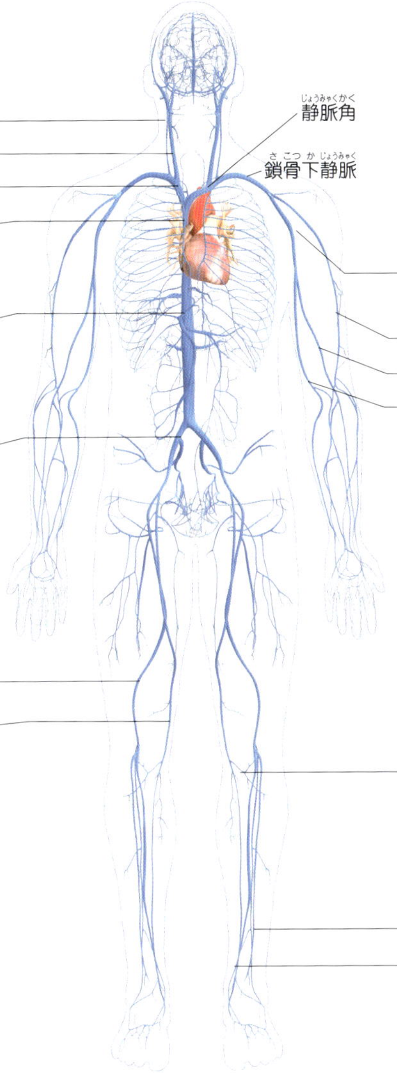

外頸静脈
内頸静脈
腕頭静脈
静脈角
鎖骨下静脈

上大静脈
頭部や上半身を巡った血液を集めて右房に戻る血管。

腋窩静脈
橈側皮静脈
上腕静脈
尺側皮静脈

下大静脈
下半身を巡った血液を集めて右房に戻す血管。

総腸骨静脈
下肢の血液と骨盤内の器官などの血液を集める血管。

大腿静脈

大伏在静脈
下肢の内側の浅い部位を通る静脈。

膝窩静脈
下肢の深部を通る静脈。心臓への還流には、下肢の筋肉の収縮・拡大がポンプのはたらきを行う。

前脛骨静脈
後脛骨静脈

心筋の構造

- 心筋は横紋がみられる不随意筋で、自律神経の支配を受けている。
- 心筋の大部分は、アクチンフィラメントとミオシンフィラメントの束の筋原線維からなっている。

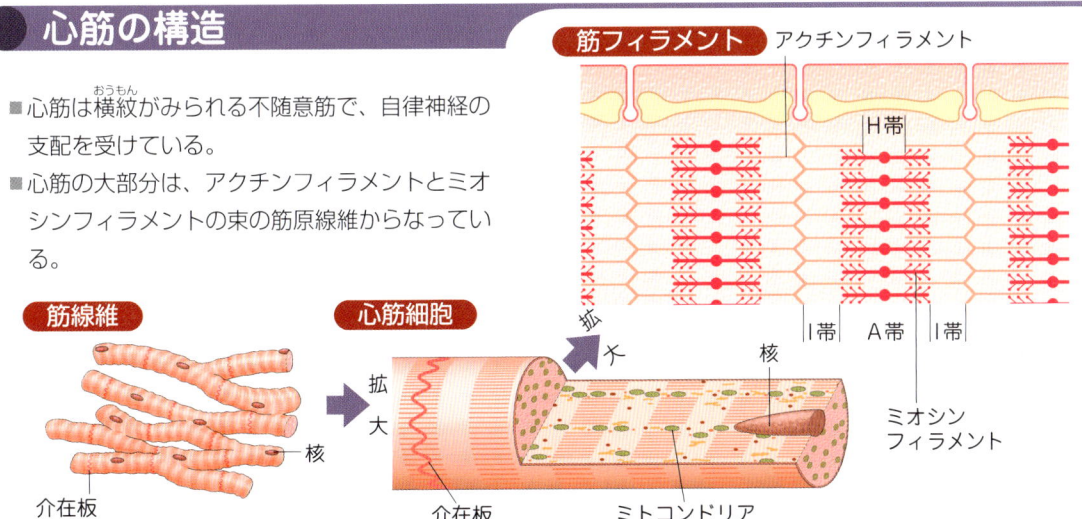

筋線維 / **心筋細胞** / 介在板 / 核 / ミトコンドリア

筋フィラメント / アクチンフィラメント / H帯 / I帯 / A帯 / I帯 / ミオシンフィラメント

静脈：vein／上大静脈：superior vena cava (SVC)／下大静脈：inferior vena cava (IVC)／静脈角：venous angle／大伏在静脈：great saphenous vein／心筋：cardiac muscle／アクチンフィラメント：actin filament／ミオシンフィラメント：myosin filament

循環器の構造とはたらき

心筋の収縮・弛緩のメカニズム

- 筋収縮を伝える活動電位が発生すると、Ca^{2+}が心筋細胞内に流入する（活動電位はプラトーを示す）。流入したCa^{2+}が筋小胞体（細胞内でCa^{2+}を蓄える）を刺激すると、筋小胞体からCa^{2+}が細胞内に放出される。
- アクチンフィラメントにある蛋白質のトロポニンがCa^{2+}と結合すると、トロポニン、トロポミオシンの構造変化により抑制が外れ、ミオシンフィラメントがアクチンフィラメントを手繰り寄せて、筋が収縮する。
- 心筋細胞内で、筋小胞体にCa^{2+}が取り込まれたり、細胞外へ移動したりするとCa^{2+}濃度が下がり、筋が弛緩する。

収縮・弛緩のメカニズム

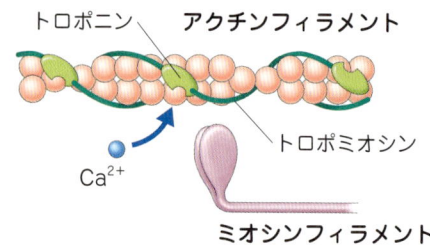
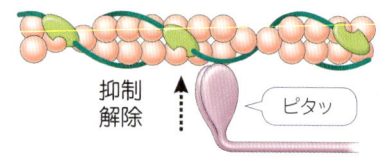
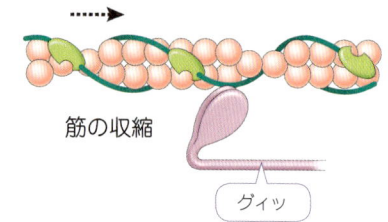

活動電位

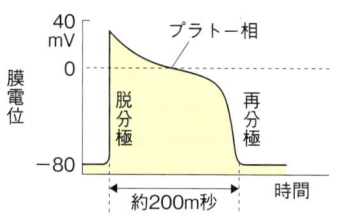

心周期

- 心臓は収縮と拡張を繰り返して（**心周期**）、血液を全身に送り出している。
- 心室の筋が収縮しているときには、心室圧が上昇し、動脈弁が開き、血液を大動脈や肺動脈へ送り出す（駆出）。
- 心室の筋が弛緩すると、心室が拡張し、房室弁が開き、心房から心室へ血液が流れ込む。

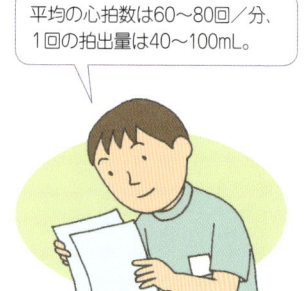

平均の心拍数は60〜80回／分、1回の拍出量は40〜100mL。

心臓の周期と状態

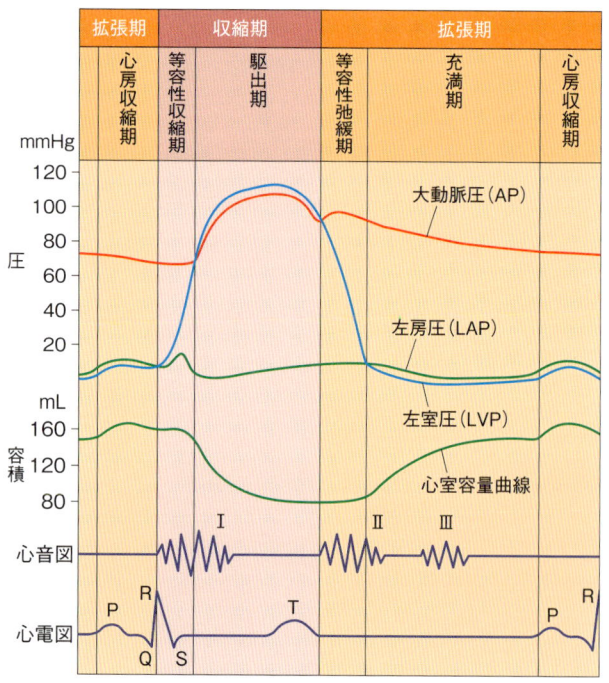

活動電位：action potential／プラトー：plateau／筋小胞体：sarcoplasmic reticulum (SR)／アクチンフィラメント：actin filament／ミオシンフィラメント：myosin filament／トロポニン：troponin／トロポミオシン：tropomyosin／心周期：cardiac cycle

循環調節のしくみ

- 循環器系の恒常性の維持（**ホメオスターシス**）として、血流配分の調整と血圧の維持が行われている。
- 血液配分では、動脈壁の平滑筋の収縮・弛緩による局所性調節が行われる。また、血液の循環は閉ざされた回路なので、心拍出量と静脈還流量は、一定の限度内で等しく調整されている（**フランク・スターリングの法則**）。
- 血圧の維持には、自律神経による神経性（中枢性）調節や、抗利尿ホルモンなどによる液性調節が行われる。

循環調節の要素

	心拍数		心収縮力		循環血液量		末梢血管抵抗	
	増	減	増	減	増	減	増（血管収縮）	減（血管拡張）
神経性調節	交感神経刺激	副交感神経刺激	交感神経刺激	副交感神経刺激	−	−	交感神経刺激	副交感神経刺激
液性調節	アドレナリン ノルアドレナリン	−	アドレナリン ノルアドレナリン	−	バソプレシン（抗利尿ホルモン） アルドステロン	ナトリウム利尿ペプチド	アドレナリン ノルアドレナリン アンジオテンシンⅡ	ナトリウム利尿ペプチド
局所性調節	−	−	心筋細胞の肥大	フランク・スターリングの法則	−	腎臓での利尿作用	セロトニン、エンドセリンなどの血管収縮因子 血管平滑筋細胞の増殖	一酸化窒素、ヒスタミン、アデノシンなどの血管弛緩因子

循環調節のしくみ

頸動脈や大動脈弓にある圧受容器が血圧の変動を、化学受容器が血中酸素分圧の変化を感知すると、情報は延髄の循環中枢に送られる。循環中枢は、洞房結節、血管、腎臓などに指令を出して、血圧を一定に保っている。

循環調節：circulatory regulation／ホメオスターシス：homeostasis／フランク・スターリングの法則：Frank-Starling law／抗利尿ホルモン：antidiuretic hormone（ADH）

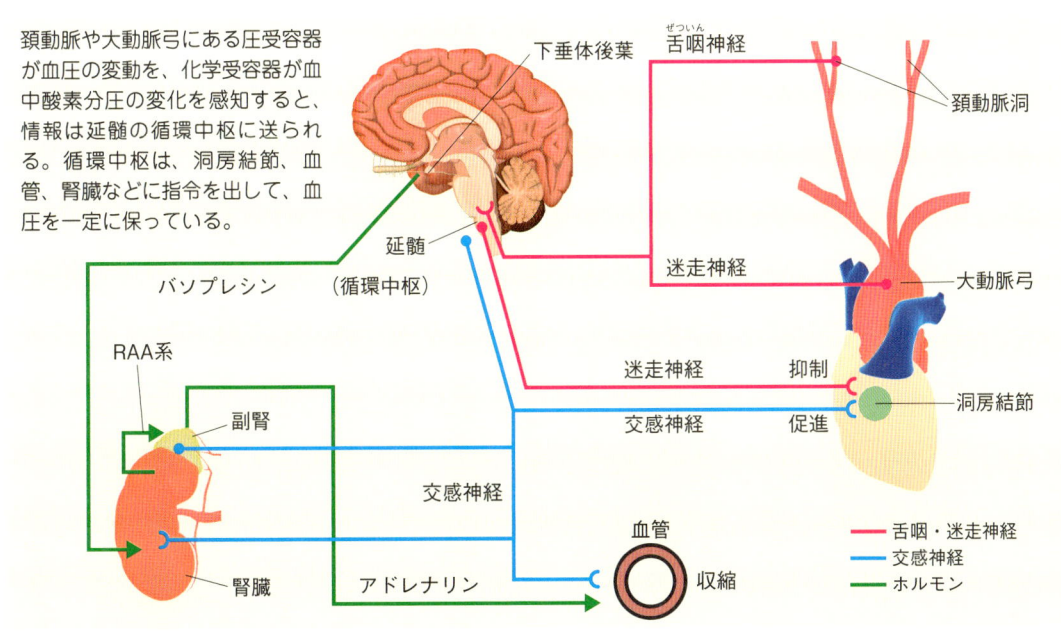

循環器の構造とはたらき／静脈還流のしくみ

おもな臓器の血液分布

■ 安静時と運動時の血液配分

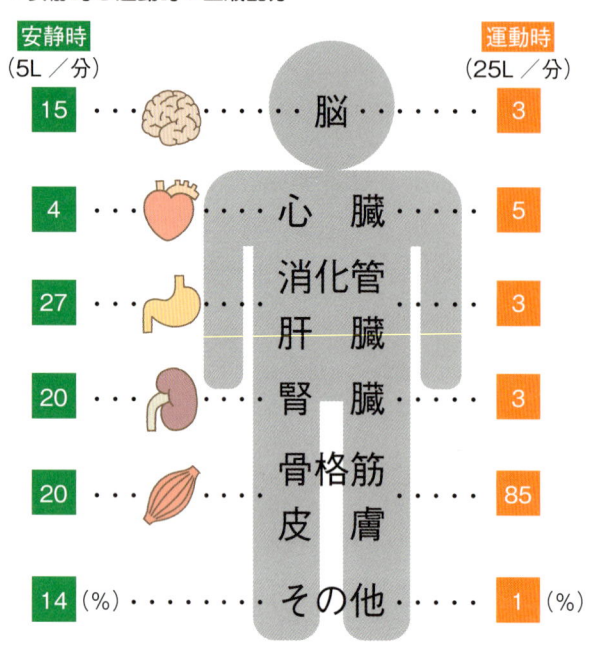

臓器	安静時（5L／分）	運動時（25L／分）
脳	15	3
心臓	4	5
消化管・肝臓	27	3
腎臓	20	3
骨格筋・皮膚	20	85
その他	14（%）	1（%）

- 血液の約70%が静脈系にあるため、静脈は容量血管ともよばれ、動脈よりも大きい内腔で静脈還流量を維持している。
- 直径30～300μmの細動脈が抵抗血管となって、毛細血管の血圧を30mmHgまで下げている。また、細動脈の収縮・拡張によって、血液が配分される。
- 運動時の心拍出量（約25L／分）は、安静時（約5L／分）の約5倍にあたる。
- 脳の血流量は、安静時、運動時ともに約0.75L／分に維持される。

Column
静脈還流（じょうみゃくかんりゅう）のしくみ
担当：本郷賢一

静脈内の血液が心臓まで戻る（静脈還流）には、拡張期に右[心]房が吸引する力、呼吸による胸腔（きょうくう）内部の圧力の変化、下肢（かし）の筋肉を収縮させることで静脈血を心臓まで押し上げる力（骨格筋ポンプ）などがはたらいている。

こうした力によって、心臓まで血液を送り戻している。また、下肢から上に上げた血液が逆流してこないように、静脈の壁にはいたるところに静脈弁が付いている。

■ 筋ポンプ作用と下肢の静脈

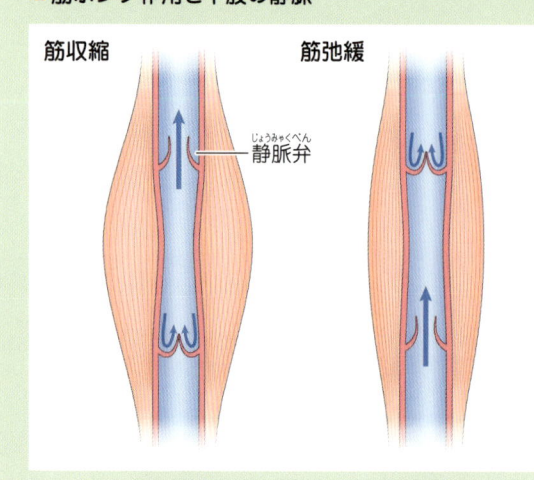

筋収縮　筋弛緩
静脈弁

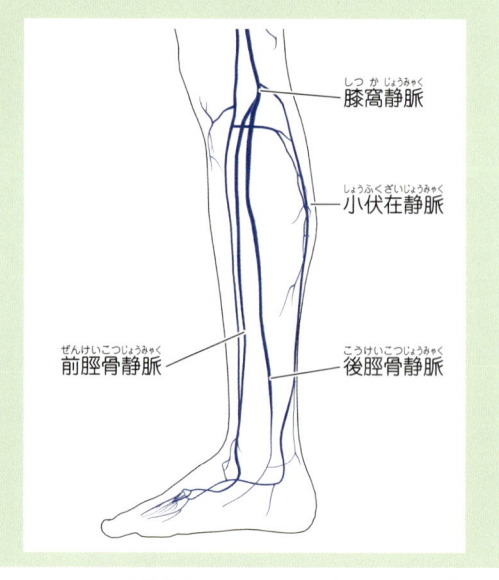

膝窩静脈（しつかじょうみゃく）
小伏在静脈（しょうふくざいじょうみゃく）
前脛骨静脈（ぜんけいこつじょうみゃく）
後脛骨静脈（こうけいこつじょうみゃく）

容量血管：capacitance vessel／静脈還流量：venous return／抵抗血管：resistance vessel／心拍出量：cardiac output（CO）／骨格筋ポンプ：skeletal muscle ventricle

リンパ系

- 毛細血管から組織間に出た間質液（組織間液）の一部（約10％）は、リンパ管に入ってリンパ液となり、右静脈角・左静脈角で下大静脈に戻る。
- リンパ管が合流する部位には丸く膨らんだリンパ節があり、リンパ球や抗体などをつくり、細菌などの異物の処理にはたらく。

リンパ管と静脈の合流点

- 下半身のリンパ管と左上半身のリンパ管は、合流して胸管となって左静脈角で静脈に入る。右上半身のリンパ管は、右リンパ本幹に合流し、右静脈角で静脈に入る。

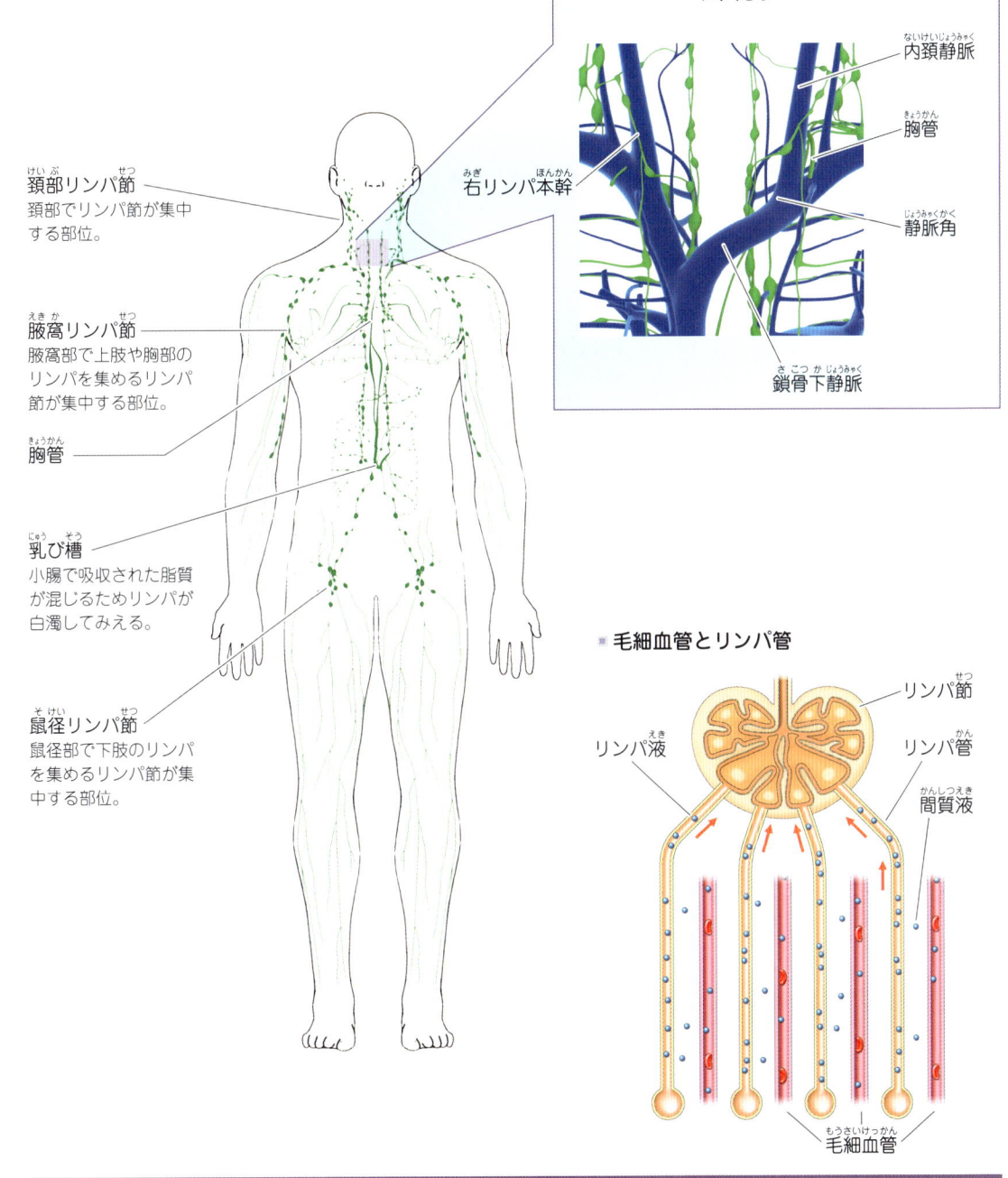

頚部リンパ節
頚部でリンパ節が集中する部位。

腋窩リンパ節
腋窩部で上肢や胸部のリンパを集めるリンパ節が集中する部位。

胸管

乳び槽
小腸で吸収された脂質が混じるためリンパが白濁してみえる。

鼠径リンパ節
鼠径部で下肢のリンパを集めるリンパ節が集中する部位。

合流点図のラベル：内頚静脈／胸管／右リンパ本幹／静脈角／鎖骨下静脈

毛細血管とリンパ管

ラベル：リンパ節／リンパ液／リンパ管／間質液／毛細血管

リンパ［液］：lymph／間質液：interstitial fluid／静脈角：venous angle／リンパ球：lymphocyte／抗体：antibody／胸管：thoracic duct／右リンパ本幹：right lymphatic duct

循環器の障害で現れるおもな症状の特徴

おもな症候
typical symptom

担当：青山尚文

循環器疾患の主症状

循環器疾患でよくみられる症状

症状	特徴
胸痛	激痛、灼熱感、圧迫感、不快感など多彩な症状を含む。心筋虚血と、呼吸器・消化器疾患などが原因。
動悸	心臓の拍動の乱れなど。
チアノーゼ	低酸素血症*によって、皮膚・粘膜が暗紫色になる。中心性と末梢性がある。
浮腫（むくみ）	間質液（組織液）*の増加による。全身性と局所性がある。
呼吸困難	「息苦しい」「息切れ」など、不快な努力をともなう呼吸。労作時の呼吸困難は、肺うっ血を原因とする心疾患のことが多い。
失神	一過性の意識消失。

胸痛

- 心血管系の疾患による胸痛では、冷や汗をともなうような強い胸痛で、痛みが左肩や背部に広がることもある。緊急性が高い場合が多㋐く注意を要する。
- 痛みの性質、部位、持続、随伴症状、増悪〜軽快因子についての問診が大事。

胸痛、胸部不快感のおもな原因

分類	特徴	原因	疾患
心血管系の胸痛	労作時に起こる締め付けられるような胸痛。数分から10分ほど続く。	冠[状]動脈の狭窄	労作性狭心症→P150
	夜間から早朝の安静時に起こる胸痛。	冠動脈の攣縮	冠攣縮性狭心症→P154
	30分以上続く激しい胸痛。	冠動脈の閉塞	急性心筋梗塞→P160
	数日続く鋭い胸痛。前傾姿勢や座位で軽減。感冒様の前駆症状をともなうことが多い。	心膜の炎症	急性心膜炎→P218
	数時間続く胸痛。背部や腰にも裂けるような痛み。	大動脈壁の解離	大動脈解離→P270
	呼吸困難をともなう胸痛。	肺血管につまった血栓	肺塞栓症→P296
非心血管系の胸痛	肋骨に沿った表在性の胸痛。咳、深呼吸などが誘因に。	脊髄神経根から肋間神経の間での物理的圧迫。ヘルペスウイルスなどの感染症。	肋間神経痛
	胸の深部が焼けるような胸痛。胸焼けをともなうことも。	胃・食道の炎症	逆流性食道炎、消化性潰瘍
	呼吸困難と乾いた咳をともなう。やせた男性に好発。	胸膜の破損による肺の虚脱	自然気胸

用語解説

低酸素血症
循環器疾患や呼吸器疾患によって、動脈を流れる血液中の酸素分圧が低下している状態。

間質液（組織液）
細胞と細胞のすき間にある液体成分。血漿やリンパ球が主成分で、血液から細胞間へ染み出し、余分な液はリンパ管を経て、血液に回収される。

memo

ショック
からだの末梢部で血液不足が起こり、機能不全を起こした状態。血圧は低下し、意識障害、皮膚蒼白（そうはく）、冷や汗などがみられる。

胸痛：chest pain／チアノーゼ：cyanosis／浮腫：edema／動悸：palpitation／呼吸困難：dyspnea／息切れ：shortness of breath／失神：fainting, syncope／ショック：shock

動悸

- 自覚できるほど強い心臓の拍動やその乱れを動悸という。
- 問診では、動悸の起こる時間や状況、動悸の始まり方や終わり方、持続時間、発生頻度、脈のようす、めまいや発汗、息切れなどの随伴症状、既往歴や生活習慣などを確認する。

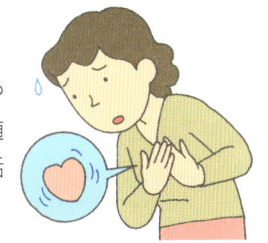

動悸のおもな原因

循環器疾患	
不整脈→P178	期外収縮、頻脈、徐脈
その他	心不全→P166、高血圧症→P248、器質的心疾患
非循環器疾患	
二次性	発熱、貧血、甲状腺機能亢進症、低血糖など
心因性	心臓神経症、更年期障害、過換気症候群など
生理的原因	
運動、情動、興奮など	

動悸のパターン

動悸の特徴	病名
❶心臓がひっくり返る、つまずく感じ、しゃっくり様。	心室期外収縮→P202、上室期外収縮
❷突然バクバクして胸が躍る感じ。	頻脈性不整脈、洞性頻脈、発作性上室頻拍→P194、心房粗動・心房細動→P198
❸鼓動を強く感じる。めまい、気が遠くなる。	徐脈性不整脈、房室ブロック→P190、洞不全症候群→P188

チアノーゼ

- からだの酸素不足を表すもので、唇や爪などが暗青から暗紫色にみえる状態。
- 呼吸器疾患や先天性心疾患による**中心性チアノーゼ**と、心不全や末梢血管障害などによる**末梢性チアノーゼ**に分けられる。

チアノーゼの現れやすい部位

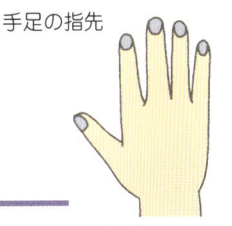

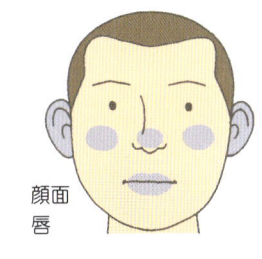

手足の指先　顔面　唇

浮腫（むくみ）

- 浮腫は、血管内の水分（血漿）が血管外へ漏れ出て、間質液（組織液）が増えた状態。
- 大きく**全身性浮腫**と**局所性浮腫**に分けられる。一般に全身性は心疾患、腎不全、肝硬変などの内科的疾患を、局所性は静脈・リンパ管の閉塞および局所の炎症を原因とする。

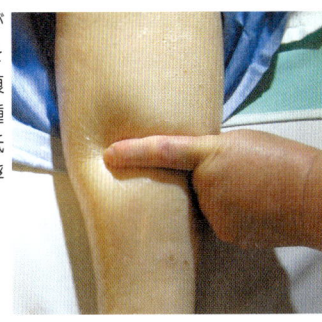

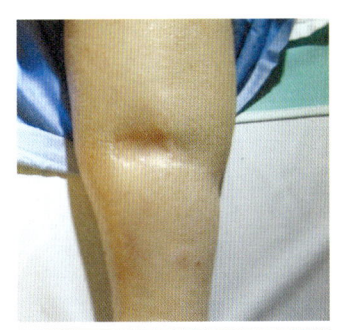

浮腫のおもな原因疾患

分類		原因疾患
全身性浮腫	心原性浮腫	右心不全→P167
	腎性浮腫	ネフローゼ症候群、急性糸球体腎炎、腎不全
	肝性浮腫	肝硬変、門脈圧亢進症
	内分泌性浮腫	甲状腺機能低下症、月経前症候群（PMS）
	栄養障害性浮腫	がん（悪性腫瘍）、摂食障害
	薬剤性浮腫	非ステロイド系抗炎症薬、降圧薬、抗がん剤
局所性浮腫	血管性浮腫	表在性血栓性静脈炎、下肢静脈瘤→P300
	リンパ性浮腫	がん放射線療法、リンパ節郭清術、リンパ浮腫→P265
	炎症性浮腫	熱傷、血管炎
	外傷性浮腫	骨折、打撲、捻挫

下肢の圧痕

指で押したあとが残ることで浮腫を確認できる。圧痕ができにくい浮腫は、甲状腺機能低下症やリンパ性浮腫を疑う。

動悸：palpitation／既往歴：anamnesis, past history／心不全：heart failure（HF）／チアノーゼ：cyanosis／浮腫：edema／血漿：blood plasma, plasma

おもな症候／視診・触診

呼吸困難

- 循環器疾患に起因する呼吸困難と循環器疾患以外に起因する呼吸困難がある。

代表的な呼吸困難

循環器疾患に起因	
労作性呼吸困難	左心不全があると肺静脈や肺毛細血管圧が上昇し、肺うっ血（肺の間質や肺胞が水浸しになる）となり、ガス交換が不十分になる。労作によりさらに毛細血管圧が上昇し、ガス交換の低下、全身の酸素需要にこたえられず呼吸困難を起こす。
	NYHA分類→P169は呼吸困難が出現する労作の程度で心不全の重症度を4段階に分類している。
起座呼吸	仰臥位（あお向け）で息苦しくなり、座位で楽になる呼吸。心臓と全身が水平となり、心臓に還流する血液が増え、肺うっ血が進行するため。
発作性夜間呼吸困難	夜間の就床にて起座呼吸と同様の機序で起こる。就寝2〜3時間後に呼吸困難で覚醒する。
循環器疾患以外に起因	
呼吸器疾患（気管支喘息、肺気腫、肺梗塞、肺炎など）、貧血、心因性疾患。	

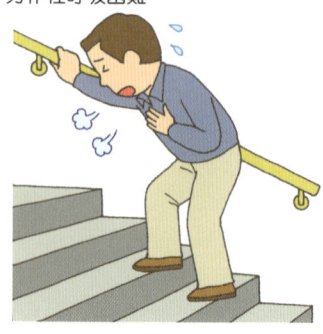

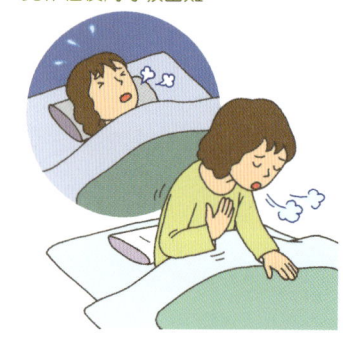

労作性呼吸困難

発作性夜間呼吸困難

失神

- 一時的に意識をなくすことを失神といい、興奮や恐怖などの強い精神的な変化、貧血、脳血管障害や循環器疾患などが原因となる。

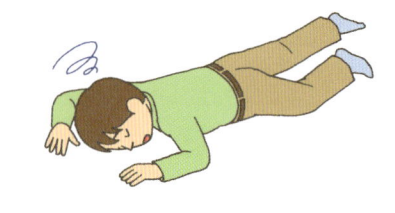

失神の原因

❶心原性	不整脈		アダムス・ストークス症候群→P180
		徐脈性不整脈	洞不全症候群→P188、房室ブロック（第2〜3度）→P190
		頻脈性不整脈	発作性上室頻拍→P194、心室細動・心室頻拍→P208
	器質的疾患	心疾患	大動脈弁狭窄症→P130、肥大型心筋症→P230、心臓粘液腫→P238、心タンポナーデ→P222
		非心疾患	肺塞栓症→P296、肺高血圧症、大動脈解離→P270
❷神経調節性			血管迷走神経反射、状況失神（咳、排尿、排便、嚥下、運動など）
❸起立性低血圧			自律神経障害、パーキンソン病、糖尿病、アミロイドーシス
❹脳神経性			一過性脳虚血発作、てんかん
❺代謝性			過呼吸症候群、低血糖
❻薬剤性			アルコール、血管拡張薬、利尿薬、向精神薬
❼その他			興奮（ヒステリー）

呼吸困難：dyspnea／起座呼吸：orthopnea／失神：fainting, syncope／不整脈：arrhythmia, irregular pulse

末梢血管を触ったり観察したりすることで、心臓や血管の状態を推測する

視診・触診
inspection／palpation

担当：青山尚文

診断の流れ

問診	→	視診	→	触診	→	聴診	→	診断
（医療面接）受診理由、症状、既往歴、生活習慣などを聴く。		頸部や胸・腹部、肌や粘膜の色の観察、ばち指の有無など。		心音や振戦（スリル*）、腹部大動脈の拍動、下肢の浮腫（むくみ）などの確認。		前胸部で心音や呼吸音、背部の呼吸音を聴く。		

頸静脈の視診

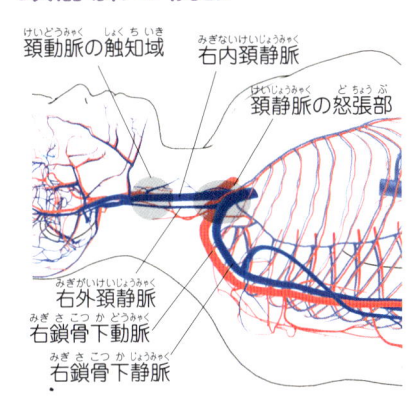

頸動脈の触知域　右内頸静脈
頸静脈の怒張部
右外頸静脈
右鎖骨下動脈
右鎖骨下静脈

- 頸静脈*は右［心］房内圧の状態を表し、右心不全や上大静脈の還流障害が怒張（血管の膨れ）となる。
- 上体を45度起こすなど、体位を変えて怒張が消えるかどうか確認する。
- 呼気時にみられた怒張が吸気時に強くなる場合（**クスマウル徴候**）や、腹部の肝臓のある位置を圧迫すると頸静脈の怒張が強くなる場合（**肝頸静脈逆流**）には、通常の頸静脈怒張との鑑別が必要。

末梢動脈の触診

- 脈拍やリズム、血管の弾力性、血圧の左右差などの情報は、末梢動脈の触診で得られる。
- 通常は、手首の橈骨動脈*でみるが、上腕動 ㋐ 脈、頸動脈、大腿動脈、膝窩動脈、後脛骨動脈、足背動脈も用いられる。

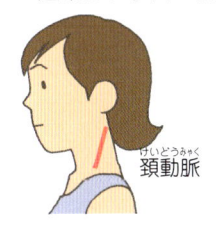

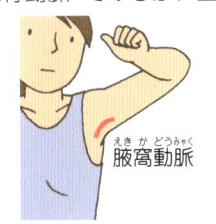

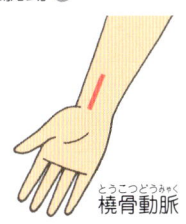

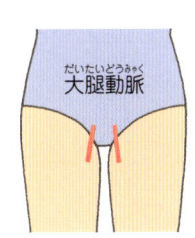

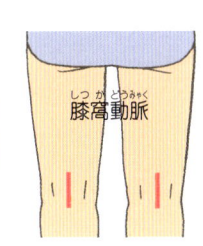

頸動脈　腋窩動脈　橈骨動脈　大腿動脈　膝窩動脈

用語解説

振戦（スリル）
心臓弁膜症やシャント血流（短絡疾患）によって生じた振動が胸壁に伝わったもの。

頸静脈
頸静脈と右房の間には静脈弁がなく、㋐

㋐ 直接つながっているため、右心の状態が頸静脈によく反映される。

橈骨動脈
手首の親指側やや掌側を通る動脈。脈拍をとりやすいことから、通常、診察に使われる。

memo
正中線
からだの左右の中心を通る垂直線。腹側を通る前正中線と背中側を通る後正中線がある。

振戦：thrill／頸静脈：jugular vein／怒張：engorgement／クスマウル徴候：Kussmaul sign／肝頸静脈逆流：hepatojugular reflux／末梢動脈：peripheral artery／橈骨動脈：radial artery

視診・触診／聴診

特殊な脈拍

- 脈拍数、リズム、脈の大きさ、速度、脈の変化などに注意して脈を診る。

動脈触診の所見

種類	特徴	疾患例
頻脈	毎分100回以上の脈	
徐脈	毎分50回以下の脈	
大脈	脈圧が極端に大きな脈	大動脈弁閉鎖不全症、動脈管開存症
小脈	脈圧が極端に小さな脈	大動脈弁狭窄症
速脈	脈の始まりと終わりが急な脈	大動脈弁閉鎖不全症
遅脈	脈の始まりと終わりが緩やかな脈	大動脈弁狭窄症
交互脈	脈の大小が1拍ごとに変化する脈	心不全、拡張型心筋症
奇脈	収縮期（最高）血圧が吸気時に10mmHg以上の幅で下がる脈	心タンポナーデ、収縮性心膜炎

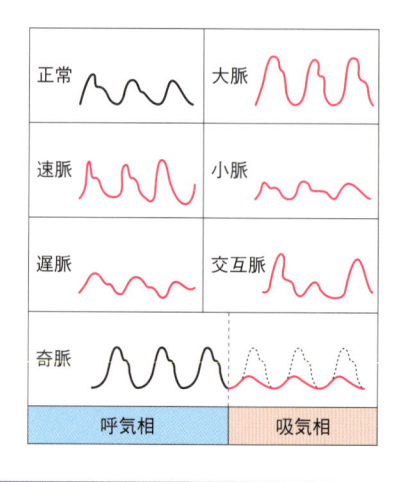

前胸壁の触診

- 胸部の触診によって心尖拍動や振戦（スリル）などをみる。
- 胸骨左縁第5肋間で鎖骨中線よりやや内側を触ると、心臓の先端が胸壁にあたること（心尖拍動）がある。ただし、肥満、筋肉質、肺気腫、心膜液貯留のある人ではみられないことが多い。
- 手のひら全体または親指の付け根を胸につけると、強い心雑音が胸壁に伝わり振戦として触診できる。
- そのほか、胸骨下部の圧迫、前胸部の膨隆、胸骨左縁第2肋間で肺動脈の拍動、胸骨右縁第2肋間で上行大動脈の拡張などを触れる。

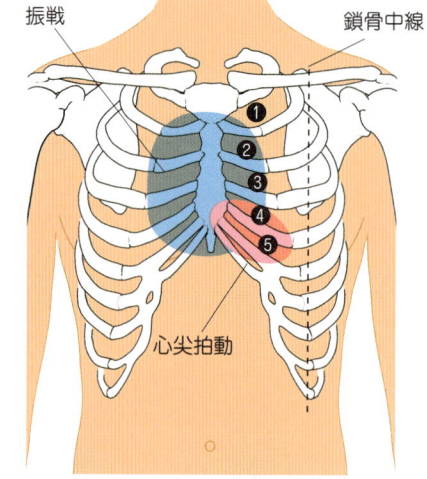

番号は肋間を示す

触診によって確認される疾患

患者を仰臥位にして、亢進した拍動、振戦（スリル）を傍胸骨（胸骨の周囲）や心尖部で触診する。

触診部位	疾患	特徴
傍胸骨拍動	高度肺高血圧症	胸骨左縁第2～3肋間に強い拍動。
	肺動脈狭窄 心室中隔欠損症→P79	胸骨左縁上～中部、収縮期に振戦。
	大動脈弁閉鎖不全症→P134	胸骨左縁中部、拡張期に振戦。
	大動脈弁狭窄症→P130	胸骨右縁上部、収縮期に振戦。
	動脈管開存症→P84 バルサルバ洞動脈瘤破裂→P110	持続性（全心周期性）の振戦。
心尖拍動	左室拡大	左第5肋間鎖骨中線より外側に拍動。
	僧帽弁閉鎖不全症→P124	心尖部、収縮期に振戦。
	僧帽弁狭窄症→P118	心尖部、拡張期に振戦。
腹部	腹部大動脈瘤→P267	上腹部から中腹部にかけて正中線周囲の拍動。
	三尖弁閉鎖不全症	心窩部（みぞおち）から右脇腹にかけて、収縮期の拍動。
下肢	心不全→P166	脛骨前面（むこうずね）を指で押すと浮腫（圧痕）を認める。→P39

頻脈：tachycardia／徐脈：bradycardia／不整脈：arrhythmia, irregular pulse／大脈：pulsus magnus／小脈：pulsus parvus／速脈：pulsus celer／遅脈：pulsus tardus／奇脈：paradoxical pulse, pulsus paradoxus／交互脈：alternating pulse, pulsus alternans

心音の変化や心雑音、リズムなどを聴いて診察する

聴診
auscultation

担当:青山尚文

聴診部位

- 原則的に、❶～❺の順番で行う。
- 聴診では、弁閉鎖音（Ⅰ音、Ⅱ音）、弁開放音（僧帽弁、三尖弁）、心室充満音（Ⅲ音、Ⅳ音）、駆出音（大動脈、肺動脈）、心外性音（心膜摩擦音、心膜ノック）などが聴こえる。
- 診察は座位または臥位で行い、詳しく調べる場合に姿勢を変える。
- とくに左側臥位で僧帽弁雑音やⅢ音、Ⅳ音、座位前屈位で大動脈弁雑音、肘膝位（手足をついた体勢）で心膜摩擦音が聴こえやすい。

- **聴診のステップ**

Ⅰ 基本的な4つの分領域を覚える。
Ⅱ 各領域でまずⅠ音、Ⅱ音を判別し、収縮期、拡張期を同定し、分裂にも注意する。
Ⅲ 過剰心音を最初は収縮期（駆出音、収縮期クリック）で、次に拡張期（Ⅲ音、Ⅳ音、僧帽弁開放音）でみつける。
Ⅳ 最後に心雑音に集中、収縮期雑音か、拡張期雑音か、聴診領域を拡大し、駆出性か、逆流性か判断する。

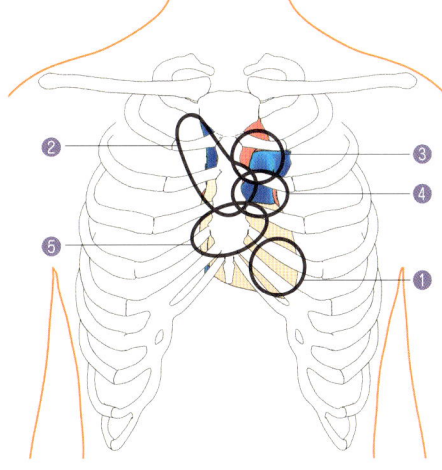

❶心尖部＊（僧帽弁領域）
❷胸骨右縁第2肋間（大動脈弁領域）
❸胸骨左縁第2肋間（肺動脈弁領域）
❹胸骨左縁第3肋間（肺動脈弁、大動脈弁領域）
❺第4肋骨左縁、第5肋骨右縁（三尖弁領域）

聴診器の種類

- 胸にあてるチェストピースは、膜型とベル型がある。膜型で心尖部から前述の順で聴診を始め、ベル型に切り替え、再度心尖部から三尖部領域を聴取するのが一般的。
- ❶**膜型** 膜により低音成分が減弱され、高音が聴取しやすい。大動脈弁、肺動脈弁領域に適する。
- ❷**ベル型** 低音中心にすべての心音を聴取できる。Ⅲ音、Ⅳ音、拡張期ランブル（僧帽弁狭窄症）などの低音をみつけやすい。三尖弁から心尖部領域に適する。

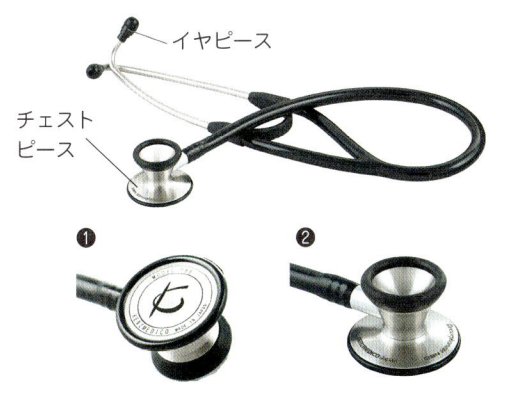

イヤーピース
チェストピース

提供:ケンツメディコ

用語解説

心尖部
胸骨の左、第5肋間は心尖部にあたり、健康な人の約半分では、ここを触ると、心尖部の拍動を感じとることができる。

振戦（スリル）
強い心雑音はからだの表面（胸壁）にまで振動として伝わる。この振動を振戦という。

memo

心不全
左心不全では心室性奔馬調律や重合性奔馬調律が聴こえることがある。右心不全では吸気時に心雑音が強くなるリベロ・カルバイヨ徴候がよくみられる。

心尖部：apex／胸骨右縁第2肋間：second intercostal space at the right sternal border／胸骨左縁第3肋骨：third intercostal space at the left sternal border／肺動脈弁：pulmonary valve／大動脈弁：aortic valve／僧帽弁：mitral valve／三尖弁：tricuspid valve／チェストピース：chest piece／振戦：thrill

聴診

正常心音

- 正常な心音はⅠ音（ドッ）、Ⅱ音（キン）からなり、Ⅰ音とⅡ音の間が心室の収縮期。
- Ⅰ音は房室弁（僧帽弁と三尖弁）の閉鎖音。
- Ⅱ音は大動脈弁の閉鎖音（ⅡA）と肺動脈弁の閉鎖音（ⅡP）で、通常はほぼ同時に聴こえる。
- Ⅰ音は心尖部で大きく聴こえる低調な音、Ⅱ音は心基部で大きく聴こえる軽く高調な音。
- 収縮期（およそⅠ〜Ⅱ音）は拡張期（およそⅡ〜Ⅰ音）よりも短い。収縮期の時間は一定だが、心拍数が速くなると拡張期が短くなる。
- 頸動脈を触診しながら聴診するとⅠ音は頸動脈の立ち上がりと同時に聴こえる。

心臓の動きと心音

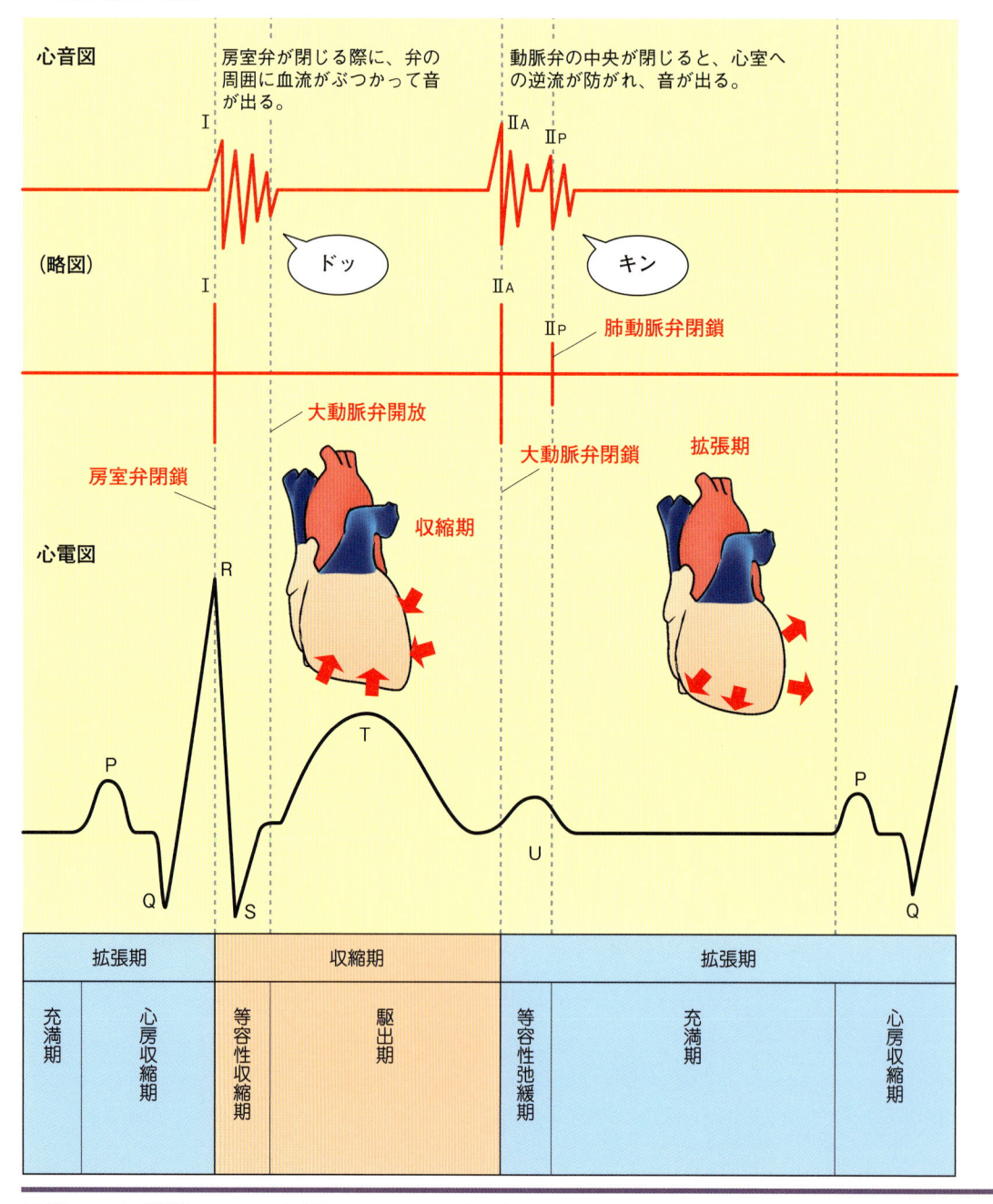

心音図: 房室弁が閉じる際に、弁の周囲に血流がぶつかって音が出る。（Ⅰ）
動脈弁の中央が閉じると、心室への逆流が防がれ、音が出る。（ⅡA ⅡP）

（略図）: Ⅰ ドッ／ⅡA ⅡP キン

肺動脈弁閉鎖
大動脈弁開放
大動脈弁閉鎖
房室弁閉鎖
収縮期／拡張期

心電図: P, Q, R, S, T, U

拡張期		収縮期		拡張期		
充満期	心房収縮期	等容性収縮期	駆出期	等容性弛緩期	充満期	心房収縮期

収縮期：systole／拡張期：diastole／心音図：phonocardiogram（PCG）／心電図：electrocardiogram（ECG）／房室弁：atrioventricular（AV）valve

Ⅰ音とⅡ音の異常

- Ⅰ音は、僧帽弁と三尖弁からなる房室弁が閉鎖する音で、亢進や減弱する場合がある。閉鎖タイミングがずれると分裂し、おもに脚ブロックのときに認められる。完全房室ブロックの際、心房と心室が同時に収縮すると大きなⅠ音として聴こえる（**大砲音、キャノンサウンド**）。
- Ⅱ音は、大動脈弁（ⅡA）と肺動脈弁（ⅡP）からなる弁閉鎖音で、ⅡAとⅡPの閉鎖タイミングがずれると分裂する。健康な人でも吸気時にⅡ音が分裂することがある。

心音の亢進と減弱の原因

種類		亢進	減弱
Ⅰ音		頻脈、貧血、甲状腺機能亢進症などの高心拍出量状態。完全房室ブロック（大砲音）、僧帽弁狭窄症⮕P118、三尖弁狭窄症	甲状腺機能低下症、ショック、虚血性心疾患、拡張型心筋症、心不全などの低心拍出量状態。心膜液貯留。僧帽弁閉鎖不全症⮕P124、大動脈弁閉鎖不全症⮕P134
Ⅱ音	ⅡA音（大動脈成分）	高血圧症⮕P248、大動脈縮窄症⮕P106、完全大血管転位症⮕P96、ファロー四徴症⮕P88、大動脈弁閉鎖不全症⮕P134など	大動脈弁狭窄症⮕P130、低血圧症⮕P260など
	ⅡP音（肺動脈成分）	肺高血圧症、僧帽弁狭窄症⮕P118、心房中隔欠損症⮕P74、肺動脈弁閉鎖不全症など	肺動脈弁狭窄症⮕P114

Ⅱ音の分裂

分類	心音図	特徴	原因
正常呼吸性分裂（生理的分裂）	吸気／呼気（Ⅰ ⅡA ⅡP）	吸気時は心臓に戻ってくる血液が増え、肺動脈へ血液を送り出す時間がかかり、ⅡPが遅れ分裂。呼気時は単なるⅡ音。	―
病的呼吸性分裂	吸気／呼気（Ⅰ ⅡA ⅡP）	吸気時だけでなく呼気時も分裂する。ⅡAとⅡPの間隔が広がり、ⅡPが遅れる。	**右室の電気的興奮が遅れる場合** 完全右脚ブロック、WPW症候群⮕P204など **右室容積の増加がみられる場合** 心室中隔欠損症⮕P79
固定性分裂	吸気／呼気（Ⅰ ⅡA ⅡP）	呼吸性の変動がない。ⅡAとⅡPが一定間隔をあけて繰り返す。	心房中隔欠損症⮕P74 右心不全⮕P166
奇異性分裂	吸気／呼気（Ⅰ ⅡP ⅡA）	正常と逆に吸気時は分裂せず、呼気時に分裂する。ⅡPがⅡAに先行する。呼気時にⅡAが遅れ分裂する。	**ⅡAが遅れる場合** 大動脈弁狭窄症⮕P130、完全左脚ブロック、WPW症候群⮕P204など **ⅡPが早くなる場合** 動脈管開存症⮕P84、三尖弁閉鎖不全症
単一Ⅱ音	吸気／呼気（Ⅰ ⅡA ⅡP）	吸気時でもⅡ音が分裂しない。	ファロー四徴症⮕P88、アイゼンメンジャー症候群⮕P83

甲状腺機能亢進症：hyperthyroidism／僧帽弁狭窄症：mitral stenosis（MS）／三尖弁狭窄症：tricuspid stenosis（TS）／WPW症候群：Wolff-Parkinson-White（WPW）syndrome／僧帽弁閉鎖不全症：mitral regurgitation（MR）／大動脈弁閉鎖不全症：aortic regurgitation（AR）／大動脈弁狭窄症：aortic stenosis（AS）

聴診

過剰心音（異常心音）

- 心音には正常心音のⅠ音とⅡ音、過剰心音のⅢ音、Ⅳ音、駆出音などがあり、強弱、分裂の有無などを聴き記録する。
- 過剰心音には、血液が心室に充満するⅢ音、心房収縮による心室の振動音のⅣ音、駆出音（大動脈、または肺動脈へ駆出）がある。
- Ⅲ音、Ⅳ音ともに左側臥位、心尖部で聴取される小さく低調な心音。Ⅲ音は若年者（30歳以下）の50〜80％に生理的なものとして聴取されるが、40歳以上では病的。Ⅳ音が聴取される場合は病的だが、心房細動では消失する。

過剰心音のおもな種類

種類	心音図	特徴	おもな原因
Ⅲ音	Ⅰ Ⅱ Ⅲ Ⅰ	Ⅱ音より0.12〜0.18秒遅れて聴こえる低く短い音。左室壁の伸展が急に止まる際の衝撃音。	うっ血性心不全→P166 僧帽弁閉鎖不全症→P124 拡張型心筋症→P234
Ⅳ音	Ⅰ Ⅱ Ⅳ	Ⅲ音よりさらに遅れて聴こえ、Ⅲ音より低い。心室に血液が流入する際の心室壁の緊張による音。健康な小児でも聴こえることがある。	うっ血性心不全→P166 高血圧→P248 大動脈弁狭窄症→P130
三部調律 四部調律	Ⅰ Ⅱ Ⅲ Ⅳ	Ⅲ音、Ⅳ音が加わることで3〜4つの音でリズムを打つ（奔馬調律：馬の歩みに似たリズム、ギャロップリズム）。	うっ血性心不全→P166
駆出音	Ⅰ Ⅱ Ⅰ	Ⅰ音の直後に高く短い音が聴こえる。大動脈・肺動脈の振動や、大動脈弁・肺動脈弁が開く音による。	高血圧→P248 大動脈弁狭窄症→P130
収縮期クリック	Ⅰ Ⅱ Ⅰ	収縮期中〜後期に高い音が聴こえる。弁、弁輪、腱索の急な伸展が原因とも考えられる。	僧帽弁逸脱症→P129
僧帽弁開放音（OS）	Ⅰ Ⅱ Ⅰ OS	Ⅱ音の後の高く短い音。硬化した僧帽弁が開く音による。	僧帽弁狭窄症→P118

心雑音

- 心音よりも比較的長く続くことが多い振動音を心雑音とよび、強度（レバインの心雑音分類）、音色、持続の長短などを聴き、記録する。
- 血液と心臓や血管との摩擦音や衝突音、血液の乱流や渦流の振動などが心雑音となる。心音と心音の間で聴こえたり、心音よりも長く持続したりすることが多い。
- レバインの分類では、Ⅲ度とⅣ度については定義がなく、振戦*の有無で区別するのが一般的。

レバインの分類

強度	特徴
Ⅰ	ひじょうに微弱で、注意深く聴診するとやっと確認できる。
Ⅱ	音は弱いが容易に確認できる。
Ⅲ	振戦をともなわない雑音。
Ⅳ	振戦をともなう高度の雑音。
Ⅴ	聴診器を胸壁にあてただけで聴取される。
Ⅵ	聴診器を胸壁に近づけただけで聴取できる。

過剰心音：extrasound／収縮期クリック：systolic click／駆出音：ejection sound／僧帽弁開放音：mitral opening snap／奔馬調律：gallop rhythm／心雑音：heart murmur, cardiac murmur／レバインの分類：Levine classification

心雑音の種類

時相	分類	音調の特徴と病態	代表的な心音図	おもな疾患と特徴
収縮期雑音	駆出性	❶Ⅰ音の後から始まる ❷漸増・漸減しダイヤモンド型を示す ❸Ⅱ音の手前で終わる	AS ASD	大動脈弁狭窄症➡P130（胸骨右縁第2肋間最強、頸部放散）
				肺動脈弁狭窄症➡P114（胸骨左縁第2肋間最強）
				閉塞性肥大型心筋症➡P230（胸骨左縁第3～4肋間最強、頸部放散なし）
				心房中隔欠損症➡P74
				機能性雑音
	逆流性	❶Ⅰ音と同時に発生し、Ⅱ音まで続く（全収縮期） ❷ほぼ一定の音量	MR VSD	僧帽弁閉鎖不全症➡P124（心尖部が最強、左腋下に放散）
				三尖弁閉鎖不全症（吸気で雑音が増強するリベロ・カルバイヨ徴候）
				心室中隔欠損症➡P79（胸骨左縁第4肋間、胸壁全体に伝達、振戦あり）
				僧帽弁逸脱症➡P129
拡張期雑音	拡張早期雑音	❶逆流性雑音 ❷Ⅱ音より始まり漸減する	AR	大動脈弁閉鎖不全症➡P134（胸骨左縁から心尖部第3肋間）
				肺動脈弁閉鎖不全症
	グラハム・スティール雑音（相対的PR）	ⅡPに続いて始まり、僧帽弁狭窄症など肺高血圧をきたす疾患において聴かれる相対的肺動脈弁閉鎖不全雑音。		僧帽弁狭窄症➡P118
	拡張中期雑音（拡張期ランブル）	❶拡張中期に聴かれる房室弁雑音 ❷心房収縮により生じる	OS	僧帽弁狭窄症➡P118
				三尖弁狭窄症
	カーリー・クームス雑音（相対的MS）	僧帽弁開放音で始まり短期間で終わる。僧帽弁逆流の結果、房室血流が増加して、相対的僧帽弁狭窄（MS）を生じたため。		僧帽弁閉鎖不全症➡P124
				動脈管開存症➡P84
	オースチン・フリント雑音（機能的MS）	僧帽弁開放音から始まる低音の雑音。僧帽弁前尖が直上にある大動脈弁からの逆流血に押されて半閉鎖状態となり、機能的僧帽弁狭窄（MS）を起こす。		大動脈弁閉鎖不全症➡P134
	前収縮期雑音	❶拡張終期に始まる ❷Ⅰ音まで続く	OS	僧帽弁狭窄症➡P118（洞調律でMSのときランブルに連続して聴取）
その他	連続性雑音	❶収縮期に始まりⅡ音に向かって漸増する ❷Ⅱ音を越えると漸減してⅠ音開始前に終わる	PDA	動脈管開存症➡P84
				バルサルバ洞動脈瘤破裂➡P110

心雑音：heart murmur, cardiac murmur／収縮期雑音：systolic murmur(SM)／拡張期雑音：diastolic murmur／グラハム・スティール雑音：Graham Steell murmur／カーリー・クームス雑音：Carey Coombs murmur／オースチン・フリント雑音：Austin Flint murmur／リベロ・カルバイヨ徴候：Rivero Carvallo's sign

心筋に起こる電気の流れを表す

心電図検査
electrocardiography

担当：八木秀憲

心電図検査の誘導法

- 心電図（ECG）は、心筋の緊張と弛緩によって起こる電気の流れを記録したもの。
- **標準肢誘導（双極肢誘導）**、**単極肢誘導**、**胸部誘導（単極胸部誘導）**の3方法があり、これらを組み合わせた標準12誘導（法）が一般的。

■ 心電図検査の目的

不整脈の診断 ➡P178	虚血性心疾患の診断 ➡P140
心肥大の確認	電解質異常の診断

■ 標準肢誘導

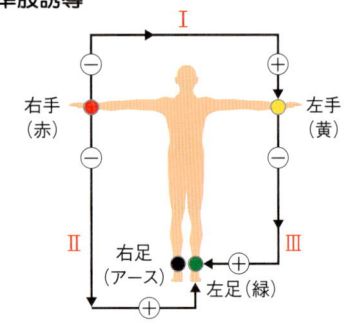

標準肢誘導

- 標準肢誘導（双極肢誘導）は2極間の電位差を記録するもので、左手（LA）と右手（RA）に電極を置く**第Ⅰ誘導**、右手と左足（LF）に置く**第Ⅱ誘導**、左手と左足に置く**第Ⅲ誘導**があり、右足はアースとする。

単極肢誘導

- 電気抵抗をつけて左手、右手、左足を1点でつなぐと、その中心点の**ウィルソン結合電極**＊では電位がほぼ0になる。このことから、ウィルソン結合電極を基準点（不関電極＊）として、基準点と電気抵抗を除いた部位（関電極＊）と㋐の電位差を記録する。
- V_L、V_R、V_Fの波形が小さく見えにくい場合は波形を増幅させ（augmented）、aV_L、aV_R、aV_Fとよぶ。

■ 単極肢誘導

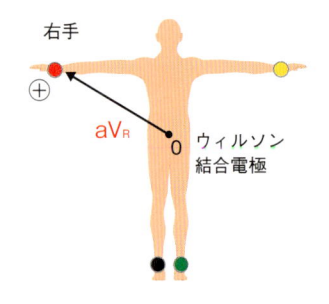

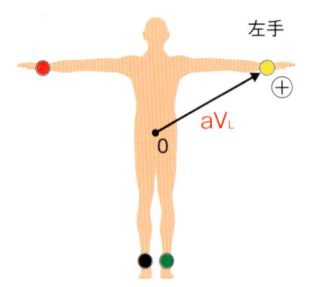

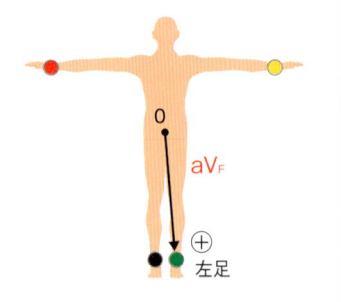

用語解説

ウィルソン結合電極
ウィルソン中心電極ともいう。電位がほぼ0となることから、心電図検査の単極誘導で基準となる不関電極として設定される。

不関電極、関電極
計測のために設定される電極を関電極（探査電極）、0となる電極、または基準となる電位を導くための電極を不関電極（基準電極）という。

四肢誘導
手足に電極を置く標準肢誘導と単極肢誘導を総称していう。➡P49

心電図：electrocardiogram（ECG）／標準肢誘導：standard limb lead／双極肢誘導：bipolar limb lead／左手：left arm（LA）／右手：right arm（RA）／左足：left foot（LF）／単極肢誘導：unipolar extremity lead／ウィルソン結合電極：Wilson electrode／不関電極：indifferent electrode

[四肢誘導*]

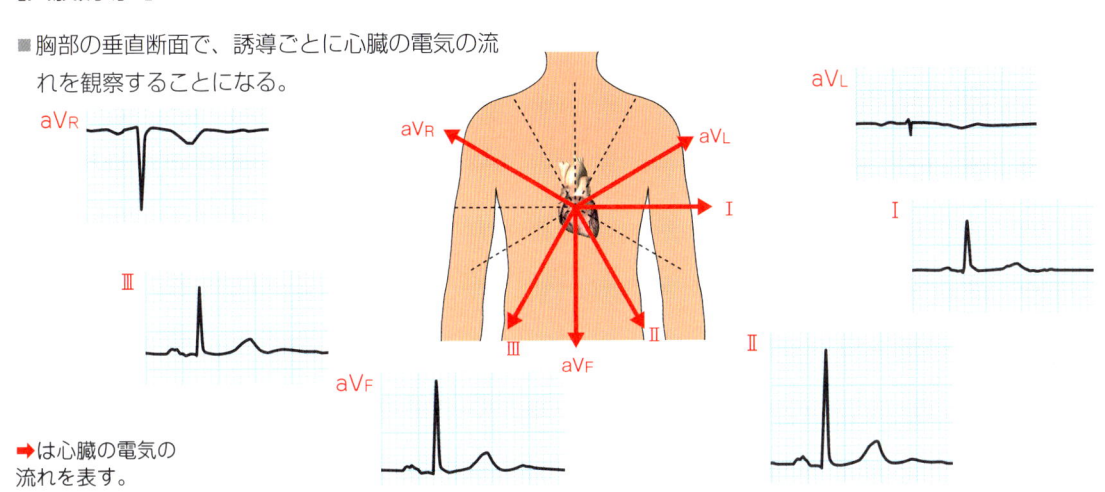

- 胸部の垂直断面で、誘導ごとに心臓の電気の流れを観察することになる。

→は心臓の電気の流れを表す。

胸部誘導（単極胸部誘導）

- 前胸部から左側胸部にV_1〜V_6までの電極を置き、単極肢誘導 ➡P48のようにウィルソン結合電極との電位差を記録する。
- 胸部の水平断面で、各電極から心臓をみたときの電気の流れを記録することにあたる。電気の流れが電極へ向かう場合に上向き、離れれば下向きの波形になる。

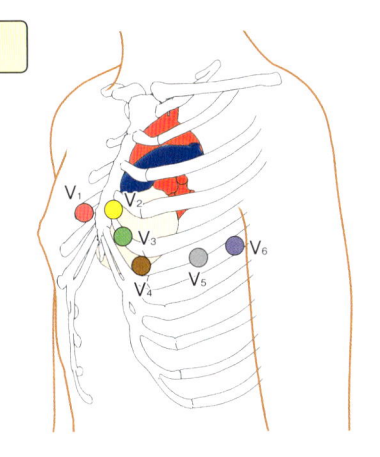

V_1	赤	胸骨右縁の第4肋間
V_2	黄	胸骨左縁の第4肋間
V_3	緑	V_2とV_4の中間点
V_4	茶	第5肋間で左鎖骨の中線上
V_5	黒	V_4の高さの左前腋窩線上
V_6	紫	V_4の高さの左中腋窩線上

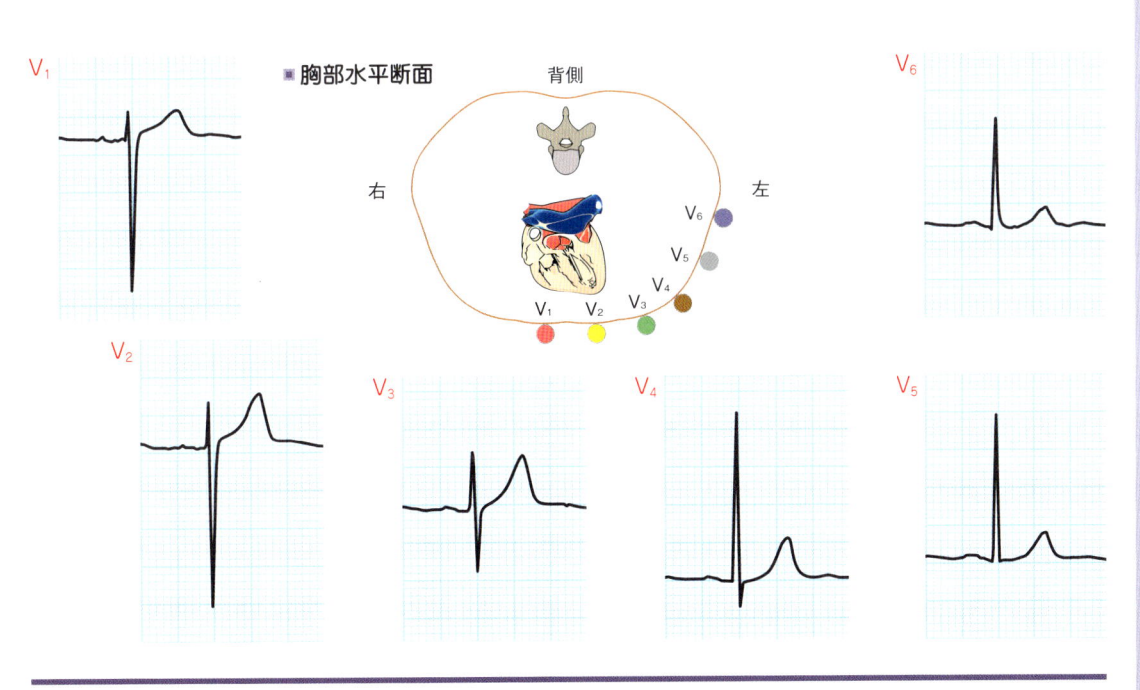

■胸部水平断面

背側
右　左

四肢誘導：limb lead／胸部誘導：chest lead／ウィルソン結合電極：Wilson electrode／胸骨：sternum／鎖骨：clavicle

心電図検査

モニター心電図

- ベッドサイドで行う心電図。胸部の3点誘導（標準12誘導の第Ⅱ誘導にあたる）、または手足と胸部の5点誘導がある。
- 患者さんの不整脈→P178、虚血性心疾患→P140、電気信号の伝導障害などを長時間監視する。

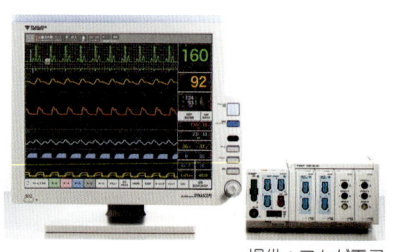

■ 3点誘導

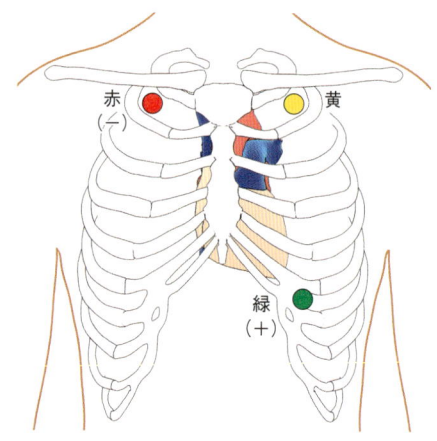

提供：フクダ電子

ホルター心電図

- 携帯型の心電計で24時間の心電図を記録する。装着中は入浴できない。
- 日常生活で起こる不整脈→P178や虚血性心疾患→P140の診断、心筋梗塞後の経過観察、人工ペースメーカーの機能評価などに用いられる。

■ ホルター心電図の誘導

	＋端子	－端子	アース
NASA誘導	剣状突起	胸骨上端	右胸斜め下方
MCL1誘導	V_1	左肩内側	右胸斜め下方
CC5誘導	V_5	V_5R	右胸斜め下方
CM5誘導	V_5	胸骨柄	右胸斜め下方

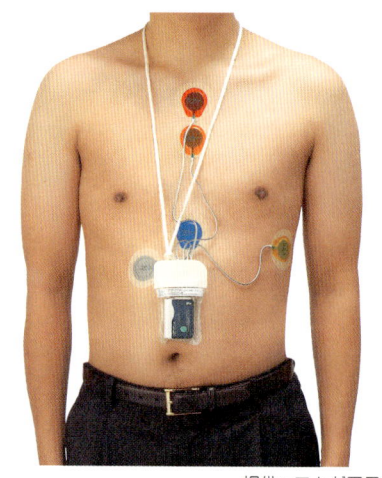

提供：フクダ電子

負荷心電図

- 安静時に現れにくい狭心症や不整脈の発見のために、運動しながら、または薬剤使用中に記録する心電図。
- エルゴメーター（自転車こぎ）、トレッドミル（ベルトコンベアーの上を歩く）、階段昇降などの運動負荷をかける。

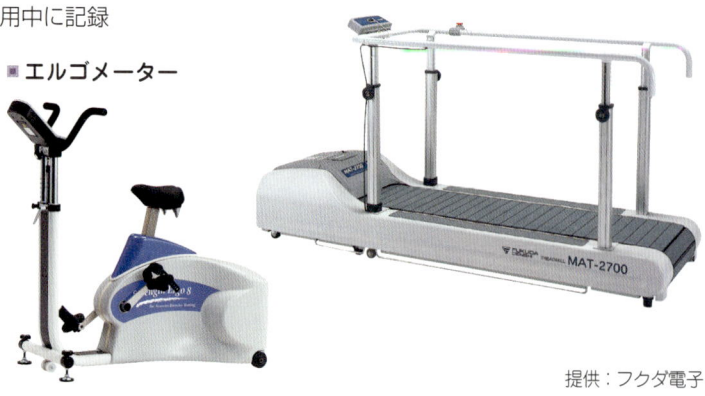

■ エルゴメーター

■ トレッドミル

提供：フクダ電子

電解質不均衡：electrolyte imbalance／ホルター心電図：Holter electrocardiogram／負荷心電図：stress electrocardiogram／エルゴメーター：ergometer／トレッドミル：treadmill

心電図の判読手順

- 心電図の判読では、とくに不整脈などの調律（リズム）の異常、波形の異常に注意する。
- 心電図以外の所見とあわせて循環器疾患を総合的に判定する。

判読手順

記録条件の確認
- 誘導のつけ間違いがないか確認
- 感度、記録速度の確認
- コードの外れ、ノイズなどをチェック

異常波 ➡ P56～58には注意しましょう

① 調律診断
- P波、QRS波の確認
- PP間隔、RR間隔、心拍数の確認
- PQ時間の測定
- 調律が複雑な場合、分析図の作成

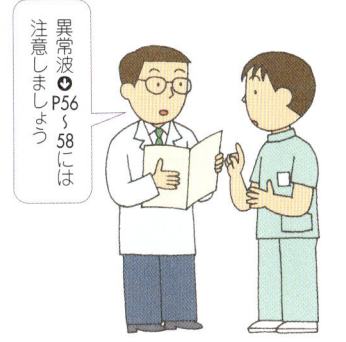

② 電気軸の判定 ➡ P54

③ 波形診断 ➡ P56～58
- P波、QRS波の幅、ST部分、T波、QT時間の測定など
- 波形の判定

心電図の感度、基本波形

- 心電図の横軸は時間（秒）を、縦軸は電位（mV）を表し、上向きの波（陽性波）は電極に向かってくる電位、下向きの波（陰性波）は遠ざかっていく電位となる。
- 心電図は、**P波**（心房の興奮）、**QRS波**（心室の興奮）、**T波**（心室の電位の向きが変わる再分極）、**U波**（再分極の終了で、波として現れないことがある）の要素からなる。
- 波形が大きくて記録紙におさまらない場合には、感度を1/2に調整することがある。

第Ⅱ誘導の基本波形

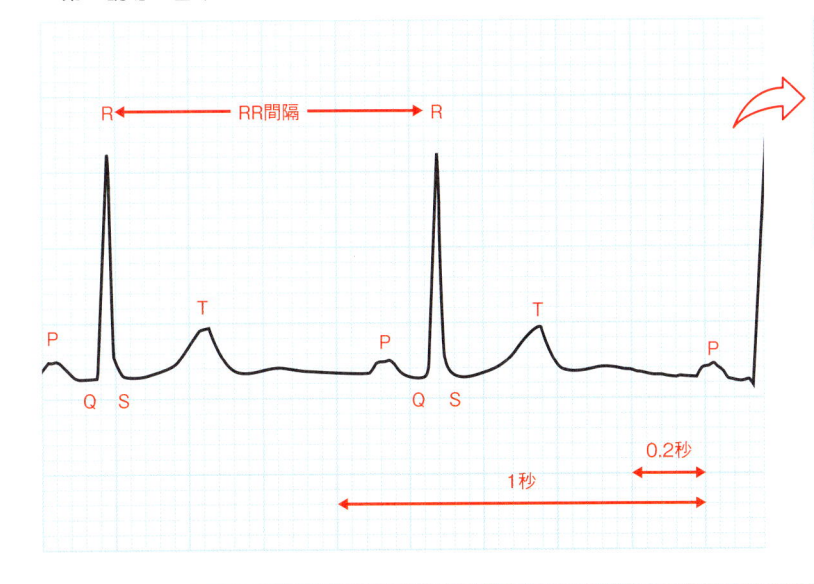

R — RR間隔 — R
P Q S T P Q S T P
1秒　0.2秒

マス目の寸法

1mm
5mm
0.5mV
0.1mV

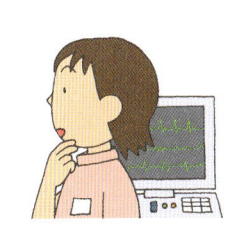

心電図：electrocardiogram（ECG）／調律：rhythm／ノイズ：noise／電気軸：electrical axis／陽性波：positive wave／陰性波：negative wave／再分極：repolarization

心電図検査

波形と刺激伝導系

- **P波**は、心房が収縮している過程を反映し、前半に右［心］房の興奮を、後半に左房の興奮を表す2つの波からなる。
- **QRS波**は、心室が収縮している過程を反映する（脱分極）。
- **T波**は、心室の興奮後の回復（再分極）過程で現れる。
- **U波**は、心室が回復を終えるときに現れることがある。
- P波の始まりからQ波の始まりまでを**PQ間隔**といい、洞結節から心室まで信号が伝わる時間を表す。
- Q波の始まりからT波の終わりまでは**QT間隔**といい、心室の電気的興奮の時間を表す。
- S波の終わりからT波の始まりまでは**ST部分**といい、左右の心室が電気的興奮から解放されるようすを表す。

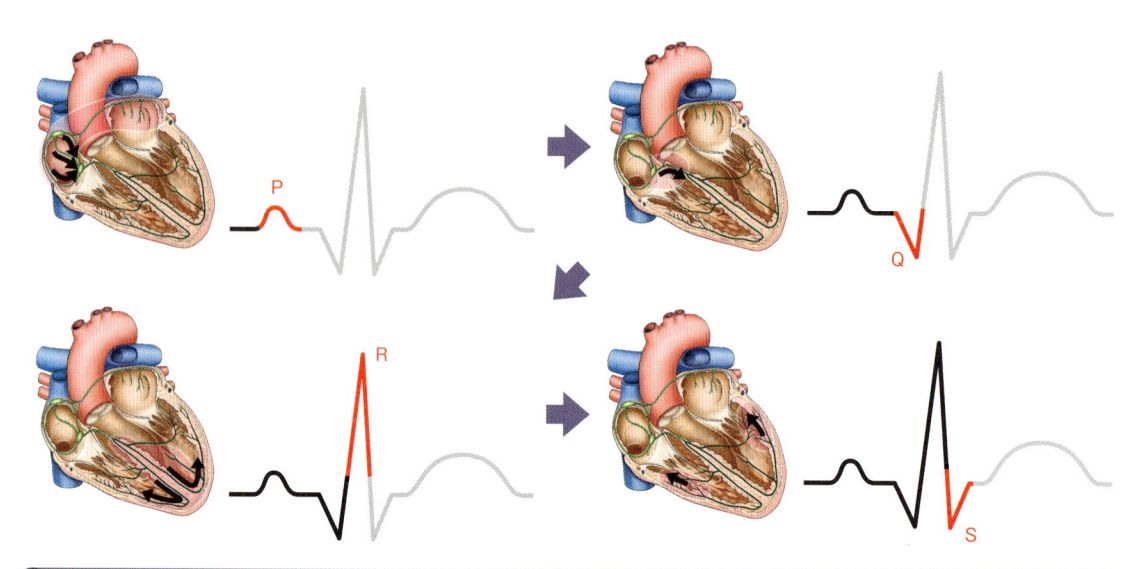

心拍数の確認

- 心電図から心拍数（心室拍数）を算定し、異常がないかどうか確認することがある。
- 基準値は、毎分60〜80回。多い場合は、頻脈性不整脈、心不全、心筋炎、貧血、甲状腺機能亢進症、発熱、運動後など。少ない場合は、徐脈性不整脈、アダムス・ストークス発作、甲状腺機能低下症などが考えられる。

■ 心電図からみる心拍数

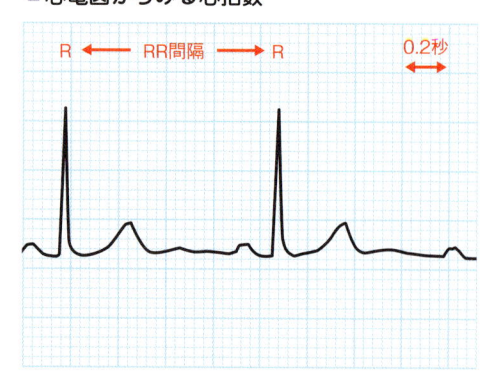

調律（RR間隔）が一定な場合

心拍数（回／分）＝60（秒）÷RR間隔（秒）

調律が不規則な場合

心拍数（回／分）＝6秒あたりのRの数×10
　　　　　　　＝10秒あたりのRの数×6

心拍数の簡便法

R波とR波の間にある5mmごとの太い線で概数がわかる。

7本＝43（回／分）	3本＝100
6本＝50	2本＝150
5本＝60	1本＝300
4本＝75	

刺激伝導系：impulse conducting system／脱分極：depolarization／再分極：repolarization／調律：rhythm／洞結節：sinus node／心拍数：heart rate (HR)

洞調律（サイナスリズム）の確認

- 心臓の調律が洞結節から始まって（P波）、スムーズにかならず行われているかどうか確認する。
1. P波がかならず起こり、QRS波が続く。
2. 一定のリズム（毎分60〜100回）で繰り返される。
3. Ⅰ、Ⅱ、aV_F、V_3〜V_6誘導でP波は陽性波（上向きの波）となる。
- 心電図上の調律に異常がみられるものを不整脈 ◯P178という。

■ 洞調律の確認

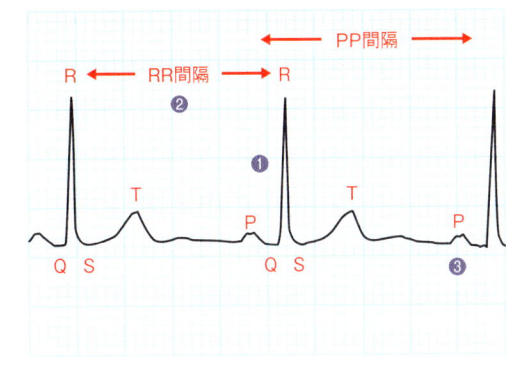

基本の心電図波形

- **P波**はⅠ、Ⅱ、aV_F、V_3〜V_6誘導で陽性波（上向きの波）、aV_Rで陰性波となる。次のP波までのPP間隔は0.6〜1.0秒。
- **QRS波**はP波に続いて現れ、振れ幅の大きなR波が特徴。QRS間隔は0.06〜0.10秒、次のR波までのRR間隔は0.6〜1.0秒。
- **T波**はQRS波に続いて現れ、Ⅰ、Ⅱ、aV_L、aV_F、V_3〜V_6で陽性波、aV_Rで陰性波となる。
- **PQ間隔**の基準値は、0.12〜0.20秒。
- **QT間隔**は心拍数の影響を受けるため、補正した**QTc間隔**が用いられる。基準値は0.36〜0.44秒。

■ 誘導法と基本的波形のまとめ

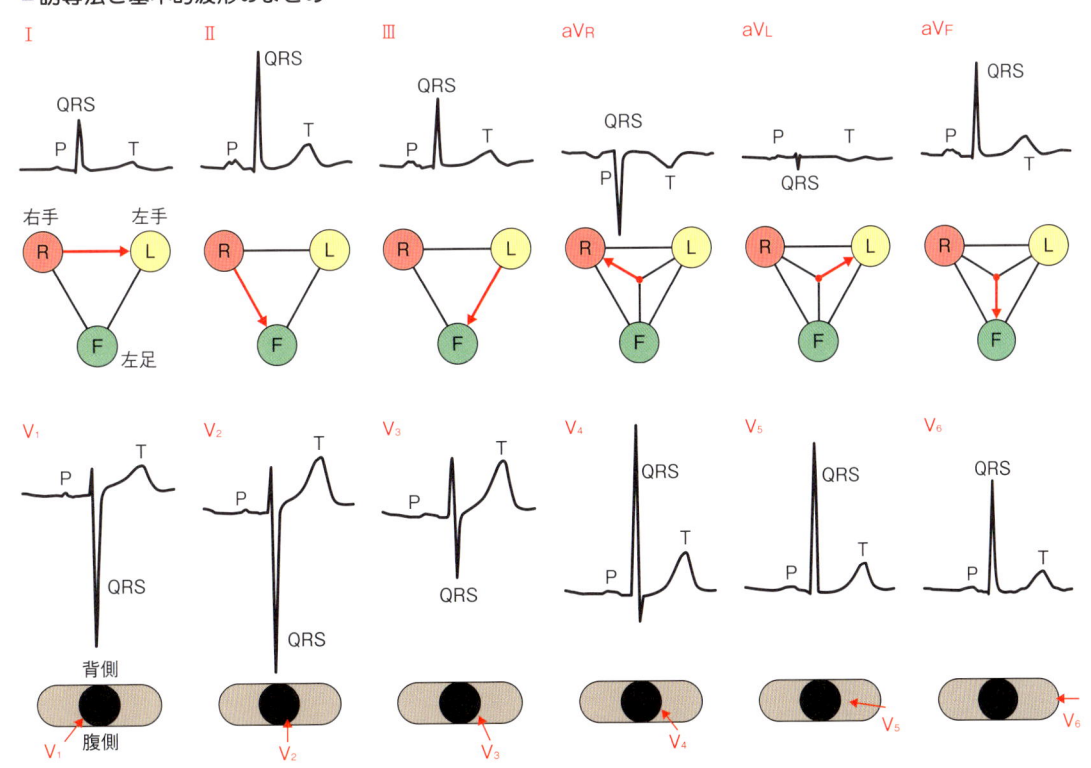

洞調律：sinus rhythm／洞結節：sinus node／不整脈：arrhythmia／陽性波：positive wave／陰性波：negative wave／間隔：interval

心電図検査／アイントーベン三角

電気軸測定法

- 心臓で起こる電気の大きさと方向を電気軸といい、電気軸を平均すると（**平均電気軸**）、正常な心臓は左下前方を向いている。電気刺激は心室の収縮に向かうため、一般的にQRS波が使われ、からだの正面からみたベクトルで表す。
- Ⅰ、Ⅱ、Ⅲ誘導のうちいずれか2つを選び、QRS波の振れ幅を座標軸に記入し作図すると、平均電気軸を容易に判定できる。
- 電気軸の異常（軸偏位）の程度や種類によって、心室肥大や心室ブロックなどの診断に役立てられる。

■ 電気軸の判定

電気軸の正常範囲は－30°～＋110°となる。

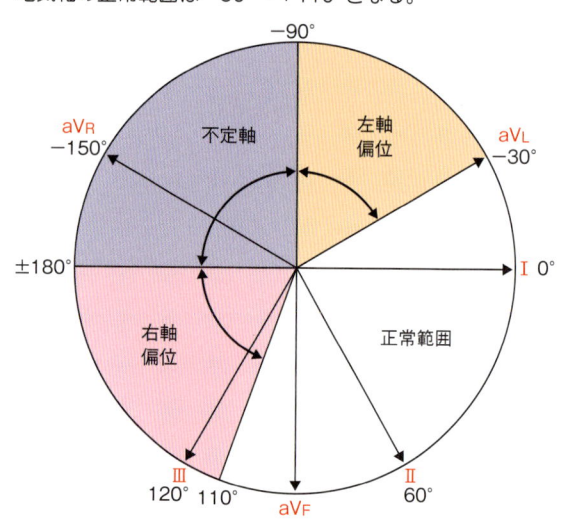

■ 電気軸の求め方

① 2つの誘導を選び、それぞれにQRS波の振れ幅の合計を計算する。
例 Ⅰ誘導　　Q波－1、R波6、S波－1　合計4　　　　Ⅱ誘導　　Q波－1、R波15、S波－1　合計13
② それぞれの誘導の座標軸に振れ幅をとる。
③ 座標軸からそれぞれ垂直に振れ幅をとり、その交点に中心点から線を引き、軸偏位をみる。

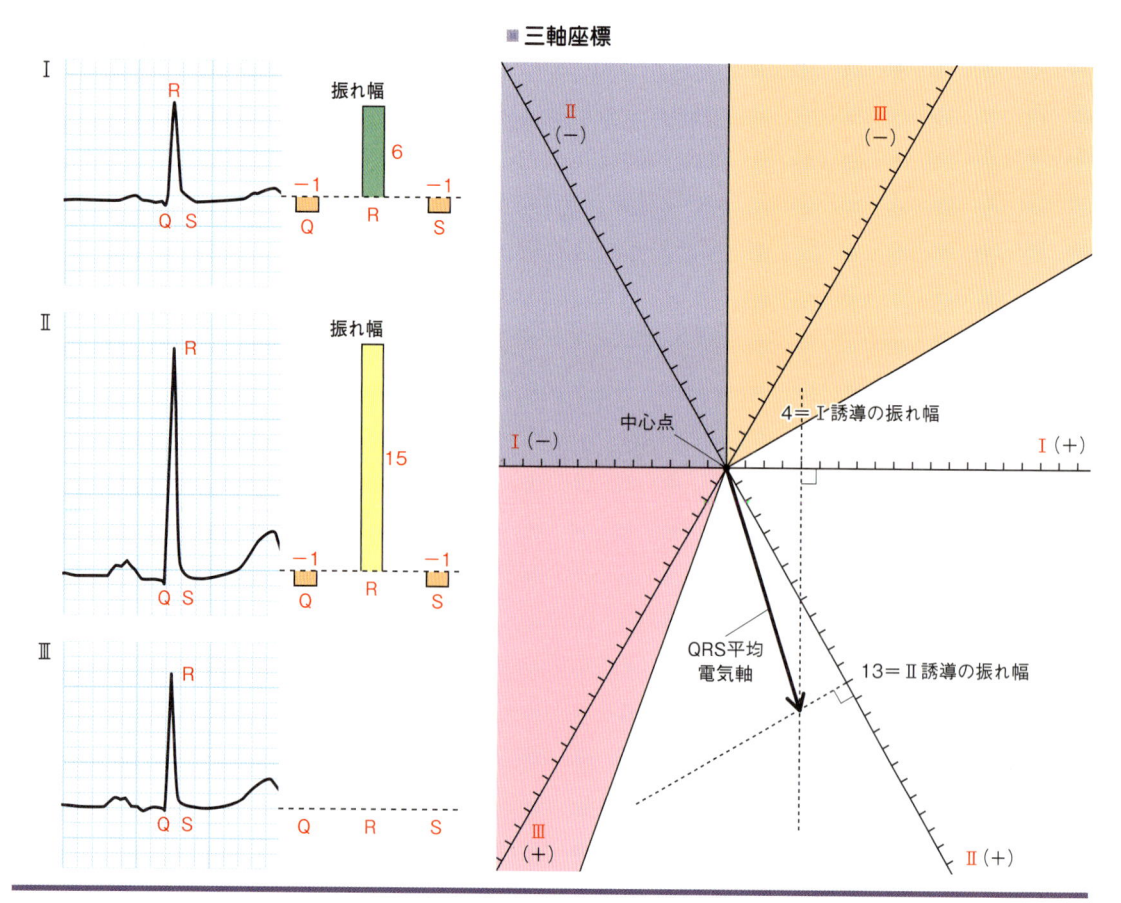

■ 三軸座標

電気軸：electrical axis／心室：ventricle／ベクトル：vector／軸偏位：axis deviation／心室肥大：ventricular hypertrophy／ブロック：block

心臓の回転

- 胸部誘導心電図を使って、心臓の回転のようすから障害を探る。
- 胸部誘導心電図で、R波とS波の振り幅がほぼ等しいところを**移行帯**といい、移行帯は心室中隔に相当する。通常、移行帯はV_2〜V_4にある。
- 移行帯が、V_1やV_2にある場合を**反時計方向回転**、V_5やV_6にある場合を**時計方向回転**とよぶ（足側からみる）。

■ 移行帯の例

■ 心臓の回転

回転	状態
反時計方向回転 V_1〜V_2	左室圧負荷、左室容積負荷、健康な男性
中間 V_2〜V_4	健康な人
時計方向回転 V_5〜V_6	右室圧負荷、右室容積負荷、右室肥大、低位置の横隔膜、肺気腫など

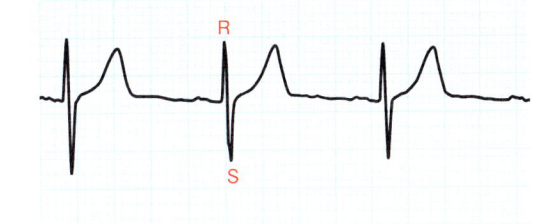

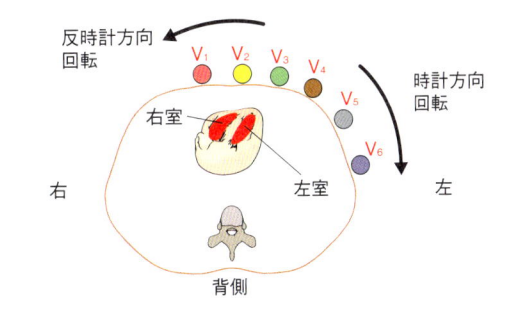

Column

アイントーベン三角（さんかく）

担当：八木秀憲

- 右手（RA）、左手（LA）、左足（LF）の3点に電極を置き（**標準肢誘導** ➡P48）、3点を結んだ三角形をつくる。この三角形を正三角形とみなし、中心は心臓にあたると考えると、心臓を始点とした電力のベクトルを表すことができる。この三角形をアイントーベン三角という。また、この三角形は60°で交わる三軸座標➡P54に置き換えることができる。
- 三角形の頂点を結合する中心点は**ウィルソン結合電極**（**中心点**）ともいい、電位はほぼ0（不関電極）となる。計測する部位とウィルソン結合電極との電位差を記録したものが単極肢誘導➡P48となる。
- アイントーベン（1860－1927）は、オランダの医師・生理学者で、心電図のしくみを考えた。1924（大正13）年にノーベル賞を受賞している。

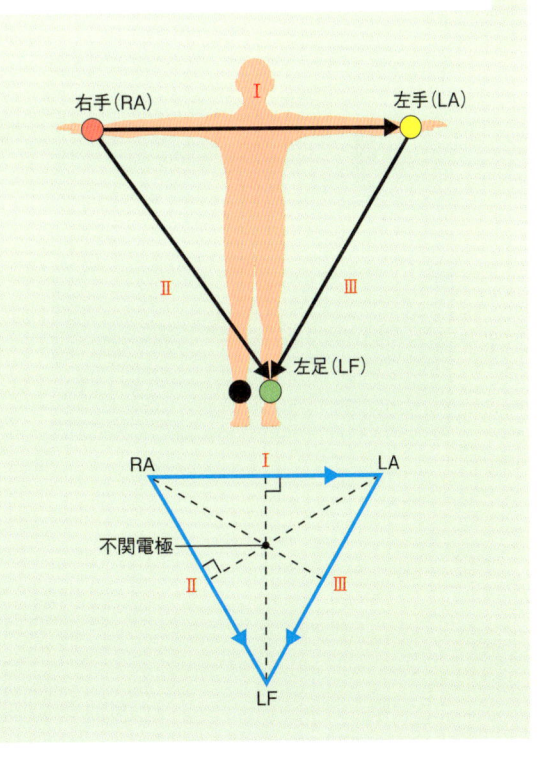

移行帯：transitional zone／心室中隔：ventricular septum／アイントーベン三角：Einthoven triangle／電極：electrode／双極誘導：bipolar lead／ウィルソン結合電極：Wilson electrode／不関電極：indifferent electrode／単極肢誘導：unipolar extremity lead

心電図検査

P波の異常

- P波は通常、QRS波に先立って現れ、Ⅰ、Ⅱ、aV_F、V_3～V_6誘導で陽性波（上向きの波）、aV_Rで陰性波（下向きの波）となる。
- P波は心房の興奮を表し、右房成分と左房成分が合わさって現れる。Ⅱ誘導、V_1誘導では、大きな振れとして記録される。

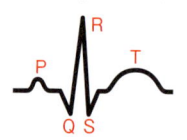

■ P波の異常

肺性P波……高さが2.5mm以上。慢性肺疾患、肺高血圧症など。
陰性P波……冠静脈洞調律（Ⅱ、Ⅲ、aV_F）、左房調律（Ⅰ、V_6）。
二相性P波……左心不全、心臓弁膜症、高血圧、心筋疾患。
二峰性P波……僧帽弁疾患、高血圧、心臓弁膜症など。

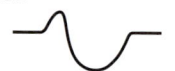

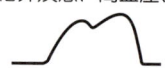

QRS波の異常

- QRS波は通常、P波に続いて現れる。Ⅱ誘導で陽性波（上向きの波）のR波、R波の前に現れる陰性波（下向きの波）のQ波と、R波の後に現れる陰性波のS波からなる。
- QRS波は心室の興奮を表し、誘導や疾患によってさまざまな現れ方をする。
- 正常なQRS波の幅は0.06～0.10秒。

■ QRS波

右脚ブロック（RBBB） 左室に遅れて右室の興奮が始まるため、QRS波の幅が広がり、V_1誘導でr波とR'波がみられる。
また、Ⅰ、aV_L、V_5、V_6誘導で幅広くなったS波がみられる。

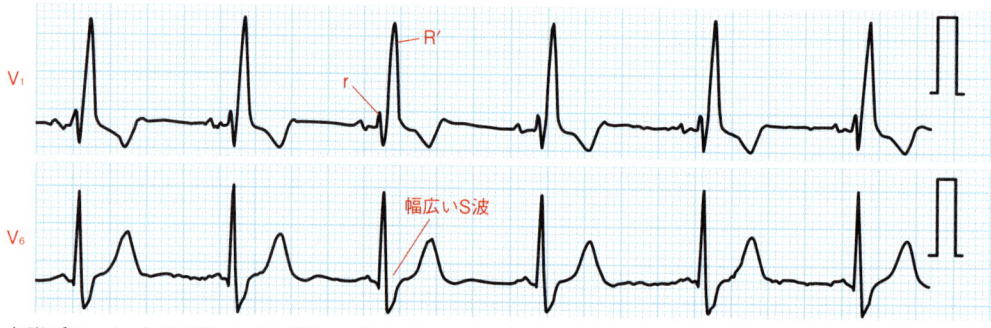

左脚ブロック（LBBB） V_1はrS型で、幅広く深いS波がみられる。V_5やV_6でR波の分裂がみられる。

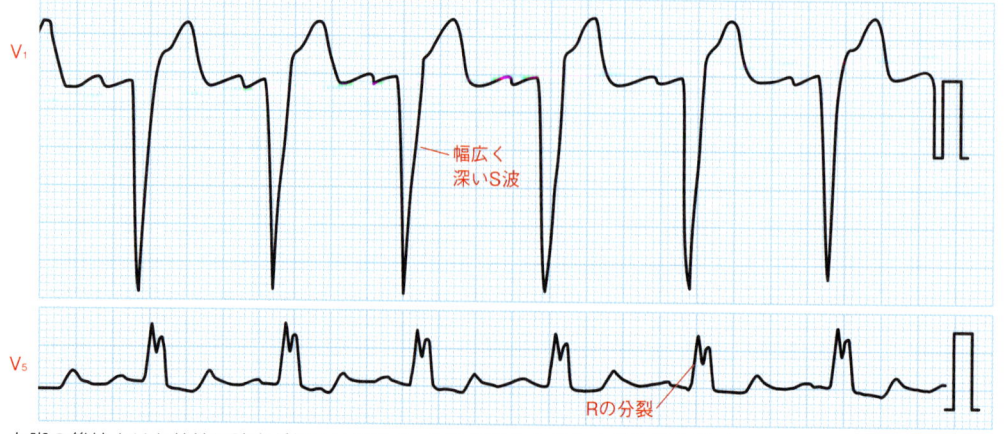

左脚の後枝よりも前枝に障害が起こりやすく、左軸偏位となるものが左脚分枝ブロック（ヘミブロック）。

陽性波：positive wave／誘導：lead／陰性波：negative wave／右脚ブロック：right bundle branch block（RBBB）／左脚ブロック：left bundle branch block（LBBB）／ヘミブロック：hemiblock

QRS波の表記パターン

- QRS波は、波が大きいとき（5mm＝0.5mV以上）は大文字で表し、小さいとき（5mm未満）は小文字で表す。
- R波が2つ以上ある場合、2つ目にダッシュをつけR´（またはr´）と表記する。
またS波が2つ現れる場合には2つ目をS´（またはs´）とする。
- QRS波に陽性波（上向きの波）がない場合は、QSと表記する。
- QRS波の幅が0.1秒以上の場合は、異常とみなす。

おもなQRS波の表記

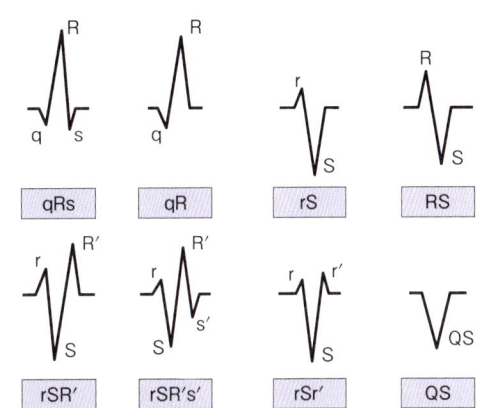

qRs ／ qR ／ rS ／ RS
rSR´ ／ rSR´s´ ／ rSr´ ／ QS

Q波の異常

- Q波の幅が0.04秒以上、振り幅がR波の振り幅の1/4以上の場合に異常とみなす。
- 異常なQ波は心筋梗塞⇒P160でみられるほか、心筋炎⇒P218、心筋症⇒P230・234、アミロイドーシス（代謝異常のひとつ）などでも現れる。
- 異常なQ波は心筋の壊死を表すことから、心筋壊死が広がっている部位の誘導で多くみられる。

Q波の異常の判定

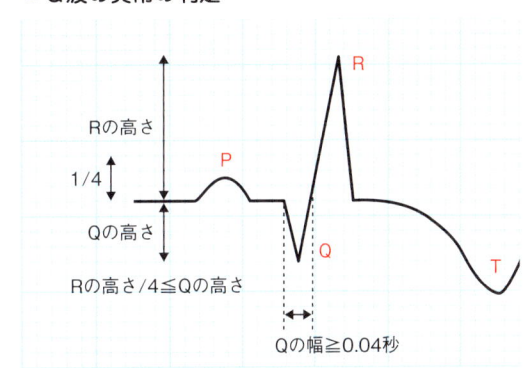

Rの高さ／4≦Qの高さ
Qの幅≧0.04秒

T波の異常

- T波は通常、QRS波の後に現れ、Ⅰ、Ⅱ、aV_L、aV_F、V_3～V_6誘導で陽性波（上向きの波）、aV_R誘導では陰性波（下向きの波）になる。心室の興奮後の回復（再分極）過程で現れる。
- S波の終了からT波の始まりまでを**ST部分**といい、通常は基線レベルにある。

異常T波の特徴

特徴	原因
陰性T波	左室肥大、心筋梗塞、心室ブロックなど
T波の増高	急性心筋梗塞、高カリウム血症
平坦T波	低カリウム血症、心筋虚血
ST上昇	急性心筋梗塞、冠攣縮性狭心症、心膜炎など
ST低下	心筋虚血、低カリウム血症、狭心症

陰性T波 ／ ST上昇 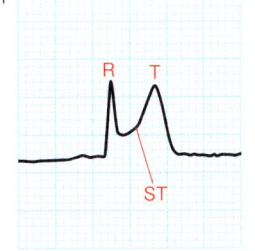 ／ ST低下

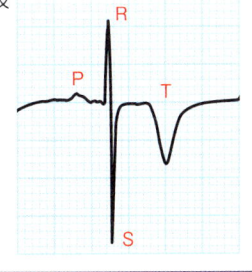

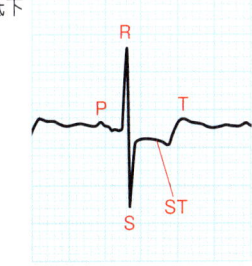

陽性波：positive wave／心筋梗塞：myocardial infarction (MI)／心筋炎：myocarditis／心筋症：cardiomyopathy／アミロイドーシス：amyloidosis／陰性波：negative wave／基線：baseline

心電図検査／X線検査／血圧測定

U波の異常

- U波はT波の後に現れ、aV_R誘導では陰性波（下向きの波）だが、それ以外の誘導では陽性波（上向きの波）となる。心室の興奮からの回復（再分極）の終わりで現れ、振れ幅が小さいため確認できないことがある。

- **U波の増高**……低カリウム血症

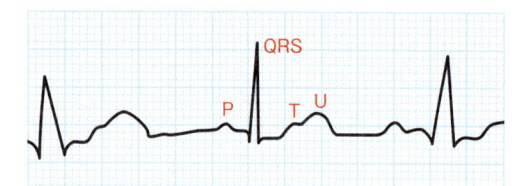

- **陰性U波**……心筋虚血、左室肥大など

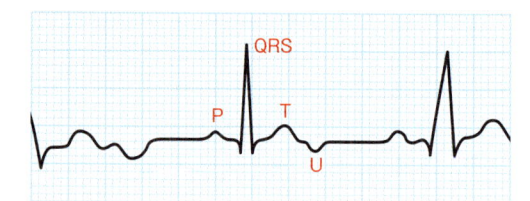

心電図に影響するもの

- 心電図に影響を与えるものとして、電解質（水などに溶けてイオンとなる）の異常があげられる。カリウムはT波に影響し、カルシウムはQT間隔に影響する。
- 薬剤ではジギタリス薬が有名で、ST部分を低下させたり徐脈を起こしたりする。そのほか、降圧薬、昇圧薬、抗不整脈薬、気管支拡張薬、向精神薬なども影響を与える。

- **高カルシウム血症**
  ST部分とQT間隔の短縮

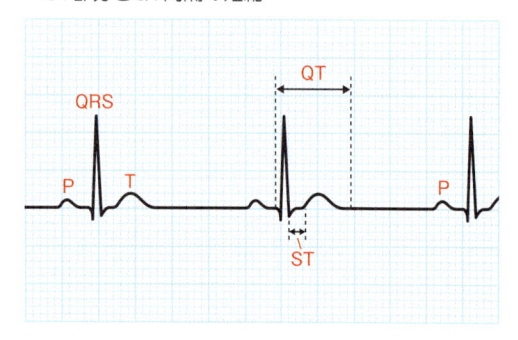

- **低カルシウム血症**
  ST部分とQT間隔の延長

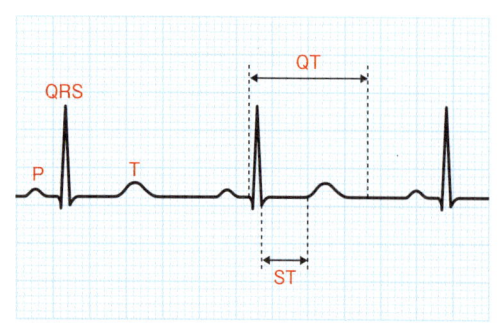

- **高カリウム血症**
  進行するとP波消失
  （テント状T波）

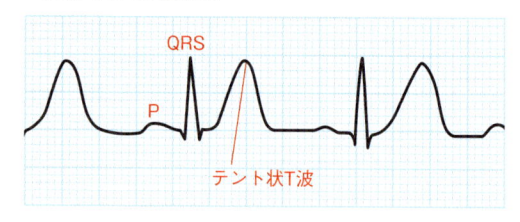

- **低カリウム血症**
  （U波の増高／ST部分の低下）

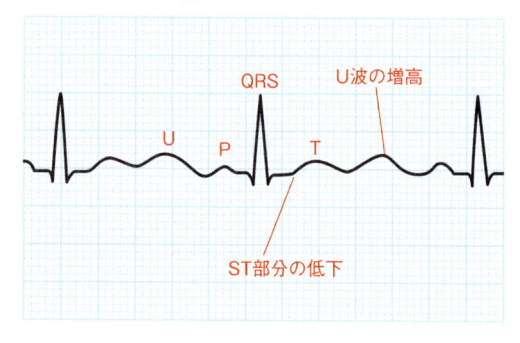

- **ジギタリス薬**
  ジギタリス中毒では、さまざまな不整脈を起こすこともある。
  （房室ブロック／ST部分の低下）

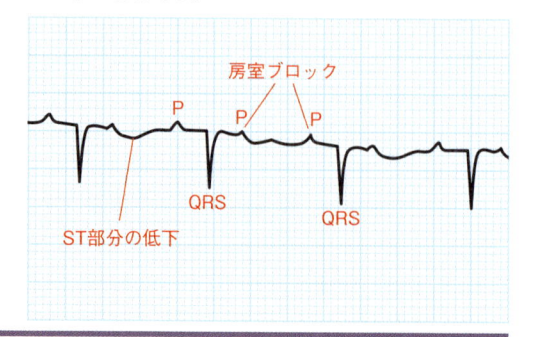

心電図：electrocardiogram（ECG）／電解質：electrolyte／カリウム：potassium（K）／カルシウム：calcium（Ca）／ジギタリス：digitalis／不整脈：arrhythmia

心臓、大血管の位置や形を確認する

X線検査
X-ray examination

担当：荒瀬聡史

X線検査と読影法

- 胸部X線検査では、心臓や大血管の形状や位置、肺野の異常などの確認ができる。
- 正面像では、L_1〜L_4（左第1〜第4弓）、R_1・R_2（右第1・第2弓）の辺縁をチェックする。また、心胸郭比（CTR）で大きさに注意する。
- 側面像（右または左側）では、左[心]房や左[心]室、右室の拡大などに注意する。
- 斜位像では、心房・心室の拡大や変化をチェックする。第1斜位（右前斜位、RAO）は右肩を蛍光板につけ、第2斜位（左前斜位、LAO）は左肩を蛍光板につけて撮影する。

■ 心胸郭比の観察

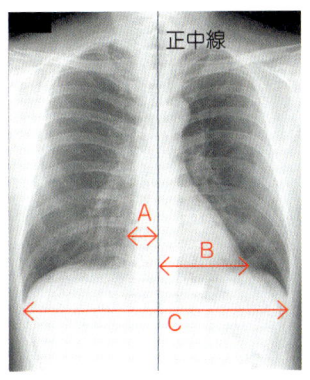

心胸郭比（％）＝ (A＋B)÷C×100
基準値は50％未満。

■ X線検査像のチェックポイント

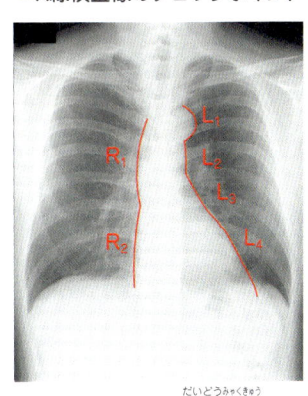

R_1＝上行大動脈
R_2＝右房辺縁
L_1＝大動脈弓
L_2＝肺動脈主幹部
L_3＝左房・左心耳
L_4＝左室

Column

血圧測定

担当：荒瀬聡史

- 血圧は、心臓が送り出した血液が血管壁にかける圧力のことで、心臓が収縮するときにもっとも強い圧力（**収縮期血圧、最高血圧**）がかかり、拡張するときにはもっとも圧力が下がる（**拡張期血圧、最低血圧**）→P242。
- 一般的に、水銀血圧計を用いた聴診法で測定し、測定部位は心臓の高さで上腕動脈を圧迫する。

■ 水銀血圧計

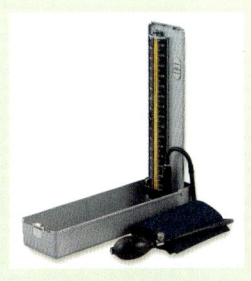

電子血圧計ではときに数値が変動することがあるため、医療機関では水銀血圧計が使用される。
提供：ケンツメディコ

■ コロトコフ音と血流

血管を圧迫すると、血流に渦ができ、渦が血管壁などを振動させて音（コロトコフ音）を出す。この音を聴診して血圧を測定する。

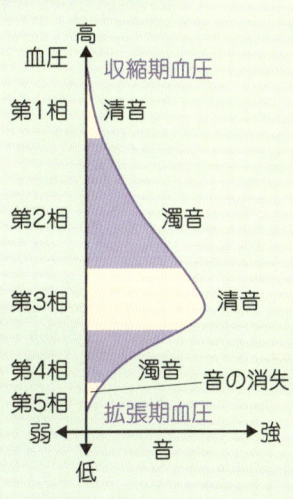

第1相 収縮期血圧 清音
第2相 濁音
第3相 清音
第4相 濁音
第5相 拡張期血圧 音の消失

正面像：anterior view／心胸郭比：cardiothoracic ratio (CTR)／側面像：lateral view, profile／右前斜位像：right anterior oblique(RAO) view／左前斜位像：left anterior oblique(LAO) view／血圧測定：blood pressure measurement／コロトコフ音：Korotkoff sound

放射性同位元素を利用した画像検査

心臓核医学検査
nuclear cardiology study

担当：荒瀬聡史

検査画像と目的

- 心筋に取り入れられやすい放射性同位元素（アイソトープ）が放出する放射線を画像処理して、心臓の断層像などを得る。**ポジトロン（陽電子）放出型断層撮影像（PET）、単光子放出型コンピュータ断層撮影像（SPECT）**などがある。

- 心筋梗塞→P160、心筋虚血の確認、代謝状況などから**心筋バイアビリティー**（生存能）を評価、治療効果の判定などで用いられる。
- 心臓の収縮・拡張による動的変化をとらえるためエルゴメーターなどの運動を負荷して行うことがある。

放射性医薬品と検査の目的

検査	放射性医薬品	目的
PET	$^{13}NH_3$	心筋の血流
	^{18}F-FDG	心筋の糖代謝
	^{11}C-酢酸	心筋の酸素代謝

検査	放射性医薬品	目的
SPECT	^{99m}Tc-RBC	心機能
	^{99m}Tc-DTPA-HAS	心機能
	^{201}Tl（塩化タリウム）	心筋の血流
	^{99m}Tc-sestamibi	心筋の血流
	^{99m}Tc-tetrofosmin	心筋の血流
	^{123}I-BMIPP	心筋の脂肪酸代謝
	^{99m}Tc-PYP	心筋梗塞巣の表示
	^{111}In-抗真菌ミオシン抗体	心筋梗塞巣の表示
	^{123}I-MIBG	交感神経機能

^{201}TlによるSPECT像

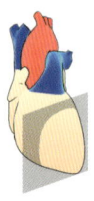

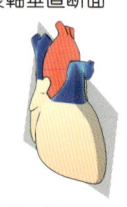

短軸断面：前壁／中隔／側壁／下壁

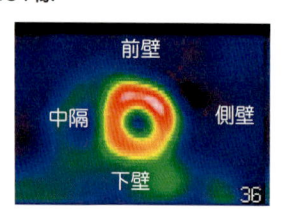

長軸垂直断面：前壁／下壁

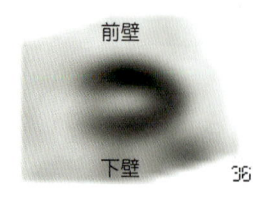

長軸水平断面：心尖部／中隔／左側壁

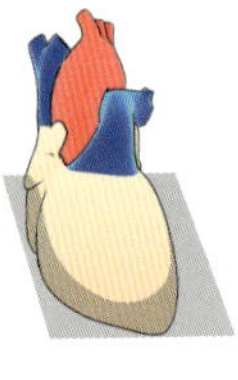

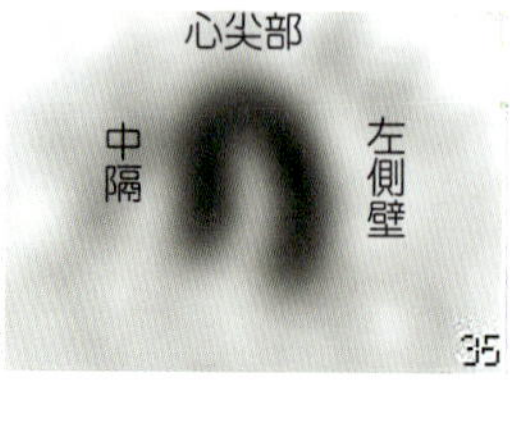

心電図同期SPECT像

運動負荷時：心基部／中隔／下面／心尖部／前面

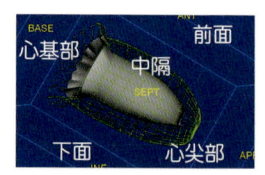

安静時

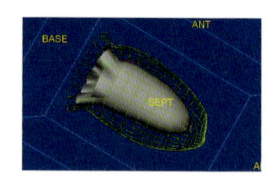

心尖部からみた極座標（ブルズアイ）表示

運動負荷時（左）　安静時（右）

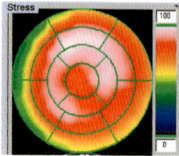

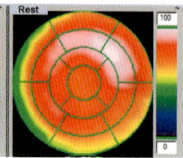

放射性同位元素：radioisotope（RI）／シンチグラフィー：scintigraphy／ポジトロン（陽電子）放出型断層撮影[法]：positron emission tomography（PET）／単光子放出型コンピュータ断層撮影[法]：single photon emission computed tomography（SPECT）／バイアビリティー：viability／ブルズアイ表示：bull's eye plot（display）／心電図同期SPECT：electrocardiogram（ECG）gated SPECT

からだへの負担がなく、循環器疾患に欠かせない心機能検査

心エコー図検査
echocardiography

担当：川井 真

心エコー図の種類

- 超音波*を心臓にあてて、その反射（エコー）によって形態やはたらきを調べる。被曝などのからだへの負担がなく（非侵襲的）、リアルタイムで画像がみえる検査。
- 超音波は臓器や組織の境界で反射する。エコー検査では液体は黒く、筋肉、脂肪、骨の順に白く見える。
- 超音波を広角にあてる**断層（Bモード）心エ㋐コー図法**、時間の流れが横軸に現れる**Mモード心エコー図法**、血流をカラー表示したり、速度（流速）を測定できる**ドプラ心エコー図法**がある。
- 検査方法として、体表面にプローブ（探触子*）をあてる**経胸壁心エコー図検査（TTE）**、のどに麻酔してプローブがついた内視鏡を飲み込む**経食道心エコー図検査（TEE）**がある。

心エコー図法一覧

種類	特徴	検査対象
断層心エコー図	超音波を広角に発信し、その反射（エコー）により形態を表示できるモード。	大動脈・左[心]房・左[心]室の位置と大きさ（形態）、僧帽弁・乳頭筋・大動脈弁・心尖部など。
Mモード心エコー図	超音波は一方向だけだが、時間の流れが横軸に現れ、動き（motion）も表示される。	心臓の内径や壁の厚みの計測と動きの観察。
ドプラ心エコー図	近づく血流を赤、遠ざかる血流を青で表示するカラードプラ法のほか、パルスドプラ法、連続波ドプラ法がある。	血流の向きや速度の計測と異常な血流の検出など。

経胸壁心エコー図検査（TTE）

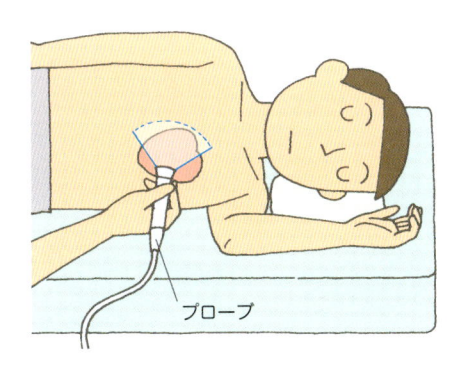

プローブ

経食道心エコー図検査（TEE）

経食道プローブ

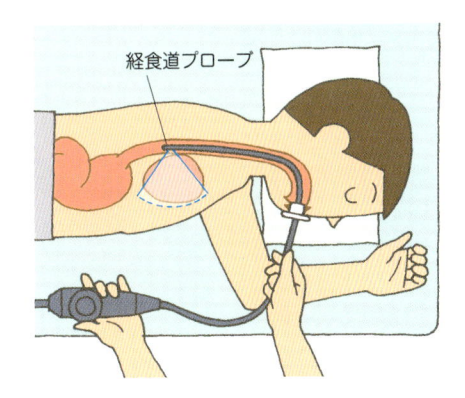

用語解説

超音波
周波数が高く、人間には聞こえない音波。エコー検査では被曝などのからだへの影響がなく、おもに3～10MHzくらいの超音波を利用する。

プローブ（探触子）
プローブは測定器の端子をいう。超音波探触子では超音波を発信し、反射波を受信する。

memo
ドプラ効果
音源が近づくときには音が高くなり、遠ざかるときに音は低く変化する現象。ドプラはオーストリアの物理学者。

超音波：ultrasonic／断層心エコー図法：two-dimensional echocardiography／プローブ：probe／経胸壁心エコー図法：transthoracic echocardiography（TTE）／経食道心エコー図法：transesophageal echocardiography（TEE）／カラードプラ法：color Doppler method／パルスドプラ法：pulsed Doppler method／連続波ドプラ法：continuous wave Doppler method

心エコー図検査／血管内超音波検査（IVUS）

断層（Bモード）心エコー図法

- 長軸（胸骨左縁より観察）、短軸（長軸と同じ位置で、大動脈弁、僧帽弁、乳頭筋レベルを観察）、四腔（心尖部に移って観察）が基本断面。

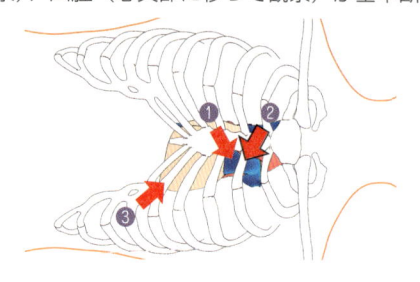

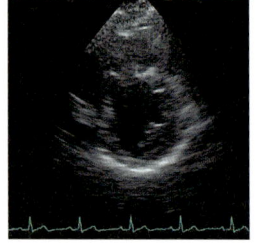

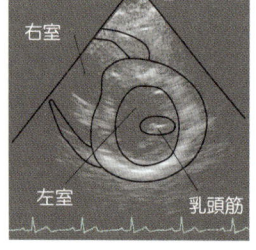

■ 短軸断層心エコー大動脈弁レベル

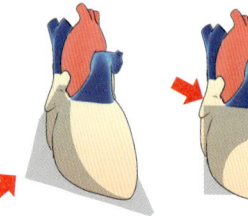

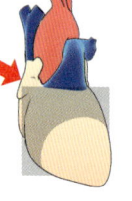

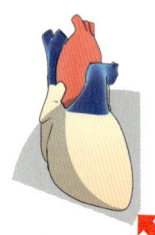

❶長軸断面　❷短軸断面　❸四腔断面

❶長軸断層像
胸骨左の第3・第4肋骨にプローブ（探触子）をあて、心室中隔・後壁、僧帽弁、大動脈弁を観察する。

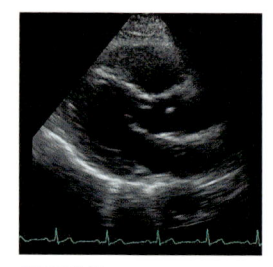

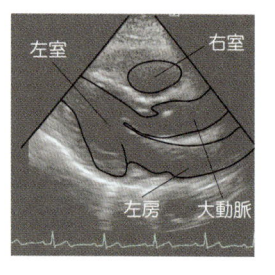

❷短軸断層像（僧帽弁レベル）
長軸と同位置。プローブを時計回りに90°回転させ傾けながら左心大動脈弁、僧帽弁、乳頭筋を観察。

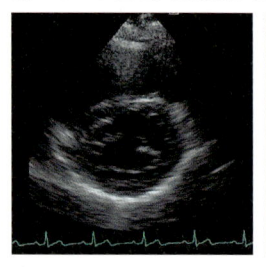

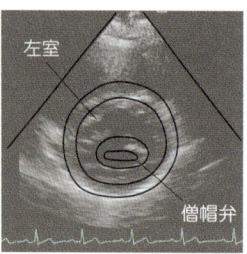

❷短軸断層像（乳頭筋レベル）

❸四腔像
体表で心尖部の拍動（心尖拍動）を探し、左右の心室・心房が同時に見える位置で観察。反時計回りに90°回転させると二腔断面、さらに回転させると心尖部長軸断面になる。

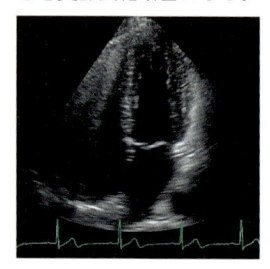

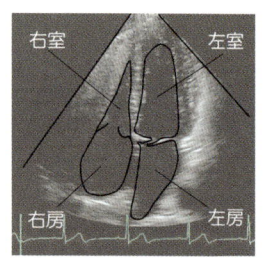

Column
血管内超音波検査（IVUS）

担当：川井 真

■ 狭窄部の血管内超音波像

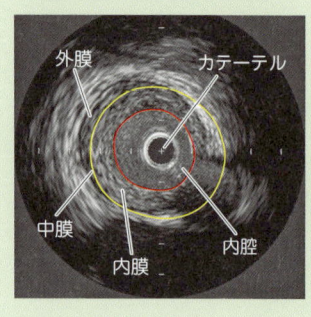

- 心臓カテーテル検査➡P64で血管の内腔を拡張する（冠動脈形式術：PCI）場合などに、超音波発生装置（エコー装置）が先端についたカテーテルを血管内へ挿入し、血管壁の性状を内側から調べる検査。
- この検査では、柔軟度によって血管内がモノクロームで表され、とくにかたいものは（石灰化病変など）白く映し出される。
- 動脈硬化による粥腫（プラーク）形成や石灰化の程度を、冠[状]動脈の内腔側から観察することができる。また、血管壁の厚さや留置したステントの形態も評価することができる。

提供：ボストン・サイエンティフィック

Bモード：B-mode／胸骨：sternum／心尖部：apex of heart／プローブ：probe／血管内超音波法：intravascular ultrasound（IVUS）／カテーテル：catheter

Mモード心エコー図法

- 時間経過による変化を記録するため、弁の動き、心室中隔や心室壁の厚さ、心室の内径などの計測に用いられる。
- 断層心エコー図法の長軸断面像で、大動脈弁、僧帽弁、左室をみる角度を選び、Mモードで観察する。

大動脈弁（左房）Mモード心エコー像

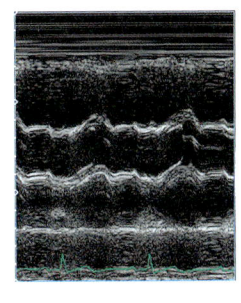

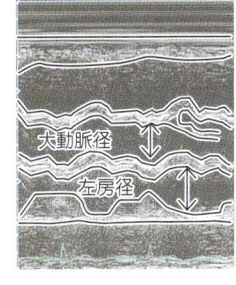

（大動脈径／左房径）

僧帽弁Mモード心エコー像

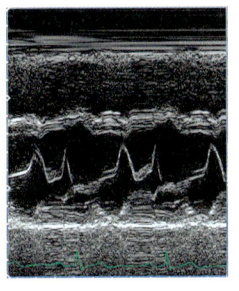

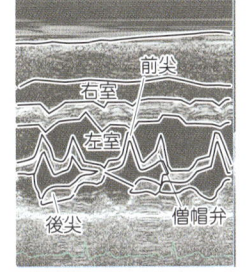

（右室／左室／前尖／後尖／僧帽弁）

左室Mモード心エコー像

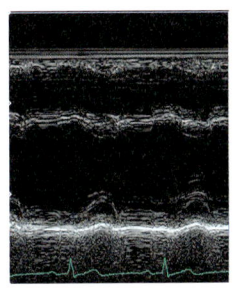

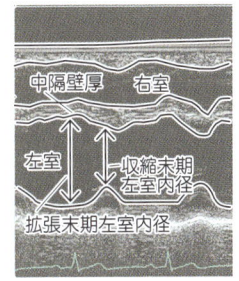

（中隔壁厚／右室／左室／収縮末期左室内径／拡張末期左室内径）

ドプラ心エコー図法

- 血流の速度・方向などをカラー表示する**カラードプラ法**のほかに、任意の位置の血流を測定できる**パルスドプラ法**、指定位置のもっとも高速な血流を測定できる**連続波ドプラ法**がある。
- ドプラ心エコー図法は、大動脈弁閉鎖不全症◯P134や狭窄症、僧帽弁閉鎖不全症◯P124や狭窄症、三尖弁閉鎖不全症、肺動脈弁閉鎖不全症や狭窄症の診断などに用いられる。
- カラードプラ法では、プローブ（探触子）から

- **カラードプラ法**
長軸像ではプローブに対して平行に血液が流れるため、異常血流がないとあまりカラーははっきりしない。拡張期の四腔像（左）では僧帽弁から流入する血液は心尖部

- 遠ざかる血液の流れは青色、近づく血液の流れは赤で表される。逆流などの血流の乱れは、赤・青が入り混じるモザイクパターンになる。
- **連続波ドプラ法**の記録から最大血流速度（V）を測り、**簡易ベルヌーイ式**を使うと狭窄部前後の圧較差が求められる。

圧較差 $P(mmHg) = 4 \times \{V(m/秒)\}^2$

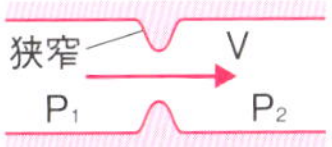

狭窄 V
$P_1 \quad P_2 \quad = P_1 - P_2 = 4V^2$

- （プローブ）へ向かうため赤く表示され、収縮期（右）では左室流出路へ流れ込む血液は心尖部より遠ざかるため青く表示される。

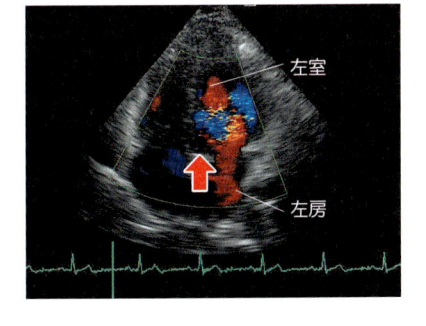

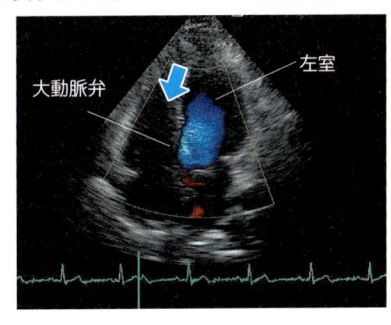

Mモード：M-mode／ドプラ心エコー図法：Doppler echocardiography／カラードプラ法：color Doppler method／パルスドプラ法：pulsed Doppler method／連続波ドプラ法：continuous wave Doppler method／簡易ベルヌーイ式：simplified Bernoulli equation

診断と治療も兼ねた検査

心臓カテーテル検査
cardiac catheterization

担当：小川崇之

心臓カテーテル検査の特徴

- 心臓・大血管の造影や内圧、容積などの測定検査、また冠[状]動脈の狭窄を拡張する治療なども行う。ただし、からだへの侵襲（負担）をともなうこともあり、十分検査の適応・必要性を考えて実施される。
- 検査内容として**血行動態検査**と**心血管造影**に分けられ、方法として**右心カテーテル検査** ⓐ（**静脈カテーテル検査**）と**左心カテーテル検査**に分けられる。
- 侵襲のある検査であり、全身状態、基礎疾患の存在・活動度などを考慮する必要がある。また、造影剤を使用するため、重度な腎不全や造影剤のアレルギーがある場合には、基本的にはその施行を避けたい。

心臓カテーテル検査の検査項目

分類	項目	内容	右心カテーテル	左心カテーテル
血行動態検査	心拍出量（CO）	心臓が毎分拍出する血液量を計測	●	●
	心係数（CI）	心拍出量÷体表面積	●	●
	酸素飽和度（SaO_2）	カテーテル*先端で採血	●	●
	中心静脈圧（CVP）＝右房圧（RAP）	上・下大静脈の内圧	●	
	右室圧（RVP）	右[心]室の内圧	●	
	肺動脈楔入圧（PCWP、PAWP）＝左房圧（LAP）	肺動脈をバルーンでふさぐと、ふさいだ先の内圧が左[心]房とほぼ同じになる	●	
	左室圧（LVP）	左[心]室の内圧		●
	大動脈圧（AP）	大動脈の内圧		●
	肺動脈圧（PAP）	肺動脈の内圧	●	
心血管造影	右室造影（RVG）	右室の形・動きをみる	●	
	左室造影（LVG）	左室の形・動きをみる		●
	駆出率（EF、LVEF）	左室造影から求める		●
	肺動脈造影（PAG）	肺動脈の血行、左房の異常をみる	●	
	大動脈造影（AOG）	大動脈と大動脈弁の形・動き、血行をみる		●
	冠動脈造影（CAG）	冠動脈の狭窄をみる		●

用語解説

カテーテル
血管や臓器に挿入して、液体の注入・排出、検査などを行う管。さまざまな材質や形状がある。

サーミスタ（thermistor）
温度を測定するセンサーで、温度の変化に応じて電気抵抗が変化する素子。
→P66

memo
カテーテル検査の止血
基本的には穿刺部を用手圧迫にて止血する。なお、穿刺部位・状況により、簡易バンドあるいは止血道具などを使用する場合がある。

血行動態：hemodynamics／右(左)心カテーテル法：right(left) heart catheterization／心拍出量：cardiac output（CO）／心係数：cardiac index（CI）／酸素飽和度：oxygen saturation／中心静脈圧：central venous pressure（CVP）／右(左)室圧：right(left) ventricular pressure／肺動脈楔入圧：pulmonary capillary wedge pressure（PCWP）／大動脈圧：aortic pressure／肺動脈圧：pulmonary artery pressure／駆出率：ejection fraction

右心カテーテル検査

- 圧力や温度のセンサーなどをもつ**スワン・ガンツカテーテル**を大腿静脈や尺側皮静脈、内頸静脈などから挿入し、先端のバルーンを膨らませると、血流にのってカテーテルが上・下大静脈、右室、肺動脈まで進む。
- 右房圧（RAP）、右室圧（RVP）、右室拡張末期圧（RVEDP）、肺動脈圧（PAP）、肺動脈楔入圧（PCWP）、心拍出量（CO）などの計測と、右房造影（RAV）、右室造影（RVG）、肺動脈造影（PAG）ができる。造影には造影用カテーテルを使用する。

■ 右心カテーテルの挿入位置（→）

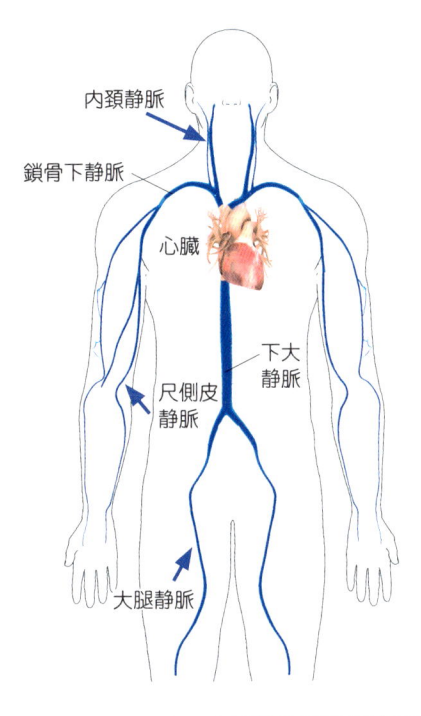

（図：内頸静脈、鎖骨下静脈、心臓、下大静脈、尺側皮静脈、大腿静脈）

■ 右心カテーテル
（図：スワン・ガンツカテーテル、肺動脈圧、右房圧、肺動脈楔入圧、右室圧）

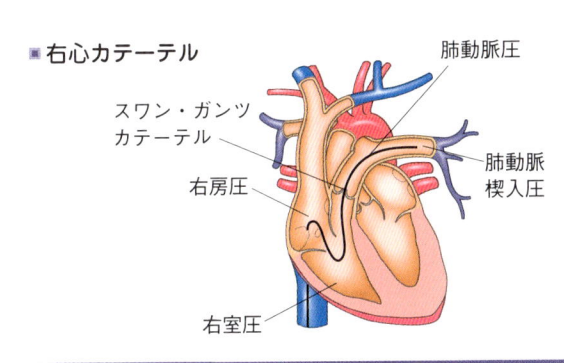

左心カテーテル検査

- 先端が丸まった**ピッグテールカテーテル**を大腿動脈または橈骨動脈、上腕動脈などから挿入し、大動脈、左室に進める。ピッグテールカテーテルでは左室造影、大動脈造影などを行う。冠動脈造影は冠動脈造影カテーテルを用いる。
- 大動脈圧（AP）、左室圧（LVP）、左室拡張末期圧（LVEDP）、[左室]駆出率（LVEF）、左室拡張末期容積係数（LVEDVI）などが測定できる。また、冠動脈造影（CAG）、左室造影（LVG）、大動脈造影（AOG）の造影もできる。
- 血流に逆らって挿入していくため、血管を傷つけない高い技術が必要。

■ 左心カテーテルの挿入位置（→）

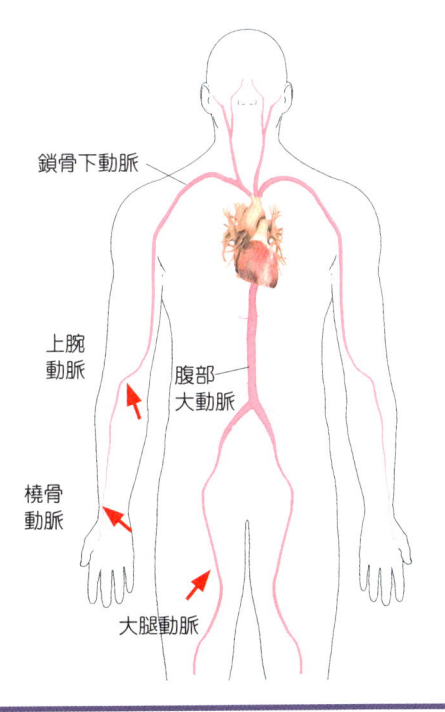

（図：鎖骨下動脈、上腕動脈、腹部大動脈、橈骨動脈、大腿動脈）

■ 左心カテーテル
（図：大動脈圧、ピッグテールカテーテル、左室圧）

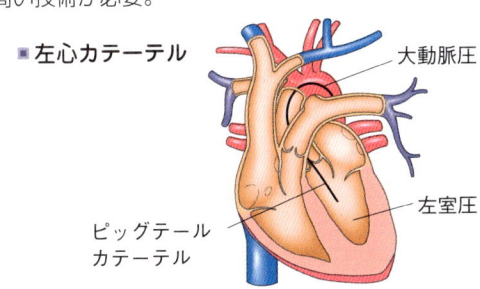

スワン・ガンツカテーテル：Swan-Ganz catheter／右(左)室造影：right(left) ventriculography／肺動脈造影：pulmonary angiography／ピッグテールカテーテル：pigtail catheter／冠動脈造影：coronary angiography（CAG）／大動脈造影：aortography／左室駆出率：left ventricular ejection fraction（LVEF）

心臓カテーテル検査

心内圧の基準値

- 血行動態検査のひとつとして、カテーテルの先端にあるセンサーで心臓や血管内の圧力を計測する。
- 右房圧（RAP）は中心静脈圧（CVP）で代替し、計測のむずかしい左房圧（LAP）は肺動脈楔入圧（PCWP）で代替する。

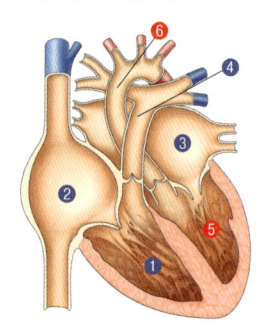

心内圧の基準値

検査方法	項目	基準値（mmHg）		
		収縮期	拡張期	平均圧
右心カテーテル	❶右室圧（RVP）	15〜30	2〜8（拡張末期）	—
	❷右房圧（RAP）=中心静脈圧（CVP）	2〜10（v波）	2〜10（a波）	2〜8
	❸左房圧（LAP）=肺動脈楔入圧（PCWP）	3〜12（v波）	3〜15（a波）	2〜12
	❹肺動脈圧（PAP）	15〜30	3〜12	10〜20
左心カテーテル	❺左室圧（LVP）	100〜140	2〜12（拡張末期）	—
	❻大動脈圧（AP）	100〜140	60〜90	70〜105

a波は心房の収縮にともない、v波は右室の収縮にともなう。

血行動態、酸素飽和度の基準値

項目	特徴	基準値
心拍出量（CO）	心臓が毎分送り出す血液の量。	約3.5〜7.0 L/分
心係数（CI）	体格差などを補正した心臓のはたらきを表す数。心不全の診断で、肺動脈楔入圧とともにフォレスター分類⇒P169に用いられる。	2.5〜4.0 L/分/m²
1回拍出量（SV）	心拍出量÷心拍数	60〜130mL
1回拍出係数（SI）	心係数÷心拍数	35〜70mL/m²
左室拡張末期容積（LVEDV）	計測する。	50〜95mL/m²
左室拡張末期圧（LVEDP）	計測する。	3〜12mmHg
左室収縮末期容積（LVESV）	計測する。	20〜35mL/m²
左室駆出率（LVEF）	1回の拍動で左室が送り出す血液の割合。	60〜70%
血液酸素飽和度	肺血流量と体血流量の比率を計測する。	左心系 95〜99% 右心系 70〜75%

心拍出量の測定（熱希釈法）

❶バルーン部分が肺動脈に入り、側孔は右房に位置するようにカテーテルを進める。

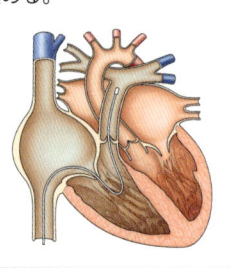

❷側孔から0℃の生理食塩水を右房に噴出させ、カテーテル先端のサーミスタ*で血液の温度を計る。

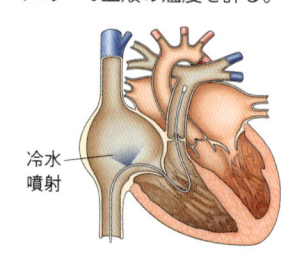

❸血液の温度の変化によって心拍出量（血液量）を計算する。

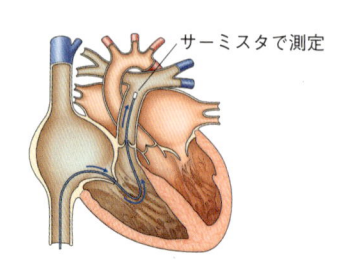

右（左）室圧：right(left) ventricular pressure／中心静脈圧：central venous pressure／肺動脈楔入圧：pulmonary capillary wedge pressure／肺動脈圧：pulmonary artery pressure／大動脈圧：aortic pressure／心拍出量：cardiac output（CO）／心係数：cardiac index（CI）／酸素飽和度：oxygen saturation

心血管造影

- 局所麻酔したうえでカテーテルを静脈または動脈に穿刺し、撮影する部位（右房・右室、左室、㋐冠動脈など）まで進めて、造影剤を注入しながら連続撮影する。

左冠動脈の造影像

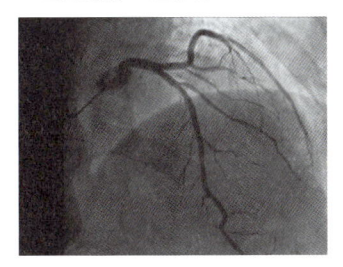

左室造影像（拡張期）　（収縮期）

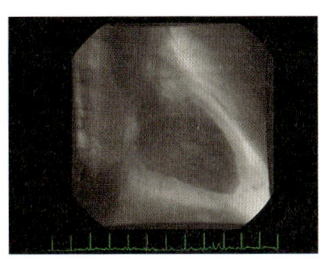

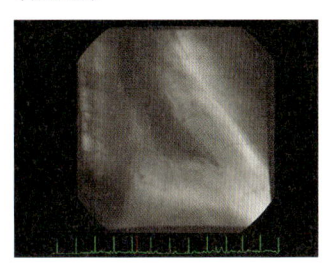

心血管造影の種類

分類	項目	特徴
右心カテーテル法	肺動脈造影（PAG）	先天性心疾患、肺塞栓症などを確認する。左室内血栓のある場合に左室造影の代用として行う場合もある。
	右房造影（RAV）	先天性心疾患などの観察。
	右室造影（RVG）	先天性心疾患、三尖弁閉鎖不全などの観察。
左心カテーテル法	左室造影（LVG）	左室容積、壁運動、僧帽弁閉鎖不全症などを観察する。
	大動脈造影（AOG）	ピッグテールカテーテルを上行大動脈まで入れて撮影する。胸部または腹部大動脈瘤、大動脈弁閉鎖不全症の診断などで用いられる。
	冠動脈造影（CAG）	冠動脈の形態やはたらきを確認。狭心症や心筋梗塞の診断。

デジタルサブトラクション血管造影法（DSA）

- 血管造影像をデジタル処理して、造影していない骨や組織などを消去して、血管のみが表れるようにしたもの。
- 大動脈、頸部動脈、頭蓋内血管、手足の動脈、㋐腎動脈などの観察に用いられる。
- カテーテルを挿入しなくても静脈から造影剤を注射でき、侵襲性（からだへの負担）を軽減できる。

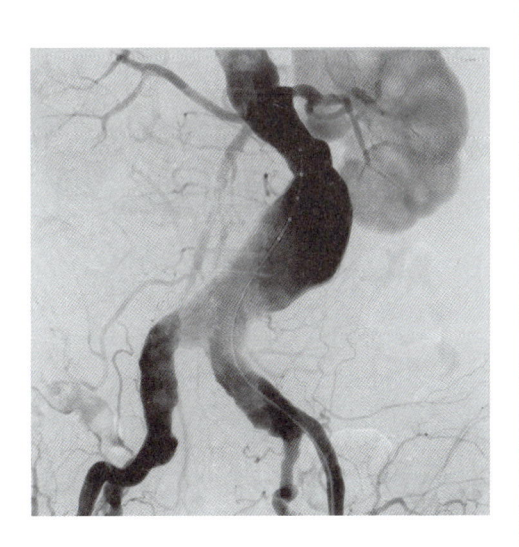

血管造影像（左）とDSA像（右）

脊柱　骨盤

肺動脈造影：pulmonary angiography／左室造影：left ventriculography／大動脈造影：aortography／ピッグテールカテーテル：pigtail catheter／冠動脈造影：coronary angiography（CAG）／デジタルサブトラクション血管造影法：digital subtraction angiography（DSA）

CT検査やMRI検査は3次元化したり動画で観察できる

CTとMRI
computed tomography & magnetic resonance imaging

担当：川井 真

CT検査

■ 心臓を上からみたカラーモードのマルチスライスCT像

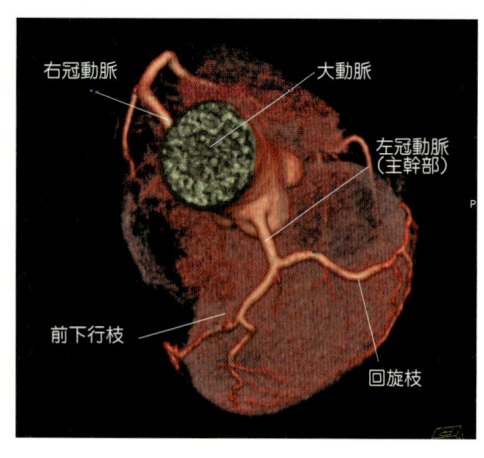

（右冠動脈／大動脈／左冠動脈（主幹部）／前下行枝／回旋枝）

- **単純CT検査**ではX線を照射して、からだの断面を画像化する。造影剤を使う**造影CT検査**では心臓や大血管、冠［状］動脈血管の内部をくわしく観察できる。画像を再構成する技術の進歩により3次元化などの多彩な表現も可能となっている。
- 心臓カテーテル検査→P64のかわりに、侵襲性の低い（肘の静脈から造影剤を注入でき、検査時間も短い）**マルチスライス（ヘリカル）CT**＊を狭心症→P150〜159や**心筋梗塞**（慢性期）の診断に利用する施設が増えている。
- 造影剤の心筋への染まり具合から虚血を診断でき、心腔内への異常血流を検出（描出）して短絡（シャント）をみつけることもできる。

MRI検査

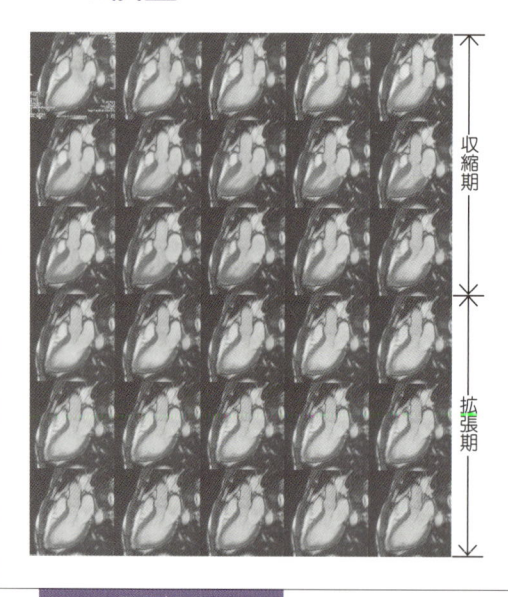

（収縮期／拡張期）

- MRI検査は、磁気を利用した画像診断で、心臓の動きを動画として記録したり、任意の方向での断層像や3次元像も表示できる。
- 心筋の虚血状況をみる**パーフュージョンMRI検査**＊、造影剤の注射後に時間をおいて撮影する**遅延造影MRI検査**＊、動画としてみる**シネMRI検査**、冠［状］動脈をみる**磁気共鳴血管造影（MRA）**がある。

■ シネMRI検査
1分間に20〜30枚撮影し、連続させることで動画として観察できる。

用語解説

マルチスライスCT
検出器を複数にすることで短時間に広範囲を調べることができるCT。検出器をらせん状につけたものはヘリカルCTという。

パーフュージョンMRI検査
心臓核医学検査にかわって血行動態を調べることのできる画像検査。造影剤を注入し心筋の虚血状態を知る。

遅延造影MRI検査
造影剤を注入後、時間をおくと壊死（えし）している心筋が明らかとなる。遅延造影MRI検査中にパーフュージョンMRI検査を同時に実施できる。

画像診断：diagnostic imaging／造影CT：contrast-enhanced computed tomography (CT)／マルチスライスCT：multislice CT／ヘリカルCT：helical CT／パーフュージョンMRI：perfusion magnetic resonance imaging／遅延造影MRI：late gadolinium enhancement MRI／シネMRI：cine MRI／磁気共鳴血管造影：magnetic resonance angiography (MRA)

第 2 章
先天性心疾患

先天性心疾患（CHD）———— 70	房室中隔欠損症（AVSD）———— 92
心房中隔欠損症（ASD）———— 74	完全大血管転位症———— 96
Column 卵円孔開存と心房中隔欠損症 —— 78	総肺静脈還流異常症（TAPVC）—— 102
心室中隔欠損症（VSD）———— 79	大動脈縮窄症（CoA）———— 106
Column アイゼンメンジャー	**Column** 大動脈弓離断症 ———— 107
（アイゼンメンゲル）症候群 —— 83	バルサルバ洞動脈瘤———— 110
動脈管開存症（PDA）———— 84	**Column** 肺動脈弁狭窄症（PS）—— 114
ファロー四徴症（TOF）———— 88	**Column** エプスタイン病 ———— 114

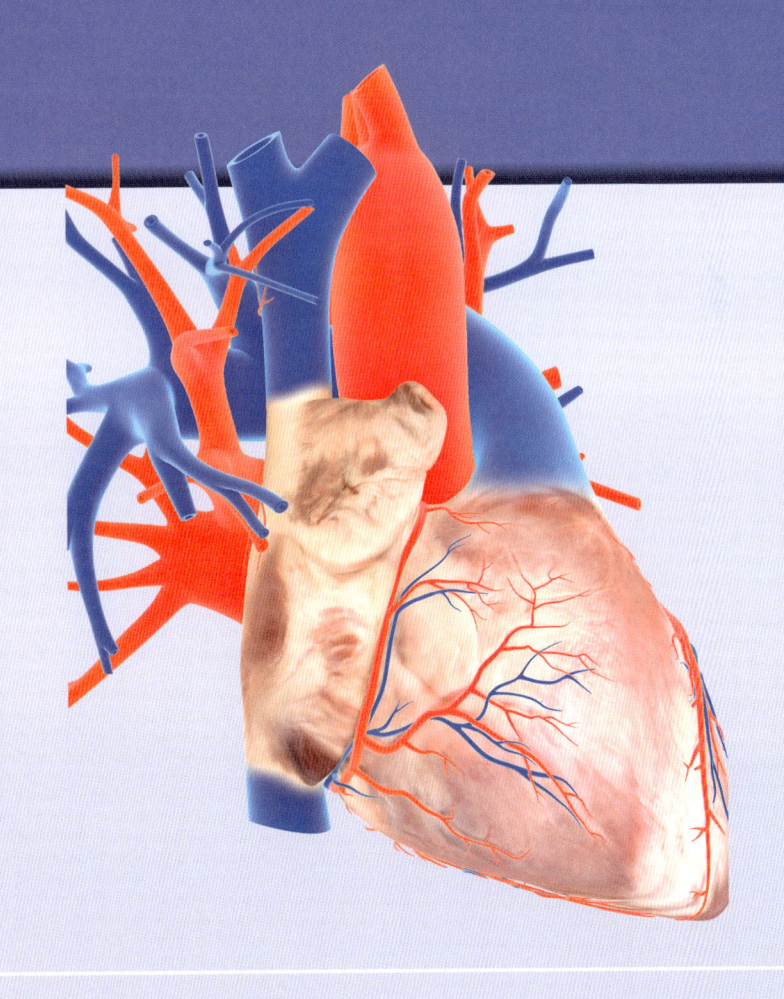

心臓および大血管に起こる生まれつきの構造的な障害

先天性心疾患（CHD）
congenital heart disease

担当：森田紀代造

先天性心疾患一覧

- 先天性心疾患の原因として遺伝的要因（遺伝子異常、染色体異常）、環境要因（母体の病気、薬剤、喫煙など）があるが、多くは遺伝的要素と環境的要素が相互に関係し合って発症する「多因子遺伝」によると考えられる。
- 先天性心疾患は、チアノーゼ⇒P39の有無により「非チアノーゼ性心疾患」と「チアノーゼ性心疾患」に大別され、肺血流量の変化やようすによって重症度が変わる。

■病型別頻度

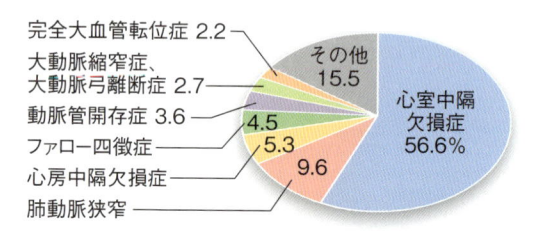

- 完全大血管転位症 2.2
- 大動脈縮窄症、大動脈弓離断症 2.7
- 動脈管開存症 3.6
- ファロー四徴症 4.5
- 心房中隔欠損症 5.3
- 肺動脈狭窄 9.6
- 心室中隔欠損症 56.6
- その他 15.5

先天性心疾患の日本での発生頻度は1.06%
1986年厚生省〈当時〉研究班による。

■先天性心疾患分類

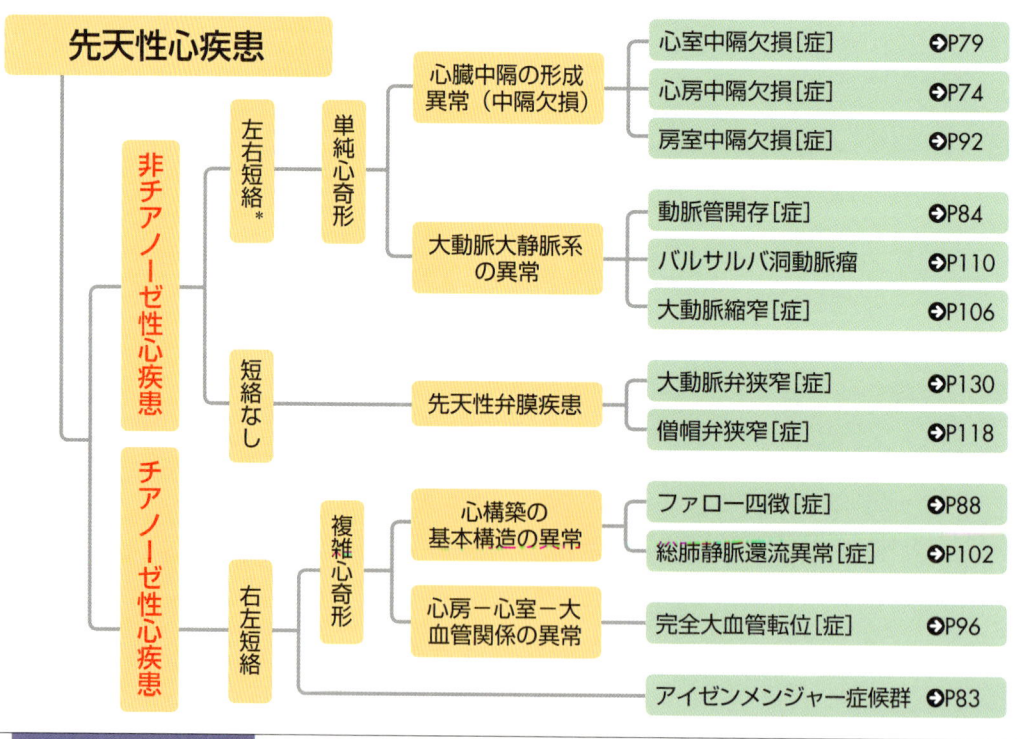

先天性心疾患
- 非チアノーゼ性心疾患
  - 左右短絡*
    - 単純心奇形
      - 心臓中隔の形成異常（中隔欠損）
        - 心室中隔欠損［症］ ⇒P79
        - 心房中隔欠損［症］ ⇒P74
        - 房室中隔欠損［症］ ⇒P92
      - 大動脈大静脈系の異常
        - 動脈管開存［症］ ⇒P84
        - バルサルバ洞動脈瘤 ⇒P110
        - 大動脈縮窄［症］ ⇒P106
  - 短絡なし
    - 先天性弁膜疾患
      - 大動脈弁狭窄［症］ ⇒P130
      - 僧帽弁狭窄［症］ ⇒P118
- チアノーゼ性心疾患
  - 右左短絡
    - 複雑心奇形
      - 心構築の基本構造の異常
        - ファロー四徴［症］ ⇒P88
        - 総肺静脈還流異常［症］ ⇒P102
      - 心房－心室－大血管関係の異常
        - 完全大血管転位［症］ ⇒P96
      - アイゼンメンジャー症候群 ⇒P83

用語解説

短絡（シャント）
心臓や大血管の隔壁（中隔）にあながあいているなどして血液が本来の通り道を通らず、ショートカットした道を通ること。

memo

単心室症
1つの主心室に2つの房室弁または共通房室弁で心房がつながったもの。左室性単心室症と右室性単心室症があり、フォンタン手術や、左室性の一部に心室中隔形成術が行われる。

フォンタン手術
単心室症や三尖弁閉鎖症などの形態異常に対して、右[心]房と肺動脈をバイパスして血行を改善する手術。上・下大静脈血を人工血管で肺動脈に還流させる方法もある。

チアノーゼ：cyanosis／短絡（シャント）：shunt／単心室：single ventricle／フォンタン手術：Fontan operation

心臓と大動脈の形成過程

| 妊娠3週 | 4週 | 5週 | 6週 | 7週 | 8週 |

- 胎芽
- 心ループの形成 ➡P71
- 心室・心房と弁の形成 ➡P72
- 大血管の形成 ➡P73
- 胎児循環の開始 ➡P73
- 胎児

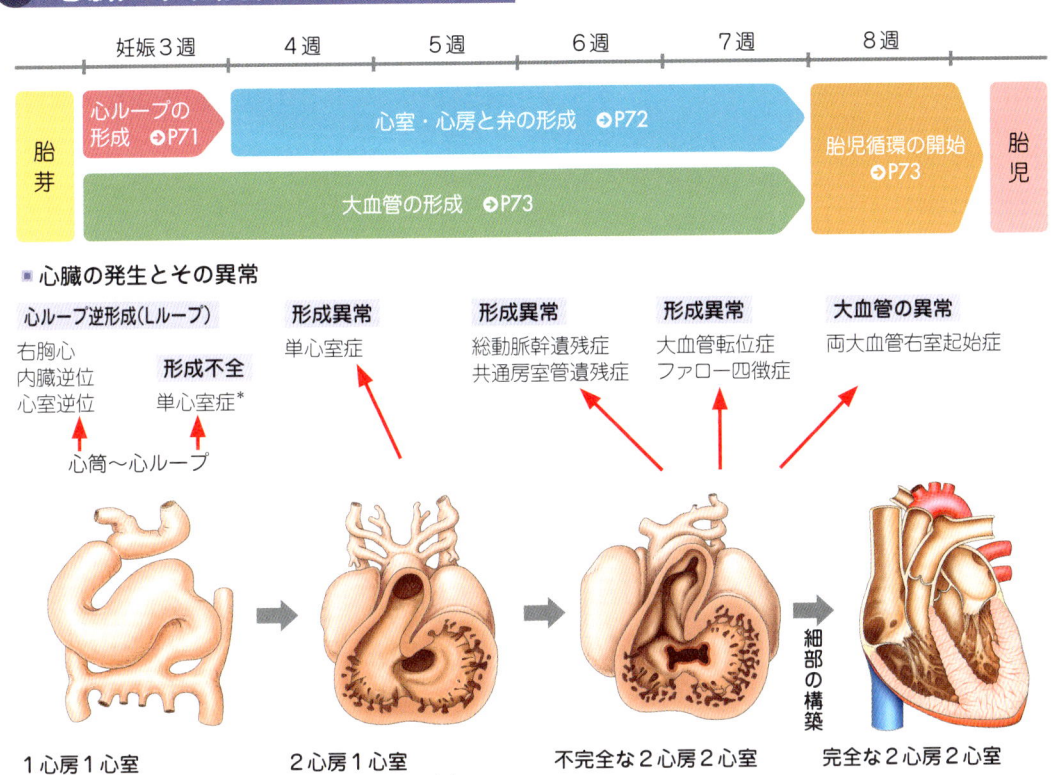

■ 心臓の発生とその異常

心ループ逆形成(Lループ)
- 右胸心
- 内臓逆位
- 心室逆位

形成不全
- 単心室症*

心筒～心ループ

形成異常
単心室症

形成異常
- 総動脈幹遺残症
- 共通房室管遺残症

形成異常
- 大血管転位症
- ファロー四徴症

大血管の異常
両大血管右室起始症

1心房1心室　左右の特徴が決定する
2心房1心室　心房心室関係の確立
不完全な2心房2心室
細部の構築
完全な2心房2心室

心臓と大動脈の形成過程
心ループ形成　～3週

- 心臓は、胎生20日ごろに原始心筒(しんとう)が形成され、23日ごろから屈曲しS字型となる。
- ループ形成は、正常では右方向へ屈曲（dループ）し、左右の心室が形成される。

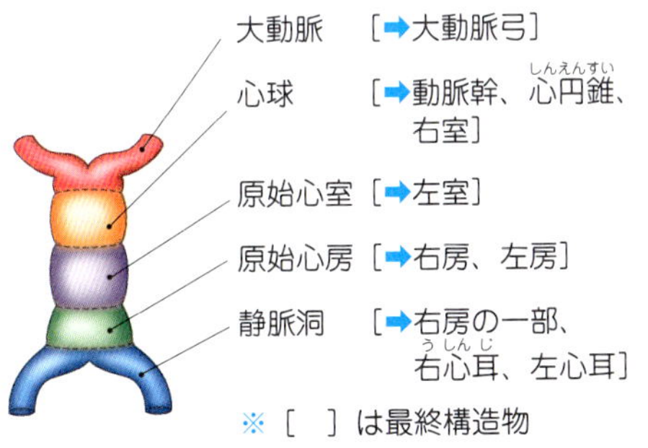

- 大動脈　［➡大動脈弓］
- 心球　［➡動脈幹、心円錐、右室］
- 原始心室　［➡左室］
- 原始心房　［➡右房、左房］
- 静脈洞　［➡右房の一部、右心耳(うしんじ)、左心耳］

※［　］は最終構造物

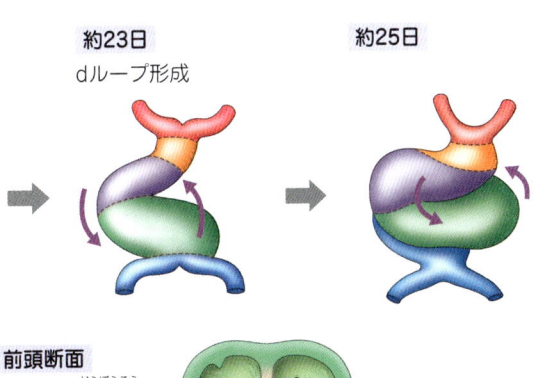

約23日　dループ形成
約25日

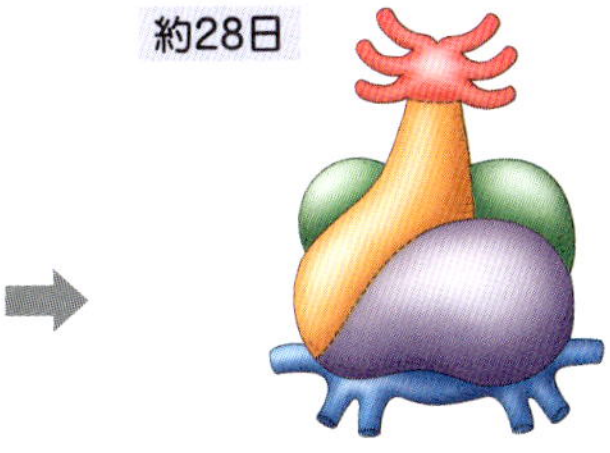

約28日
28日には心ループの形成を終える。心房、心室の原形ができており、中隔の形成が始まる。

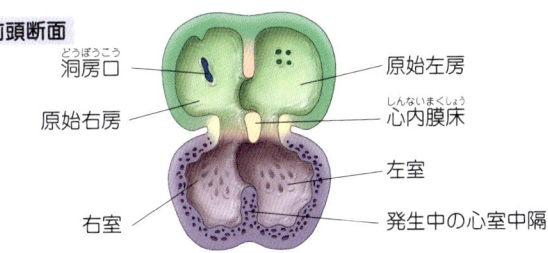

前頭断面
- 洞房口(どうぼうこう)
- 原始右房
- 原始左房
- 心内膜床(しんないまくしょう)
- 右室
- 左室
- 発生中の心室中隔

胎芽：embryo／心ループ：heart loop／原始心筒：primordial heart tube／心室：ventricle／心房：atrium／動脈幹：truncus arteriosus

先天性心疾患（CHD）

心臓と大動脈の形成過程
心室・心房と弁の形成　4〜7週

- 胎生4〜7週に心臓の主要中隔が形成され、これにより心臓は典型的4室構造となる。

共通心房の分割
- 胎生4週に共通心房に中隔が生じる。まず一次中隔が発達し始め、心内膜床と癒合することにより、一次孔（いちじこう）が閉鎖される。この途中で二次孔があく。
- やがて二次中隔が発達して二次孔も閉鎖されるが、一部閉鎖せずに残る（卵円孔（らんえんこう））。卵円孔に対して一次中隔は弁の役割を果たす。

共通房室管の分割
- 房室管の上下の心内膜床の癒合により、左右の房室管が完全に分かれる。その後、心内膜床の発達により、共通弁室口は分離されて、房室弁（僧帽弁、三尖弁（さんせんべん））が形成される。

心室中隔の形成
- 心室の床から筋性中隔が隆起し、三日月形の室間孔が形成される。その後、心内膜床から膜性中隔が伸びて筋性中隔と結合して、室間孔は閉鎖される。

■ 心臓中隔の形成

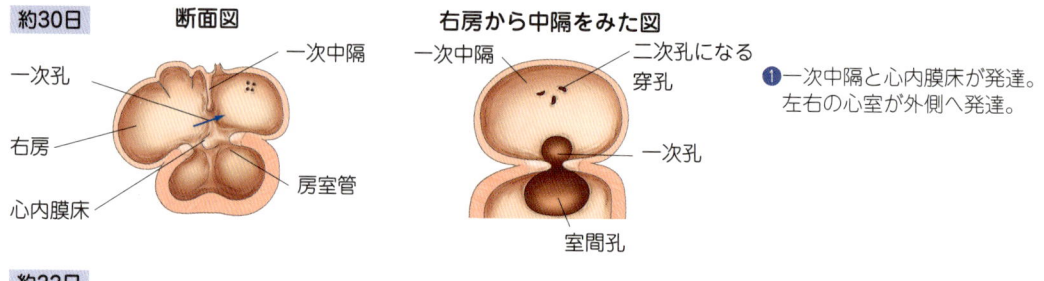

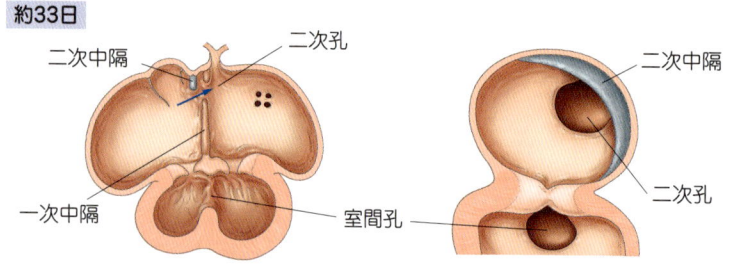

約30日　断面図：一次孔、右房、心内膜床、一次中隔、房室管／右房から中隔をみた図：一次中隔、二次孔になる穿孔、一次孔、室間孔

❶ 一次中隔と心内膜床が発達。左右の心室が外側へ発達。

約33日　二次中隔、一次中隔、二次孔、室間孔／二次中隔、二次孔

❷ 一次孔が閉鎖し、一次中隔の再吸収で二次孔があく。二次中隔も発達を始める。左右の心室の間の部分が中隔となる。

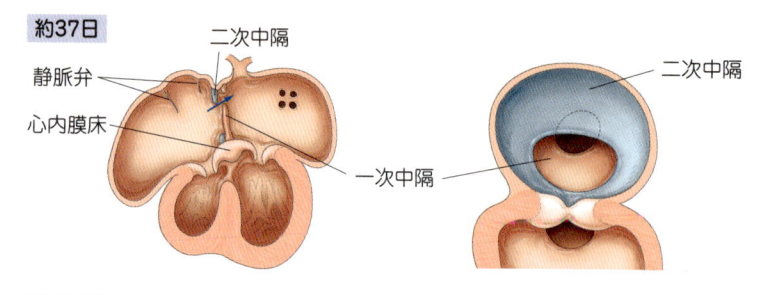

約37日　静脈弁、心内膜床、二次中隔、一次中隔／二次中隔

❸ 二次中隔が二次孔を閉鎖するが、二次孔の一部が卵円孔として残る。心内膜床によって共通弁室口が分離。中隔の端組織が心内膜床に向かって増殖。

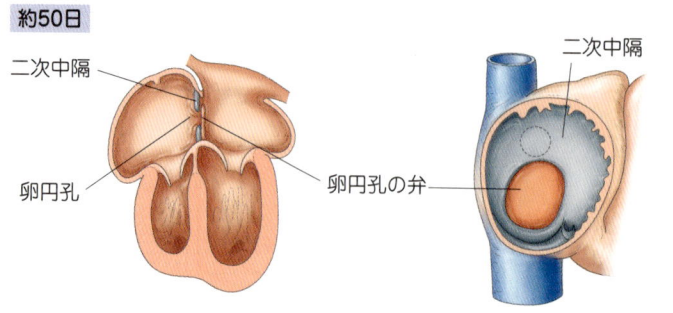

約50日　二次中隔、卵円孔、卵円孔の弁／二次中隔

❹ 卵円孔によって、酸素に富んだ血液が右房から左房へ流れる状態が胎生期を通して維持される。房室弁の形成へ。膜様部中隔が形成され、室間孔は閉鎖する。

卵円孔：foramen ovale／心室：ventricle／心室中隔：interventricular septum, ventricular septum／心房：atrium／心房中隔：atrial septum, interatrial septum／房室管：atrioventricular canal／心内膜床：endocardial cushion／一次孔：ostium primum／二次孔：ostium secundum

心臓と大動脈の形成過程
大血管の形成　〜7週

- 原始心筒ができる胎生20日ごろ、**動脈幹**、**鰓弓動脈**、**背側大動脈**がしだいに形成されていく。
- 鰓弓動脈は左右6対。このうち第1、第2、第5は消退する。第3は総頚動脈の基部に、第4は腕頭動脈から右鎖骨下動脈、大動脈弓を形成。第6は、肺動脈へ変化する。
- 形成過程で異常があると、大動脈縮窄症→P106、大動脈弓離断症→P107、大動脈分枝異常、肺動脈起始異常などを起こす。

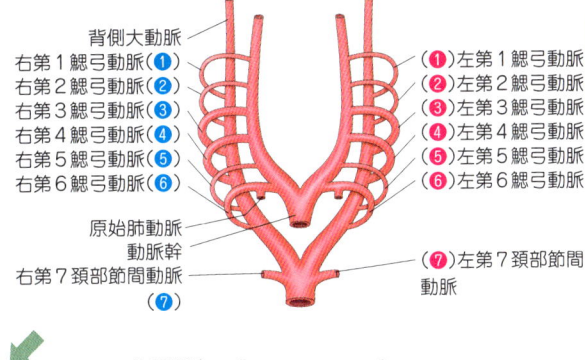

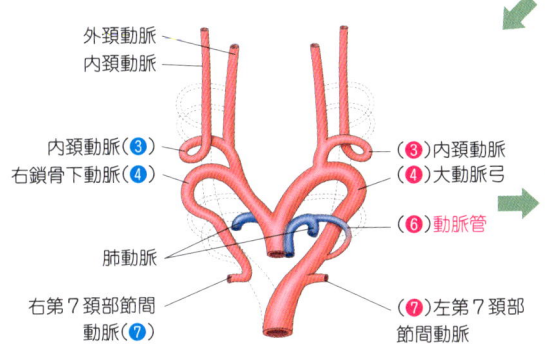

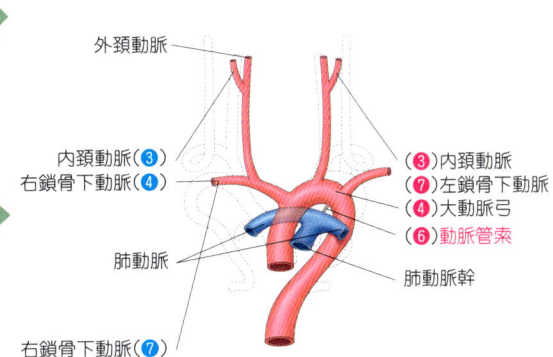

心臓と大動脈の形成過程
胎児循環と出生後の循環　8週〜

- 出生までは、胎児は胎盤でガス交換を行っている。
- 動脈管は肺動脈と大動脈を、卵円孔は右房と左㋐房を、静脈管は臍静脈と下大静脈を短絡している。動脈管が閉じると動脈管索になる。
- 出生後肺呼吸を行うと、短絡路は自然と閉鎖される。

■ 胎児循環

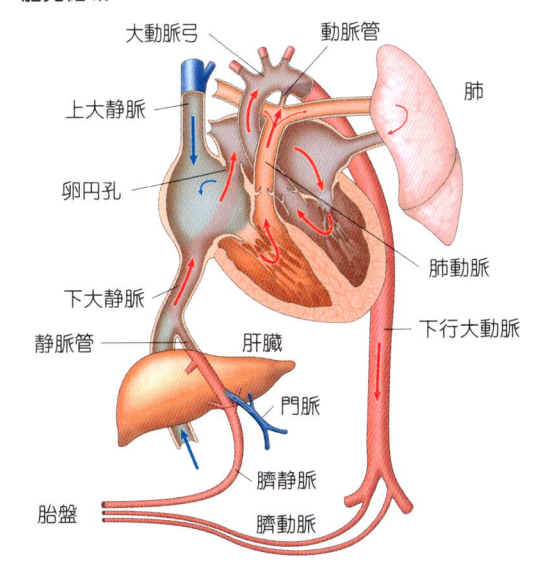

■ 新生児期肺循環

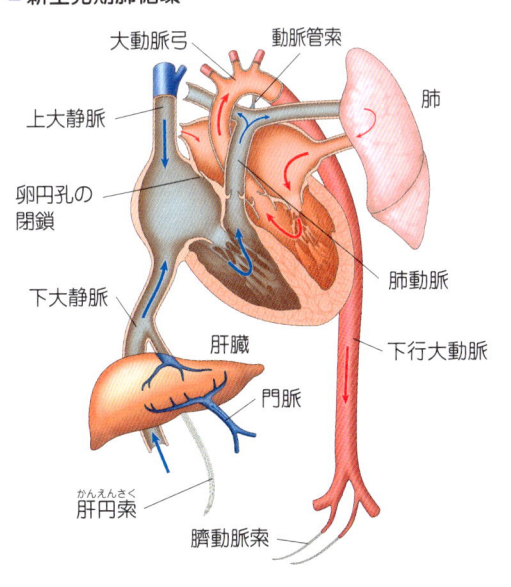

原始心筒：primordial heart tube／胎児循環：fetal circulation／新生児期肺循環：neonatal pulmonary circulation

心房中隔に残る欠損孔によって、左右の心房の血流が短絡する

Q21.1

心房中隔欠損症（ASD）
しんぼうちゅうかくけっそんしょう　エーエスディー
atrial septal defect

担当：木ノ内勝士

Overview

先天性心疾患の約10%を占め、成人期先天性心疾患のなかではもっとも多く（約40〜50%）、女性に多い（男女比1：2）。幼児期、学童期検診を契機に発見されることが多い。

誘因・原因
- 胎生期の心房中隔の形成異常により、心房中隔に欠損孔（けっそんこう）が残る。

病態生理 ●P75
- 欠損孔を介する左右短絡の量は、左右心室の**コンプライアンス**＊の比率で決定される。乳児期早期は右［心］室のコンプライアンスが低いため短絡量は少ないが、成長にともない短絡量は増加し、右［心］房、右室、肺の容量負荷をもたらす。
- 右心系への容量負荷の増大により、右房、右室、肺動脈の拡大、**肺高血圧症**＊は進行する。青壮年期に**アイゼンメンジャー症候群**＊に進む場合もまれにある。

症状・臨床所見
- 小児期は多くの例で心雑音以外は無症状であることが多い。
- 肺体血流比（Qp／Qs）＊1.5以上では、加齢にともに労作時呼吸困難（どうき）、動悸、息切れ、易疲労性などが出現する。
- 聴診では、Ⅱ音＊の固定性分裂音、肺血流量増加にともなう相対的な肺動脈狭窄（きょうさく）による収縮中期雑音が特徴的である。

検査・診断 ●P75〜77
| 心電図検査 | 胸部X線検査 | 心エコー図検査 | 心臓カテーテル検査 | MDCT | MRI |

治療 ●P77
| 内科的治療 | 外科手術 | カテーテル治療 |
- 外科手術、カテーテル治療が主体。

予後
- 乳幼児期の心房中隔欠損症は自然閉鎖することがある(約50%)。
- 短絡量が多い例では、早期に肺高血圧症が進行、心不全症状を呈し、乳幼児期早期に手術治療を必要とすることがある。
- 女性は妊娠を機に肺高血圧症が急に進むことがあり注意が必要。

用語解説

コンプライアンス
心室の伸展性、拡張能力の意味で使われる。心房の血液は心室の拡張時に心臓に吸い込まれるので、「コンプライアンスがよい、高い」とは血液吸引力が高いということである。通常、乳幼児期には左右のコンプライアンスに差はほとんどなく、成長とともに右室のコンプライアンスが高くなる。

肺高血圧症
肺高血圧症とは、肺動脈圧の上昇を認める病態の総称であり、上昇の原因はさまざまである。正常で20／10（15）mmHg（括弧内は平均血圧）ほどの平均肺動脈血圧が、安静時25mmHg以上となるものをいう。

アイゼンメンジャー（アイゼンメンゲル＝Eisenmenger）症候群
肺高血圧症などの要因により右室コンプライアンスが低下すると、右左短絡量が増え、チアノーゼが生じてくる。手術は禁忌。
●P83

肺体血流比（Qp／Qs）
肺血流量（Qp）と全身血流量（Qs）の比。基準値は1で、右左短絡があれば1未満、左右短絡があれば1以上を表す。

Ⅱ音
動脈弁の閉鎖音。●P44〜45

短絡（シャント）：shunt／カテーテル：catheter／コンプライアンス：compliance／肺高血圧症：pulmonary hypertension／アイゼンメンジャー症候群：Eisenmenger syndrome／マルチディテクターCT：multi-detector row helical computed tomography（MDCT）／磁気共鳴像：magnetic resonance imaging（MRI）

病態生理

- 通常は左房圧が高いが、大きな欠損孔では左右差がなくなる。
- 欠損孔を通る血液の短絡量や短絡方向は、欠損孔の大きさと左右心室のコンプライアンス差により決定される。
- 左室収縮能は晩期まで保たれ、成人にみられる左室不全は、右室の容量負荷にともなう左室拡張不全によると考えられている。

血行動態

1. 左房から右房へ短絡（左右短絡）
2. 右房の容量負荷増加（右房拡大）
3. 右室の容量負荷も増大（右室拡大）
4. 肺動脈への血液量増加（肺動脈拡大）
5. 肺高血圧症からアイゼンメンジャー症候群へ

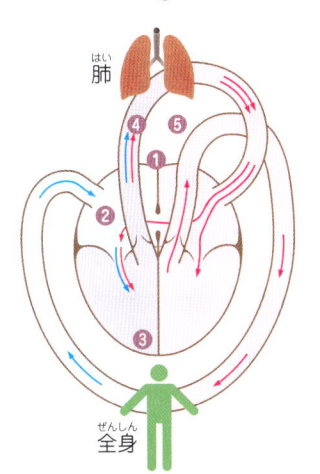

形態変化

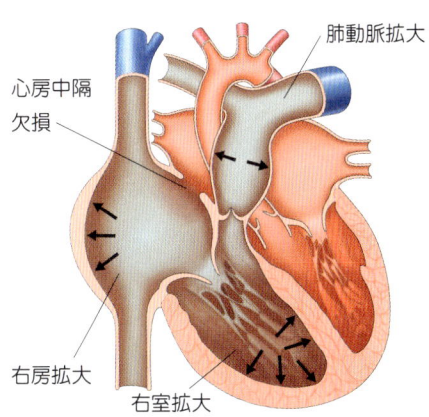

肺動脈拡大／心房中隔欠損／右房拡大／右室拡大

検査・診断

特徴的な検査所見

検査	所見
心電図検査	右軸偏位、不完全右脚ブロック、孤立陰性T波
胸部X線検査	右第2弓の突出、心胸郭比（CTR）>50%の心拡大、左第2弓の突出、肺動脈の拡大、肺血管造影の増強
心エコー図検査	右房・右室拡大、心室中隔の奇異性運動、心房中隔の欠損
心臓カテーテル検査	右房から左房にカテーテルが通過。右房レベルでの有意の酸素濃度の亢進
MDCT / MRI	部分肺静脈還流異常症の診断に有用であり、とくにMRIは欠損孔部位の診断に有用

心電図検査

- QRS電気軸は大多数が正常ないし軽度右軸偏位を示す（Ⅰ、aVF）。一次孔型（房室中隔欠損症）では左軸偏位を示す。右側胸部誘導におけるQRS波は大部分の症例において、特徴的なrsr'型、rsR'型を呈し、不完全右脚ブロックを示す。孤立陰性T波（＊1）も特徴的な所見である。

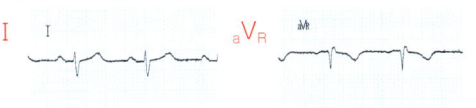

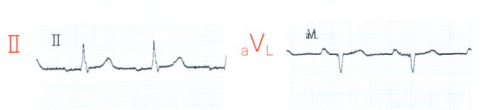

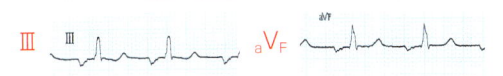

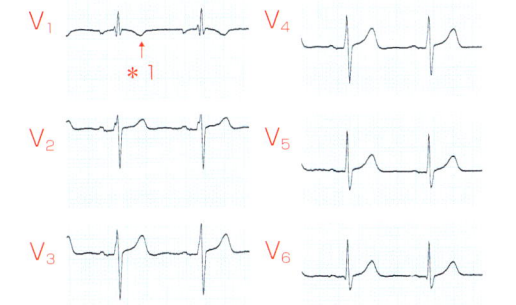

心電図：electrocardiogram（ECG）／右軸偏位：right axis deviation（RAD）／左軸偏位：left axis deviation（LAD）／不完全右脚ブロック：incomplete right bundle branch block（IRBBB）

心房中隔欠損症（ASD）

胸部X線検査

- 右心系の容量負荷の程度により、さまざまな程度の心拡大を示す。
- 典型的な所見として、右心系拡大にともない右第2弓の突出、肺動脈の拡大にともない左第2弓の突出、左右短絡量増大にともない肺血管陰影の増強を示す。

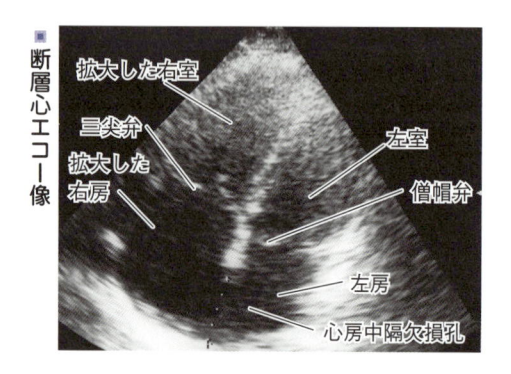

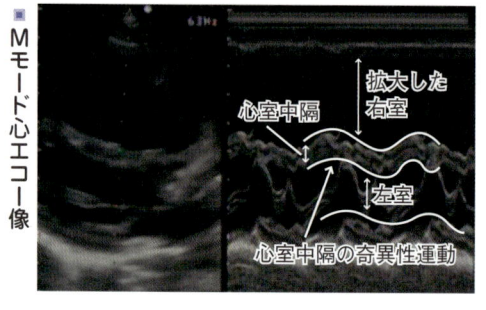

■ 心房中隔欠損症のX線像

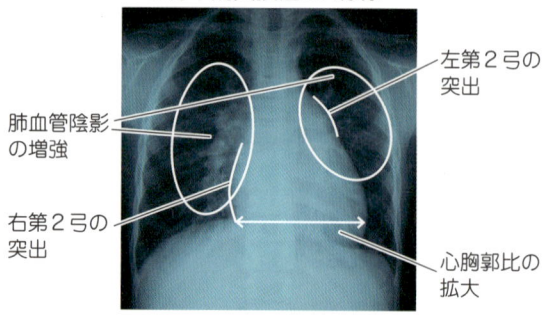

（図：左第2弓の突出、肺血管陰影の増強、右第2弓の突出、心胸郭比の拡大）

心エコー図検査

- 二次孔欠損の場合は、四腔断層像で欠損孔を描出できる。
- 右室拡大、右房拡大が重要な所見である。
- 断層心エコー図上心房中隔に欠損孔を認め、カラードプラ法で左右短絡を認める。
- Mモードで心室中隔の奇異性運動。
- 右室、右房の拡大がみられ、肋骨弓下あるいは剣状突起下四腔断面で欠損孔が確認できない場合は、静脈洞型、冠静脈洞型、部分肺静脈還流異常を疑う。

■ 断層カラードプラ法

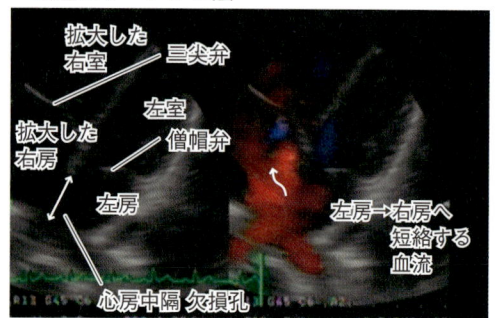

断層心エコー図上、心房中隔に欠損孔を認め、断層カラードプラで、左右短絡を示す。

左上　右心系の容量負荷により、右房、右室拡大を示す。
左下　Mモード心エコーで、心室中隔の奇異性運動を呈することが多い。

MDCT

- MRIも有用ではあるが、検査時間、検査における静止時間が長いため、近年は部分肺静脈還流異常症の合併の診断のため、MDCT検査のみをすることが多い。

右上肺静脈が上大静脈に流入している（部分肺静脈還流異常症）。

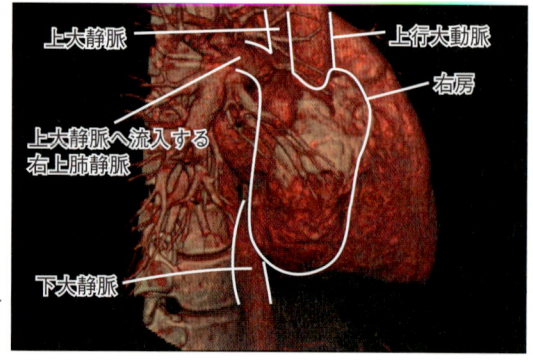

マルチディテクターCT：multi-detector row helical computed tomography（MDCT）／磁気共鳴像：magnetic resonance imaging（MRI）／奇異性［壁］運動：paradoxical movement(motion)

欠損孔の部位による分類

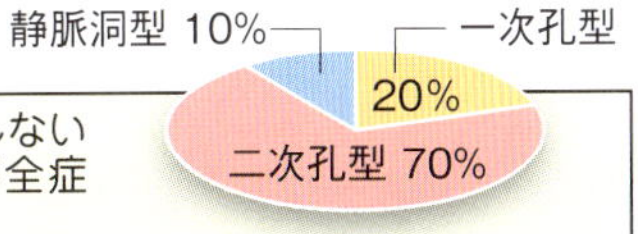

一次孔型（約20%） 房室中隔欠損症→P92	心内膜床の発達障害により、一次中隔と心内膜床が融合しないことで起こる。僧帽弁閉鎖不全（MR）、三尖弁閉鎖不全症（TR）を合併しやすい。	
二次孔型（約70%）	卵円孔部の欠損で、一次中隔の過剰吸収で起こるもの、二次中隔の形成異常によるもの、一次中隔の吸収が異常位置に起こるものなどがある。	
静脈洞型（約10%）	右房に不完全に吸収されたり、二次中隔の発生異常により起こる。部分肺静脈還流異常症をともなうことがある。	
	上位欠損型	上大静脈の開口部が欠けているもの。洞機能不全や上室性不整脈をともなうことが多い
	下位欠損型	下大静脈付近が欠けているもの。
	冠静脈洞欠損型	左側静脈洞と心房との間にある組織の形成不全で起こる。非常にまれである。

静脈洞型 10%／一次孔型 20%／二次孔型 70%

治療

治療の目的

- **内科的治療**：外科手術、カテーテル治療が主体だが、必要に応じて心不全治療、呼吸器感染の治療、感染予防
- **カテーテル治療**：閉鎖栓による欠損孔の閉鎖
- **外科手術**：肺体血流比1.5を超える場合は手術適応。手術適応症例でも無症状なことが多く、多くの症例は、就学前、休み期間を利用して手術をすることが多い

外科手術

■ 開胸して行う外科手術。おもに人工心肺を使用し、心停止中に欠損孔を閉鎖する。

■ 直接縫合閉鎖

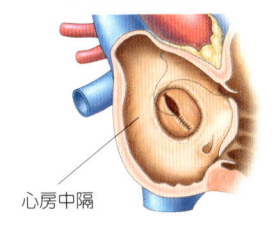

二次孔型欠損が小さい場合は、直接縫合閉鎖を行う。

■ パッチ閉鎖

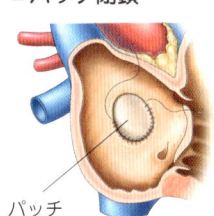

大きな欠損孔や辺縁部薄弱な場合、自己心膜やPTFEパッチ（合成繊維布）を利用して閉鎖を行う。

カテーテル治療

- 二次孔欠損が適応で、欠損が大きな場合や辺縁が薄弱な場合は不向き。
- 閉鎖栓は、形状記憶合金のメッシュになった2枚のディスクからなる。

■ 心房中隔欠損症のカテーテル治療

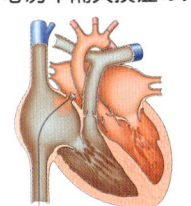

カテーテルを下大静脈、右房、心房中隔欠損を通して左房に留置。 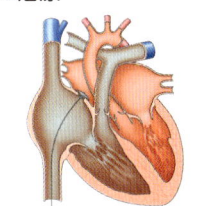 → カテーテルからディスクを展開し、心房中隔欠損孔にあてはめる。 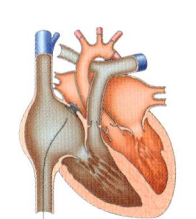 → 右房側でディスクを広げて欠損孔を覆うように留置する。

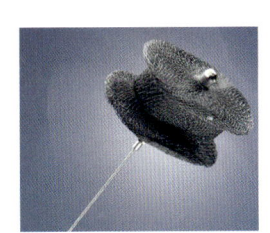

閉鎖栓は形状記憶合金のメッシュでできた2枚のディスクからなる。

一次孔型心房中隔欠損症：atrial septal defect and ostium primum, ostium primum type atrial septal defect（ASD）／部分肺静脈還流異常症：partial anomalous pulmonary venous drainage(connection, return)（PAPVD, PAPVC, PAPVR）

卵円孔開存と心房中隔欠損症／心室中隔欠損症（VSD）

Column

卵円孔開存と心房中隔欠損症

担当：木ノ内勝士

卵円孔開存（PFO）

patent foramen ovale

- 胎児循環において、卵円孔は開存しており、下大静脈よりの酸素飽和度の高い血液が、右[心]房から左[心]房に流入し、頭、冠[状]動脈へ循環していく。
- 出生後、左房圧が右房圧を超えていくにあたり、一次中隔、二次中隔が弁状になり、機能的閉鎖をきたす。多くは新生児期に融合閉鎖するが、成人期まで交通を残すものもある。
- 基本的には卵円孔開存は病気として問題になることはないが、この交通により右心系から左心系に血栓が流入し、脳梗塞を発症する場合がまれにある。

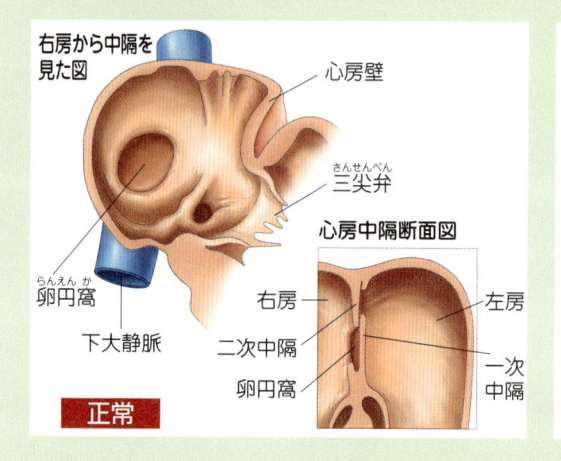

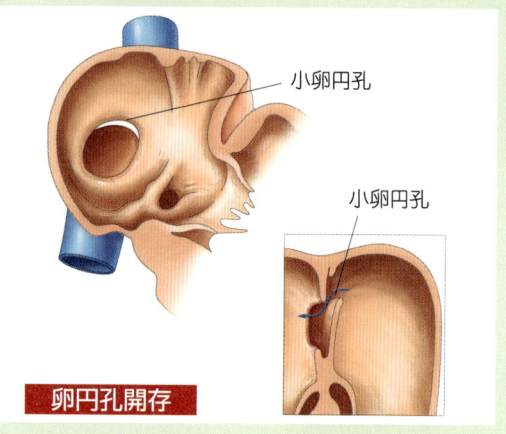

（正常：右房から中隔を見た図／心房壁／三尖弁／卵円窩／下大静脈／心房中隔断面図：右房／二次中隔／卵円窩／左房／一次中隔）

（卵円孔開存：小卵円孔）

心房中隔欠損症（ASD）

atrial septal defect

- 心房中隔欠損症は、一次中隔もしくは二次中隔の欠損で発生する ➡P74。

■ 二次孔型（もっとも多い）

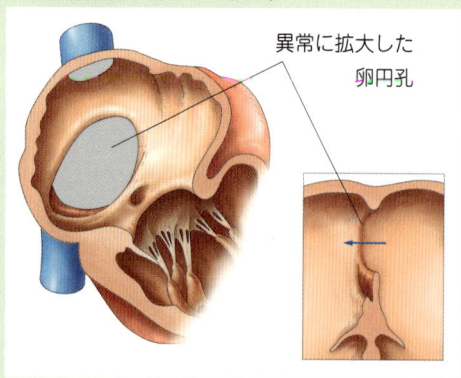

異常に拡大した卵円孔

■ 一次孔型（不完全型房室中隔欠損症 ➡P93）

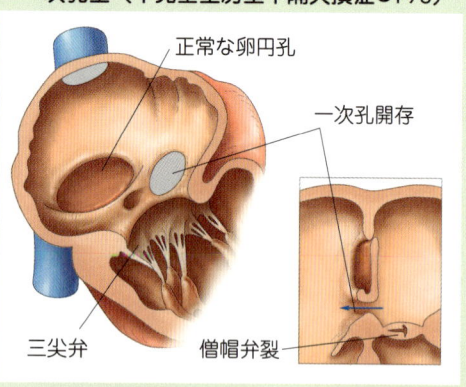

正常な卵円孔／一次孔開存／三尖弁／僧帽弁裂

一次孔が開口したままの状態。しばしば僧帽弁閉鎖不全をともなう。

二次孔が閉鎖しない状態。
＊大きな二次孔欠損は、一次中隔の過剰な吸収と大きな卵円孔が同時に生じている（左図）。

卵円孔：foramen ovale／心内膜床：endocardial cushion／一次孔：ostium primum／二次孔：ostium secundum／卵円窩：fossa ovalis／一次孔型心房中隔欠損症：atrial septal defect and ostium primum, ostium primum type atrial septal defect (ASD)／二次孔型心房中隔欠損症：ostium secundum type atrial septal defect (ASD)

心室中隔に欠損孔があり、左心室から右心室へ左右短絡が生じる　Q21.0

心室中隔欠損症(VSD)
ventricular septal defect

担当：黄　義浩

Overview

もっとも発生頻度の多い先天性心疾患である。自然閉鎖が30～50％。左[心]室から右[心]室への短絡により、肺への血流が増加する。

誘因・原因

- 胎生期の心室中隔の発育障害により、心室中隔に欠損が起こる。

病態生理 ●P80

- 左室から右室への短絡により、肺血流量増加、肺動脈拡大、左[心]房・左[心]室の容量負荷となる。
- 短絡量は、欠損孔の大きさと肺血管抵抗*によって決まる。
- 肺血流量の増加は肺高血圧症を生じ、最終的にアイゼンメンジャー症候群*に進展する。

症状・臨床所見 ●P80

- 大欠損では生後1～3か月より、多呼吸、多汗、哺乳困難、体重増加不良がみられる。小欠損では無症状。
- 聴診では、胸骨左縁の全収縮期雑音が特徴的である。

検査・診断 ●P81～82

| 心電図検査 | 胸部X線検査 | 心エコー図検査 | 心臓カテーテル検査 |

- 欠損部位の分類にカークリン分類*やソト分類●P82が用いられる。

治療 ●P82

| 内科的治療 | 外科的治療 |

- 小～中欠損では経過観察が基本。
- 中欠損で容量負荷所見が明らかで、幼児期以後も欠損孔が変わらなければ手術適応。
- 大欠損では手術（パッチによる欠損孔閉鎖）。
- 欠損が大動脈弁に近い場合、小欠損でも手術の可能性あり。

予後

- 軽症例では予後は良好。ただし感染性心内膜炎のリスクはある。中欠損では自然閉鎖がなければ成人期に心不全が出現。大欠損は心不全、呼吸器感染、肺高血圧症などが予後因子となる。

用語解説

肺血管抵抗
肺血管抵抗(PVR) ＝〈平均肺動脈圧(PA) － 平均左房圧(LA)〉÷肺血流量(QP)

アイゼンメンジャー（アイゼンメンゲル）症候群
●P83

カークリン分類
欠損の位置により、次の4型に分類される。
・Ⅰ型/漏斗部または肺動脈弁直下（高位欠損）
・Ⅱ型/膜様部（傍路膜様欠損）
・Ⅲ型/流入部（後方欠損）
・Ⅳ型/筋性部（低位欠損）

チアノーゼ
チアノーゼは、皮膚粘膜下の還元ヘモグロビン3～5g/dL以上で発現する。右左短絡による低酸素血症から生ずる中枢性チアノーゼ（チアノーゼの原因が心臓、肺、大血管にある場合にみられる）と末梢血管床の血流の停滞から生ずる末梢性チアノーゼ（心拍出量の低下、寒冷、血管閉塞など）に分けられる。
●P80

拡張中期ランブル
心臓充満期に心房から心室へ血液が流れ込む際に狭窄があったり、その血流量が多いときに生じる、「ドロドロ」と形容される低調な雑音。心室中隔欠損では、肺血流量の著しい増加例では相対的僧帽弁狭窄を生じて、全収縮期雑音に加えて心尖部で拡張中期ランブルを聴取する。●P80

アイゼンメンジャー症候群：Eisenmenger syndrome／肺高血圧：pulmonary hypertension／僧帽弁狭窄症：mitral [valve] stenosis (MS)／カークリン分類：Kirklin classification／ソト分類：Soto classification／肺血管抵抗：pulmonary vascular resistance (PVR)／感染性心内膜炎：infectious endocarditis (IE), infective endocarditis (IE)

心室中隔欠損症（VSD）

病態生理

- 心室中隔の欠損孔により、左室から右室への左右短絡が生じて、肺血流量増加の結果、左心系に負荷が生ずる。
- 肺血管抵抗の上昇に従って左右短絡が減少し、ついには右左短絡となり、チアノーゼ*が進行する（アイゼンメンジャー症候群）。

血行動態

1. 左室から右室へ短絡（左右短絡）
2. 肺循環への血流量増加（肺動脈の拡大）
3. 肺血流量増加（左房・左室拡大）
4. 肺高血圧[症]（左右短絡により右室肥大）
5. アイゼンメンジャー症候群へ（右左短絡）

形態変化

- 肺動脈の拡大
- 左房・左室拡大
- 心室中隔欠損
- 右室肥大

症状・臨床所見

	小欠損	中欠損	大欠損	アイゼンメンジャー症候群
自覚症状	・ほとんどが無症状	・息切れ ・軽度の易疲労、動悸 ・ときに、呼吸器感染症がみられることがある	・多呼吸 ・多汗 ・哺乳障害 ・体重増加不良 ・頻脈	・チアノーゼ ・失神 ・呼吸困難 ・胸痛 ・喀血
血行動態	・左右短絡（短絡量少）	・左右短絡（短絡量中） ・肺血流量 ↗	・左右短絡（短絡量多） ・肺血流量 ↗ ・肺高血圧	・右左短絡（短絡量少） ・肺血流量正常〜減少 ・肺高血圧
聴診所見	・全収縮期雑音（膜様部欠損では胸骨左縁第4肋間、漏斗部欠損では胸骨左縁第2肋間に聴く） ・Ⅱ音は雑音のために区別しがたい	・全収縮期雑音 ・Ⅱ音の中等度亢進 ・相対的僧帽弁狭窄症により、心尖部にて拡張中期ランブル*	・全収縮期雑音 ・Ⅱ音の亢進（ⅡP成分） ・拡張中期ランブル ※肺血管抵抗増加に従って雑音は短くなり、心尖部ランブルも小さくなる	・肺動脈領域の持続の短い駆出性雑音 ・ほぼ単一で亢進したⅡ音 ・拡張期雑音（グラハム・スティール雑音）

左房：left atrium (LA) ／左室：left ventricle (LV) ／右房：right atrium (RA) ／右室：right ventricle (RV) ／左右短絡：left-to-right(L-R) [cardiac] shunt／肺高血圧症：pulmonary hypertension／漏斗部：infundibulum／拡張期雑音：diastolic murmur／全収縮期雑音：holosystolic murmur, pansystolic murmur

検査・診断

特徴的な検査所見		
心電図検査	正常、左室肥大、両室肥大、右室肥大の順に重症	
心エコー図検査	左房、左室、肺動脈の拡大、欠損孔短絡	
胸部X線検査	中～大欠損で心拡大、肺血管陰影の増加	
心臓カテーテル検査	欠損孔よりカテーテルが短絡。右室での酸素の亢進がみられる	

心電図検査

- 小欠損では正常。短絡量が増大すると減少した心拍出量を代償するために左室肥大。
- 肺高血圧が加わると両室肥大となる。
- **アイゼンメンジャー化**すると右室肥大所見を呈するようになる。

■ 心電図（大欠損、肺高血圧、乳児例）

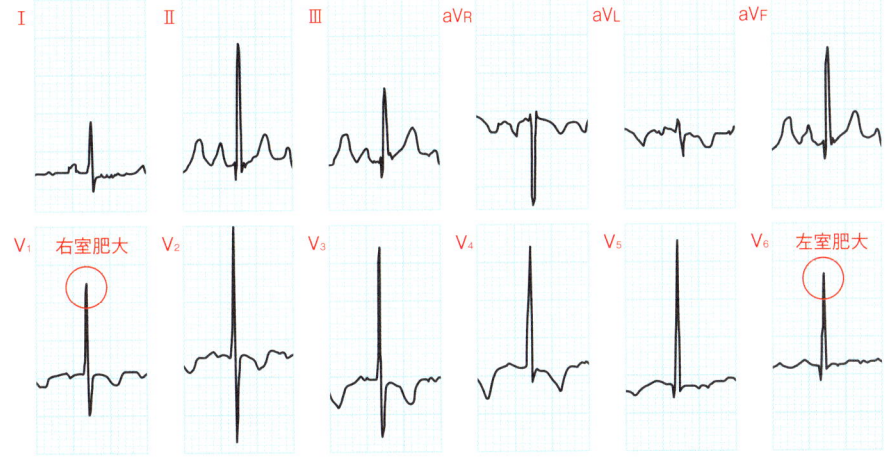

左右の心室肥大（○印）がみられる。

胸部X線検査

- 小欠損は正常。中～大欠損では心拡大に加えて肺血管陰影の増強から肺うっ血を認める。
- 左心系の拡大により、左第3弓（左房）、左第4弓（左室）などの突出がみられる。

■ 胸部X線像（大欠損、肺高血圧、乳児例）

図像解説
肺血管影
左第2弓
心拡大

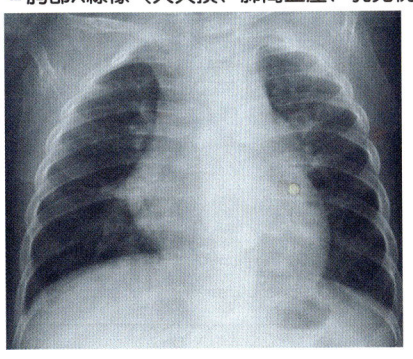

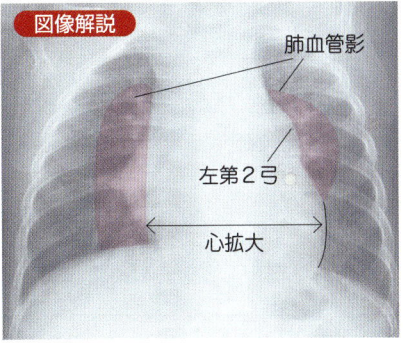

著明な心拡大。肺動脈主幹部（左第2弓）が突出している。

両室肥大：biventricular hypertrophy／欠損：defect, deficit／アイゼンメンジャー症候群：Eisenmenger syndrome／肺高血圧症：pulmonary hypertension／肺血管：pulmonary vasculature

心室中隔欠損症（VSD）／アイゼンメンジャー（アイゼンメンゲル）症候群

心エコー図検査

■ 断層法において、中〜高次欠損孔は心室中隔のあなとして観察される。

■ カラードプラ法により、欠損部位を通る短絡血流を検出。肺動脈圧の推定も可能である。

■ 断層心エコー（胸骨左縁四腔断面像）

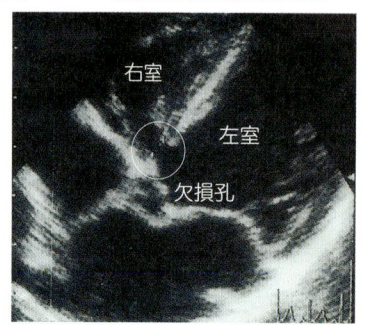

膜様部の欠損孔を認める。

■ カラードプラ法（胸骨左縁四腔断面像）

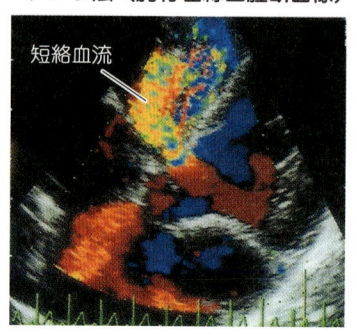

欠損孔を通過する短絡血液をモザイクパターンとして認める。

欠損部位による分類（ソト分類）

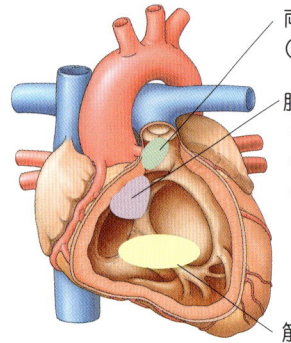

- 両大血管下欠損（カークリンⅠ型）
- 膜性部周辺型欠損
  ・流出部型（カークリンⅡ型）
  ・肉柱部型（カークリンⅡ型）
  ・流入部型（カークリンⅢ型）
- 筋性部欠損（カークリンⅣ型）

■ 一般にカークリン分類が用いられてきたが、最近では欠損孔と刺激伝導系の位置関係を重視するソト（Soto）分類が用いられる。

分類	欠損部位	特徴
両大血管下欠損	流出路中隔の欠如による肺動脈弁大動脈弁下の欠損。	自然閉鎖はまれ。大動脈弁変形をきたすことがある。アジア系に多い。
膜性部周辺型欠損	膜性部より進展する欠損の型で❶流出部（漏斗部）型、❷肉柱部型、❸流入部型に分類。	頻度は最多。自然閉鎖が多い。
筋性部欠損	欠損の部位が筋性中隔のみにある。	日本では少ない。

治療

治療の目的

| 内科的治療 | 感染性心内膜炎（IE）の予防、右心不全に対する治療 |
| 外科的治療 | 欠損孔閉鎖術（肺体血流比1.5以上で自然閉鎖が期待できない場合、合併症の危険性の高い漏斗部欠損孔の場合） |

■ 手術の適応

小欠損	・経過観察。 ・ただし感染性心内膜炎（IE）、大動脈弁閉鎖不全症（AR）の合併は手術適応となる。
中欠損	・経過観察。 ・大動脈弁閉鎖不全症（AR）発生例では早期にVSD閉鎖術。 ・左右短絡40％以上の例では手術適応。学童期までに行う。
大欠損	・手術（パッチによる欠損孔閉鎖術）適応。遅くとも2〜3歳までに行う。
アイゼンメンジャー化	・VSD閉鎖術は禁忌である。内科的に対症療法を行う。

＊欠損孔の大きさにかかわらず、また根治手術後でも残存短絡がみられれば感染性心内膜炎のリスクがある。
＊カテーテル治療は現時点では一般的ではない。

漏斗部：infundibulum／膜性部心室中隔欠損：membranous ventricular septal defect／心内膜床：endocardial cushion／筋性部[欠損型]心室中隔欠損症：muscular ventricular septal defect／肺動脈圧：pulmonary artery pressure／右室肥大：right ventricular(ventricle) hypertrophy (RVH)／左室肥大：left ventricular hypertrophy (LVH)／左房肥大：left atrial hypertrophy／両室肥大：biventricular hypertrophy

Column

アイゼンメンジャー（アイゼンメンゲル）症候群

Q21.8
担当：黄 義浩

- 左右短絡性の先天性心疾患（心室中隔欠損症、心房中隔欠損症、動脈管開存症など）により肺高血圧が亢進し、静脈血が動脈血に流れ込み、チアノーゼが出現するに至った状態⑦をいう。
- チアノーゼを呈するとくに大きな心室中隔欠損症（VSD）を**アイゼンメンジャー複合**という。

■血行動態

1. 左→右の短絡
2. 肺血流量の増大
3. 肺小動脈の狭窄
4. 肺血管抵抗の増加
5. 肺高血圧
6. 肺血流量減少
7. 肺動脈圧＝体動脈圧、もしくは肺動脈圧＞体動脈圧
8. 右左短絡が出現

■おもな症状

・チアノーゼ	・ばち指
・労作時呼吸困難	・喀血
・頭痛	・失神

＊気管支炎や肺炎を繰り返し、進行性に悪化する

■ばち[状]指

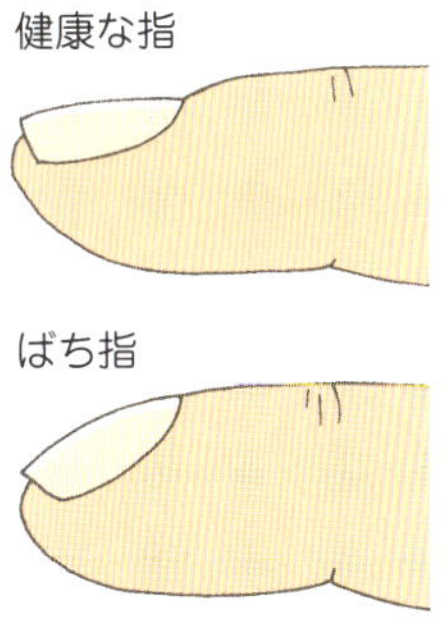

健康な指

ばち指

■アイゼンメンジャー症候群の進行

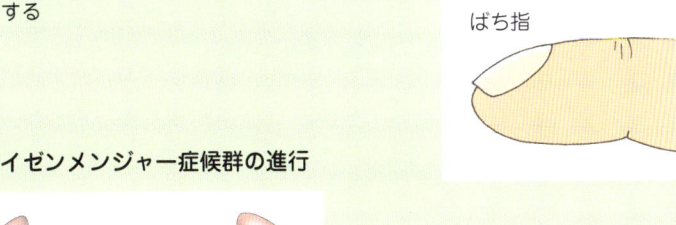

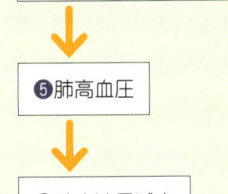

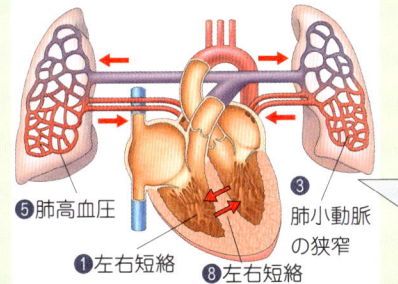

⑤肺高血圧
①左右短絡
⑧左右短絡
③肺小動脈の狭窄

■血管壁とその内腔

正常　　肺高血圧
内膜
中膜
外膜

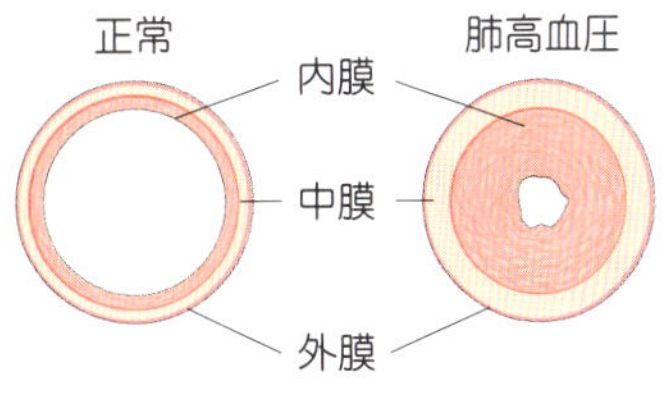

肺動脈血流の増加により、肺動脈の細小肺動脈の内膜、中膜の肥厚が起こる。

検査・診断

- 聴診でⅡP音の亢進。VSDにともなうアイゼンメンジャー症候群では単一Ⅱ音を認める。
- 胸部X線検査で主肺動脈の突出がみられる。心拡大は著明でないことが多い。
- 心電図で右室肥大、右軸偏位を認める。
- 心エコー図で右室壁の肥厚、肺動脈の始起部の拡大。
- 心臓カテーテルで右左短絡を認める。

治療・予後

- 心不全や不整脈などにより、予後は不良。
- 原疾患の手術は、肺高血圧がさらに亢進するために禁忌である。
- 妊娠、経口避妊薬は禁忌。
- 対症療法として、プロスタサイクリン製剤などの血管拡張薬や、低酸素血症に対して、在宅酸素療法などを行う。

アイゼンメンジャー症候群：Eisenmenger syndrome／アイゼンメンジャー複合：Eisenmenger complex／肺高血圧症：pulmonary hypertension／右軸偏位：right axis deviation (RAD)／右室肥大：right ventricular(ventricle) hypertrophy (RVH)／心不全：heart failure (HF)

動脈管が閉鎖していないため、大動脈と肺動脈間に交通が残る

Q25.0

動脈管開存症（PDA）
（どうみゃくかんかいぞんしょう）（ピーディーエー）
patent ductus arteriosus

担当：黄　義浩

Overview

出生後急速に閉鎖する**動脈管***が開存した（残った）ままであるため、動脈血の一部が肺動脈へ流れ込み、肺への血流量が増加する。

誘因・原因

- 原因としては妊娠初期における母体の風疹（ふうしん）感染が最多である。

病態生理 ➡P85

- 動脈管を通して、大動脈から肺動脈へと動脈血が流れるために（左右短絡）、肺血流量が増し、これにより左心系（左[心]房、左[心]室）への容量負荷が生じる。
- 短絡量が多い場合は肺高血圧症となり、アイゼンメンジャー症候群➡P83に進む。これにより右左短絡となるため、本症では下半身のチアノーゼ（**分離性チアノーゼ***）が生じる。
- 感染性心内膜炎（IE）を合併するリスクがある。

症状・臨床所見 ➡P85

- 多呼吸、哺乳（ほにゅう）低下、体重増加不良などの症状をきたす。
- 脈拍所見では、脈圧の増大、**反跳脈**（はんちょうみゃく）*が特徴的である。
- 聴診で胸骨左縁第2肋間に最強点を有する**連続性雑音***（**ギブソン雑音**）が聴取される。

検査・診断 ➡P85～86

| 心電図検査 | 胸部X線検査 | 心エコー図検査 | 心臓カテーテル検査 | 造影CT |

治療 ➡P87

| 内科的治療 | カテーテル治療 | 外科手術 |

- 心不全に対して血管拡張薬、利尿薬を投与。早期産児に対しては、水分制限やインドメタシン*を用いる。
- カテーテル治療ではコイル塞栓術（そくせんじゅつ）（ポルストマン法）、カテーテル閉鎖栓。
- 開胸手術（結紮術（けっさつじゅつ）、離断術）や**胸腔鏡下動脈管遮断術**（きょうくうきょうかどうみゃくかんしゃだんじゅつ）など。

予後

- 心不全あるいは**感染性心内膜炎（IE）** ➡P138を併発しなければ予後は良好である。

用語解説

動脈管
動脈管は、胎生期の循環に使用されていた肺動脈から大動脈を結ぶ太い血管で、正常の新生児では出生直後呼吸開始とともに収縮し、数週間かけて完全に閉鎖する。

分離性チアノーゼ
上下肢または左右によって現れ方の異なるチアノーゼ。先天性の心疾患の一部でみられる。アイゼンメンジャー化した動脈管開存では、動脈管を介した右左短絡（逆短絡）となり、上行大動脈への血流に静脈血が入らないため、下半身のみにチアノーゼが出現する。➡図「血行動態」

反跳脈
大脈をともなった速脈➡P42のことで、大動脈弁閉鎖不全症などでもみられる。コリガン脈、水槌脈（すいついみゃく）ともよばれる。

連続性雑音（continuous murmur）
収縮期、拡張期の全周期を通じて発生する雑音。動脈と静脈の間に短絡を有する疾患に発生するもので、圧力が高い動脈から低い肺動脈側へとつねに血液が短絡するために生じる。石臼（いしうす）を引くような機械的音調を呈する。ギブソン雑音、機械様雑音とも表現される。PDA以外にも冠動脈瘻（かんどうみゃくろう）などでも聴取される。

インドメタシン
プロスタグランジン合成阻害酵素。動脈管拡張作用のあるプロスタグランジンE_1（PGE_1）を抑制することで動脈管を閉鎖させる。

動脈管：ductus arteriosus／左右短絡：L-R(left-to-right) shunt／分離性チアノーゼ：differential cyanosis／ギブソン雑音：Gibson murmur／ポルストマン法：Porstmann method／カテーテル：catheter／感染性心内膜炎：infectious endocarditis (IE), infective endocarditis (IE)／コリガン脈：Corrigan pulse／水槌脈：water-hammer pulse

病態生理

- 短絡血流は圧の高い大動脈から圧の低い肺動脈へと連続的に左右短絡を生じるため、肺と左心系は容量負荷となる。
- 短絡量は、おもに動脈管の太さと長さ、大動脈と肺動脈の圧較差によって決まる。
- 短絡量が少なくても感染性心内膜炎になる危険がある。

形態変化

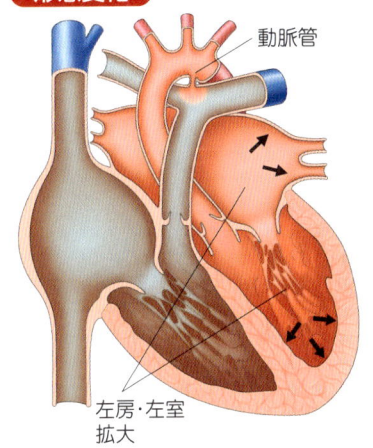

動脈管
左房・左室拡大

血行動態

1. 大動脈から肺動脈への左右短絡
2. 肺血流量の増加
3. 左心系の容量負荷
4. 肺動脈、左房、左室の拡大
5. 肺血流量増大が続くと肺高血圧を起こす→アイゼンメンジャー症候群へ

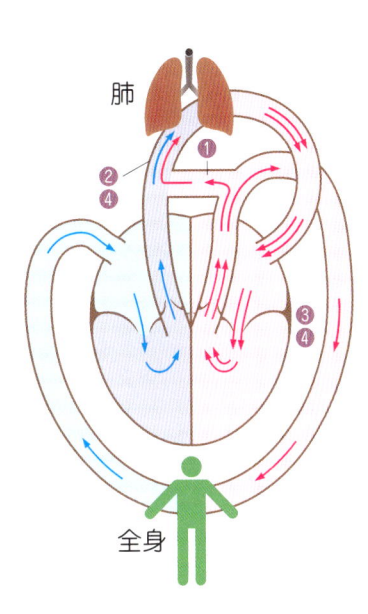

肺
全身

症状・臨床所見

- 大動脈から肺動脈へと血液が逃げてしまうため、最低血圧が下降し反跳脈となる。
- 収縮期と拡張期を通じて、つねに圧の高い大動脈から圧の低い肺動脈へと左右短絡を生じるため、連続性雑音（ギブソン雑音）が生ずる。
- 肺高血圧を合併するようになると、収縮期のみの雑音になったり、II音の亢進がみられ、雑音が消失する場合もある。

■ 連続性雑音

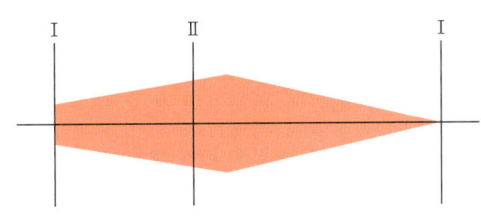

心雑音はII音を超えて連続する。拡張期II音付近に雑音のピークがある。

検査・診断

特徴的な検査所見

心電図検査	左室肥大を認める。肺高圧合併例では、両室肥大をともなう
心エコー図検査	動脈管を介し、大動脈→肺動脈の短絡
造影CT	動脈管開存と大動脈→肺動脈の交通
胸部X線検査	左第1弓、第2弓、第4弓の突出。肺血管陰影の増強
心臓カテーテル検査	肺動脈における酸素濃度の亢進を確認

反跳脈：bounding pulse／プロスタグランジンE$_1$：prostaglandin E$_1$ (PGE$_1$) ／僧帽弁狭窄症：mitral [valve] stenosis (MS) ／冠動脈瘻：coronary [artery] fistula, coronary arteriovenous(AV) fistula, fistula of coronary artery／連続性雑音：continuous murmur

動脈管開存症(PDA)

胸部X線検査

- 左右短絡量が多い場合は、左第1弓突出(大動脈容量負荷)、左第2弓突出(肺動脈拡大)、左㋐第4弓突出(左室拡大)、肺血管陰影の増強などが認められる。

動脈管開存症の胸部X線像

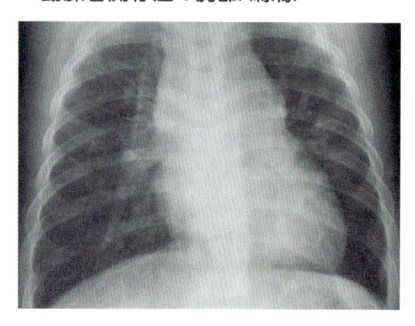

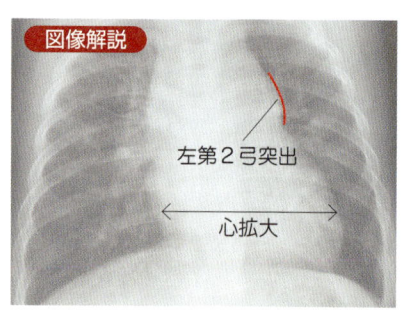

図像解説
左第2弓突出
心拡大

心拡大、肺血管陰影の増強を認める。

心エコー図検査

- 左右短絡の増大にともなって、左房、左室、上行大動脈の拡張を認める。
- カラードプラ法で動脈管の血流を確認できる。動脈管の形態(内径、長さなど)はカテーテル治療の際に重要な情報となる。

カラードプラ法
傍胸骨上部肺動脈主幹部長軸断面像

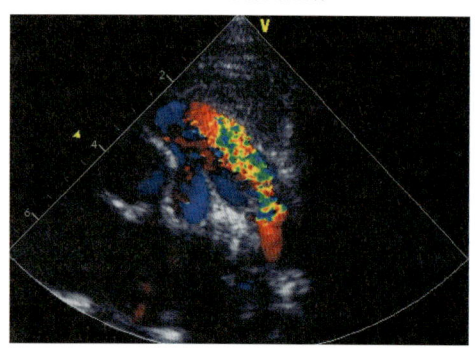

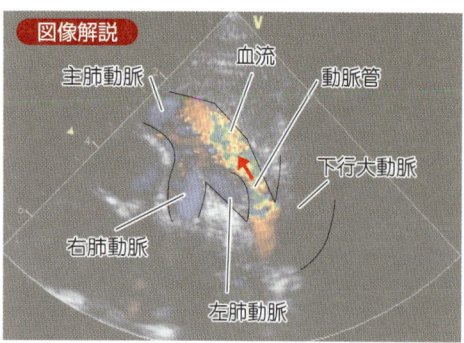

図像解説
主肺動脈　血流　動脈管
下行大動脈
右肺動脈
左肺動脈

動脈管を介して下行大動脈から主肺動脈へ短絡を認める。

心臓カテーテル検査

- 動脈管からの左→右への短絡により、肺動脈で酸素濃度の亢進がみられる。
- 大動脈造影で、動脈管から主肺動脈が造影される。

大動脈造影像／側面図

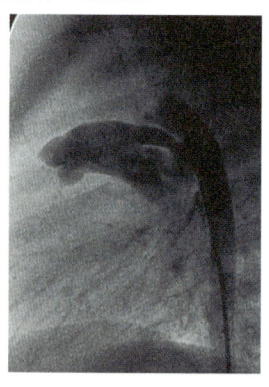

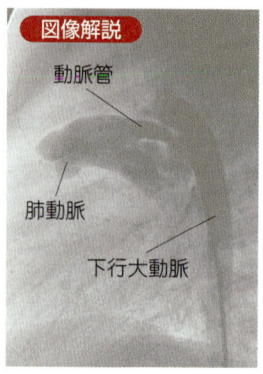

図像解説
動脈管
肺動脈
下行大動脈

動脈管を介して大動脈から肺動脈への血流を認める。

大動脈:aorta(Ao)／肺動脈:pulmonary artery(PA)／動脈管:ductus arterious／カラードプラ法:color Doppler method／カテーテル:catheter

治療

治療の目的

- **内科的治療**：心不全に対する治療、動脈管閉鎖の促進
- **カテーテル治療**：コイルあるいは閉鎖栓による動脈管の閉鎖
- **外科手術**：乳児期に根治手術可能。動脈管が太く短絡量が多い症例では早期に手術を選択

カテーテル治療

- 狭窄径3mm以下の動脈管に対しては、コイルを用いて閉鎖する方法が広く用いられる。
- 動脈管の直径が3mm以上の場合では、動脈管閉鎖栓による治療が近年日本でも行われている（動脈管の最小径が2mm以上、12mm以下。かつ肺血管抵抗が高くない例で治療適応）。

コイル塞栓術の大動脈造影

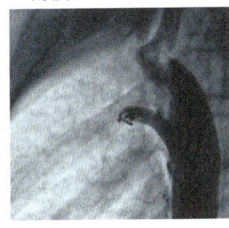

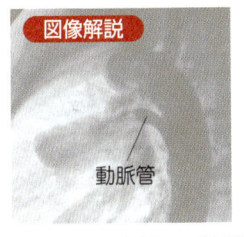

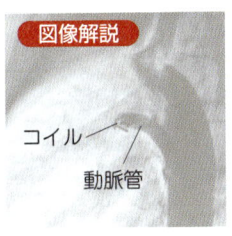

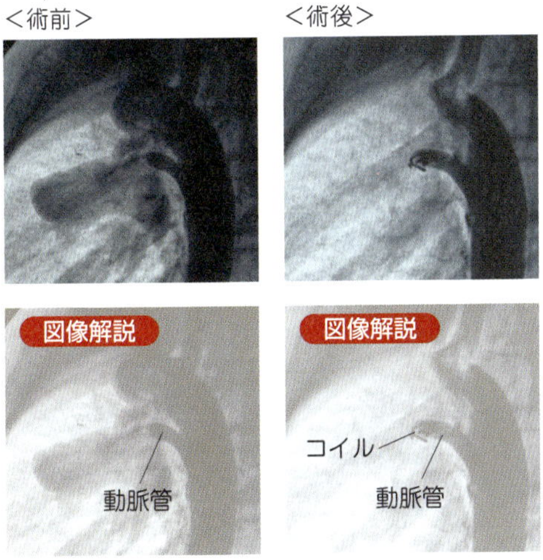

＜術前＞　＜術後＞

カテーテルを用いて動脈管にコイルを留置し、開存部を閉鎖する。

閉鎖栓を使用した動脈管閉鎖法

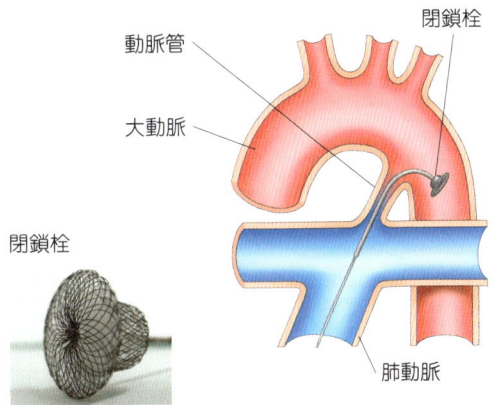

閉鎖栓は形状記憶合金のメッシュになった2枚のディスクからなる。肺動脈から動脈管を通して下行大動脈へとカテーテルを進め、カテーテルからディスクを出して動脈管にしっかり固定するように閉鎖栓を展開する。

外科手術

- PDAの閉鎖には、開胸による動脈管結紮術（りっさつじゅつ）と動脈管離断術がある。
- クリップを使用した胸腔鏡下動脈管離断術を行う施設もある。

■ **結紮術**　動脈管を二重結紮する

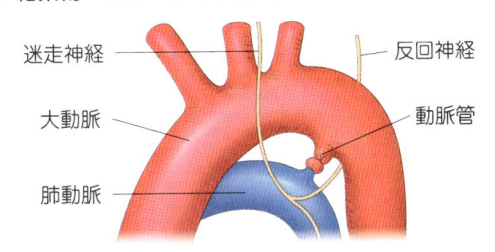

■ **離断術**　動脈管を切離し、断面を縫合する

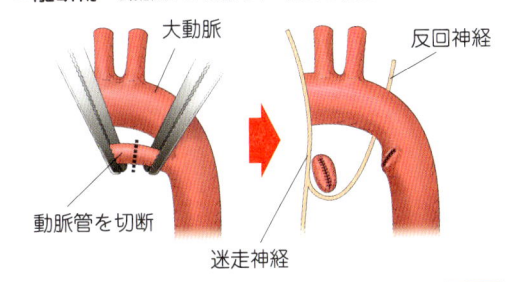

コイル：coil／動脈管閉鎖：closure of patent arteriosus／閉鎖栓：occluder／結紮術：ligation method／胸腔鏡：thoracoscope

肺動脈狭窄、心室中隔欠損、大動脈騎乗、右心室肥大を合わせもつ指定難病　Q21.3

ファロー四徴症（TOF）
しちょうしょう ティーオーエフ
tetralogy of Fallot

担当：野村耕司

Overview

乳幼児期以降にみられるチアノーゼ型先天性疾患の代表的な病型。円錐中隔（漏斗部中隔）*が前方へ偏位することにより生じた大きな心室中隔欠損症（VSD）と肺動脈狭窄症が病態の中心。

誘因・原因

- 心臓発生過程で生じた円錐中隔の前方偏位。
- 原因は不明であるが、22q11.2欠失症候群*で高率にみられ、右側大動脈弓*の合併を約20%に認める。

病態生理 ●P89

- VSDにより両心室が等圧になるため結果的に右[心]室肥大となる。
- 大動脈と肺動脈への血流量は、それぞれの抵抗により決定される。肺動脈狭窄により、肺動脈血流は大動脈血流より少ない。
- 肺動脈狭窄が閉鎖に至ったものを**極型ファロー四徴症**という。

症状・臨床所見 ●P89

- チアノーゼ、無酸素発作*。
- チアノーゼが進行すると**ばち[状]指**、多血症をきたす。
- 特徴的な症状として**蹲踞***（squatting）がある。
- 聴診では単一Ⅱ音と収縮期駆出性雑音が聴取される。

検査・診断 ●P90〜91

| 心電図検査 | 胸部X線検査 | 心エコー図検査 | 心臓カテーテル検査 | 造影CT |

- 確定診断のため心エコー像において四徴を確認する。

治療 ●P91

| 内科的治療 | 外科手術 |

- 肺動脈閉鎖にプロスタグランジン、右室流出路狭窄に対してβ遮断薬を投与するが、すべての症例で手術が必要。
- 姑息的手術（BTシャント術など）
- 根治的手術（VSDの閉鎖＋右室流出路形成）

予後

- 根治術後の予後はおおむね良好だが、長期的に経過観察、管理、指導が必要。

用語解説

円錐中隔（漏斗部中隔）
心室中隔の上部。大動脈、右室流出部の心室中隔。

22q11.2欠失症候群
22番染色体長腕の一部（22q11.2部位）が欠失している形態異常症候群。ファロー四徴症の15%に認められる。特徴的顔貌、胸腺の低（無）形成による免疫低下、口蓋裂（こうがいれつ）、低カルシウム血症などを合併する。

右側大動脈弓
大動脈弓が正常と逆に右側へ弧を描く先天異常。極型ファロー四徴症では、右側大動脈弓を随伴している場合がある。

無酸素発作
突然のチアノーゼと呼吸困難の増強、重症の場合は失神、痙攣（けいれん）、徐脈。致死性のこともある。運動時や哺乳（ほにゅう）時、入浴、排便など、全身血管抵抗を急激に低下させるようなときに生じやすい。低酸素発作ともよばれる。

蹲踞
歩行時や運動時、運動後などに息切れをしてうずくまってしまう事象。しゃがむことにより、全身の血管抵抗を高くし、肺血流量を上昇する効果があるため、自然に蹲踞の姿勢をとる。

主要大動脈肺動脈側副血行路（MAPCA）
肺動脈閉鎖では、肺血流が大動脈やその分枝から供給されるようになる。このような動脈の走行異常を側副血管とよぶ。MAPCAの90%は極型ファロー四徴症である。

心室中隔欠損症：ventricular septal defect（VSD）／肺動脈狭窄症：pulmonary artery stenosis／無酸素発作：hypoxic spell／大動脈騎乗：aortic override, overriding of aorta／蹲踞：squatting／多血症：polycythemia／ばち指：clubbed finger／右側大動脈弓：right aortic arch, right-sided aortic arch／円錐中隔：conus septum／極型ファロー四徴症：extreme tetralogy of Fallot

病態生理

- 大きな心室中隔欠損があり、右室と左室の圧が等しくなる。
- 心室中隔欠損と肺動脈狭窄により、肺動脈に流れるはずの静脈血の一部が大動脈へと流出するため（右左短絡）、チアノーゼを示す。
- 右室流出路狭窄が強いほど、動脈血の酸素飽和度が低下し、チアノーゼが強い。
- 右室流出路狭窄が軽度であれば、通常の心室中隔欠損と同様に左右短絡を生じ、チアノーゼを示さないこともある。俗にピンクファロー（pink Fallot）とよばれる。

ファロー四徴症の4つの特徴

❶心室中隔欠損	左右の心室にあながあく
❷肺動脈狭窄	おもに右室流出路狭窄
❸大動脈騎乗	大動脈が右方にかたより、心室中隔欠損にまたがった形になり右室からの血液が大動脈に流れやすい
❹右室肥大	収縮期血圧が高くなるため右室壁が肥厚する

＊病気の重症度は、❶❷❸の程度で決まる

血行動態

❶大動脈騎乗（円錐中隔が右型へ偏位）
▼
❷右室流出路の筋肥厚
▼
❸大きな心室中隔欠損のため、右室圧＝左室圧（右室肥大）
▼
❹肺動脈狭窄（右左短絡）
▼
❺肺血流量の減少（チアノーゼ）

形態変化

右室流出路の筋肥厚／肺動脈狭窄／心室中隔欠損／右室肥大

症状・臨床所見

- チアノーゼは、はじめは啼泣時（泣いたとき）や運動時に限ってみられるが、しだいに安静時にもみられるようになる。
- 啼泣時、運動時など肺血管抵抗の急激な上昇により肺血流量がさらに制限されると、無酸素発作を起こす場合がある。
- 無酸素発作は、貧血と脱水が増悪因子となる。寒い冬の日に多くみられる。

TOFの症状

新生児期	・チアノーゼは目立たない。 ・肺動脈狭窄が高度な例では、出産直後よりチアノーゼを起こすことがある。
生後2〜3か月ころより	・チアノーゼを示す。 ・肺動脈狭窄が進行すると、無酸素発作を起こし、生命に危険を及ぼすことがある。
生後6か月ころより	・ばち指をきたす。
1〜2歳以降	・歩行や運動時に息切れや蹲踞がみられるようになる。

聴診

- Ⅱ音は単一で亢進する。
- 右室流出路狭窄にともない胸骨左縁第2〜3肋間で駆出性雑音（肺動脈駆出性雑音）を聴取。
- ただし、右室流出路狭窄が強度な場合は肺血流量が少ないため、駆出性雑音の音量は小さくなる。
- 肺動脈閉鎖例では、駆出性雑音はなくなり、動脈管連続性雑音が聴取される。

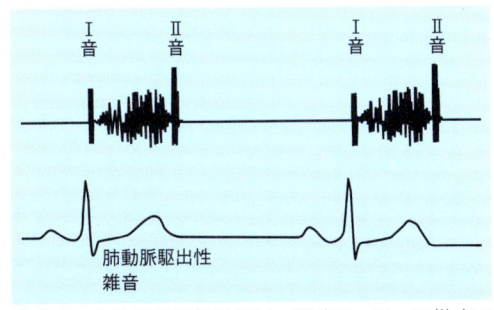

肺動脈駆出性雑音

肺動脈の収縮期駆出性雑音は、軽症ファロー四徴症では肺動脈狭窄と同様に強大に聴こえるが、右室流出路狭窄が高度であると駆出性雑音は減弱する。

心室中隔欠損症：ventricular septal defect（VSD）／右左短絡：R-L（right-to-left）shunt／チアノーゼ：cyanosis／ピンクファロー：pink Fallot／肺動脈狭窄：pulmonary artery stenosis

ファロー四徴症（TOF）

検査・診断

特徴的な検査所見		
心電図検査	右軸偏位、右室肥大	
心エコー図検査	TOFの四徴の形態の確定	
胸部X線検査	木靴形心陰影となる。肺血管造影の減少	
心臓カテーテル検査／造影CT	血行動態の把握	

心電図検査

- 右軸偏位、右室肥大が特徴的所見である。
- チアノーゼのない時期には両室肥大を示すが、チアノーゼの出現、進行に従って右室肥大は顕著になる。

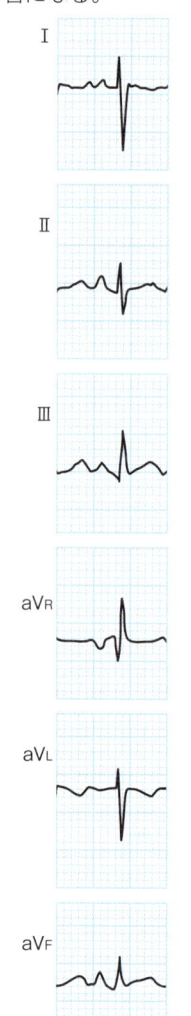

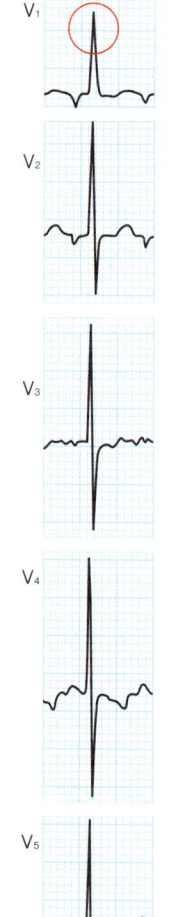

軽度右房負荷、V_1の高いR波とV_6の深いS波が著しい右室肥大を示す。

胸部X線検査

- 肺動脈主幹部の低形成、肺血流低下による左房縮小、右室肥大による心尖挙上から木靴形（boot-shaped heart）の陰影を呈する。
- 肺血管陰影は減弱する。

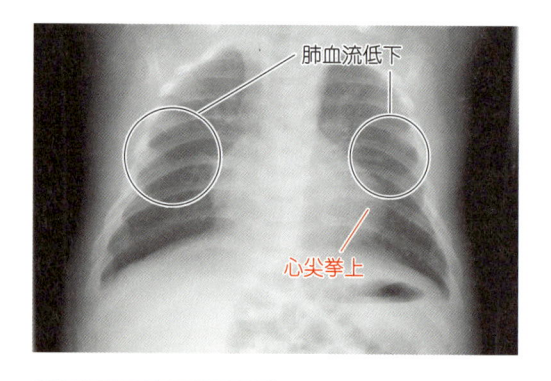

心エコー図検査

- TOFによる肺動脈の一部、心室中隔欠損、右室肥大などが確認できる。

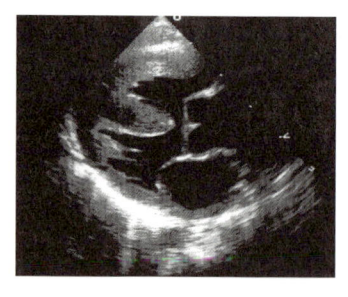

図像解説
- 断層心エコー像・心室長軸レベル

大動脈が左室・右室に騎乗している。

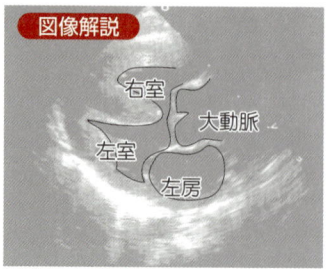

右軸偏位：right axis deviation（RAD）／右室肥大：right ventricular hypertrophy／チアノーゼ：cyanosis／木靴形心：boot-shaped heart

心臓カテーテル検査

- 右室圧（RVP）左室圧（LVP）が等圧であることや大動脈の酸素飽和度の低下が認められる。
- 右左短絡するため、右室造影では、肺動脈と大動脈が同時に造影される。
- 肺動脈閉鎖例では、動脈管開存（PDA）、ときに主要大動脈肺動脈側副血行路*（MAPCA）を描出できる。

右室造影像

右室から大動脈、肺動脈が同時に造影される。右室流出路に強い狭窄を認める。

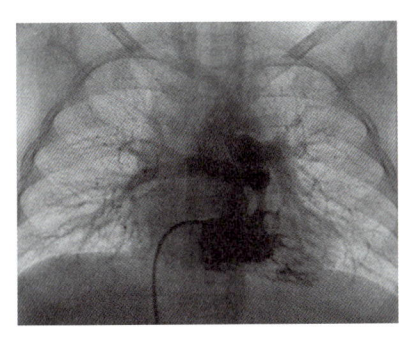

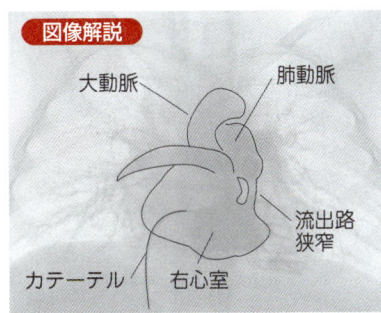

図像解説：大動脈／肺動脈／流出路狭窄／カテーテル／右心室

治療

治療の目的

- **内科的治療**：無酸素発作の予防、コントロール
- **外科手術**：すべての症例が手術適応。心内修復術／VSDの閉鎖＋右室流出路形成 症例によっては、姑息手術の後に心内修復術を行う

外科手術

BT（ブラロック・トーシッヒ）シャント術（姑息手術）

- 肺血流量を増加させて肺血管を太くすることが目的である。
- 人工血管を用い鎖骨下動脈を同側肺動脈に連絡する改良型BTシャントが多用される。

改良型BTシャント

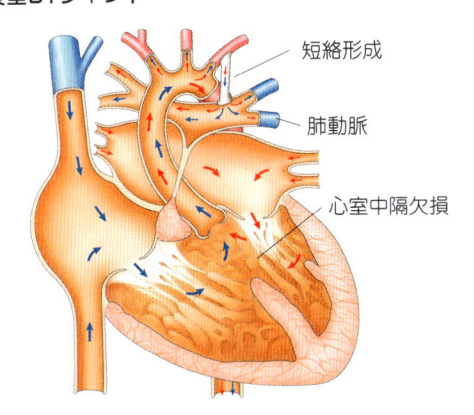

（図：短絡形成／肺動脈／心室中隔欠損）

右室流出路拡大術・心内修復術（根治手術）

- 心室中隔欠損のパッチによる閉鎖と右室流出路の狭窄を解除する
- 極型ファロー四徴症で、**ラステリ手術**（手作り弁付き人工血管を用いて右室と肺動脈をつなぎ右室流出路を再建する）●P101を必要とする例では乳児期以降で根治手術を行う。

右室流出路拡大術

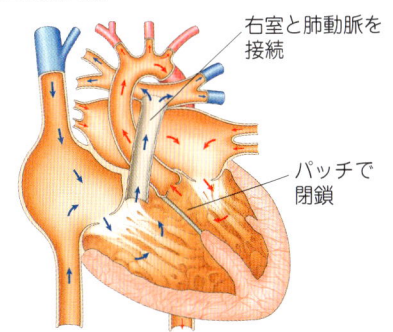

（図：右室と肺動脈を接続／パッチで閉鎖）

主要大動脈肺動脈側副血行路：major aortopulmonary collateral artery（MAPCA）／BTシャント：Blalock-Taussig shunt／肺動脈：pulmonary artery（PA）／心室中隔：interventricular septum（IVS），ventricular septum／心室中隔欠損症：ventricular septal defect（VSD）

胎生期の心内膜床の発育不全により房室接合部に生じる形態異常　Q21.2

房室中隔欠損症（AVSD）
（ぼうしつちゅうかくけっそんしょう／エーブイエスディー）
atrioventricular septal defect

担当：森田紀代造

Overview

特徴として❶房室中隔の異常、❷房室弁の形成異常、❸刺激伝導路の位置異常がある。
心内膜床欠損症（ECD） とよばれることもあるが、現在では房室中隔欠損症の名称でほぼ統一されている。

誘因・原因
- 発生時の**心内膜床***の発育障害に起因する。
- **ダウン症候群***や**内臓錯位***に高頻度に合併する。

病態生理 ➡P93

心内膜床の発達異常で、**不完全型**と**完全型**に大別される。
不完全型　2つの房室弁（僧帽弁裂隙をともなう）＋一次孔型心房中隔欠損（心室中隔欠損なし）
完全型　共通房室弁＋一次孔型心房中隔欠損＋心室中隔欠損（VSD）

症状・臨床所見
- 労作時呼吸困難、動悸、心不全*。
- 多量の左右短絡により**肺高血圧***→**アイゼンメンジャー症候群***へ。
- 聴診では心房中隔欠損症（ASD）と同様にⅡ音の固定性分裂音と収縮期雑音を聴取。

検査・診断 ➡P94～95
- 完全型は共通前尖の形態により3タイプに分類（**ラステリ分類**）。

[心電図検査] [心エコー図検査] [胸部X線検査] [心臓カテーテル検査]

治療 ➡P95

[外科手術]
- アイゼンメンジャー化していない全例に対して手術適応。
- 完全型は、早期に重篤な心不全に陥るため全例が生後6か月以内に手術を行う必要がある。

予後
- 術後の予後は比較的良好。僧帽弁逆流の遺存や肺高血圧症の残存などが予後を規定する因子となる。

用語解説

心内膜床
心内膜床は心房と心室を隔てる壁や房室弁（三尖弁、僧帽弁）を支える土台の部分。房室中隔欠損では、心房と心室にあながあくだけでなく、三尖弁閉鎖不全や、僧帽弁閉鎖不全をともなう点が中隔欠損症とは大きく異なる特徴である。

ダウン症候群（21トリソミー）
21染色体に1本過剰な染色体が存在することで起こる先天異常。約半数に心室中隔欠損症などの先天性心疾患が合併する。

内臓錯位
心臓などの左右非対称臓器が左右対称に形成される。複雑心奇形をともなうことが多い。

心不全
完全型AVSDでは、心室中隔欠損により多量の左右短絡が起こるため、肺血流の増加、肺動脈の上昇により、乳児期から重篤な心不全症状を呈することが多い。

肺高血圧[症]
完全型AVSDでは、肺血流量が著しく増加し、乳児期早期から高度な肺高血圧をともないやすく、閉塞性肺血管病変が進行しやすい。ことにダウン症では、その傾向がより顕著にみられる。

アイゼンメンジャー症候群
➡P83

心内膜床：endocardial cushion／心内膜床欠損症：endocardial cushion defect（ECD）／ダウン症候群（21トリソミー）：Down syndrome（trisomy 21）／内臓錯位症：visceral heterotaxia／僧帽弁裂隙：mitral cleft

病態生理

- **不完全型** 心房中隔欠損と僧帽弁閉鎖不全があり、一次孔型心房中隔欠損症ともよばれる。僧帽弁裂隙（クレフト、cleft）をともなう。
- **完全型** 不完全型に加えて心室中隔欠損を合併。心室中隔と心房中隔にまたがる欠損孔がある。房室弁は共通房室弁の形態を呈し、僧帽弁と三尖弁の亀裂が連続する。
- 完全型は多量の左右短絡により、早期に肺高血圧症→アイゼンメンジャー化しやすい。

血行動態／完全型

1. 共通房室弁により左右短絡
2. 中隔欠損が大きいため、左心室圧＝右心室圧となる（左右心室の拡張）
3. 肺血流量増加（肺血管の拡張）
4. 房室弁逆流血流はしばしば左室→右房へと向かう（左右短絡）
5. 肺静脈還流血の増加と房室弁逆流により、左右心房が拡大

形態変化

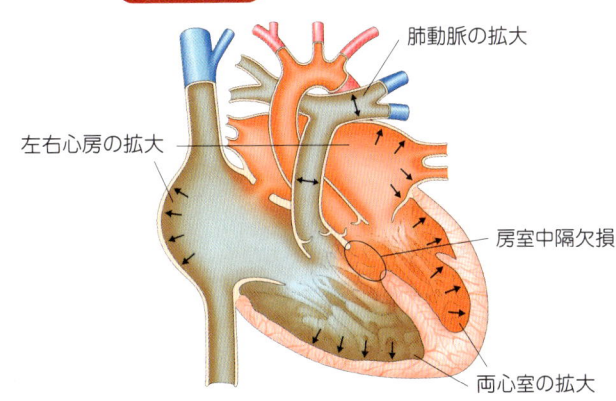

（図：肺動脈の拡大／左右心房の拡大／房室中隔欠損／両心室の拡大）

房室中隔欠損の種類

不完全型
心房中隔欠損（ASD）＋僧帽弁閉鎖不全（MR）

- 房室弁はかろうじて不完全ながら2つに分離。
- 心室間交通（心室中隔欠損）を認めない。
- 僧帽弁前尖には裂隙が存在する。

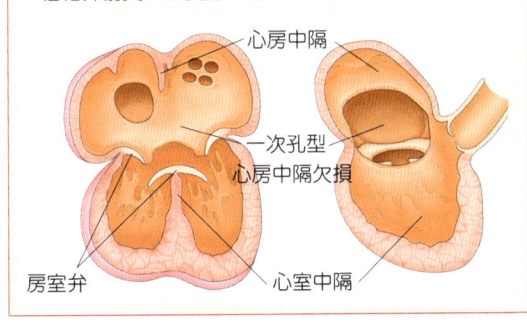

完全型
心房中隔欠損（ASD）＋心室中隔欠損（VSD）＋僧帽弁閉鎖不全（MR）

- 共通前後尖など、計5尖からなる共通房室弁を認める。
- 共通房室弁が心室中隔上縁から上に浮いているため、大きな心室間交通（流入部心室中隔欠損）を有する。

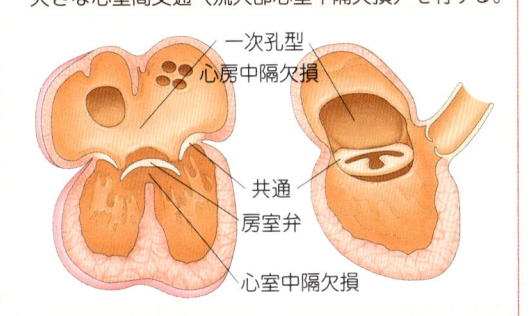

完全型のラステリ分類
＊共通前尖の形態をもとに以下の3型に分類される

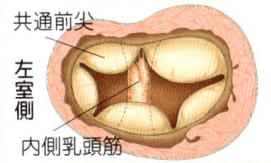

ラステリA型（60％）
共通前尖は右室側に入らず腱索が心室中隔に結合。
非ダウン症はほぼ全例がこのA型。

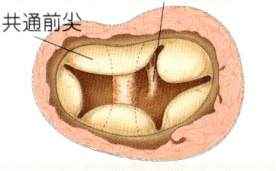

ラステリB型（5％）
分割された共通前尖の左室側弁尖が右室までまたいでいる。

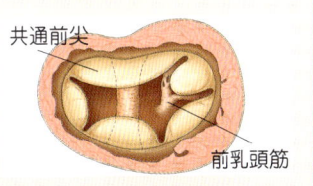

ラステリC型（35％）
共通前尖の腱索は心室中隔と結合せず右室前乳頭筋に結合（フリーフローティング型）している。ほとんどがダウン症候群。

心房中隔欠損症：atrial septal defect (ASD)／僧帽弁閉鎖不全症：mitral [valve] regurgitation (insufficiency)／心室中隔欠損：ventricular septal defect (VSD)／アイゼンメンジャー症候群：Eisenmenger syndrome／肺高血圧症：pulmonary hypertension／ラステリ分類：Rastelli classification／フリーフローティング型：free floating type

房室中隔欠損症（AVSD）

検査・診断

特徴的な検査所見		
心電図検査	左軸偏位と不完全右脚ブロック	
胸部X線検査	右房・右室の拡大、肺血管陰影増強	
心エコー図検査	心房中隔欠損孔、心房間の右左短絡、MR、TRの確認	
心臓カテーテル検査	左室造影ではグースネック徴候という特徴的な所見を呈す	

心電図検査

- 左軸偏位、PR延長、右室容量負荷による不完全右脚ブロックを示す。
- 完全型では、右室肥大または両室肥大をともなう。

不完全型房室中隔欠損の心電図

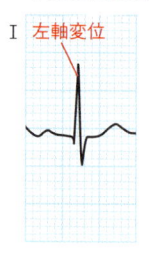

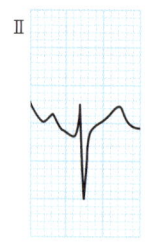

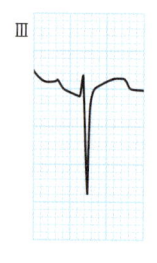

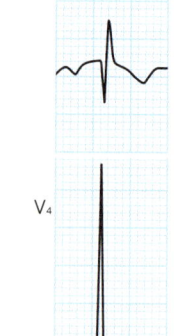

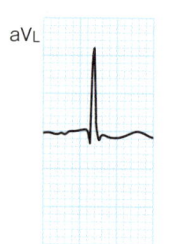

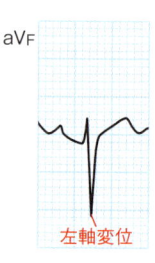

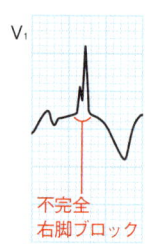

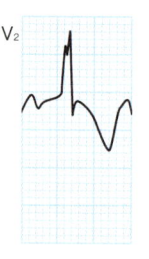

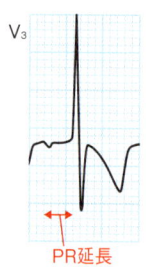

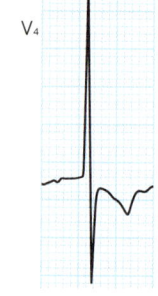

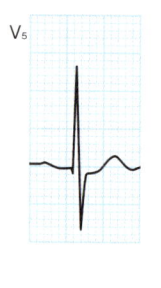

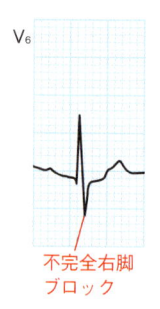

（I：左軸変位、V1：不完全右脚ブロック、V3：PR延長、aVF：左軸変位、V6：不完全右脚ブロック）

心エコー図検査

- 心エコーは診断上もっとも重要な検査である。
- 断層心エコーでは四腔断面が基本である。
- 四腔断面像において、流入部心室中隔の短縮と一次孔欠損を認める。
- 完全型では、房室弁は共通房室弁であり、心室➡と心房は房室弁によって分けられる。共通前尖の腱索が心室中隔に結合している（ラステリA型）か、完全に遊離している（ラステリC型）かをみる。

完全型の心エコー像（拡張期）

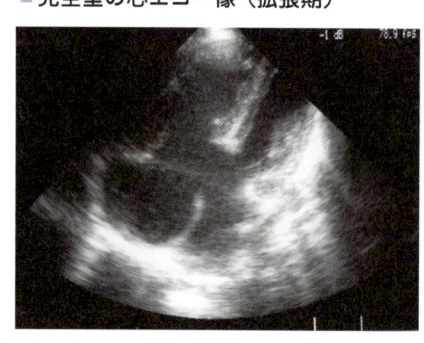

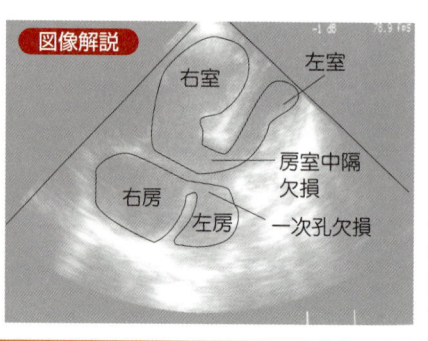

図像解説：右室、左室、房室中隔欠損、右房、左房、一次孔欠損

一次孔が欠損し、心室中隔欠損（VSD）が確認できる。VSDが確認できると完全型。

グースネック徴候：goose neck sign／一次孔型心房中隔欠損症：atrial septal defect and ostium primum, ostium primum type atrial septal defect／腱索：chordae tendineae

胸部X線検査

- 心拡大、肺動脈拡張、肺血管陰影の所見を認める。
- 完全型では著明な心拡大が認められる。
- 心房中隔欠損やその他の左右短絡のある心疾患と類似しており、AVSD特有の所見ではない。

房室中隔欠損の胸部X線像

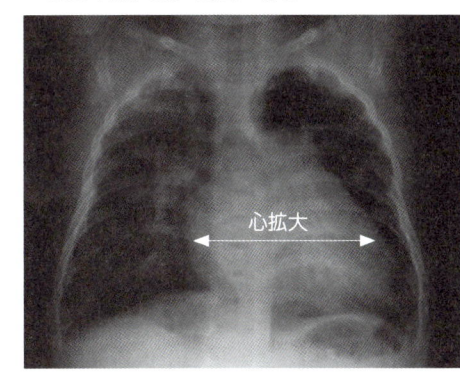

心臓カテーテル検査

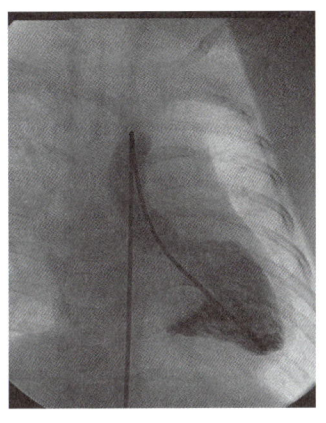

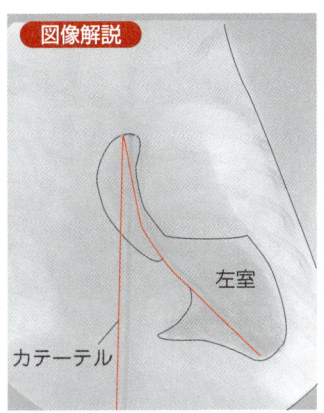

- 心室レベルでの酸素（O_2）飽和度の亢進。
- 左室造影像では、左室流出路が細長い**グースネック徴候**とよばれる特徴的所見を呈する。

左室造影所見
左室流路の変形グースネック徴候が認められる。

治療

| 治療の目的 | 外科手術 | **不完全型** 心房中隔欠損閉鎖と僧帽弁の裂隙閉鎖 | **完全型** 心室中隔欠損および心房中隔欠損閉鎖と僧帽弁の裂隙閉鎖 |

- 不完全型は心房中隔欠損症（ASD）→P74と同様とみなし、その治療法に準ずる。
- 心内修復術は、心室中隔欠損と心房中隔欠損のパッチ閉鎖および房室弁形成術からなる。
- 左室の低形成をともなう場合、ダウン症などでは、肺動脈絞扼術を行って成長を待ち、乳児期に心内修復術を行うことがある。

肺動脈絞扼術（姑息手術）

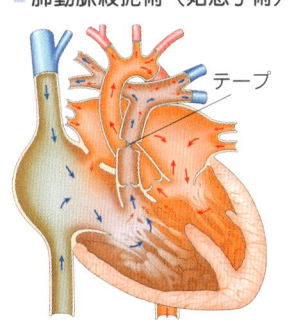

肺動脈主幹部をテープで締め、肺血流量を減少させ、肺高血圧の進行を防ぐ。

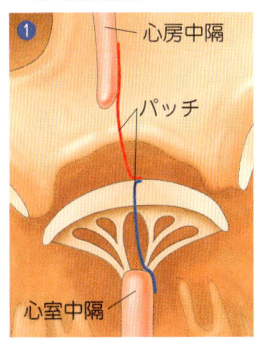

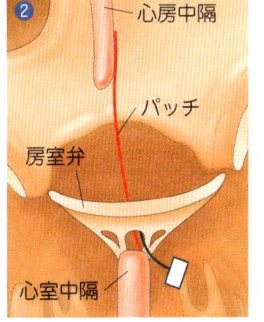

心内修復術

❶**トゥーパッチ法** 一次孔欠損および心室中隔欠損を別々のパッチで閉鎖する。
❷**改良型ワンパッチ法** 房室弁を房室中隔の頂上部に固定し、パッチで閉鎖。

僧帽弁裂隙：mitral cleft／僧帽弁：mitral valve, mitral leaflet／三尖弁：tricuspid valve／房室弁：atrioventricular(AV) valve／肺動脈絞扼術：pulmonary artery banding／トゥーパッチ法：two-patch method／改良ワンパッチ法：modified one-patch method

大動脈が右室、肺動脈が左室と連結している指定難病

Q20.3

完全大血管転位症
(かんぜんだいけっかんてんいしょう)

complete transposition of great arteries

担当：野村耕司

Overview

体循環*と肺循環*が平行関係にあるため、動脈血に酸素が提供されず出生直後から高度のチアノーゼを呈する。生存のためには2つの循環の間に交通が必要であり、動脈管開存（PDA）、心房中隔欠損（ASD）、心室中隔欠損（VSD）などの心内血流短絡の存在が必須となる。

誘因・原因

- 大動脈が右[心]室から、肺動脈が左室から起始する形態異常。

病態生理 ▶P97

- 体循環と肺循環が互いに独立した血行動態になっている。
- 心内短絡部位により、心室中隔欠損のないⅠ型、心室中隔欠損のあるⅡ型、心室中隔欠損と肺動脈狭窄（左室流出路狭窄）をともなうⅢ型に分けられる。

症状・臨床所見

- チアノーゼおよび心不全が主症状。
- チアノーゼは出生直後から出現する。チアノーゼの程度は、病型による。
- 聴診ではⅡ音が単一で亢進。

検査・診断 ▶P98〜100

| 心電図検査 | 胸部X線検査 | 心エコー図検査 | 心臓カテーテル検査 |

- 心エコー図検査でほとんど確定診断ができる。

治療 ▶P100〜101

| 内科的治療 | 外科的治療 |

- 低酸素血症*回避のための治療。心不全に対する治療
- Ⅰ型、Ⅱ型は新生児期にジャテーン（Jatene）手術*、Ⅲ型に対しては幼児期以降にラステリ（Rastelli）手術。

予後

- 無治療の場合は、早期に重篤な肺高血圧に陥り90％が1年以内に死亡する。ジャテーン手術の後の予後は比較的良好である。

用語解説

大血管転位症
（TGA, transposition of great arteries）
心臓の形態異常で、右室から大動脈が、左室から肺動脈が出ている。完全大血管転位症のほかに、体循環と肺循環がどこかで交わっている修正大血管転位症に分けられる。

体循環
心臓の左室を出た動脈血は、全身の毛細血管を循環し細胞に酸素と栄養素を渡し、二酸化炭素などの不要物を受け取って静脈血となり右房に戻る。左室→大動脈→全身の血管→上・下大静脈→右房の一連の流れ。大循環ともいう。

肺循環
心臓の右室から肺動脈を通じて肺に送られた静脈血は、左右の肺に分散し、新しく酸素を受け取って動脈血となり左房へと戻る。右室→肺動脈→肺静脈→左房の一連の流れ。小循環ともいう。

低酸素血症
左右短絡により静脈血が動脈血に混ざることで、動脈血液中の酸素が少なくなる状態。

ジャテーン手術
肺動脈と大動脈をつけかえる手術。大血管スイッチ手術ともいう。

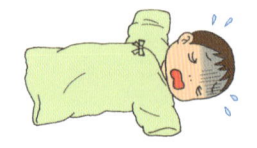

肺循環：pulmonary circulation／体循環：systemic(general) circulation／チアノーゼ：cyanosis／動脈管開存[症]：patent ductus arteriosus（PDA）／心房中隔欠損[症]：atrial septal defect（ASD）／心室中隔欠損[症]：ventricular septal defect（VSD）

病態生理

- 合併症のタイプにより3型に分類される。
- 病型により経過や治療方針が異なるため病型診断が重要である。

完全大血管転位症の症状

	肺高血圧	チアノーゼ	うっ血性心不全
Ⅰ型	あり	生後より強く出る	あり
Ⅱ型	強い	軽度	あり
Ⅲ型	−	Ⅰ型より重度	−

完全大血管転位症の分類

	分類	特徴	根治手術
Ⅰ型	・心室中隔欠損（VSD）なし。 ・心房中隔欠損（ASD）、卵円孔開存（PFO）、動脈管開存（PDA）などによる両方向の短絡。	・肺血流増加。 ・心房間の短絡が大きいほどチアノーゼは軽症となり、小さい場合は出生直後より重度のチアノーゼをきたす。	新生児期にジャテーン手術施行。
Ⅱ型	・心室中隔欠損合併。心室中隔欠損により両方向の短絡。 ・心房中隔欠損の場合は、心房中隔欠損により両方向の短絡。	・肺血流増加→肺高血圧、心不全、呼吸不全。 ・大きな心室中隔欠損があるためチアノーゼは軽症。	新生児期にジャテーン手術施行。
Ⅲ型	・心室中隔欠損＋肺動脈狭窄を合併。心室中隔欠損による両方向の短絡。	・肺動脈狭窄により肺血流減少。 ・出生直後から強いチアノーゼ。 ・3型のなかでは自然予後はもっともよい。	乳児期以降にラステリ手術施行。

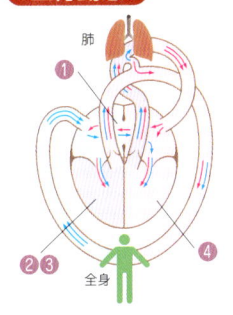

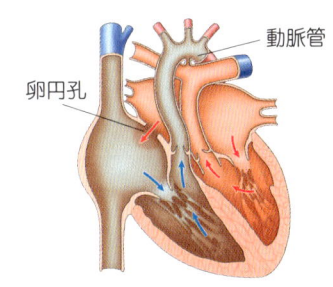

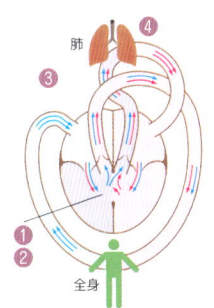

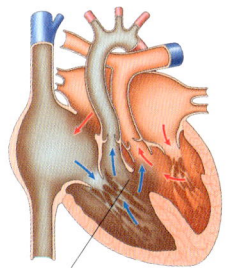

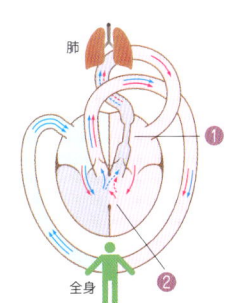

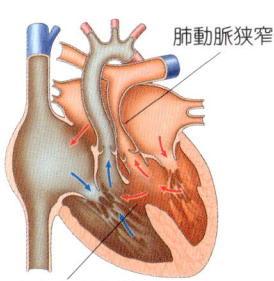

Ⅰ型（約50％）
① （心房中隔欠損、卵円孔開存、動脈管開存による）右房⇔左房の両方向の短絡（肺静脈血と体静脈血が混合される）
② 右室は体循環系として機能するため右室圧負荷 ↗
③ 右室肥大
④ 肺血管抵抗の下降につれて左室圧 ↘（左室壁厚が薄くなる）

Ⅱ型（約25％）
① 心室中隔欠損による両方向の短絡
② 動静脈血が良好に混合（チアノーゼは軽症）
③ 肺血流量 ↗
④ 肺うっ血、肺高血圧をきたす

Ⅲ型（約25％）
① 左室流路狭窄のため肺血流量 ↘
② 心室中隔欠損で左室→大動脈に短絡
＊大動脈の血流の酸素飽和度は少なく、全身のチアノーゼは顕著であることが多い。

心室中隔欠損[症]：ventricular septal defect（VSD）／肺動脈狭窄[症]：pulmonary artery stenosis／心不全：heart failure（HF）／肺高血圧[症]：pulmonary hypertension／低酸素症：hypoxemia／卵円孔開存：patent foramen ovale（PFO）

完全大血管転位症

検査・診断

特徴的な検査所見		
心電図検査	右軸偏位、右室肥大	
心エコー図検査	左室より肺動脈が、右室より肺動脈が起始する	
胸部X線検査	卵形（egg-shaped）心陰影	
心臓カテーテル検査	右室造影で大動脈、左室造影で肺動脈が造影される	

心電図検査

- 右軸偏位❶、右室肥大❷を呈し、V₁誘導で高いR波を認める。
- とくにⅡ型では、V₅、V₆誘導で高いR波を認め、左室肥大が加わる。

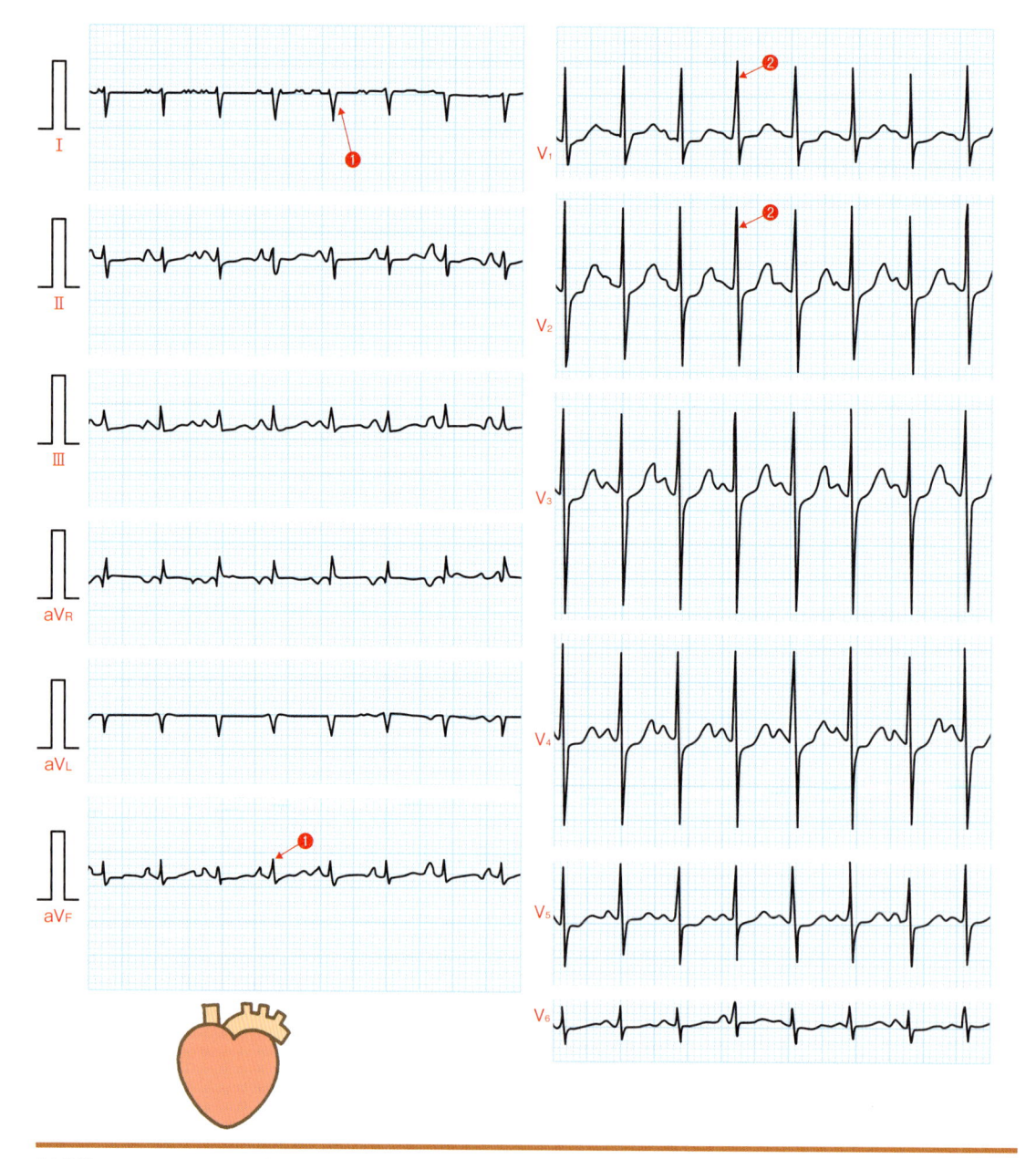

右軸偏位：right axis deviation（RAD）／右室肥大：right ventricular hypertrophy（RVH）

胸部X線検査

- 大血管によって構成される心基部が細く、心尖部が下を向いた「卵形」（egg-shaped）を示す。
- I型、II型では肺血流量増加にともなう肺血管陰影の増強も認められる。
- 肺野は、I型は正常、または少し暗く、II型では暗い。III型では肺血流量が少ないため、一般的に肺野は明るい。

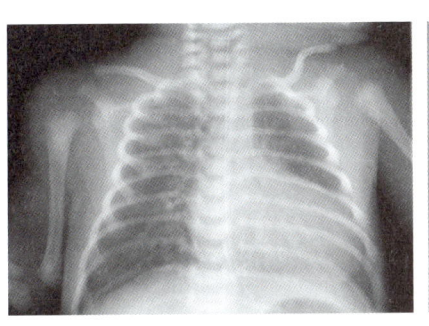

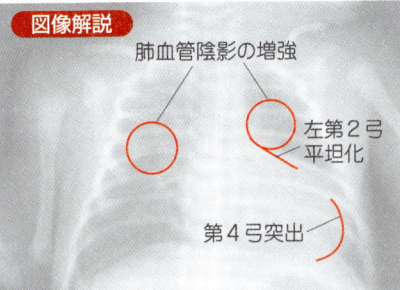

図像解説
- 肺血管陰影の増強
- 左第2弓平坦化
- 第4弓突出

I型の胸部X線像
大血管が前後して重なり、左第2弓が目立たず、容量負荷により、心尖（左第4弓）が突出して「卵形」を呈する。肺血流増加のため、肺血管陰影が増強。

心エコー図検査

- 前方の右室から大動脈が、後方の左室から肺動脈が分岐するのが確認できる。
- 合併する心室中隔欠損（VSD）、肺動脈狭窄症、動脈管開存（PDA）を描出し病型を診断。

■ 断層心エコー法

心室長軸レベル
左室に肺動脈が、右室に大動脈が連結する。

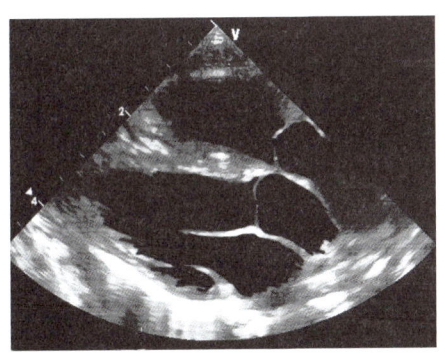

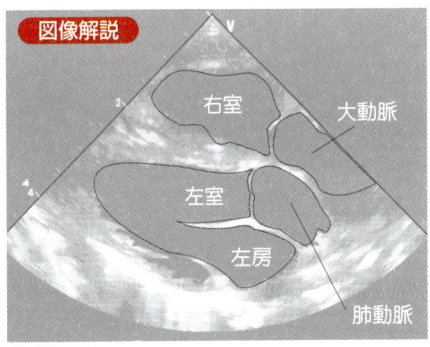

図像解説：右室、大動脈、左室、左房、肺動脈

大血管短軸レベル
大動脈が上（腹側）、2つに分かれている肺動脈が下方（背側）に位置する。

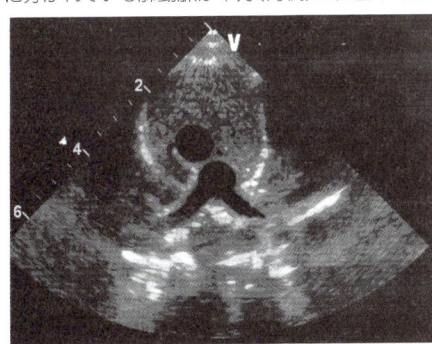

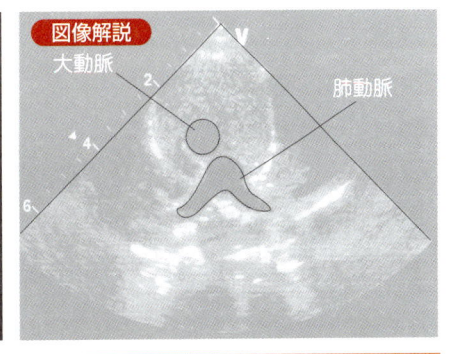

図像解説：大動脈、肺動脈

卵形心陰影：egg-shaped cardiac shadow／左室肥大：left ventricular hypertrophy（LVH）／心室中隔欠損［症］：ventricular septal defect（VSD）／肺動脈狭窄［症］：pulmonary artery stenosis／動脈管開存［症］：patent ductus arteriosus（PDA）／肺動脈：pulmonary artery（PA）

完全大血管転位症

心臓カテーテル検査

- 検査で大血管の位置が逆転していることが確認される。
- Ⅱ型では、心室中隔欠損があるため右室造影でも大動脈および左室、肺動脈も造影される

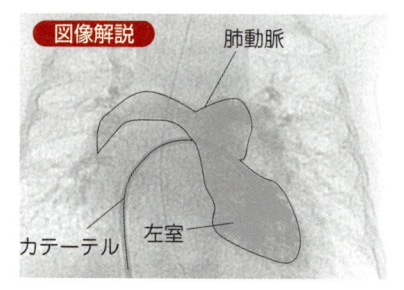

右室造影

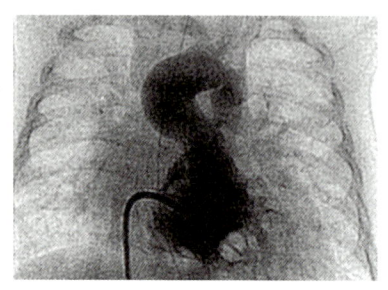

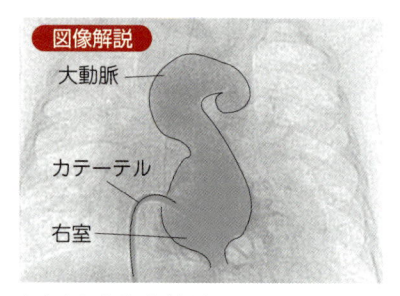

図像解説
大動脈
カテーテル
右室

右室から大動脈が起始している。

左室造影

図像解説
肺動脈
カテーテル
左室

左室から肺動脈が起始している。

治療

治療の目的

| 内科的治療 | バルーン心房中隔裂開術（BAS）により血行動態および低酸素血症の改善 |
| 外科的治療 | 静脈血と動脈血の転換を行う |

内科的治療

- 心房間交通が小さく全身のチアノーゼが顕著な場合および肺うっ血が強い場合、姑息的治療として**バルーン心房中隔裂開術（BAS）**を施行する。
- BASにより心房間の交通を拡大し、動静脈血混合量を増加させる。
- 動脈管を維持するためにプロスタグランジンE₁（PGE₁）の点滴を行うことも多い。
- Ⅱ型では、心室中隔欠損症があるためBASは必要がないことが多い。
- Ⅲ型に対する姑息的治療としては、BT（ブラロック・トーシッヒ）シャント術→P91を行う。

バルーン心房中隔裂開術（BAS）

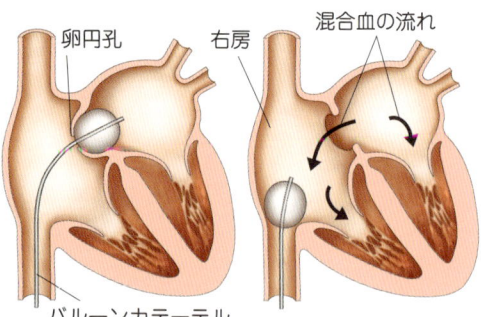

卵円孔　右房　混合血の流れ

バルーンカテーテル

卵円孔からバルーンカテーテルを通して左房まで入れて、バルーンを膨らませる。

左房内に入れたバルーンを右房内に引き抜くことにより、卵円孔を裂開させ、出生後早期に低酸素血症の改善を図る。

右室造影：right ventricular angiography／左室造影：left ventriculography (LVG), contrast left ventriculography, left ventricular angiocardiography／低酸素血症：hypoxemia／バルーン心房中隔裂開術：balloon atrioseptostomy（BAS）／ブラロック・トーシッヒシャント術：Blalock-Taussig (BT) shunt

外科的治療（心内修復、根治手術）

ジャテーン手術（大血管スイッチ手術）
大血管レベルで静脈血流と動脈血流の転換を行う

- Ⅰ型、Ⅱ型が対象。原則的に生理的な肺血管抵抗が高い時期（通常生後2週間以内）に施行する。
- Ⅱ型では同時に心室中隔欠損（VSD）閉鎖術も行う。
- 左室圧が下降し、左室心筋がすでに退縮している症例では、肺動脈絞扼術＋体肺動脈短絡術を行い、左室を鍛えさらに数週から1か月後にジャテーン手術を行うこともある。
- ジャテーン手術の成功率は90％を超える。術後問題点としては肺動脈狭窄、大動脈弁逆流をともなうことがある。
- まれに肺動脈弁や僧帽弁に異常があるなど、ジャテーン手術が困難な場合は、心房間血流転換手術（マスタード手術、セニング手術）を行うこともある。

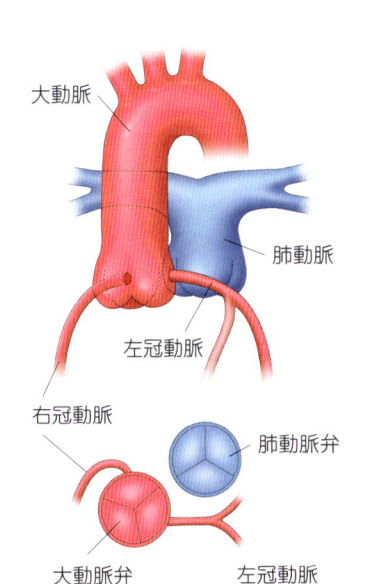

❶肺動脈、大動脈を同じレベルで切断し、冠動脈をボタン状にくり抜く。
❷冠動脈を新しい大動脈基部に移植する。大動脈と肺動脈を入れ替えて吻合する。
❸元の冠動脈口を閉鎖する。

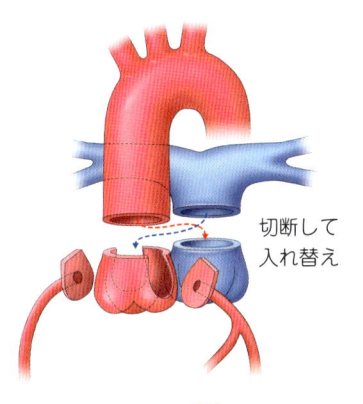

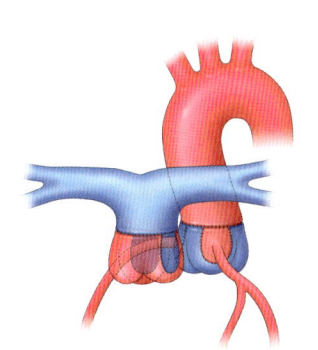

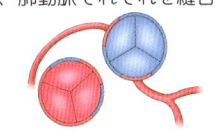

ラステリ手術
心室レベルで静脈血流と動脈血流の逆転を行う

- Ⅲ型が対象。根治手術までに低酸素血症が問題となる場合は、BT（ブラロック・トーシッヒ）シャント術 ➡P91 を先行手術として行う。
  ❶左室から心室中隔欠損→大動脈の経路を作成し新しい左室流出路とする。
  ❷右室前面にあなをあけ、弁付き人工血管で左室―肺動脈バイパスを作成する。

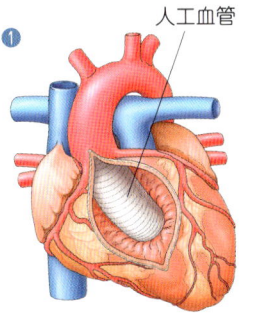

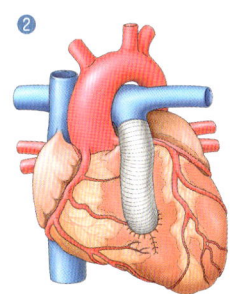

❶心室中隔欠損から大動脈へバイパス
❷左室―肺動脈バイパスを作成

ジャテーン手術：Jatene procedure／肺動脈絞扼術：pulmonary artery banding／マスタード手術：Mustard operation／セニング手術：Senning operation／ラステリ手術：Rastelli operation

正常であれば左房に還流するはずの全肺静脈が右房へ還流する病態

Q26.2

総肺静脈還流異常症（TAPVC）
そうはいじょうみゃくかんりゅういじょうしょう　ティーエーピーブイシー

担当：宇野吉雅

total anomalous pulmonary venous connection

Overview

すべての肺静脈*が右[心]房へ還流するため、生存には、心房中隔欠損あるいは卵円孔開存による心房間交通が必須である。全先天性疾患の約1％を占める。

4本の肺静脈のうち、1～3本が右房に還流する病態は**部分肺静脈還流異常症**という。

誘因・原因

- 胎生期の肺静脈形成異常により生じる。

病態生理 ●P103

- 血行動態は、肺静脈の還流系の閉塞の程度で大きく異なる。
- 還流する経路に狭窄をともなう場合は、急激に高度のチアノーゼと高度の肺うっ血、肺高血圧をともなう心不全が進行する。

症状・臨床所見

- 新生児期から乳児期までに全身性のチアノーゼと肺うっ血、肺高血圧にともなう心不全、呼吸不全を呈する。
- 聴診でⅡ音の亢進を聴取。

検査・診断 ●P104～105

| 心電図検査 | 胸部X線検査 | 心エコー図検査 | CT検査 |

- 還流する部位による分類としてダーリング（Darling）分類が用いられる。
- 心臓カテーテル・造影検査は患児の症状を悪化させるため、治療のために必須の場合を除き、通常診断のためには行わない。

治療 ●P105

| 外科手術 |

- 病型によるが、ほとんどが新生児期に緊急手術の対象となる。
- 酸素を投与すると、状態を悪化させるために禁忌。

予後

- 大多数の症例では新生児期に症状が出現する。無治療の場合は、生後1年以内に80％が死亡する。

用語解説

肺静脈（PV）
左右の肺から左[心]房へと、血液が戻ってくる血管。肺静脈の血液は、肺で酸素を取り込んでいるので一般的に鮮紅色となる。

無名静脈
正式名称は腕頭静脈。頭頸部および上肢の静脈血を集めている右腕静脈と左腕静脈が合流して上大動脈となる。●P103

奇静脈
脊柱の右側を上行して、上大静脈に血液を送る血管。上・下大静脈の側副血行路となる。●P103

memo

無脾症（むひしょう）
脾臓が欠損しているものをいう。関連疾患として、脾臓がブドウの房状に分かれている多脾症がある。無脾症のほうがより重症の場合が多く、単心房、単心室、共通房室弁、大血管転位、総肺静脈異常還流症など複雑な先天性心疾患を合併する。
脾臓の有無が問題の本質ではないので、最近は心房内臓錯位、心房相同などとよぶのが一般的である。

部分肺静脈還流異常症：partial anomalous pulmonary venous connection(drainage, return)（PAPVC, PAPVD, PAPVR）／肺静脈：pulmonary vein（PV）／卵円孔：foramen ovale／チアノーゼ：cyanosis／肺高血圧［症］：pulmonary hypertension／無名静脈：innominate vein／無脾症：asplenia

病態生理

- すべての肺静脈が右心系に還流する。
- 肺循環する血流量が増加し、肺うっ血を起こしやすくなる。

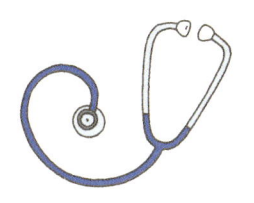

血行動態／IA型
① 右房に大量の還流血が流入
② 心房間の右左短絡
③ 肺高血圧
④ 肺静脈路狭窄による肺うっ血

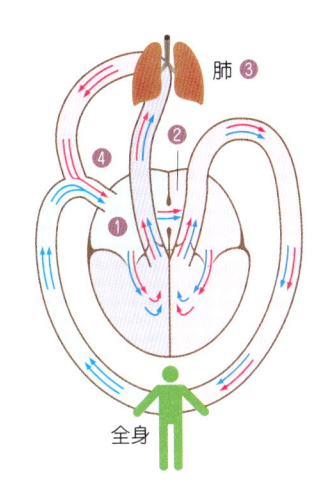

病型分類（ダーリング分類）

- 肺静脈の還流部位によりⅠ型、Ⅱ型、Ⅲ型、これらが混在しているⅣ型に分類される
- **Ⅳ型（混在型）**はⅠ〜Ⅲ型の組み合わせ。

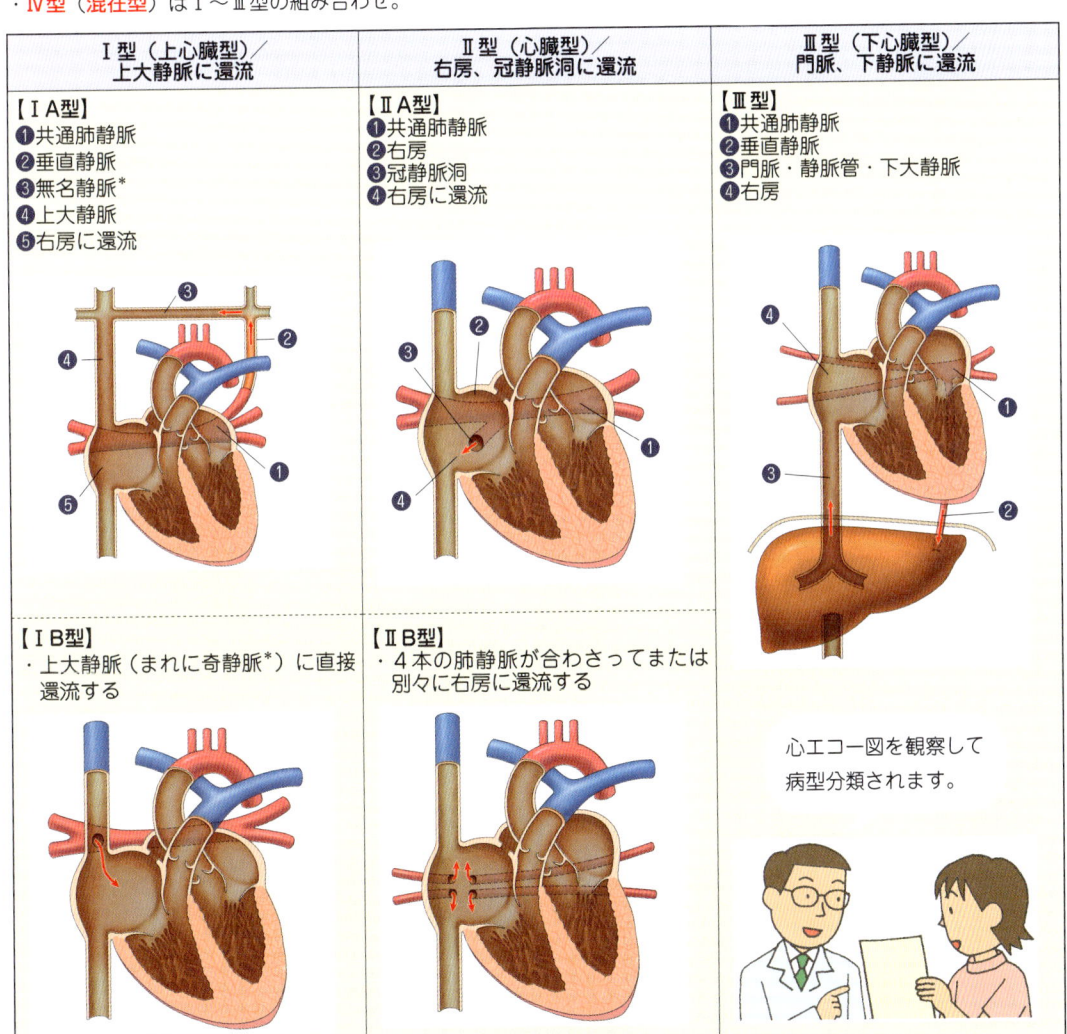

Ⅰ型（上心臓型）／上大静脈に還流	Ⅱ型（心臓型）／右房、冠静脈洞に還流	Ⅲ型（下心臓型）／門脈、下静脈に還流
【ⅠA型】 ① 共通肺静脈 ② 垂直静脈 ③ 無名静脈* ④ 上大静脈 ⑤ 右房に還流	【ⅡA型】 ① 共通肺静脈 ② 右房 ③ 冠静脈洞 ④ 右房に還流	【Ⅲ型】 ① 共通肺静脈 ② 垂直静脈 ③ 門脈・静脈管・下大静脈 ④ 右房
【ⅠB型】 ・上大静脈（まれに奇静脈*）に直接還流する	【ⅡB型】 ・4本の肺静脈が合わさってまたは別々に右房に還流する	心エコー図を観察して病型分類されます。

ダーリング分類：Darling classification／腕頭静脈：brachiocephalic vein／垂直静脈：vertical vein／奇静脈：azygo[u]s vein

総肺静脈還流異常症（TAPVC）

検査・診断

特徴的な検査所見		
心電図検査	右軸偏位、右室肥大、不完全右脚ブロック	
心エコー図検査	著明な右室容量負荷、左房、左室の縮小	
胸部X線検査	心陰影の拡大、肺血管陰影の増強、肺動脈の拡張	
CT検査	肺静脈の形態や左房との位置を確認	

- 近年では、早期発見の症例がほとんどで、単純X線検査では、特徴的な所見が出現する前に治療されることが多い。そのため、確定診断はほとんどの場合、心エコー図検査、3DCT検査にて行われる。

胸部X線検査

- 重症例では著明な肺うっ血をきたし、心陰影は不明瞭となる。
- Ⅰ型では8の字または雪だるま陰影様の心影を呈する。

心エコー図検査

- 本症の診断に非常に有用である。
- 肺静脈の還流部位や肺静脈狭窄、閉塞の有無も診断される。
- 卵円孔開存か心房中隔欠損で右左短絡を認める。

CT検査

- 3D造影CTにより肺静脈の走行が詳細に観察できる。
- マルチスライスCT（MSCT、MDCT）では、肺静脈の形態や左房との位置を確認できる。

■ⅠA型の心エコー像
共通肺静脈の確認と垂直静脈から無名静脈への還流部位を確定する。その部位での流速パターンが重症度（肺静脈閉塞）の判定に重要。

■ⅡA型の3DCT像（背側からの画像）
左房背側の共通肺静脈が垂直静脈を経て無名静脈へ還流している。

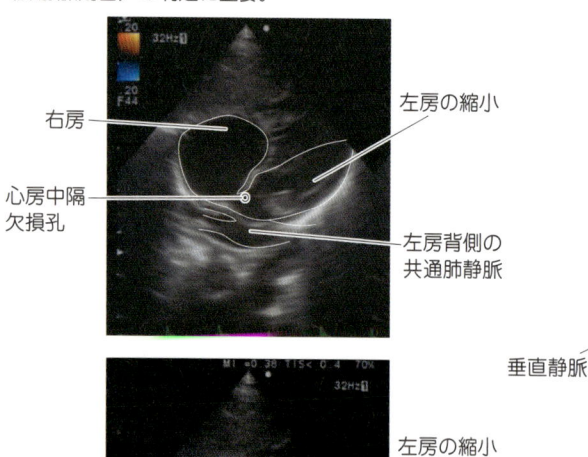

右軸偏位：right axis deviation（RAD）／右室肥大：right ventricle hypertrophy（RVH）／8の字徴候：figure of 8 sign／雪だるま陰影：snowman shadow／卵円孔開存：patent foramen ovale（PFO）／肺静脈：pulmonary vein（PV）／上大静脈：superior vena cava（SVC）／マルチスライスCT：multislice CT（computed tomography）

■ Ⅲ型の3DCT像（背側からの画像）
左房背側の共通肺静脈から垂直静脈が横隔膜を貫いて肺内に入っている（本症例では両側肺動脈の形態異常も合併している）。

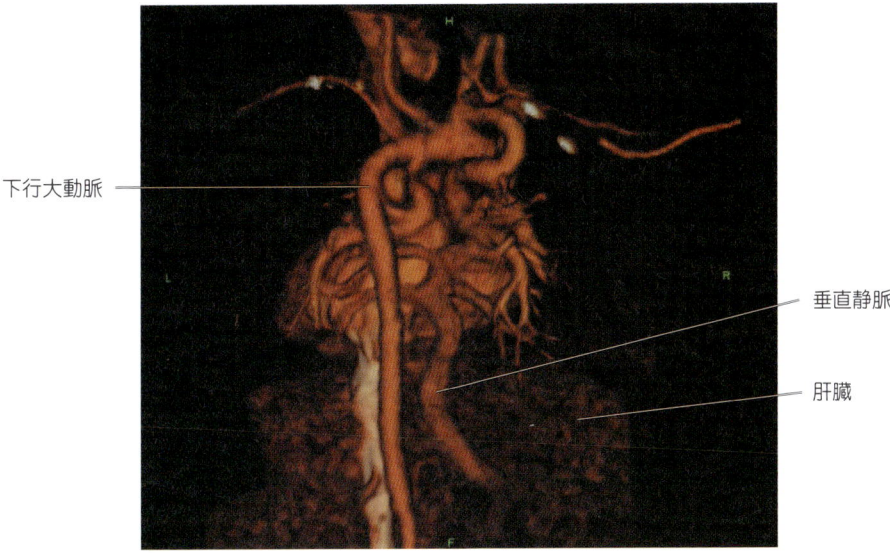

下行大動脈
垂直静脈（肝内へ）
肝臓

治療

治療の目的

外科手術 共通肺静脈と左房を吻合＋異常部位（垂直静脈）の閉鎖による根治が一般的

外科手術

■ 診断がつきしだい、可及的早期（1～2週以内）に根治手術を行う。

■ Ⅰ型／共通肺静脈と左房の吻合＋心房中隔欠損（ASD）の閉鎖

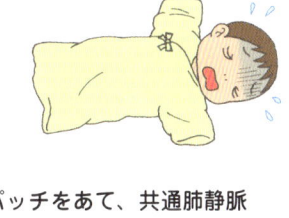

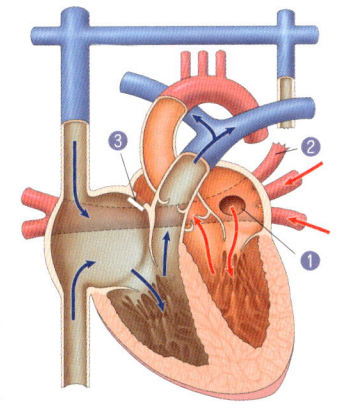

❶ 共通肺静脈と左房の吻合。
❷ 垂直静脈を離断または結紮。
❸ 心房中隔欠損（ASD）の閉鎖。

■ ⅡB型／右房にパッチをあて、共通肺静脈を左房に還流

❶ 心房中隔欠損（ASD）を拡大する。
❷ 肺静脈流入孔を左房側に含めるようにパッチ閉鎖する。

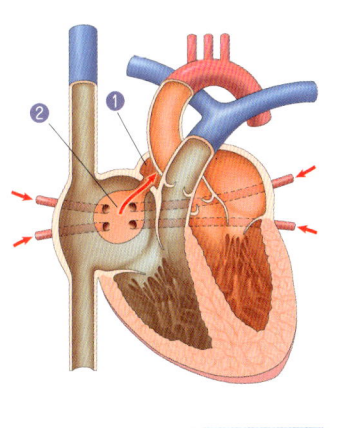

肺静脈：pulmonary vein（PV）／心房中隔欠損［症］：atrial septal defect（ASD）／垂直静脈：vertical vein

大動脈峡部に限局性狭窄をきたした疾患　　Q25.1

大動脈縮窄症（CoA）
coarctation of the aorta

担当：宇野吉雅

Overview

大動脈弓と下行大動脈の移行部（峡部）に狭窄を生じる。単独例と心臓の形態異常を合併する複合型がある。大動脈弓部から大動脈峡部までの一部が欠損したものを大動脈弓離断症◆P107という。

誘因・原因

- 原因としては、❶胎生期に動脈管の血管組織が迷入して収縮する、❷左［心］室に関係する弁（僧帽弁、大動脈弁）も狭く、胎生期から大動脈の血流が減少していることなどが考えられる。
- ターナー症候群*やウイリス動脈輪*の動脈瘤に多く合併する。

病態生理 ◆P107

- 大動脈の狭窄部より近位側の上肢は高血圧となり、遠位側の下肢は血圧が正常か低下する。
- 複合型では、乳児期早期から重度の心不全が進行する場合もある。
- 狭窄が中等度以上の場合は、小児期以降、内胸動脈、肋間動脈などの側副血行路*が発達する（**リブノッチング***）。

症状・臨床所見

- 症例のほとんどは無症状である。
- 重大な狭窄の場合には、新生児期に心不全による呼吸障害に加え、腎機能低下（乏尿または無尿）をともなう**動脈管性ショック***に至ることがある。
- 聴診では、心基部を中心に狭窄部位通過時の収縮期駆出性雑音を聴取。狭窄が高度の場合は連続性雑音を聴取する。

検査・診断 ◆P108〜109

| 心電図検査 | 胸部X線検査 | 心エコー図検査 | CT検査 |

- 形態が不確実な場合は、逆行性大動脈造影または造影CTで確定診断。

治療 ◆P109

| 内科的治療 | 外科手術 |

- 極めて軽度の狭窄例を除き、すべての例で手術適応。
- 複合型の場合、複数回の外科手術を要する場合が多い。

用語解説

ターナー症候群
X染色体全体または一部が欠失していることによって発生する、女性のみにみられる染色体異常。低身長、二次性徴がこないといった症状が現れる。首の周囲の皮膚がたるむ翼状頸（よくじょうけい）なども特徴としてみられる。

ウイリス動脈輪（大脳動脈輪）
脳を栄養する左右の内頚動脈と椎骨動脈が脳底部で輪状に連結したもの。これらの血管のうち1本の血管がもし詰まっても、他の血管から血液が脳に供給されるようになっている。

側副血行路
◆P281

リブノッチング（rib notching、肋骨下縁の浸蝕像）
側副血行路の発達により肋間動脈が拡張するため、肋骨下縁がのこぎりの歯のように欠けてみえることをいう。

動脈管性ショック
動脈管に起因するショック状態。大動脈縮窄複合・離断など体血流が動脈管に依存している場合は、動脈管の閉鎖により、動脈管での左右短絡が途絶えると腎前性腎不全や代謝性アシドーシスなどの動脈管性ショックをきたすことがある。

大動脈弓：aortic arch／大動脈弓離断症：aortic arch interruption, interrupted aortic arch／ターナー症候群：Turner syndrome／ウイリス動脈輪：Willis circle／側副血行路：collateral flow

病態生理

■ 合併心奇形の大半は心室中隔欠損（VSD）＋動脈管開存（PDA）である。

大動脈縮窄複合

❶ 大動脈縮窄
❷ 動脈管開存（肺動脈から下大動脈へ右左短絡）
　▼
❸ 下半身のみ分離チアノーゼ（動脈管血流↘となると腎血流↘→乏尿）
❹ 心室中隔欠損（左右短絡）
❺ 肺血流量↗
❻ 左室容量負荷↗
❼ 右室容量負荷↗
　▼
❽ 両室肥大
　▼
❾ うっ血性心不全

単純型大動脈縮窄

❶ 大動脈縮窄
　▼
❷ 狭窄部位以下の血流量↘
　▼
❸ 左室容圧負荷↗（左室肥大）
＊成長とともに下半身への側副血行路が発達

大動脈縮窄複合の血行動態（CoA＋VSD＋PDAの場合）

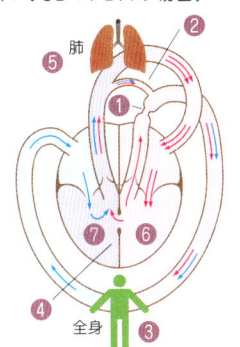

大動脈縮窄複合の形態変化
縮窄／動脈管／心室中隔欠損／両室肥大

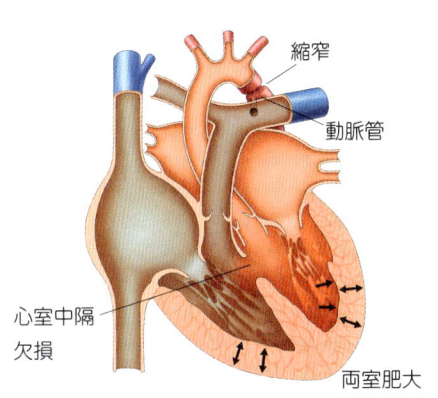

単純型大動脈縮窄の血行動態

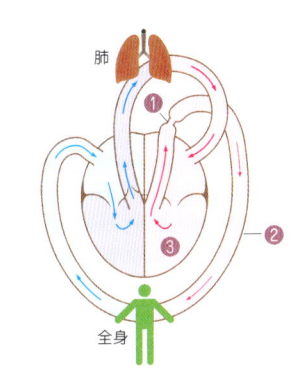

単純型大動脈縮窄の形態変化
縮窄／左室肥大

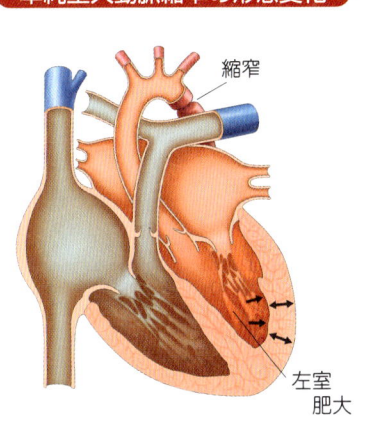

Column　Q25.1
大動脈弓離断症
担当：宇野吉雅

● 大動脈弓離断症では単独例はまれで、多くは心臓内の形態異常をともなう。
● 血行動態は大動脈縮窄症に比べ重篤な場合が多い。

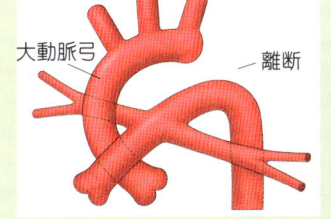

大動脈弓／離断

■ 大動脈弓離断の病型分類
・A型（大動脈が左鎖骨下動脈の直下で離断）
・B型（左総頸動脈と左鎖骨下動脈の間で離断） 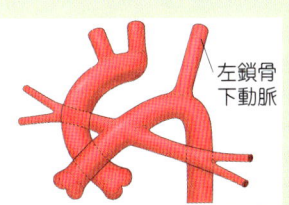
・C型（腕頭動脈と左総頸動脈の間で離断） 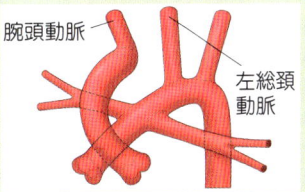

左鎖骨下動脈／腕頭動脈／左総頸動脈

心室中隔欠損[症]：ventricular septal defect（VSD）／動脈管開存[症]：patent ductus arteriosus（PDA）／大動脈弓離断症：aortic arch interruption, interrupted aortic arch／大動脈縮窄複合：coarctation complex／単純型大動脈縮窄：simple coarctation

大動脈縮窄症（CoA）

検査・診断

特徴的な検査所見		
心電図検査	両室肥大を認める	
心エコー図検査	胸骨上窩からのアプローチで狭窄部位の描出ができる	
胸部X線検査	心拡大、肺血管造影の増強	
CT検査	造影3DCTでは狭窄部の形態がよく観察できる	

胸部X線検査

- 心拡大、肺血管増強。
- 小児例では特徴的な所見はない。
- 単純型では、年長児以降は拡張した鎖骨下動脈、下行大動脈、狭窄部で形成される3の字陰影（figure 3 sign）や肋間動脈の発達によるリブノッチング（肋骨下縁の浸蝕像）がみられる場合がある。

心エコー図検査

- カラードプラ法では、縮窄部や動脈管の血流の状態がわかる。

大動脈縮窄の断層心エコー法

左鎖骨下動脈遠位部に狭窄を認める（血管内にフラップ状に突出してみえることもある）。

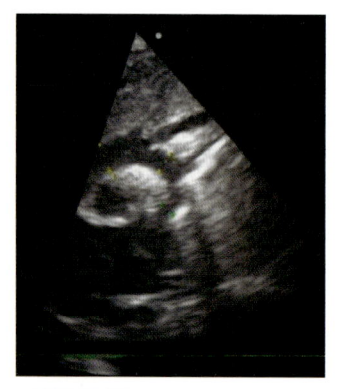

CT検査

- 3DCTでは縮窄部の診断ができる。

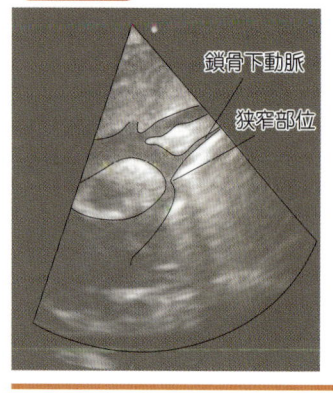

大動脈縮窄の血管造影像

左鎖骨下動脈分岐後の大動脈峡部にて狭窄所見を認め、狭窄部位以降の下行大動脈に拡大所見を認める（狭窄後拡張）。

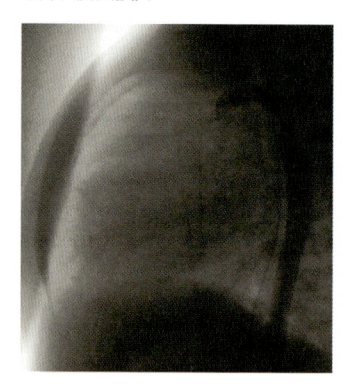

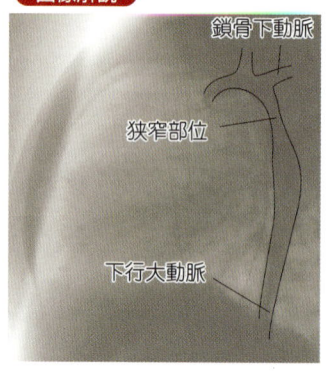

リブノッチング：rib notching／鎖骨下動脈：subclavian artery／上行大動脈：ascending aorta／下行大動脈：descending aorta／腕頭動脈：brachiocephalic artery／両［心］室肥大：biventricular hypertrophy／狭窄後拡張：post stenotic dilatation

■ 大動脈縮窄　3DCT像（背側からの画像）

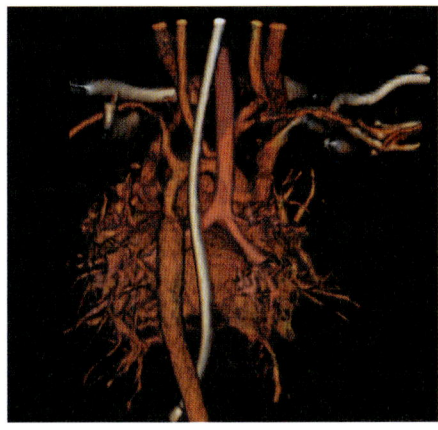

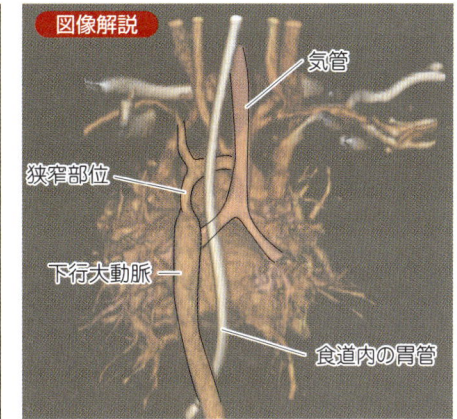

図像解説
- 気管
- 狭窄部位
- 下行大動脈
- 食道内の胃管

治療

治療の目的

内科的治療	術前の状態改善として、利尿薬、PGE_1の投与（動脈管開存の血流の維持）
外科手術	大動脈の狭窄解除（切除＋再建など）を行う

外科手術

■ 大動脈形成術として❶鎖骨下動脈フラップ法、❷狭窄切除・大動脈端々吻合法、❸パッチ形成術などがある。

■ 先に大動脈形成術と肺動脈絞扼術を行う段階的手術と、大動脈再建と心臓の形態異常の修復を同時に行う一期的根治術がある（複合の場合）。

鎖骨下動脈フラップ法（SFA）
鎖骨下動脈を用いて縮窄部を広げる。

切開線／大動脈弓の再建

狭窄切除・大動脈端々吻合法
縮窄部を切除して大動脈の近位部と遠位部を直接吻合する。

切開線／吻合

パッチ形成術
狭窄部を切開し、異種心膜などのパッチ縫合をして狭窄部を広げる。

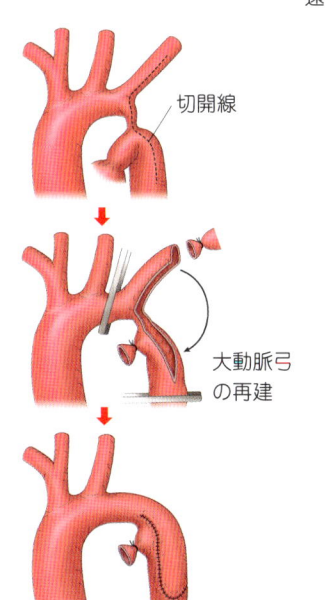

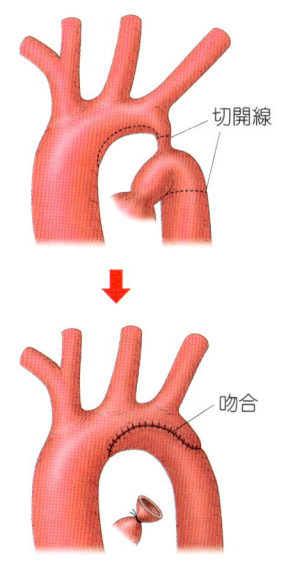

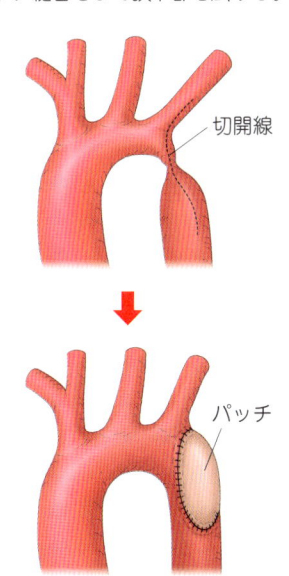

切開線／パッチ

プロスタグランジンE_1：prostaglandin E_1（PGE_1）／鎖骨下動脈フラップ法：subclavian flap aortoplasty（SFA）／端々吻合：end-to-end anastomosis／パッチ：patch

バルサルバ洞がなんらかの理由で瘤状に隆起、拡張

バルサルバ洞動脈瘤
（どうどうみゃくりゅう）

aneurysm of the sinus of Valsalva

Q25.4

担当：篠原 玄

Overview

大動脈起始部のバルサルバ洞*に瘤(こぶ)が発生したもので、先天性のものは右冠[状]動脈洞で好発し、しばしば心室中隔欠損（VSD）*と合併する。動脈瘤が破裂*すると左右短絡（シャント）が生じ、心不全が急に出現する。

誘因・原因

- 多くは先天的にバルサルバ洞（右冠動脈洞と無冠動脈洞）を支える組織が弱く、また心室中隔欠損では欠損部を通る血液が大動脈弁を引っ張ることで、徐々に瘤を形成すると考えられる。
- 後天性のものでは、感染性心内膜炎（IE）*や動脈硬化、外傷などが誘因となることがある。

病態生理 ●P111

- バルサルバ洞動脈瘤は右室に突出するものが多く、このタイプでは動脈瘤が破裂すると右心系に血液が流入し、左右短絡を生じ、右室容量負荷から心不全をきたす。

症状・臨床所見

- バルサルバ洞動脈瘤が破裂するまでは無症状である。
- 破裂後、短絡量が多い場合は急速に心不全に至る。
- 脈圧の増大がみられる。
- 聴診では、連続性雑音*を聴取する。

検査・診断 ●P111〜113

| 心電図検査 | 胸部X線検査 | 心エコー図検査 | 3DCT検査 |

- 心エコーでの診断が不確定な場合は、心臓カテーテル検査を行う。

治療 ●P113

| 外科手術 |

- 破裂例では放置すると心不全が進行するため、破裂の有無に限らず、診断がなされたら、速やかに外科手術を行う。

予後

- 手術による修復がうまくいけば予後は良好である。重症心不全や感染性心内膜炎をともなっている場合は予後不良となる。

用語解説

バルサルバ洞
バルサルバ洞とは、大動脈基部の大動脈弁直上の隆起部をさし、右冠動脈洞、左冠動脈洞、無冠動脈洞の3つの隆起からなる。大動脈洞ともよばれる。バルサルバ洞から冠動脈が左右に分かれ、左冠動脈、右冠動脈となる。

心室中隔欠損症（VSD）
●P79

バルサルバ洞動脈瘤破裂
瘤が破裂していない状態では自覚的に完全に無症状であり、合併症がなければ有意な血液動態変化をともなわない。瘤は加齢とともに脆弱化が進み、破裂する。瘤の破裂は20代〜30代に起こることが多い。

感染性心内膜炎（IE）
●P138

連続性雑音
バルサルバ洞動脈瘤破裂後は、大動脈→右心系に血液が流入することで、拡張期と収縮期に圧較差が生じるために、聴診では連続性雑音が聴取される。

大動脈弁閉鎖不全症（AR）
●P134

バルサルバ洞動脈瘤破裂：rupture of aneurysm of the sinus of Valsalva／大動脈洞：aortic sinus／動脈瘤：[arterial] aneurysm／心不全：heart failure（HF）／心室中隔欠損[症]：ventricular septal defect（VSD）／感染性心内膜炎：infectious endocarditis, infective endocarditis（IE）／動脈管開存[症]：patent ductus arteriosus（PDA）

病態生理

- もっとも多いのが右冠動脈洞に発生し、瘤が右室に突出するタイプである。
- このタイプでは、瘤が破裂すると大動脈と右室の圧較差により大動脈から右室に逆流が生じる（左右短絡）。

形態変化 非破裂時

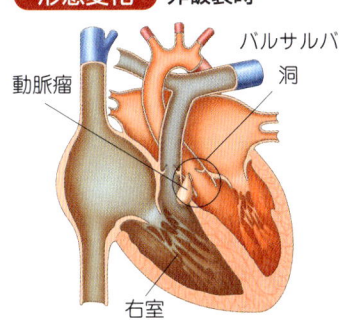

動脈瘤／バルサルバ洞／右室

血行動態

右冠動脈洞動脈瘤が右室へ突出している場合
1. 瘤の破裂により右左短絡が出現
2. 右室容量負荷（右室拡大）
3. 肺血流量↑（肺動脈拡大）
4. 左心系容量負荷（左房・左室拡大）

＊血行動態は動脈管開存症に類似する。

バルサルバ洞動脈瘤の分類

- 動脈瘤の突出のようすによって分類される。

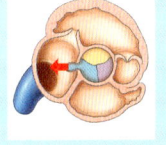

無冠動脈洞動脈瘤
Ⅳ型
（無冠動脈洞から右房へ突出）

- 右冠動脈洞
- 左冠動脈洞
- 無冠動脈洞

断面を下から見た図

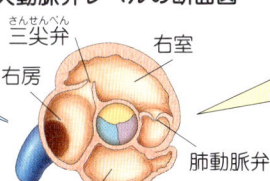

大動脈弁レベルの断面図
三尖弁（さんせんべん）／右房／右室／左房／肺動脈弁

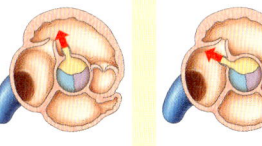

右冠動脈洞動脈瘤（70〜75％を占める）

- Ⅰ型（左端から発生）
- Ⅱ型（中央部から発生）
- Ⅲ型-V（後部から発生し右室へ突出）
- Ⅲ型-A（後部から発生し右房へと突出）

榊原、今野の分類　＊➡は破裂方向を示す

検査・診断

特徴的な検査所見

検査	所見
心電図検査	両室拡大を呈する
心エコー図検査	カラードプラ法によって、バルサルバ洞からの短絡血流が認められる
胸部X線検査	左第2弓突出、心拡大、肺血管陰影増強
3DCT検査	動脈瘤の立体化

左右短絡：left-to-right (L-R) [cardiac] shunt／右冠動脈：right coronary artery (RCA)／動脈瘤：[arterial] aneurysm

バルサルバ洞動脈瘤

心電図検査
■ 破裂後は両心室の容量負荷から、両室肥大を呈する。

■ バルサルバ洞動脈破裂後の心電図所見

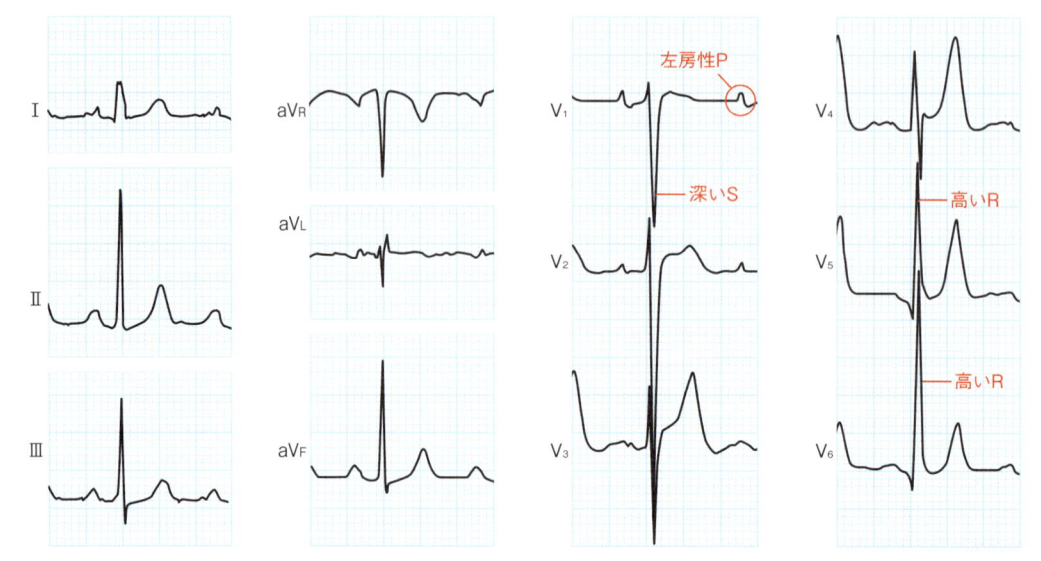

（V1：左房性P、深いS／V4：高いR／V6：高いR）

左右短絡による左房性P波、左室肥大の所見を認める。

胸部X線検査
■ 肺動脈圧の上昇により左第2弓突出、心拡大、肺血管陰影増強の所見を認める。

■ バルサルバ洞動脈瘤破裂後の胸部X線像

急激な左右短絡で起こった両心室容量負荷による心拡大と高肺血流。左心不全による肺うっ血、肺水腫を認める。

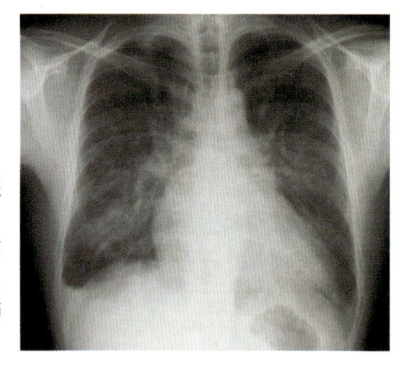

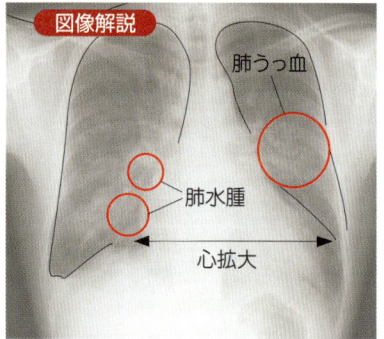

図像解説：肺うっ血、肺水腫、心拡大

心エコー図検査
■ 破裂によって生じる左右短絡が観察される。

■ バルサルバ洞動脈瘤破裂後の心エコー像

右冠動脈洞に菲薄化した動脈瘤を認め、合併した心室中隔欠損孔を通じて、右冠動脈洞の右室内への逸脱を認める。瘤の先端に破裂孔がみられる。

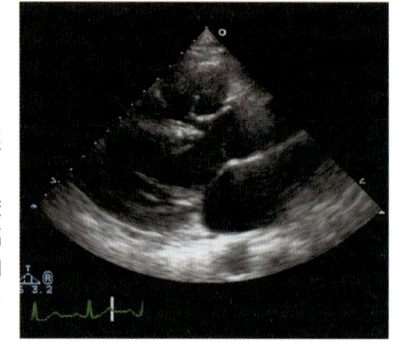

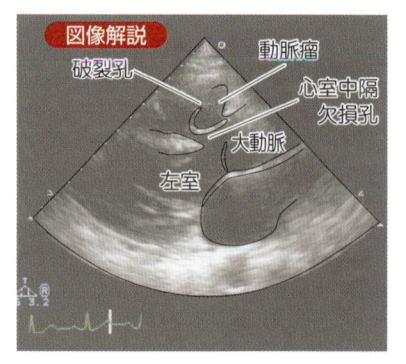

図像解説：破裂孔、動脈瘤、心室中隔欠損孔、大動脈、左室

心拡大：cardiac dilatation, cardiomegaly／バルサルバ洞：aortic sinus of Valsalva, sinus of Valsalva, Valsalva sinus／肺うっ血：pulmonary congestion／肺水腫：pulmonary edema／動脈瘤：[arterial] aneurysm

バルサルバ洞動脈瘤破裂後の心エコー像（カラードプラ法）

バルサルバ洞動脈瘤の破裂孔を通じて、大動脈より右室への短絡（シャント）血流を認める➡。合併している心室中隔欠損孔を通じて、左室より右室への短絡を認める⇢。

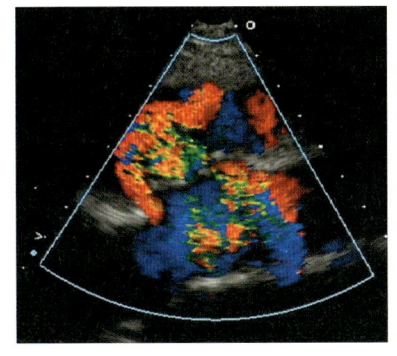

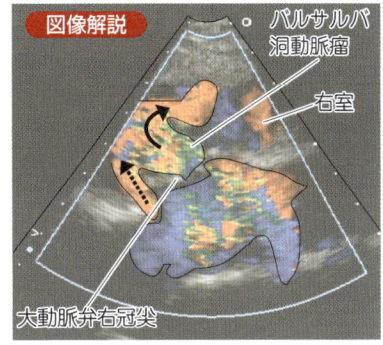

図像解説：バルサルバ洞動脈瘤／右室／大動脈弁右冠尖

3次元CT検査

- 3次元CT検査では、立体的な動脈瘤の全体像を把握できる。

バルサルバ洞動脈瘤の3次元CT像

拡大（瘤化）した右冠動脈洞を認める。

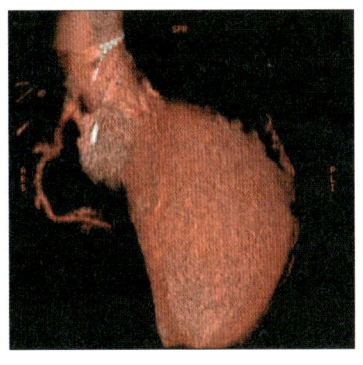

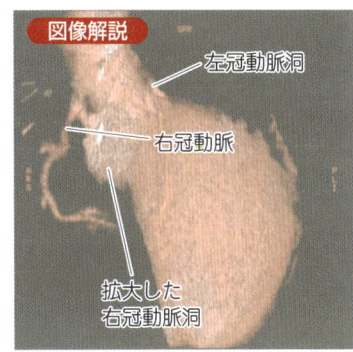

図像解説：左冠動脈洞／右冠動脈／拡大した右冠動脈洞

治療

治療の目的

| 外科手術 | 動脈瘤破裂の有無にかかわらず、全例で手術適応 |

外科手術

- 診断が確定すれば早急に手術を行う。
- 体外循環使用のもと動脈瘤切除後、パッチで閉鎖する。
- 心室中隔欠損症（VSD）、大動脈弁閉鎖不全症* ●P134があれば、同時に修復を行う。

脆弱（ぜいじゃく）な部分を切除した後、心室中隔の欠損が大きい場合に右室側から閉鎖するときは、大動脈弁輪部も固定する（シータ型閉鎖法）。

動脈瘤切除術（シータ型閉鎖法）

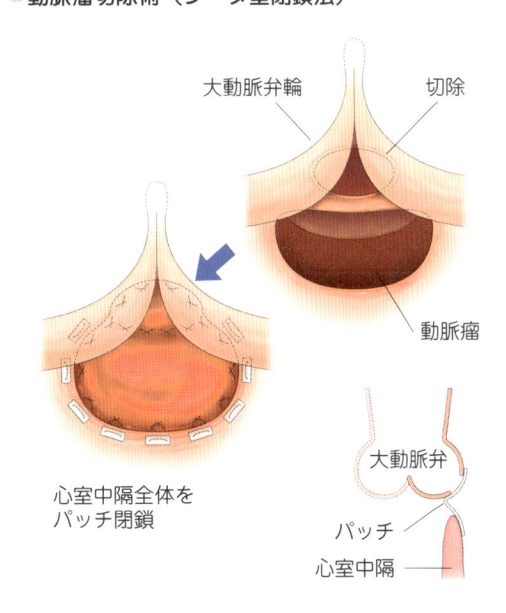

大動脈弁輪／切除／動脈瘤／心室中隔全体をパッチ閉鎖／大動脈弁／パッチ／心室中隔

3次元CT：3 dimensional CT／動脈瘤切除：aneurysmectomy／弁輪：annulus

肺動脈弁狭窄症（PS）／エプスタイン病

Column

肺動脈弁狭窄症（PS）

I37.0
担当：篠原 玄

- 先天的に肺動脈弁の交連部が癒合し狭窄を形成するもので、狭窄の程度に応じて右[心]室に圧負荷が増大し、心不全症状を現す。
- 肺動脈主幹部は狭窄後拡張をきたす。

症状・臨床所見

- 軽症では生涯無症状。狭窄が強いと乳児期に発症する。新生児期に発症するものは右室低形成をともない、動脈管依存性で肺動脈閉鎖とともに右室低形成の範疇に入れる。
- 聴診／胸骨左縁第2肋間に最強点をもつ収縮期駆出性雑音、Ⅱ音の分裂（ⅡP音の減弱）。

検査・診断

- 心電図／右軸偏位、右室肥大所見。
- 胸部X線／左第2弓の突出。
- 心エコー図／狭窄・肥厚した弁と肺動脈の狭窄後拡張。
- 心臓カテーテル／収縮期の右室と肺動脈の圧較差、肺動脈造影で狭窄後拡張を認める。

治療

- 中等症／経皮的バルーンカテーテル弁形成術。
- 異形成弁症例／直視下肺動脈弁交連切開術。

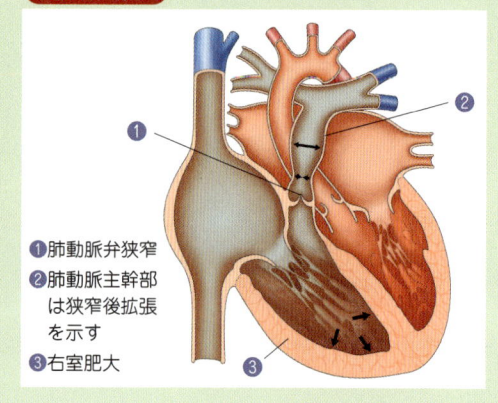

形態変化
① 肺動脈弁狭窄
② 肺動脈主幹部は狭窄後拡張を示す
③ 右室肥大

Column

エプスタイン病

Q22.5
担当：篠原 玄

- 三尖弁のうち、中隔尖、後尖➡P117が本来よりも右[心]室側に形成される指定難病。
- 三尖弁閉鎖不全、逆流が起こるとともに、右室の一部が機能的に右房化する。

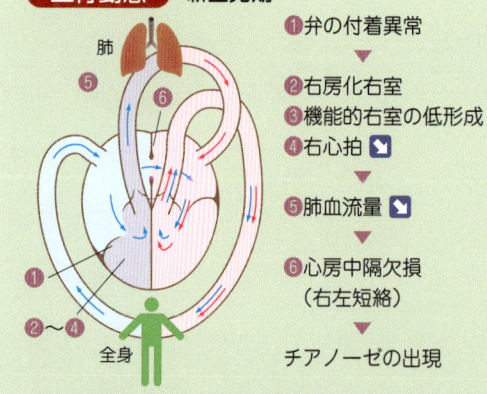

血行動態　新生児期
① 弁の付着異常
② 右房化右室
③ 機能的右室の低形成
④ 右心拍 ↘
⑤ 肺血流量 ↘
⑥ 心房中隔欠損（右左短絡）
チアノーゼの出現

＊三尖弁閉鎖不全や機能的右室低形成が高度で、右房圧が上昇している例では、卵円孔開存／心房中隔欠損症を通じて、心房間に右左短絡が生じ、チアノーゼが出現する。

症状

- 軽症では無症状で成人になる。重症では新生児期に重症のチアノーゼ、心不全。
- 聴診／Ⅲ、Ⅳ音の亢進による三部調律、四部調律、および三尖弁閉鎖不全による収縮期雑音。

検査・診断

- 心電図／右房性P波、完全右脚ブロック。副伝導路症候群の合併例では、デルタ波、房室回帰性頻拍を認める。ほかに右房拡大による心房粗動、心房細動など。
- 胸部X線／著明な心拡大（箱形心陰影）。
- 心エコー図／三尖弁の位置と逆流の程度、右房化右室などが描出される。

治療

- 三尖弁形成術、三尖弁置換術。
- 軽症例は手術適応とならない。

肺動脈弁狭窄症：pulmonary valve stenosis（PS）／狭窄後拡張：poststenotic dilatation／駆出性雑音：ejection murmur／三尖弁：tricuspid valve／三尖弁閉鎖不全症：tricuspid [valve] insufficiency／エプスタイン病：Ebstein's anomaly／卵円孔開存：patent foramen ovale（PFO）／心房中隔欠損［症］：atrial septal defect（ASD）／収縮期雑音：systolic murmur（SM）

第 3 章
心臓弁膜症

心臓弁膜症 ——————————— 116
　Column 連合弁膜症 ——————— 117
僧帽弁狭窄症（MS）——————— 118
僧帽弁閉鎖不全症（MR）————— 124

　Column 僧帽弁逸脱症（MVP）—— 129
大動脈弁狭窄症（AS）—————— 130
大動脈弁閉鎖不全症（AR）———— 134
　Column 感染性心内膜炎（IE）—— 138

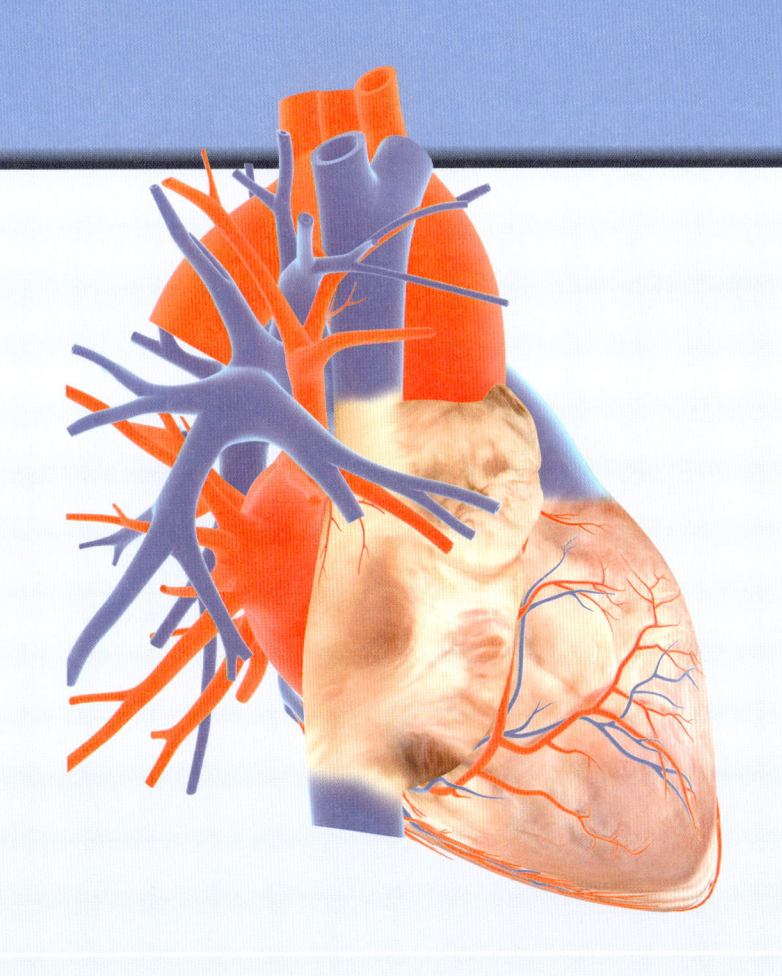

心臓の弁膜に開閉障害があり、正しく機能しなくなった状態をいう

心臓弁膜症
しんぞうべんまくしょう
valvular heart disease, cardiac valvular disease

担当：橋本和弘

心臓弁膜症一覧

狭窄は、弁尖の癒合により弁口が狭くなり、血流が妨げられる。
閉鎖不全は、弁の閉鎖が不完全（弁尖の逸脱・破壊、弁輪の拡大）なために血液が逆流する。

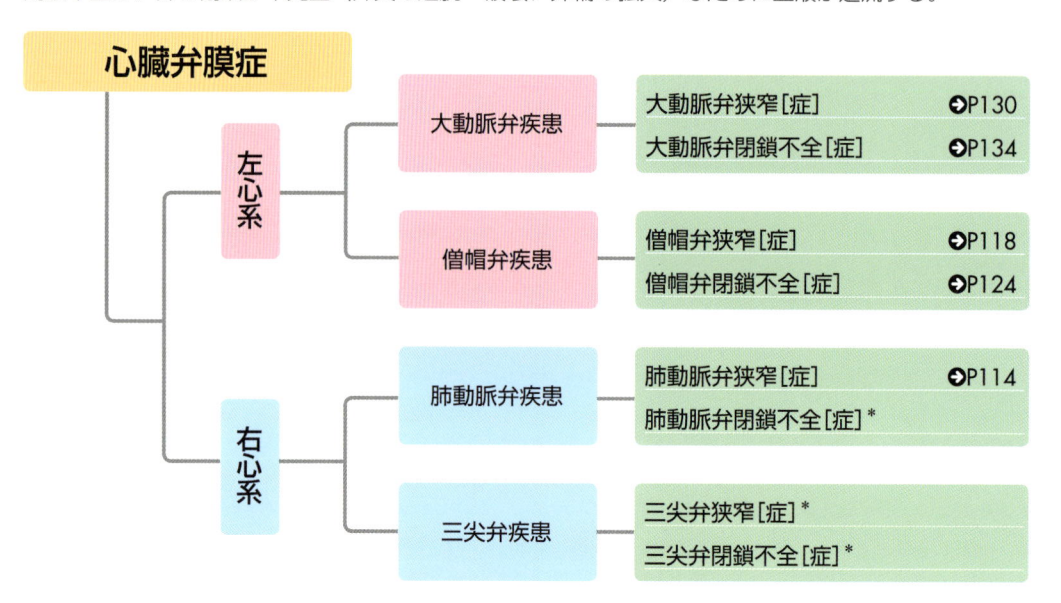

```
心臓弁膜症
├ 左心系
│   ├ 大動脈弁疾患
│   │   ├ 大動脈弁狭窄[症]      ➡P130
│   │   └ 大動脈弁閉鎖不全[症]   ➡P134
│   └ 僧帽弁疾患
│       ├ 僧帽弁狭窄[症]        ➡P118
│       └ 僧帽弁閉鎖不全[症]     ➡P124
└ 右心系
    ├ 肺動脈弁疾患
    │   ├ 肺動脈弁狭窄[症]      ➡P114
    │   └ 肺動脈弁閉鎖不全[症]*
    └ 三尖弁疾患
        ├ 三尖弁狭窄[症]*
        └ 三尖弁閉鎖不全[症]*
```

■ 心臓弁膜症にともなう代表的な合併症

合併症	合併症の概要	起こしやすい弁膜症
心房細動（AF）	僧帽弁の狭窄や逆流により左[心]房負荷（圧・容量）が生じ、結果的に心房細動が起こる。	僧帽弁狭窄症（MS） 僧帽弁閉鎖不全症
血栓塞栓症	弁の狭窄、閉鎖不全により左房が拡大、心房細動を合併すると、左房内の血流うっ滞、収縮力消失が原因で血栓形成が起こりやすくなる。	僧帽弁狭窄症（MS）、とくに心房細動合併例に多い。
心不全	左[心]室機能不全により、肺うっ血にともなう症状（息切れ、呼吸困難）を起こす。右心不全（下肢のむくみ、肝腫大）は、左心不全に続発して右室の機能不全が生じた結果であることが多い。	左心不全は僧帽弁疾患、大動脈弁疾患に、右心不全は上記疾患に併発した三尖弁疾患、肺動脈弁疾患にみられやすい。
感染性心内膜炎（IE）	弁膜症があると、弁に菌が付着しやすく感染を起こしやすい。僧帽弁狭窄症は、狭窄による異常血流の速度が速いため起こりにくい。	すべての弁膜症に合併しやすいが、正常弁にも生じる。

用語解説

肺動脈弁閉鎖不全症
（pulmonary [valve] insufficiency）
原因の多くが肺高血圧にともなう肺動脈弁輪の拡大によるものである。感染性心内膜炎などに併発することもある。

三尖弁狭窄症（TS、tricuspid [valve] stenosis）
原因の多くがリウマチ熱で、単独は少なく、他の弁のリウマチ性変化と合併する。

三尖弁閉鎖不全症
（tricuspid [valve] insufficiency）
僧帽弁狭窄・閉鎖不全にともなう肺高血圧により右室拡大（三尖弁輪拡大）が生じ、その二次的変化によって生じる。

大動脈弁狭窄症：aortic [valve] stenosis（AS）／大動脈弁閉鎖不全症：aortic [valve] insufficiency／僧帽弁狭窄症：mitral [valve] stenosis（MS）／僧帽弁閉鎖不全症：mitral [valve] insufficiency／肺動脈弁狭窄症：pulmonary(pulmonic) [valve] stenosis（PS）／肺動脈弁閉鎖不全症：pulmonary [valve] insufficiency

心臓弁膜症の割合

- 心臓弁膜症の大部分が僧帽弁膜疾患と大動脈弁膜疾患である。
- 心臓弁膜症は狭窄症と閉鎖不全症に大別される。僧帽弁、大動脈弁においてはこの2つの病態を合併する場合もある（狭窄兼不全症）。
- 以前多かったリウマチ性弁膜症が激減し、かわりに動脈硬化および加齢によって生じる変性（僧帽弁閉鎖不全）、石灰化（大動脈弁狭窄）による弁膜症が増加している。

■ 心臓弁膜症の発生箇所の割合

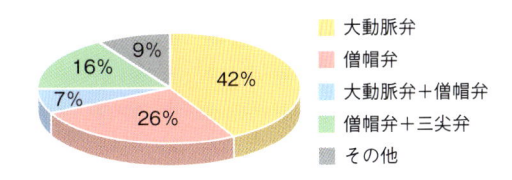

- 大動脈弁 42%
- 僧帽弁 26%
- 大動脈弁＋僧帽弁 7%
- 僧帽弁＋三尖弁 16%
- その他 9%

Ueda Y.et al：Thoracic and cardiovascular surgery in Japan during 2006. Annual report by The Japanese Association for Thoracic Surgery. Gen Thoracic Cardiovasc Surg, 56: 371, 2008

心臓弁の解剖図

- 僧帽弁と三尖弁は、弁輪、弁尖、腱索、乳頭筋からなる。
- 僧帽弁は、前尖、後尖とよばれる2弁尖、三尖弁は前尖、中隔尖、後尖の3弁尖からなる。両者をあわせて**房室弁**という。
- 大動脈弁と肺動脈弁は、両者とも3つの半月状の弁尖構造をしており、**半月弁**とよばれる。
- 弁は心筋ではなく線維組織であり、弁の開閉は、弁の前後の圧の差による受動的運動に乳頭筋収縮による介助があって行われる。

収縮期 — 腹側／肺動脈弁／大動脈弁／僧帽弁（後尖・前尖）／三尖弁（前尖・中隔尖・後尖）／背側

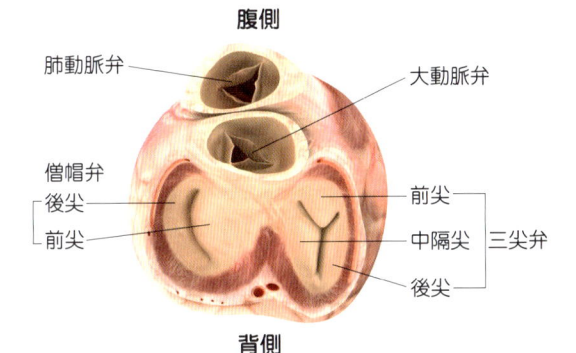

拡張期 — 肺動脈弁／大動脈弁／僧帽弁／三尖弁

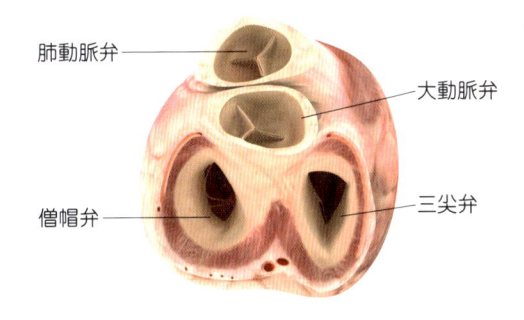

Column
連合弁膜症（れんごうべんまくしょう）

担当：橋本和弘

- 複数の弁膜症を合併している状態を連合弁膜症という。単一のものよりも重症度が高い。
- リウマチ性心臓弁膜症に好発する。
- もっとも頻度が高いのは、僧帽弁狭窄症と大動脈弁膜症の合併である。
- 治療法は個々の弁膜症の治療法に順ずる。

① 僧帽弁狭窄症（中等症以上）
② 左房圧の上昇と血流うっ滞
③ 心拍出量の減少（左室流入減少、大動脈弁での逆流）
④ 大動脈弁閉鎖不全症による逆流

■ 血行動態

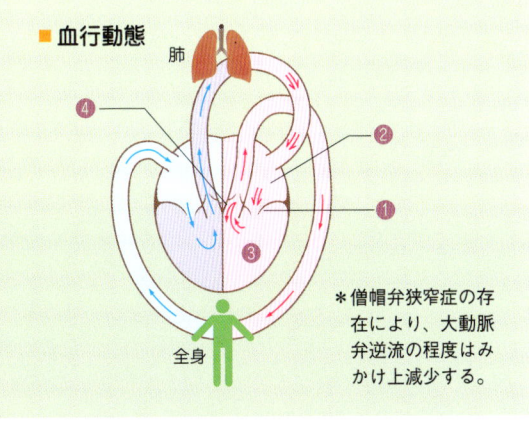

＊僧帽弁狭窄症の存在により、大動脈弁逆流の程度はみかけ上減少する。

三尖弁狭窄症：tricuspid [valve] stenosis (TS)／三尖弁閉鎖不全症：tricuspid [valve] insufficiency／感染性心内膜炎：infectious endocarditis, infective endocarditis (IE)／連合弁膜症：combined valvular disease

僧帽弁の狭窄により、左房から左室への血液の流れが障害されている状態

I05.0　I34.2

僧帽弁狭窄症（MS）
そうぼうべんきょうさくしょう　エムエス
mitral [valve] stenosis

担当：坂本吉正

Overview

女性に多くみられる特徴があり、ほとんどがリウマチ性である。リウマチ熱*の減少にともない、本疾患も減少傾向にある。

誘因・原因

- 小児期にリウマチ熱に罹患し、その後遺症として、弁と弁の間の交連部が癒着して弁の開放が制限される。
- ごくまれに先天性形態異常などで出現することがある。

病態生理 ●P119

- 拡張期に左[心]房から左[心]室への血液の流入が障害されるため、左房圧が上昇し、左房が拡大する。
- さらに肺静脈圧の上昇から肺うっ血を呈し、心拍出量が減少する。慢性的な肺静脈圧上昇の結果、肺高血圧をきたしやすい。
- 左房の拡大により、心房細動*を生じることが多い。
- 心房細動と左房内の血液うっ滞から、左房内に血栓ができやすくなり、血栓塞栓症*を合併する危険がある。

症状・臨床所見 ●P119

- 僧帽弁口面積が$1.5cm^2$以下になると、肺うっ血による労作時呼吸困難などの臨床症状が出現する。
- 聴診では、心尖部聴診で、第Ⅰ音の亢進、Ⅱ音直後の僧帽弁開放音*、拡張期ランブルが聴取されることが特徴的である。

検査・診断 ●P120〜121

| 心電図検査 | 胸部X線検査 | 心エコー図検査 | 心臓カテーテル検査 |

- 心エコー図による形態診断が重要である。

治療 ●P122〜123

| 内科的治療 | カテーテル治療 | 外科手術 |

- 薬物療法（心不全治療、心拍数コントロール、血栓予防など）
- 外科的治療（僧帽弁交連切開術、僧帽弁置換術）

予後

- 左房拡大、心房細動、肺高血圧などが生じることにより、予後不良となる。外科手術の適切な時期を決定することが重要である。

用語解説

リウマチ熱（rheumatic fever）
A群溶連菌感染症の感染に続き起こる炎症性の疾患。学童期の子どもに好発し、発症には自己免疫機序が関係する。リウマチ熱の半数以上が心内膜炎を起こし、その炎症が心臓の弁膜を障害することがあり、心臓弁膜症を引き起こす大きな要因となる。原因となる連鎖球菌感染症に対する抗菌薬の使用により、日本では新たなリウマチ熱患者が激減した。

心房細動（AF, atrial fibrillation）
洞結節由来の心房波が消えて、心房が不規則にかつ頻回に振動して起こる不整脈。本症では、左房内の血流うっ滞により、心房壁が刺激されて心房細動が起こりやすい。心房細動が起こると、心房の不規則な血液の流れから血栓が形成されやすくなる。

血栓塞栓症
本症では、心房細動と左房内の血流のうっ滞により、血栓が形成されやすい。形成された血栓がはがれて血流にのると、運ばれた先で動脈をふさいで、脳梗塞や急性心筋梗塞などを起こすことがある。

僧帽弁開放音（OS）
僧帽弁が開放されるときにⅡ音の直後に生じる高調な過剰心音。

memo

リウマチ性弁膜症（rheumatic valvular disease）
心臓弁膜症には、先天的な異常と後天的な障害がある。後天的な障害によるものでは、リウマチ熱が原因となるリウマチ性弁膜症が代表的である。リウマチ性弁膜症は、狭窄のみならず閉鎖不全症をともなうことが多い。

リウマチ熱：rheumatic fever／先天性僧帽弁狭窄症：congenital mitral [valve] stenosis／心房細動：atrial fibrillation（AF）／僧帽弁開放音：mitral opening snap（OS）／拡張期ランブル：diastolic rumble, diastolic filling murmur／肺高血圧症：pulmonary hypertension／リウマチ性弁膜症：rheumatic valvular disease

病態生理

- リウマチ熱にともなう炎症性変化が僧帽弁複合体（弁膜、弁輪、弁尖、弁下組織）に反復して波及し、弁膜の炎症が瘢痕化して弁尖の肥厚、交連部と腱索の癒合など病理的変化が生じる。
- 正常の僧帽弁口は4.0～5.0cm^{2}であるが、1.5cm^{2}以下になると、臨床症状が発現する。

血行動態

1. 僧帽弁狭窄症
2. 左房圧↑（左房拡大）
3. 心房細動
4. 左房内血栓
5. 塞栓症状
6. 左房圧上昇から肺うっ血に移行
7. 肺高血圧（肺動脈拡張）
8. 右室負荷（右室肥大）
9. 相対的三尖弁閉鎖不全
10. 右心不全へ

形態変化

リウマチ熱以外の僧帽弁狭窄症（MS）の原因

ごくまれであるが、下記の原因によってもMSが生じる

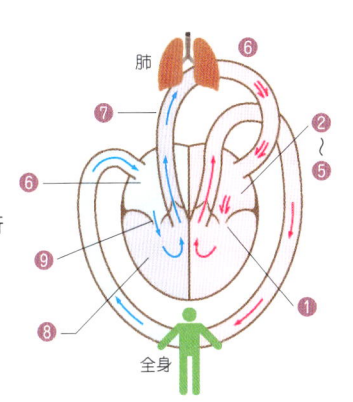

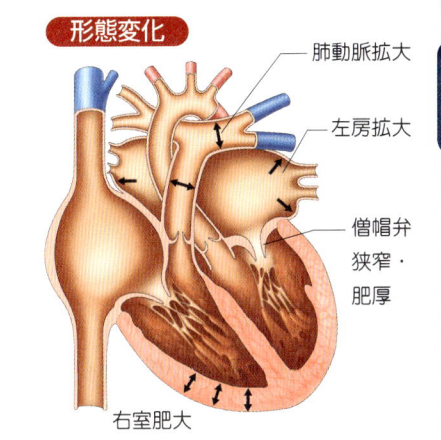

原因	理由
先天性形態異常（パラシュート僧帽弁）	1つの乳頭筋から2つの弁尖の腱索が連結している。腱索は肥厚し、多くは僧帽弁狭窄をきたす。
人工透析による僧帽弁輪石灰化	カルシウム、リンの代謝異常により弁の石灰化が起こり、僧帽弁口が狭窄する。高齢者に多い。
リブマン・ザックス（Libman-Sacks）心内膜炎	SLE（全身性エリテマトーデス）の患者でより頻繁に発生する。房室弁がもっとも侵されやすい。
アミロイドーシス	アミロイド線維が心筋に沈着することにより、心臓の構造および機能に異常をきたす。
ムコ多糖体沈着疾患	ムコ多糖体沈着疾患では、僧帽弁にムコ多糖が沈着することにより、狭窄・逆流を起こす。
交連切開術→P122後の再狭窄	弁や弁下組織の石灰化が進行している症例では、術後再狭窄の頻度が高い。
人工弁→P123機能異常による狭窄	人工弁置換術において生体弁を用いた場合、生体弁の耐久性に限界があるため、再狭窄を生じる。

症状・臨床所見

- 僧帽弁の狭窄により、僧帽弁の硬度が増しているため、第I音が亢進し、開始が遅れる。
- 僧帽弁開放音（OS）が生じる。
- 拡張中期の僧帽弁における血流障害に起因して、**拡張期ランブル**（低調な雑音）が発生する。
- これらの特徴的な心音は、弁腹部の可動性が保たれている例でよく聴取される。最軽症と最重症例では聴取されない。

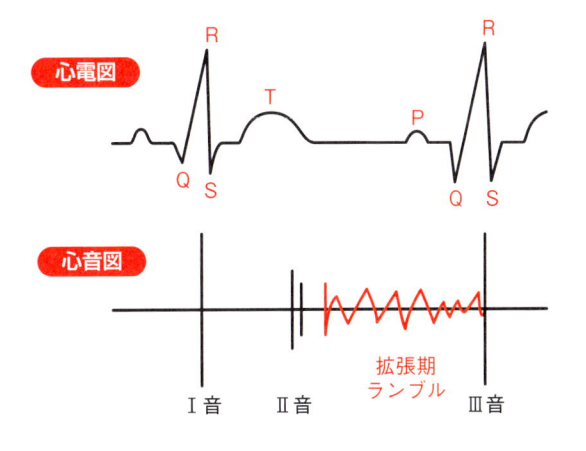

僧帽弁：mitral valve／人工透析：artificial dialysis／リブマン・ザックス心内膜炎：Libman-Sacks endocarditis／アミロイドーシス：amyloidosis／ムコ多糖：mucopolysaccharide／交連切開術：commissurotomy／人工弁：prosthetic valve, artificial valve

僧帽弁狭窄症（MS）

検査・診断

特徴的な検査所見		
心電図検査	Ⅰ、Ⅱ誘導で二峰性P波、病態が進むと心房細動（AF）	
胸部X線検査	左第3弓突出、気管分岐角の拡大、二重陰影（double shadow）	
心エコー図検査	弁口面積の狭小化、弁尖輝度増強、拡張期ドーム形成、弁下構造の変化を確認	
心臓カテーテル検査	拡張期の左房→左室の圧較差が大きくなる	

心電図検査

- 左房負荷より、Ⅰ、Ⅱ誘導において幅広い二峰性P波（僧帽性P波）を認める。
- V_1誘導においては陰性部分が大きい二相性P波を認める。

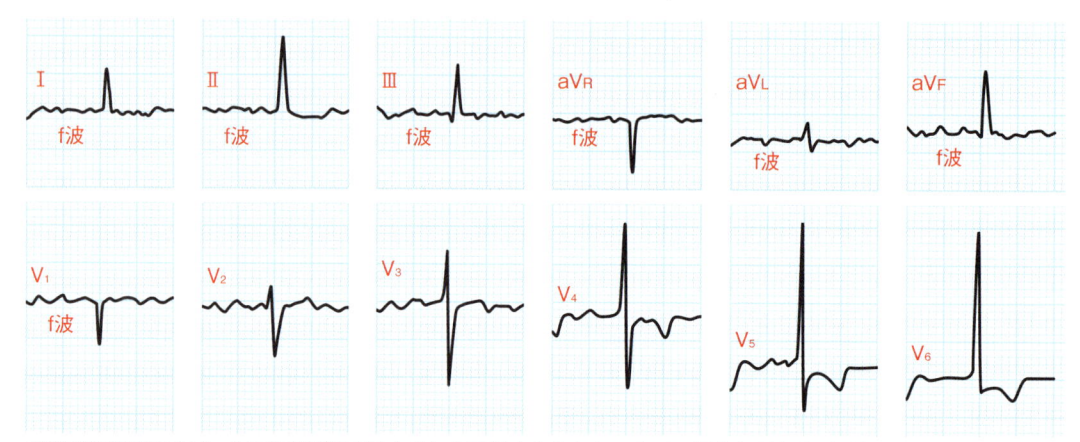

僧帽弁狭窄症により、左房負荷がかかるために左房拡大をきたし、多くの場合心房細動（f波）を認める。

胸部X線検査

- 左室拡大、左房拡大を認める。
- 左房拡大をきたすために左第3弓が突出。右第2弓の中に重なる（二重陰影）。
- 左房の著明な拡大により、気管分岐角の拡大。
- 心不全をきたすと、肺うっ血や胸水が出現。

術前 左室、左房拡大。心拡大が著明。

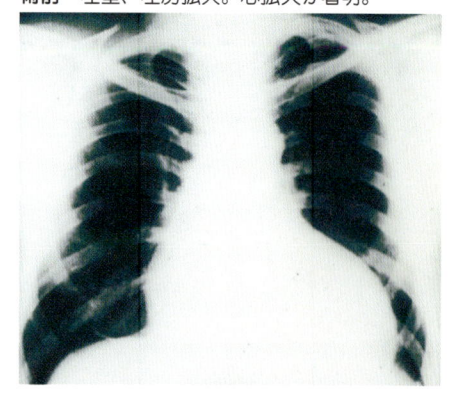

術後 術後は心拡大が改善。

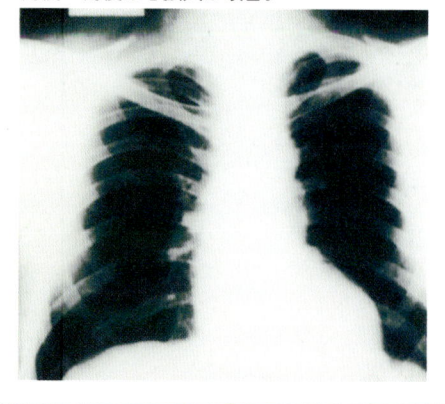

心房細動：atrial fibrillation（AF）／二重陰影：double shadow／二峰性脈：bisferiens pulse／二相性脈：biphasic pulse

心エコー図検査

- 本症の診断にもっとも有用であり、弁口面積は、重症度の重要な指標となる。
- **断層法**：交連部の癒着と弁下組織の変化、僧帽弁の輝度の上昇、拡張期ドーム形成、弁口の狭小化がみられる。
- **Mモード**：僧帽弁エコー輝度の増加、拡張期弁後退速度（DDR）の低下を認める。
- **経食道心エコー法**：さらに詳細に左房内血栓の有無、僧帽弁の状態、弁下構造の状態などが把握できる。

僧帽弁口面積（MVA）の測定

- 短軸断層で弁口を直接トレースして弁口面積を測定する（**プラニメトリ法**）。
- 僧帽弁血流の連続波（CW）ドプラ波形から左房と左室の圧較差が2分の1になるまでの時間（圧半減時間）から弁口面積を推定する（PHT法）。

$$MVA(cm^2) = 220/PHT (秒)$$

プラニメトリ法
（胸骨左縁短軸像［僧帽弁レベル］）

僧帽弁の高度の狭窄がみられる。

経胸壁断層心エコー法（胸骨左縁左室長軸断面像）

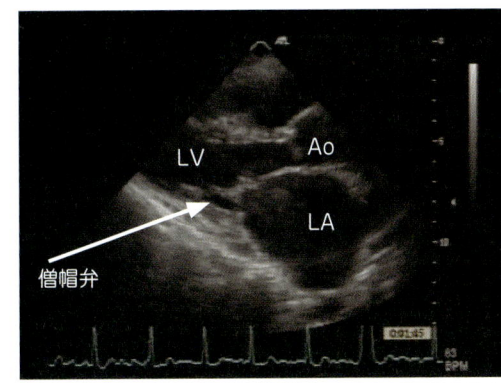

僧帽弁前尖の開放制限と後退速度の減少、左房の拡大がみられる。

僧帽弁狭窄症の重症度

重症度	弁口面積	平均圧較差	収縮期肺動脈圧
軽度	>1.5cm²	<5mmHg	<30mmHg
中等度	1.0～1.5cm²	5～10mmHg	30～50mmHg
重度	<1.0cm²	>10mmHg	>50mmHg

ACC／AHA 2006 guideline for the management of patients with valvular heart disease

心臓カテーテル検査

- 狭窄度を反映して左房圧が上昇することにより、拡張期に左房と左室の圧較差が大きくなる。
- 左房圧または肺動脈楔入圧（PCWP）を同時記録することにより、**ゴーリンの式**を用い、僧帽弁口面積が算出される。

ゴーリンの式

$$MVA(cm^2) = \frac{僧帽弁血流量}{38\sqrt{左房－左室間圧較差}}$$

ただし、僧帽弁血流量＝心拍量／拡張期充満時間

圧較差：pressure gradient／僧帽弁口面積：mitral valve area（MVA）／プラニメトリ法：planimetry／圧半減時間：pressure half time（PHT）／肺動脈［毛細管］楔入圧：pulmonary capillary wedge pressure（PCWP）／ゴーリンの式：Gorlin equation

僧帽弁狭窄症（MS）

治療

治療の目的

内科的治療	心不全の治療、心房細動による合併症予防
外科手術	僧帽弁置換術（MVR）、直視下僧帽弁交連切開術（OMC）
カテーテル治療	狭窄した僧帽弁をバルーンカテーテルで拡張して交連部を切開する

内科的治療

- 軽症例ではとくに治療を必要としない。

僧帽弁狭窄症における薬物療法の適応

適応	薬剤	よく使われる処方
呼吸困難、浮腫などの心不全症状の軽減	ループ性利尿薬	アゾセミド
左房内血栓形成および塞栓の予防	抗凝固薬	ワルファリンカリウム
心房細動時の心拍コントロール	ジギタリス薬	メチルジゴキシン
	β遮断薬	メトプロロール酒石酸塩
	カルシウム拮抗薬	ベラパミル塩酸塩

カテーテル治療

経皮的僧帽弁交連切開術（PTMC）

- バルーンカテーテルを用いて、僧帽弁口を開大するものである。
- 弁の可動性が良好で弁下部病変が軽度であり、㋐僧帽弁逆流を認めない場合に適応される。
- 中等度以上の逆流や左房内に血栓がある例では不適応と考えられる。

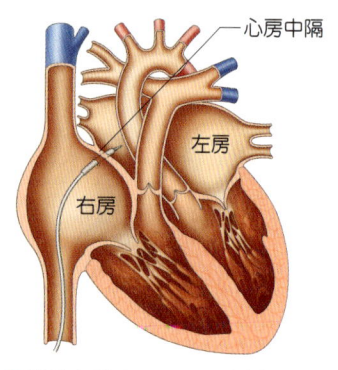

❶静脈よりカテーテルを挿入し、心房中隔を穿刺する。
❷左房へと至り僧帽弁口部に誘導する。
❸僧帽弁口部でバルーンを膨らませて狭窄を拡大する。

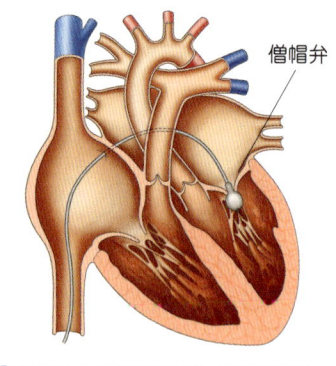

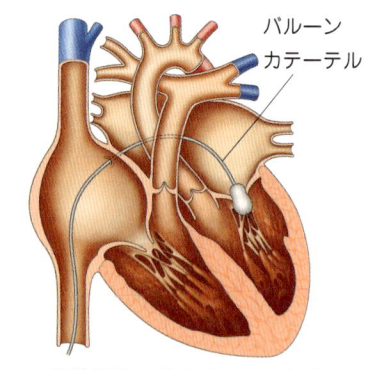

外科手術

- 手術適応は❶NYHA（ニューヨーク心臓協会）Ⅱ度以上、❷血栓塞栓症状の出現、❸心房細動㋐の出現が重要とされている。左房内血栓の存在も指標となる。

経皮的僧帽弁交連切開術：percutaneous transluminal mitral commissurotomy（PTMC）／ニューヨーク心臓協会：New York Heart Association

直視下僧帽弁交連切開術（OMC）

- 体外循環下に交連部を切開する方法である。
- 弁の可動が比較的良好な例で適応となる。

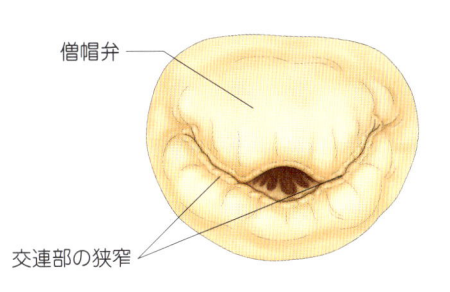

僧帽弁

交連部の狭窄

狭窄した僧帽弁を切開

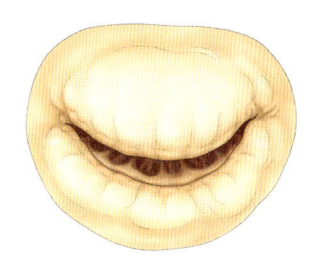

僧帽弁置換術（MVR）

- 自己の僧帽弁を切除し、人工弁に置換する。
- 重度に石灰化した弁や弁下の歪みひずみ、左房血栓を有する症例や僧帽弁閉鎖不全症◯P124の合併⑦など、直視下僧帽弁交連切開術（OMC）で対応できない場合に行う。

僧帽弁

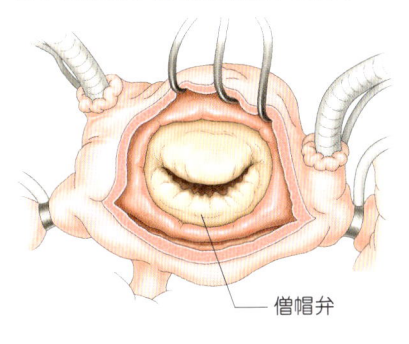

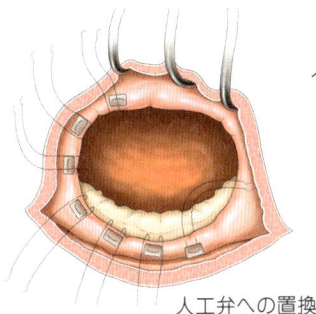

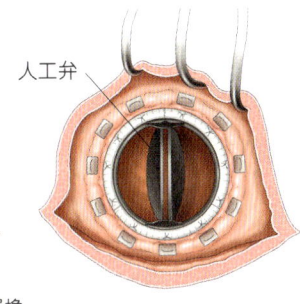

人工弁への置換

人工弁

人工弁の種類　生体弁と機械弁の2種類がある

	生体弁	機械弁
	ウシやブタなど動物の組織（心膜組織、弁組織）を用いてつくられる。	パイロリティックカーボン製。
長所	血栓を生じにくく、血行動態が自然弁に近い。	耐久性が高い。
短所	耐久性に乏しく、長期使用で弁の破壊、石灰化などをきたす。	生体適合性が低い。血栓を形成しやすいために、生涯にわたってワルファリンカリウムを服用し続ける必要がある。
適応	・高齢者 ・妊娠を希望する女性※ ・易出血性疾患患者	生体弁の適応（左記）を除く患者において用いられる。

※機械弁では抗凝固薬の服用を余儀なくされるが、ワルファリンカリウムは妊娠中に服用すると胎児の形態異常を起こす可能性が高いため、妊娠を希望する女性には生体弁がすすめられる。提供：セント・ジュード・メディカル

直視下僧帽弁交連切開術：open mitral commissurotomy（OMC）／僧帽弁置換術：mitral valve replacement（MVR）／左房血栓：left atrial thrombus／機械弁：mechanical valve／生体弁：bioprosthetic valve, tissue [heart] valve

収縮期に左室から左房へ血液の逆流が起こる状態

I34.0

僧帽弁閉鎖不全症（MR）
mitral [valve] insufficiency

担当：川田典靖

Overview

僧帽弁*の閉鎖不全により収縮期に左［心］室内に血液逆流が起こり、左室の容量負荷と左［心］房の内圧上昇をきたす。**急性僧帽弁閉鎖不全症**と**慢性僧帽弁閉鎖不全症**がある。

誘因・原因

- ほとんどが退行性病変である。非リウマチ性の原因としては、僧帽弁逸脱症*、腱索断裂*、感染性心内膜炎*などがある。

病態生理 ●P125

- 慢性の場合は逆流による容量負荷に対して**代償機構***がはたらき左房・左室が拡大するため、しばらく無症状で経過する。やがて代償が困難になると、心不全症状が現れたり、心房細動に陥る。
- 急性の場合では、左房に急激な容量負荷がかかるために、急激な肺うっ血、肺水腫をきたす。

症状・臨床所見 ●P125

- 軽度例では、動悸、息切れ、易疲労性。症状が進むと労作時呼吸困難、起座呼吸*、発作性夜間呼吸困難（左心不全症状）、食欲不振、浮腫、肝腫大（右心不全症状）などを生じる。
- 急性僧帽弁閉鎖不全症では心拍出量低下や肺うっ血、ときに心原性ショック*状態に陥る。
- 聴診では、心尖部で全収縮期逆流性雑音を聴取する。

検査・診断 ●P125～127

| 胸部X線検査 | 心電図検査 | 心エコー図検査 | 心臓カテーテル検査 |

- 左室造影でセラーズの分類●P127による重症度判定を行う。

治療 ●P127～129

| 内科的治療 | 外科的治療 |

- 薬物療法（心不全治療、降圧療法）
- 外科的治療（僧帽弁形成術、僧帽弁置換術）

予後

- 中等症以上か左室機能低下がある例では、予後は不良。

用語解説

僧帽弁
僧帽弁は、僧帽弁輪、弁尖、腱索、乳頭筋の協調運動により、完全に機能する。これらのいずれかが障害されても僧帽弁閉鎖不全症を生ずる原因となる。

僧帽弁逸脱症
●P129

腱索断裂
腱索とは、房室弁のそれぞれの弁尖と心室内の乳頭筋とをつないでいる細い索状物。腱索断裂は僧帽弁逸脱の一部として起こる場合や、感染性心内膜炎の弁破壊の結果として起こる場合、心臓の外傷や心筋梗塞などにともなって起こることもある。

感染性心内膜炎（IE）
●P138

代償機構
僧帽弁閉鎖不全症では、収縮期に左室から左房へ血液が逆流することによって、左房の圧は高くなり肺に血液の還流が悪くなる。心筋の拡張が大きいほど、収縮する力も大きくなるという代償機構（**スターリングの法則**）がはたらいて左室は拡大し、逆流により左房も拡大する。

起座呼吸
臥位（がい）では、全身、とくに下半身からの静脈還流増加→肺血流量増加→肺うっ血が増加して呼吸困難がさらに悪化するため、起座位をとっているほうが呼吸が楽になる。左心不全の主徴のひとつ。

心原性ショック
急激な心臓ポンプの機能低下により循環不全に陥った状態。

リウマチ性弁膜症：rheumatic valvular disease／僧帽弁逸脱症：mitral valve prolapse (MVP)／腱索断裂：chordal rupture, torn chordae tendineae／心原性ショック：cardiogenic shock／左房圧：left atrial pressure (LAP)／左室圧：left ventricular pressure (LVP)／三尖弁逆流症：tricuspid [valve] regurgitation (TR)／拡張期ランブル（拡張期心室充満雑音）：diastolic rumble, diastolic filling murmur

病態生理

- 慢性僧帽弁閉鎖不全症では、左房と左室が徐々に拡大して容量負荷を代償するため、症状は徐々に起こる。
- 長年の経過を経て代償機構が破綻(はたん)すると、心不全症状を呈するようになる。

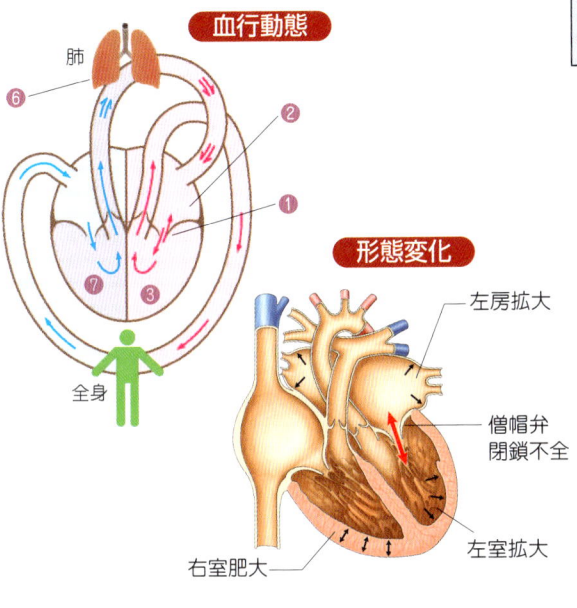

血行動態

形態変化
- 左房拡大
- 僧帽弁閉鎖不全
- 左室拡大
- 右室肥大

僧帽弁閉鎖不全症のおもな原因疾患

慢性僧帽弁閉鎖不全症	急性僧帽弁閉鎖不全症
・僧帽弁逸脱症（MVP） ・リウマチ性（リウマチ熱） ・マルファン症候群 ・拡張型心筋症（DCM） ・房室中隔欠損症（AVSD） ・心内膜床欠損症（ECD） など	・腱索断裂 ・感染性心内膜炎（IE） ・急性心筋梗塞 ・外傷性（胸部打撲） など

❶収縮期に左室→左房へ血液が逆流
↓
❷左房容量負荷（左房拡大）
↓
❸左室容量負荷（左室拡大）
↓
❹左室機能低下により左心不全
　（スターリングの法則。下記グラフ参照）
↓
❺左房拡大により心房細動の出現
↓
❻肺うっ血、肺高血圧
↓
❼右室肥大
↓
❽右心不全へ

- フランク・スターリング曲線

症状・臨床所見

- 慢性僧帽弁閉鎖不全症は、軽症例では無症状だが、経過とともに肺うっ血に起因する呼吸症状、心拍出量低下に起因する易疲労感などを呈するようになる。
- 聴診では、僧帽弁逆流による全収縮期雑音が著明になる。
- また逆流した血液が左房から左室へ流れ込むことでⅢ音が発生。逆流量が多くなると相対的僧帽弁狭窄(きょうさく)（MS）となり、Ⅲ音に続き拡張期ランブルを聴取する**カーリー・クームス**（Carey Coombs）**雑音**を認める。

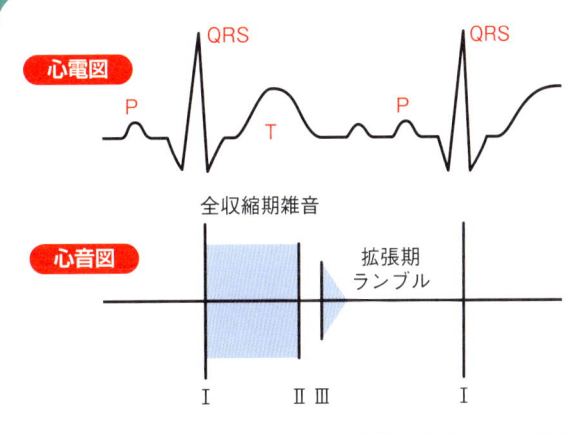

心電図 / 心音図
全収縮期雑音 / 拡張期ランブル

逆流血が増加すると相対的僧帽弁狭窄となり拡張期ランブル音が発生。

検査・診断

特徴的な検査所見			
胸部X線検査	左房・左室拡大を認める	心電図検査	洞調律で左房負荷所見、進行すると心房細動へ移行
心エコー図検査	カラードプラ法で逆流のようす、重症度の判定	心臓カテーテル検査	セラーズの分類の評価にもとづき重症度を判定

リウマチ性弁膜症：rheumatic valvular disease／僧帽弁逸脱症：mitral valve prolapse（MVP）／房室中隔欠損症：atrioventricular(AV) septal defect（AVSD）／心内膜床欠損症：endocardial cushion defect（ECD）／拡張型心筋症：dilated cardiomyopathy（DCM）／マルファン症候群：Marfan syndrome／感染性心内膜炎：infectious endocarditis, infective endocarditis（IE）／急性心筋梗塞：acute myocardial infarction（AMI）

僧帽弁閉鎖不全症（MR）

胸部X線検査

- 左第3弓の突出（左房拡大）、左第4弓の突出（左室拡大）を認める。
- 右第2弓は、著明に拡大した左房が右房陰影に投影される（二重陰影）。
- 心不全をきたすと肺うっ血と胸水が出現する。

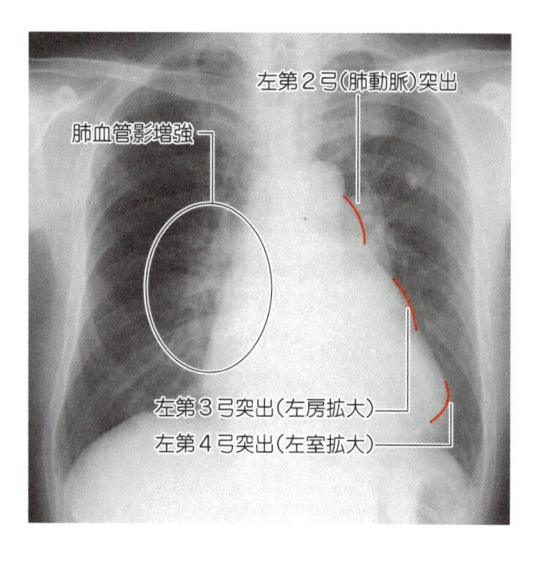

（X線画像ラベル）
- 左第2弓（肺動脈）突出
- 肺血管影増強
- 左第3弓突出（左房拡大）
- 左第4弓突出（左室拡大）

心電図検査

- 左房負荷所見（二相性P波や二峰性P波）がみられる。
- 左房拡大が顕著になると心房細動（矢印部分）になる。
- **胸部誘導に現れた心房細動**

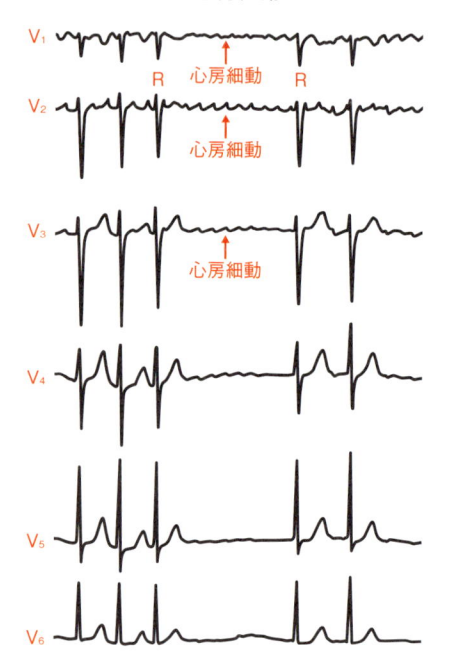

（心電図：V₁〜V₆、R、心房細動の矢印表示）

心エコー図検査

- カラードプラ法で、血液逆流を示すモザイクパターンが確認できる。
- またカラードプラ法で、半定量的に逆流量の重症度を判定できる。

断層心エコー像

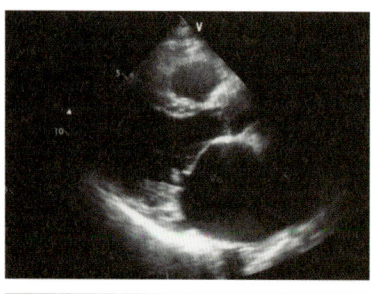

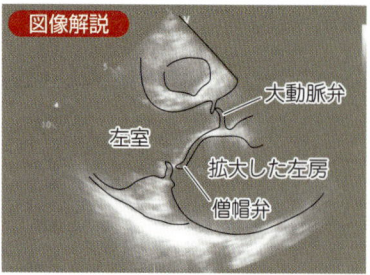

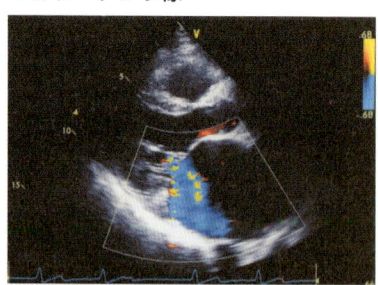

図像解説：大動脈弁／左室／拡大した左房／僧帽弁

カラードプラ像

図像解説：大動脈／左室／MRジェット／左房

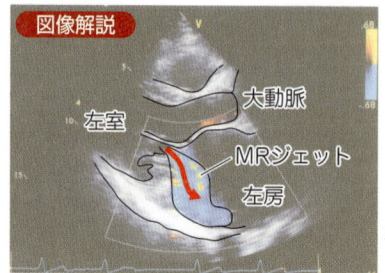

左室から左房への逆流がみられる。

左室拡大：left ventricular enlargement／心不全：heart failure（HF）／肺うっ血：pulmonary congestion／胸水：pleural effusion, pleural fluid／カラードプラ法：color Doppler method／二重陰影：double shadow／洞調律：sinus rhythm／左室造影[法]：left ventriculography（LVG）, contrast left ventriculography, left ventricular angiocardiography／心房細動：atrial fibrillation（AF）

心臓カテーテル検査

- 左室造影では、収縮期に左室から左房への逆流が描出される。MRの重症度評価は**セラーズの分類**が広く用いられる。
- 逆流量の増加にともない左房圧V波の増高がみられる。

左室造影によるセラーズの分類

Ⅰ度	Ⅱ度	Ⅲ度	Ⅳ度
逆流ジェットを認めるが、速やかに消退し、左房全体は造影されない。	逆流ジェットを認め、左房全体が薄く造影されるが、左室よりも薄い。	逆流ジェットは認められない。左房全体は左室と同じ濃度で造影される。手術の適応となる。	左房の濃度は左室および大動脈より高濃度に造影される。

治療

治療の目的

- 内科的治療：心不全の治療やコントロール、降圧療法
- 外科的治療：僧帽弁形成術（MVP）、僧帽弁置換術（MVR）による弁の修復・再構成

内科的治療

- 内科的治療では薬物療法が行われ、血圧を下げて血液の逆流量を減少させることと（降圧薬）、
- 心不全のコントロール（利尿薬）が治療の中心となる。

僧帽弁閉鎖不全症における薬物療法の適応

適応	薬剤	よく使われる処方
心不全症状の治療	ループ利尿薬	アゾセミド
降圧療法	アンジオテンシン変換酵素阻害薬（ACE阻害薬）	エナラプリルマレイン酸塩
	アンジオテンシンⅡ受容体拮抗薬（ARB）	ロサルタンカリウム
	高血圧治療カルシウム拮抗薬	ニカルジピン塩酸塩
頻脈性心房細動時の心拍コントロール	ジギタリス薬	ジゴキシン
	β遮断薬	メトプロロール酒石酸塩
	カルシウム拮抗薬	ベラパミル塩酸塩
血栓・塞栓予防	抗凝固薬	ワルファリンカリウム

セラーズの分類：Sellers classification／降圧療法：antihypertensive therapy／ループ利尿薬：loop diuretic／アンジオテンシン変換酵素阻害薬（ACE阻害薬）：angiotensin converting enzyme(ACE) inhibitor／アンジオテンシンⅡ受容体拮抗薬：angiotensin Ⅱ receptor blocker（ARB）／β遮断薬：β blocker, β blocking agent／抗凝固薬：anticoagulant agent, anticoagulation agent

僧帽弁閉鎖不全症（MR）／僧帽弁逸脱症（MVP）

外科的治療

僧帽弁形成術（MVP）
- 弁を修復・再構成するもので三角切除または矩形切除、弁輪縫縮術、腱索再建術などの手技を用いて行われる。
- 弁尖逸脱例、腱索断裂例などで施行される。
- 術後は、心房細動がなければワルファリンカリウムを服用する必要がなく、左室機能をも温存され、再手術の可能性も極めて少ない。
- 慢性MRでは、心房細動に対してメイズ手術が同時に行われることがある。

■ 僧帽弁形成術／後尖三角切除❶〜❸、後尖矩形切除❹〜❻

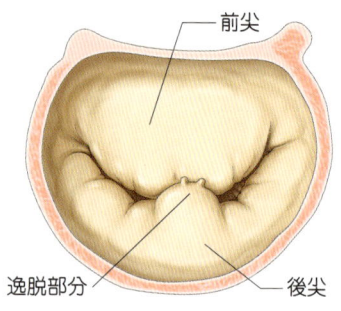

❶僧帽弁後尖の逸脱。（前尖／逸脱部分／後尖）
❷逸脱部分を三角切除する。
❸逸脱部分の縫合。 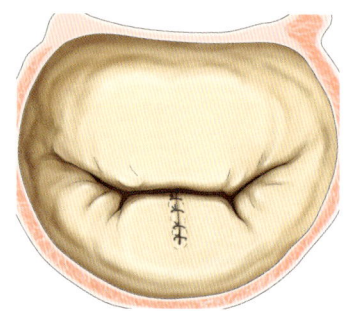
❹再縫合して後尖を縮小させる。 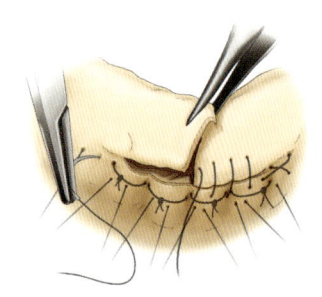
❺人工弁輪を縫着し僧帽弁を補強する。 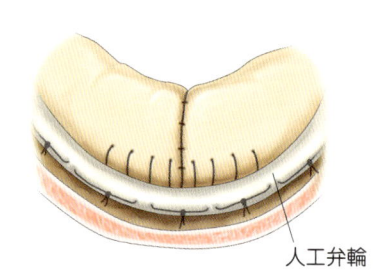
❻修復された僧帽弁 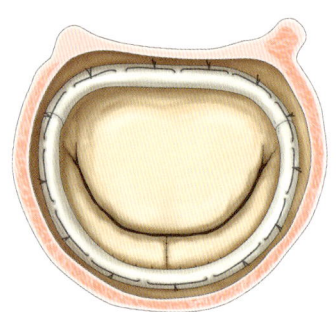

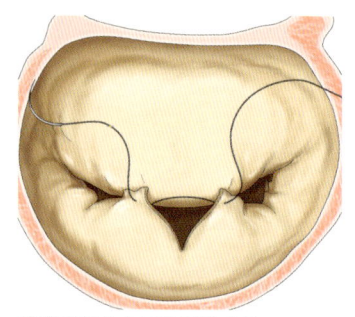

僧帽弁置換術（MVR）
- 弁形成が困難な場合、弁形成術後も逆流が制御できない場合は、人工弁への置換→P123となる。

■ 僧帽弁置換術

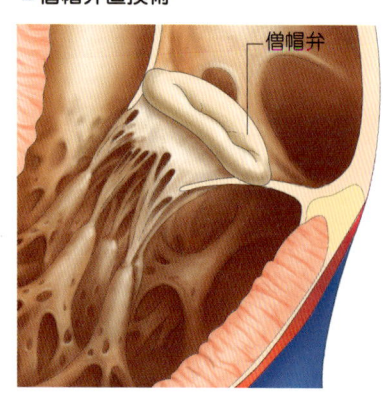

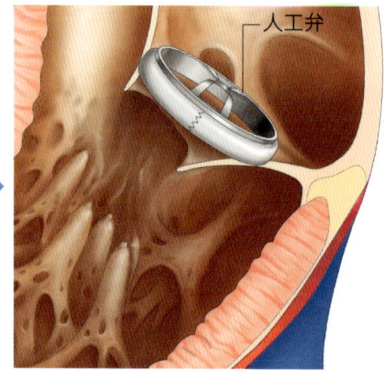

自己の弁を切除し、人工弁を用いて僧帽弁を置換する。

僧帽弁形成術：mitral valve reconstruction(repair), mitral valvuloplasty, valvuloplasty of mitral valve／メイズ手術：Maze operation／僧帽弁置換術：mitral valve replacement（MVR）

手術の適応

- 僧帽弁形成術の普及にともなって、最近のガイドラインでは、左室機能低下がなく無症状の高度MR患者でも、MRを残すことなく90%以上弁形成術が可能である場合は、経験豊富な施設㋐における弁形成術を行うことが推奨されている。
- 急性症候性MRでは、末梢血管拡張薬、カテコラミンによって血行動態が維持できない場合に緊急手術となる。

慢性の重症MRに対する手術適応

心症状	LV（左室）機能		手術の適応
あり	中程度の左室機能低下 LVEF＞0.30　および／または　LVD_S≦55mm		弁形成術が推奨される 可能でなければ弁置換術を
あり	高度左室機能低下 LVEF＜0.30　および／または　LVD_S＞55mm ・弁の器質的病変あり		弁形成術が推奨される 可能でなければ弁置換術を
なし	中程度の左室機能低下 LVEF≦0.60　および／または　LVD_S≧40mm		
なし	正常な左室機能 LVEF＞0.60、LVD_S＜40mm	新たな心房細動、肺高血圧あり	
なし	正常な左室機能 LVEF＞0.60、LVD_S＜40mm	弁形成の可能性あり	弁形成術

LVEF：左室駆出分画、LVD$_S$：左室収縮末期径

Column

僧帽弁逸脱症（MVP）

I34.1
担当：川田典靖

- 収縮期に僧帽弁の前尖もしくは後尖、あるいは両方が左房内に落ち込む（逸脱）ことにより、僧帽弁閉鎖不全症をきたすものである。
- 本症は、僧帽弁閉鎖不全症の成因の中でもっとも多く、重要である。
- ときに胸痛やめまいがみられる。
- 弁尖の異常は、マルファン症候群⊃P273で高率に起こることが知られている。
- 心音所見では、収縮中期クリック音と収縮後期逆流性雑音が特徴的であり、診断の手掛かりとなる。

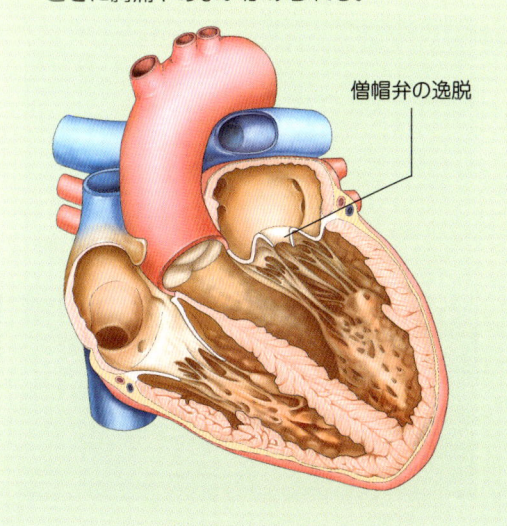

僧帽弁の逸脱

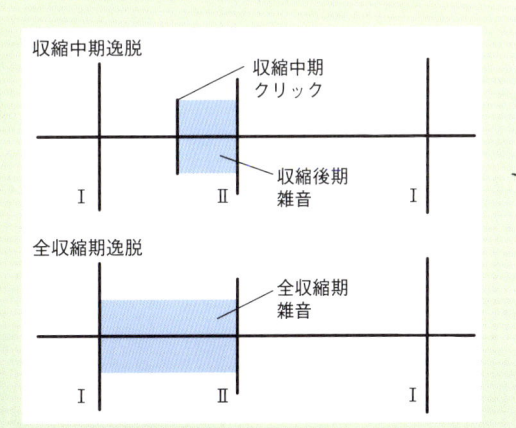

収縮中期逸脱：収縮中期クリック、収縮後期雑音

全収縮期逸脱：全収縮期雑音

僧帽弁が逸脱する際にクリック音とよばれる短いピッチ音が生じ、その後僧帽弁逆流により収縮後期逆流性雑音が発生する。

左室駆出率：left ventricular ejection fraction（LVEF）／左室収縮末期径：left ventricular end-systolic diameter（LVD$_S$）／僧帽弁逸脱症：mitral valve prolapse（MVP）／マルファン症候群：Marfan syndrome／収縮後期雑音：late systolic murmur

大動脈弁の狭窄により左室は慢性的負荷を受け、左心肥大をきたす　　I35.0

大動脈弁狭窄症（AS）
だいどうみゃくべんきょうさくしょう　エーエス
aortic stenosis, aortic valve stenosis

担当：儀武路雄

Overview

大動脈弁口の開放が制限されるため、左［心］室から大動脈への駆出障害が起こる。

誘因・原因
- 原因としてはリウマチ性、先天性二尖弁*、加齢性変化*がある。
- リウマチ性はほかの弁膜症と同様、近年は激減し、かわりに高齢者における動脈硬化性や二尖弁の石灰化が増えている。

病態生理 ●P131
- 左室にかかる慢性的な圧負荷により、左室は肥大をきたす。
- 重症になると、左室圧の上昇から肺うっ血、左心不全をきたす。

症状・臨床所見 ●P131
- 左室肥大による代償機構のはたらきで長期間無症状で過ごすが、やがて代償機構が破綻して、息切れ、狭心痛*、失神発作*などが認められ、病態が進展するにつれて重篤な心不全症状が出現する。
- 代償期間は長いが、症状が発現すると急速に進行する。
- 聴診では収縮期駆出性雑音、大動脈駆出音、II音の奇異性分裂が特徴的な所見である。
- 遅脈*、小脈*、血圧低下がみられる。

検査・診断 ●P131～133
| 心電図検査 | 胸部X線検査 | 心臓カテーテル検査 | 心エコー図検査 |

- 心エコー図検査で重症度を判定する。

治療 ●P133
| 内科的治療 | 外科手術 |

- 内科的治療は、対症的な薬物投与を行う。
- 外科手術は原則として大動脈弁人工弁置換術を行う。

予後
- 病態が進展するにつれて予後不良となる。狭心症が出現してからの平均余命は5年、失神発作では3年、心不全で2年とされている。突然死も10～20%みられ、高度狭窄がある場合は無症状でも突然死することがある。

用語解説

先天性二尖弁
大動脈弁は正常では三尖からなるが、先天的に二枚の弁尖が癒合しているものを二尖弁という。100人に1人と先天性心疾患のなかでは比較的頻度が高い。二尖弁は、2枚の弁尖が前後に開くタイプと左右に開くタイプがあり、前後に開くタイプが多い。二尖弁であっても、弁としての機能には異常はないが、加齢による弁の石灰化で狭窄や閉鎖不全などが生じる。

加齢性変化
加齢にともなって、大動脈弁が石灰化することによって、弁の狭窄が起こる。

狭心痛
左室壁肥厚にともなう心筋酸素需要の増大、冠血流量のバランスが破綻して、心筋虚血をきたす。本症の約半数に狭心痛が認められる。

失神発作
おもに運動中に生じる。大動脈弁の狭窄により、心拍量が増えずに血圧が下がり、脳循環不足から失神が生じる。

遅脈
脈拍がゆっくりと立ち上がり、ゆっくりと消退していく脈のこと。本症では小脈とともにみられる。

小脈
脈拍の振幅の小さいものをいう。大動脈弁狭窄症や心不全でみられる。

圧較差
弁口部通過血流の圧の差で、通常は収縮期に動脈弁の前後で圧較差は存在しない。
●P131

リウマチ性大動脈弁狭窄：rheumatic aortic [valve] stenosis／二尖弁：bicuspid valve／動脈硬化症：arteriosclerosis／石灰化：calcification／狭心痛：angina, angina pectoris（AP）／遅脈：pulsus tardus／小脈：pulsus parvus／圧較差：pressure gradient

病態生理

- 中等症以下の症例では、ほぼ無症状。
- 本症は進行性の疾患であり、無症状の場合でも弁口面積は0.1〜0.3cm²／年の割合で狭小化し、最大圧較差は10〜15mmHg／年の割合で増加する。
- 狭窄が高度になると、左室肥大により左室コンプライアンスは低下し、左室圧が上昇。左室圧の上昇はやがて肺静脈圧の上昇をもたらし、肺うっ血、左心不全をきたす。

大動脈弁狭窄症の原因

先天性二尖弁	先天性二尖弁に、加齢による石灰化が加わって発症。比較的若い年齢層に多い。
加齢にともなう弁尖の硬化	大動脈弁の動脈硬化性病変によって起こる。65歳以上で増える。
リウマチ熱	リウマチ熱罹患後の後遺症による。多くは他の弁の病変をともなう。

血行動態

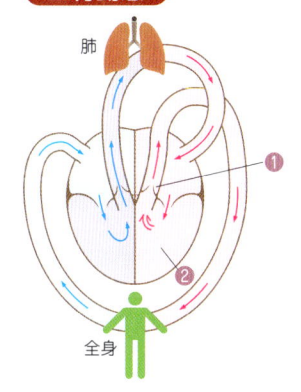

❶大動脈弁狭窄
▼
❷左室駆出抵抗 ↗
▼
❸心拍量 ↘
▼
❹血圧 ↘
▼
❺狭心痛、失神発作出現
▼
❻左室駆出抵抗増加にともない左室収縮期圧 ↗
▼
❼左室肥大
▼
❽左心不全

形態変化

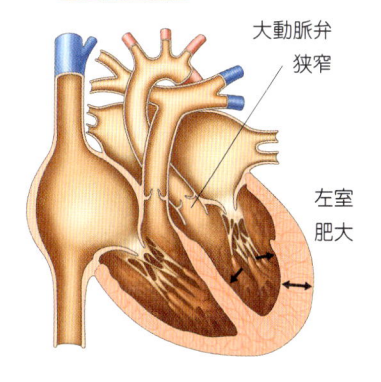

大動脈弁狭窄
左室肥大

症状・臨床所見

- 頸部に放散する胸骨右縁第2肋間の駆出性の収縮期雑音が聴取され、振戦を触れることも多い。雑音は収縮中期にピークを有する漸増漸減（ダイヤモンド型）を呈する。
- 重症例では雑音が大きくなり、ピークは収縮中期から後期に移る。
- 弁狭窄により左室の駆出が遅れるため、ⅡAが減弱し、Ⅱ音奇異性分裂（吸気時よりむしろ呼気時にⅡ音の分裂が明瞭になる）。
- 心肥大によるⅣ音が聴取されることもある。

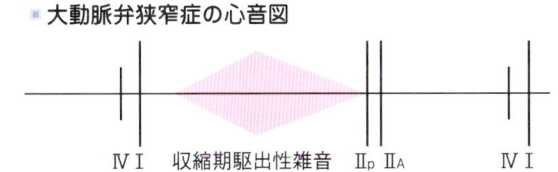

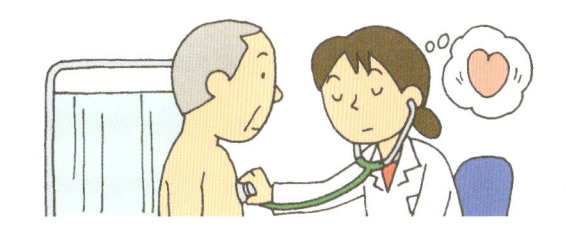

大動脈弁狭窄症の心音図

Ⅳ Ⅰ　収縮期駆出性雑音　ⅡP ⅡA　Ⅳ Ⅰ

検査・診断

検査特徴的な所見		
心電図検査	左軸偏位、左室肥大	
胸部X線検査	右第1弓突出、左第4弓突出	
心臓カテーテル検査	左室―大動脈圧の圧較差*の測定	
心エコー図検査	左室肥大、大動脈弁の肥厚化、石灰化、圧較差の増大	

コンプライアンス：compliance／リウマチ熱：rheumatic fever／左心不全：insufficiency of left heart, left heart failure

大動脈弁狭窄症（AS）

心電図検査

- 左室肥大、左軸偏位。ST低下と陰性T波のストレイン・パターンを認める。

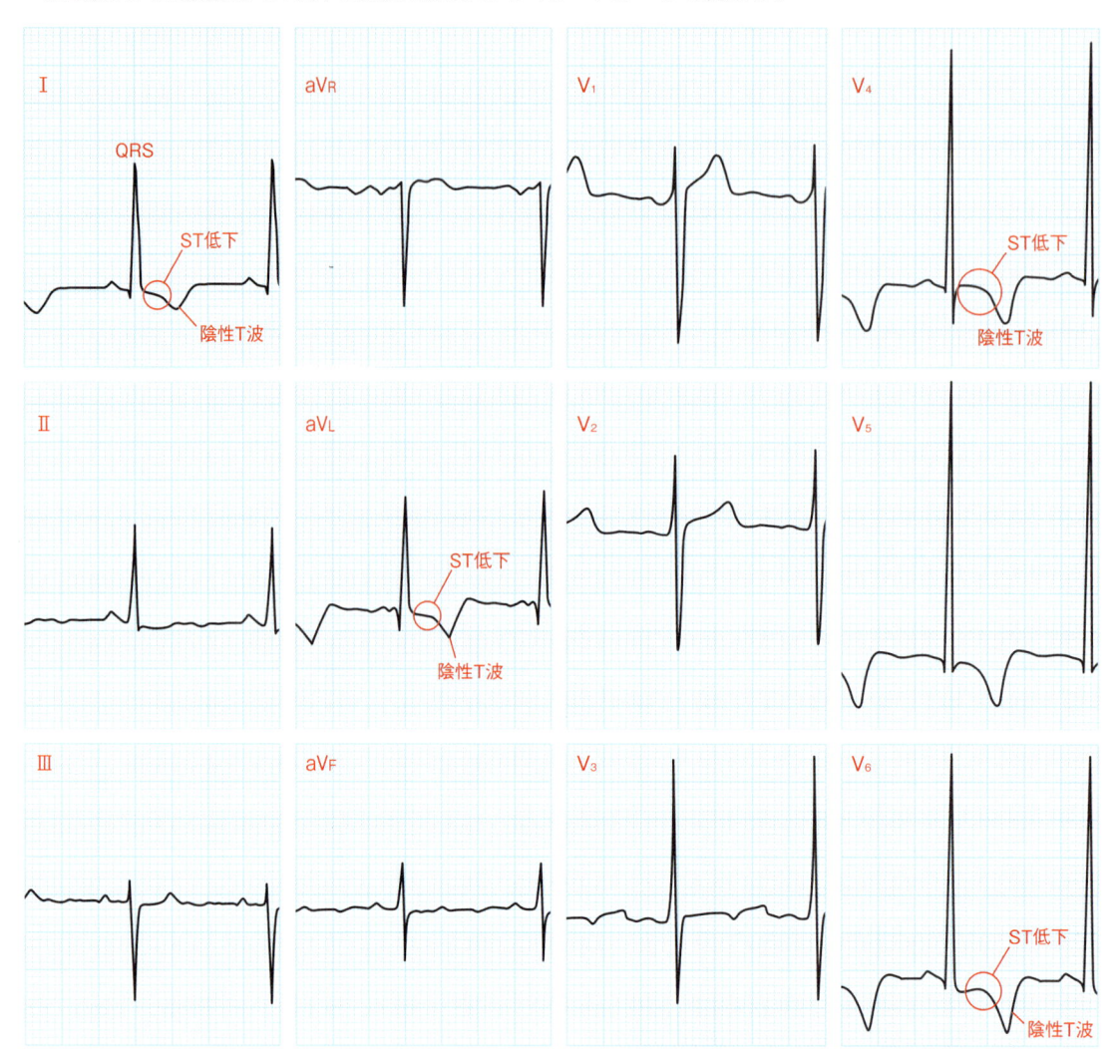

胸部X線検査

- 求心性左室肥大により左第4弓が丸みを帯びて突出する。
- 大動脈の狭窄後拡張により右第1弓が突出する。

心臓カテーテル検査

- 収縮期の左室—大動脈圧の引き抜き曲線などで圧較差を求める。
- まれに脳梗塞を合併することがあるため、近年ではおもに心エコー図による測定で圧較差を求め評価することが多い。

■ 胸部X線像

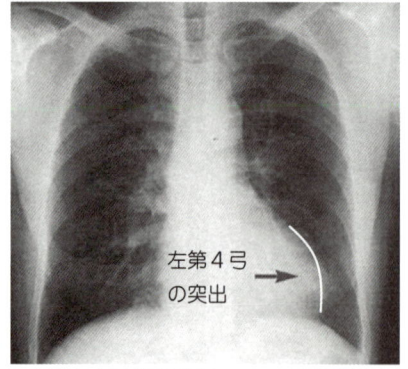

百島祐貴／著『画像診断コンパクトナビ』医学教育出版社

左室肥大：left ventricular hypertrophy（LVH）／左軸偏位：left axis deviation（LAD）／求心性左室肥大：concentric left ventricular hypertrophy／狭窄後拡張：poststenotic dilatation

心エコー図検査

- 断層心エコーで、大動脈弁の性状、開放制限などが観察できる。
- 連続波ドプラ法により左室—大動脈間の圧較差㋐を計測し、重症度を評価する。圧較差は収縮期の最大流速を求め、**簡易ベルヌーイ**（Bernoulli）**式**を用いることで算出できる。

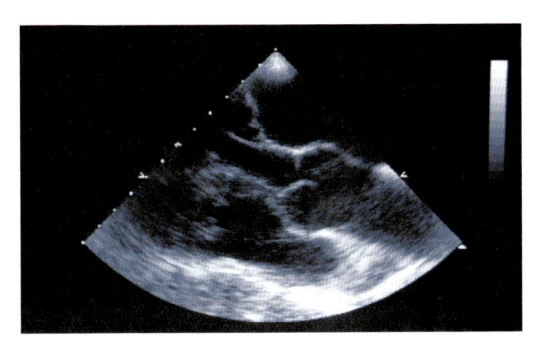

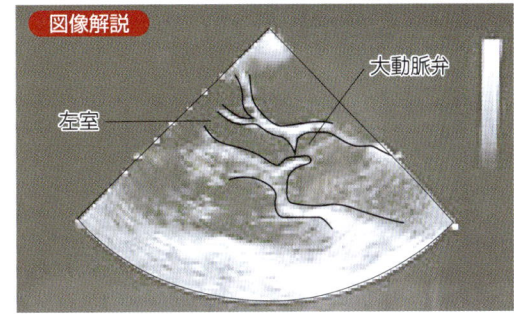

図像解説：左室、大動脈弁

提供：SPL／PPS

簡易ベルヌーイ式

$$最大圧較差(P)[mmHg] = 4 \times 流速(V)[m/秒]^2$$

大動脈弁狭窄症の重症度評価

項目	軽度	中等度	高度
連続ドプラ法による最高血流速度（m／秒）	<3.0	3.0−4.0	≧4.0
簡易ベルヌーイ式による収縮期平均圧較差（mmHg）	<25	25−40	≧40
弁口面積（cm²）	>1.5	1.0−1.5	≦1.0
弁口面積係数（cm²／m²）	−	−	<0.6

ACC/AHA 2006 guideline for the management of patients with valvular heart disease

治療

治療の目的
- 内科的治療：感染性心内膜炎予防、心不全のコントロール
- 外科手術：大動脈弁人工弁置換術（AVR）

- 内科的治療は対症的な薬物療法を行う。
- 原則として大動脈弁人工弁置換術を行う。小児例では自己肺動脈を用いたロス手術を行う。

外科手術

大動脈弁狭窄症に対する大動脈弁人工弁置換術（AVR）の推奨

絶対適応（手技・治療が有効であることが証明されている）	❶症状（狭心症、失神、心不全）などをともなう高度ASの例。 ❷冠動脈バイパス術（CABG）や大動脈弁以外の手術を施行する高度ASの例。 ❸高度ASで左室駆出率（LVEF）が50％以下の例。
相対的適応（有用・有効である可能性が高い）	❶CABGや大動脈弁以外の手術を施行する中等症例。 ❷無症状の高度ASで以下の所見を示すもの。 ・運動負荷に対し症状出現や低血圧を示す。 ・年齢、石灰化、冠動脈病変の進行が予測される場合、手術が症状の発現を遅らせると判断した場合。 ・弁口面積＜0.6cm²、平均左室—大動脈圧較差＞60mmHg、大動脈弁通過血流速度＞5.0m／秒 ❸軽度なASをもったCABG症例に対しては、弁の石灰化が中等度から重症度で進行が速い場合。

断層心エコー：two-dimensional echocardiography／連続波ドプラ法：continuous (wave) Doppler echocardiography／大動脈弁置換術：aortic valve replacement／左室駆出率：left ventricular ejection fraction（LVEF）

大動脈弁が完全に閉鎖しないために、拡張期に逆流が生じる疾患　　I35.1

大動脈弁閉鎖不全症（AR）
aortic insufficiency, aortic valve insufficiency

担当：松村洋高

Overview

大動脈弁閉鎖不全により、拡張期に血流が大動脈から左[心]室に逆流し、左室の容量負荷が増大する。急性と慢性に分けられる。

誘因・原因
- リウマチ性のほか、先天性の大動脈弁二尖弁や**大動脈解離***に合併するなど、さまざまな成因がある。

病態生理 ●P135
- 慢性の場合は、左室が肥大して代償を行うため、長期間無症状に経過する。やがて代償がきかなくなると左心不全をきたす。
- 急性においては、急激に左室拡張末期圧が上昇し、心拍量の低下とともに肺水腫をきたし、一気に心不全に至ることが多い。

症状・臨床所見 ●P135
- 慢性では、無症状で経過する期間が長いが、徐々に労作時息切れ、動悸などが出現する。進行すると、易疲労性、発作性夜間呼吸困難、起座呼吸など左心不全症状をきたすようになる。
- 代償期間は長いが、症状が発現すると急速に進行する。
- 脈拍の増大（**大脈***、**速脈***）とこれによるミュセー（ミュッセ）徴候、クインケ徴候など、末梢での所見が特徴的である。
- 聴診では、拡張期灌水様雑音、収縮期駆出性雑音、**オースチン・フリント**（Austin Flint）**雑音**などを聴取する。

検査・診断 ●P136〜137
- 心電図検査 / 胸部X線検査 / 心エコー図検査 / 心臓カテーテル検査
- 大動脈造影において、左室への逆流が描出され、セラーズの分類 ●P127により重症度を判定する。

治療 ●P137
- 内科的治療 / 外科手術
- 内科的治療には、原因疾患の治療、心不全の治療を行う。
- 外科的治療は原則として大動脈弁置換術を行う。

予後
- 症状発現後は予後不良。左心不全から平均余命は2年とされる。

用語解説

大動脈解離
なんらかの原因で、大動脈壁の内膜から中膜に至る組織に亀裂が生じて、血液が中膜層に流入することで、大動脈が真腔（しんくう）と新たにできた偽腔の2つに分かれてしまう状態をいう。原因疾患に高血圧や動脈硬化があるが、マルファン症候群などの嚢胞性（のうほうせい）中膜壊死（脆弱な中膜）によっても起こる。
●P270

大脈
脈拍の振幅の大きい脈。本症では、1回拍出量の増加により収縮期血圧は上昇し、逆流のために拡張期血圧が急速に下降することで脈圧が増大して起こる。

速脈
急速に速くなり、急速に消失する脈。コリガン（Corrigan）脈、ウォーター・ハンマー（water-hammer）脈、反跳脈ともいわれる。動脈管開存症（PDA）、バルサルバ洞動脈瘤（どうみゃくりゅう）破裂でもみられる。

マルファン症候群
先天的な結合組織の異常によって起こる、遺伝性の疾患。おもに水晶体や骨格、心臓血管系に病変が認められる。マルファン症候群では弁尖の異常が高率で起こり、大動脈弁輪拡張症（上記）から大動脈弁閉鎖不全症をきたす。
●P135

大動脈弁輪拡張症
（AAE, annuloaortic ectasia）
大動脈起始部が拡張、瘤（こぶ）化する病態。原因疾患としてマルファン症候群が代表的である。
●P135

大動脈解離：aortic dissection, dissection of aorta, aorta dissection／大脈：pulsus magnus／速脈：pulsus celer／クインケ徴候：Quincke sign／ミュセー（ミュッセ）徴候：de Musset sign／大動脈弁置換術：aortic valve replacement／マルファン症候群：Marfan syndrome／大動脈弁輪拡張症：annuloaortic ectasia（AAE）

病態生理

- 拡張期に大動脈→左室への逆流で左室の容量負荷が増大し、左室は拡大をきたす。また拡張期大動脈圧の低下により冠灌流圧が低下し、狭心痛が起こることもある。
- 代償機構が破綻すると、急速に左心不全に陥る。

大動脈弁閉鎖不全症のおもな原因

大動脈弁自体の病変	大動脈弁輪の拡張
・リウマチ熱 ・弁の石灰化 ・感染性心内膜炎 ・外傷性 ・心室中隔欠損 ・全身性エリテマトーデス ・大動脈炎症候群	・大動脈弁輪拡張症 ・大動脈瘤 ・大動脈解離 ・梅毒性大動脈炎 ・嚢胞性中隔壊死（マルファン症候群） ・ベーチェット病

赤文字は急性大動脈弁閉鎖不全症の原因となる。

血行動態

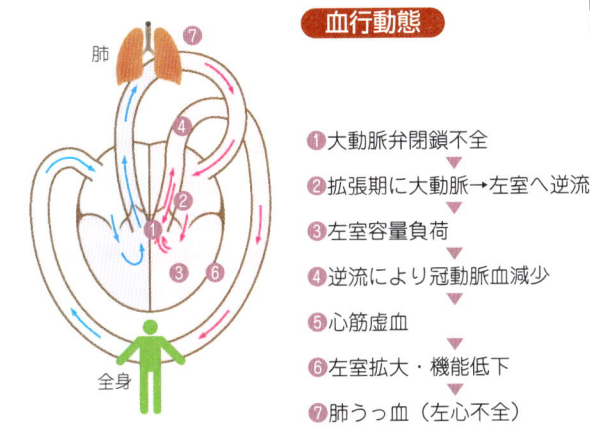

1. 大動脈弁閉鎖不全
2. 拡張期に大動脈→左室へ逆流
3. 左室容量負荷
4. 逆流により冠動脈血減少
5. 心筋虚血
6. 左室拡大・機能低下
7. 肺うっ血（左心不全）

形態変化

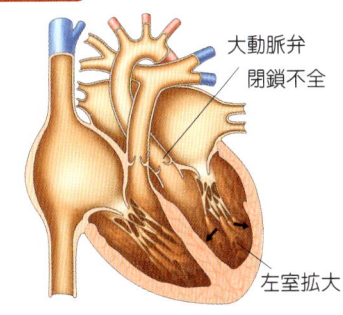

大動脈弁閉鎖不全／左室拡大

症状・臨床所見

〈臨床症状〉
- 呼吸困難、動悸、狭心痛が主症状である。

■ 特徴的な症状
主症状以外に特徴的な症状として、以下のものがある。

	ミュセー徴候	クインケ徴候
症状	拍動ごとに、頭部が前後に揺れる。	脈拍にともなって爪床部でみられる毛細血管の拍動（爪を押さえると赤色と白色の境界線が動く）。
要因	収縮期に大量の血液が頸動脈に流れることで起こる。	脈拍の増大による。

〈血圧所見〉
- 収縮期に大量の血液が大腿動脈に流れるため著しく、下肢血圧＞上肢血圧となる（ヒル徴候）。

〈脈拍所見〉
- 大動脈弁狭窄症では小脈、遅脈がみられるが →P130、本症は大脈、速脈がみられる。

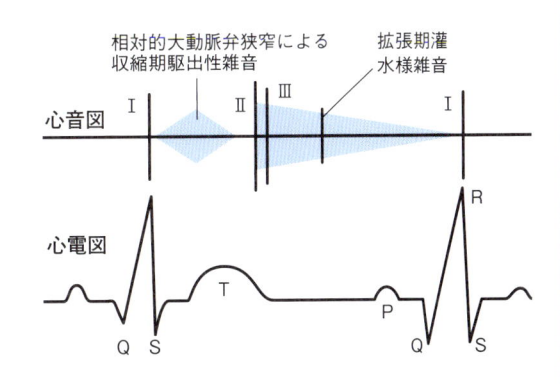

〈聴診所見〉
- もっとも特徴的なのは、逆流によって起こるⅡ音直後からⅠ音まで続く高調な拡張期灌水様雑音で、第3肋骨に最強点を有する。
- 中等症以上では、心尖部において拡張期ランブルが聴取される。これは逆流血が僧帽弁前尖を振動させ、相対的に僧帽弁狭窄を生じるために起こるもので、オースチン・フリント雑音とよばれる。

相対的大動脈弁狭窄による収縮期駆出性雑音／拡張期灌水様雑音

心音図／心電図

全身性エリテマトーデス：systemic lupus erythematosus（SLE）／ベーチェット病：Behcet disease／感染性心内膜炎：infectious endocarditis（IE）, infective endocarditis（IE）／左室拡張末期容積：left ventricular end-diastolic volume（LVEDV）／左室拡大：left ventricular enlargement／リウマチ熱：rheumatic fever／弁石灰化：valvular calcification／心室中隔欠損症：ventricular septal defect（VSD）／大動脈炎症候群：aortitis syndrome／大動脈瘤：aortic aneurysm／梅毒性大動脈炎：syphilitic aortitis／ヒル徴候：Hill sign

大動脈弁閉鎖不全症（AR）

検査・診断

特徴的な検査所見			
心電図検査	左軸偏位、左室肥大、ST低下	心エコー図検査	大動脈の弁尖や大動脈弁基部の形態的変化、カラードプラ法で、大動脈弁逆流を検出
胸部X線検査	左第4弓の突出	心臓カテーテル検査	左室内逆流、左室内の著しい拡大

心電図検査

■ 軽症例では異常はみられないが進行すると左室肥大、左軸偏位、V_5、V_6誘導のST低下を認めることが多い。

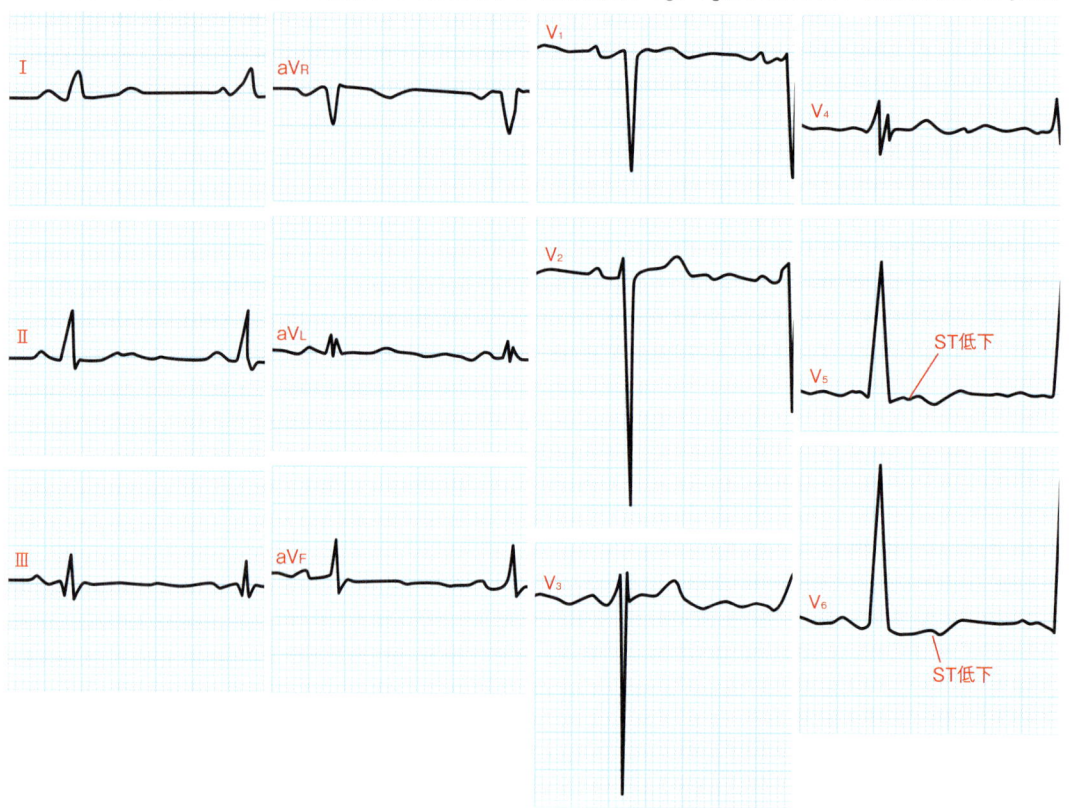

（心電図：I, aVR, V1, V4／II, aVL, V2, V5（ST低下）／III, aVF, V3, V6（ST低下））

胸部X線検査

■ 左室の拡大により左第4弓が突出する。
■ マルファン症候群*や大動脈弁輪拡張症*では上行大動脈の拡大が観察される。

■ 胸部X線像
左第1弓と左第4弓の突出が特徴的。

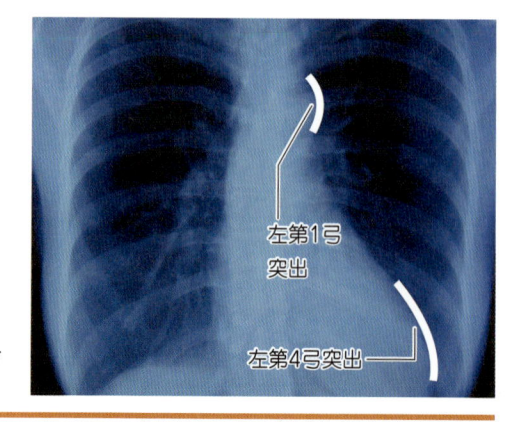

（胸部X線写真：左第1弓突出、左第4弓突出）

左室肥大：left ventricular hypertrophy (LVH)／左軸偏位：left axis deviation (LAD)／カラードプラ法：color Doppler method／マルファン症候群：Marfan syndrome

心エコー図検査

- 断層心エコー法にて、大動脈の弁尖の弁の器質的変化、弁尖の逸脱を認める。マルファン症候群や大動脈弁輪拡張では大動脈基部の形態的変化を認める。
- カラードプラ法にて逆流ジェットを検出することにより、逆流の重症度を評価できる。

- カラードプラ法（胸骨左縁左室長軸断面像）拡張期

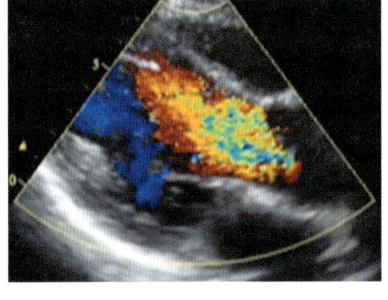

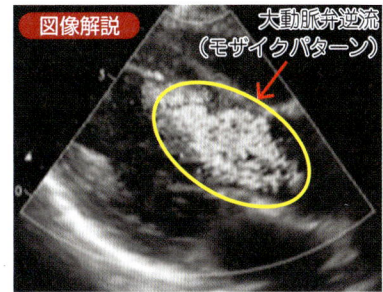

カラードプラ法では、拡張期に大動脈から左室への逆流を示すモザイクパターンを認める。

図像解説：大動脈弁逆流（モザイクパターン）

心臓カテーテル検査

- 大動脈造影により、左室への逆流が描出され、セラーズの分類 ➡P127 を用いて逆流の重症度評価を行う。セラーズの分類は、僧帽弁閉鎖不全症（MR）とは逆流場所が違うだけで、基本的に同じである。

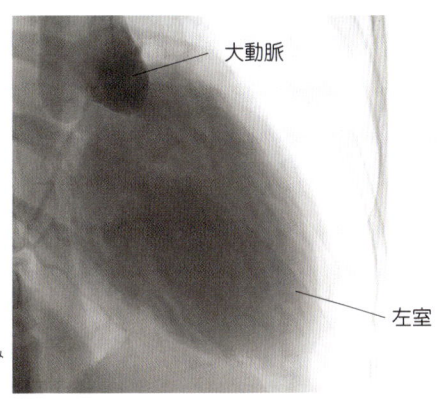

- 心臓カテーテル検査
  逆流によって左室の拡大がみられる。

大動脈／左室

治療

| 治療の目的 | 内科的治療 | 心不全の治療 | 外科手術 | 大動脈弁人工弁置換術（AVR）による逆流の是正 |

外科手術

- 軽度であれば、経過観察を行いながら保存的治療を行う。
- ❶症状の発現、❷著明な心拡大、❸心機能の低下のいずれかがみられた時点で手術適応となる。
- 人工弁を用いた**大動脈弁人工弁置換術**（AVR）を行う。大動脈弁輪拡大をともなう例では、弁付き人工血管を用いて大動脈基部と上行大動脈を再建する**ベントール手術**を行う。

- 大動脈弁人工弁置換術（AVR）

大動脈弓／左房／右房／人工弁に置換／右室／左室

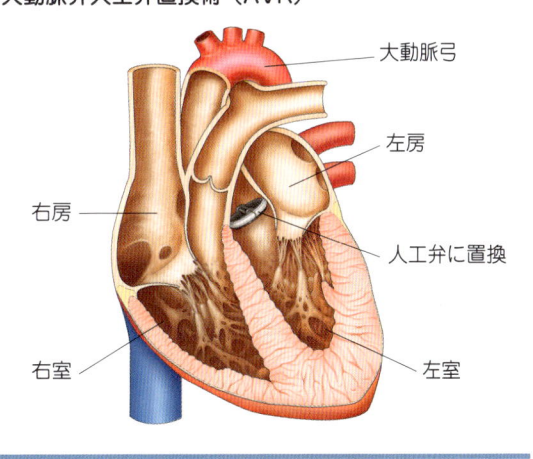

断層心エコー法：two-dimensional echocardiography／カラードプラ法：color Doppler method／セラーズの分類：Sellers classification／大動脈弁狭窄症：aortic [valve] stenosis (AS)／ベントール手術：Bentall operation

感染性心内膜炎（IE）

Column

感染性心内膜炎（IE）

I33.0
担当：川田典靖

- 血中に侵入した細菌などが心内膜に定着して疣腫を形成し、弁や支持組織の破壊にともなう弁逆流や心不全、敗血症、血管塞栓など重大な合併症を引き起こす。
- 発症には心臓弁膜症や先天性心疾患にともなう異常血流（逆流や短絡によるジェット）の影響や人工弁置換術後の非細菌性血栓性心内膜炎（NBTE）を有する例においては、歯科治療などによって一過性の菌血症が生じると、そのNBTE部分で菌が付着増殖し、疣腫が形成されると考えられている。

■感染性心内膜炎の誘因

心疾患にともなう血流異常	・先天性心疾患　心室中隔欠損、動脈管開存症が多い。 ・弁膜疾患　僧帽弁や大動脈弁が好発部位となる。 ・心筋疾患　閉塞性肥大型心筋症
体内異物	・人工弁（生体弁も含まれる） ・ペースメーカー ・カテーテル処置　など
一過性の菌血症	・抜歯 ・外科手術　など

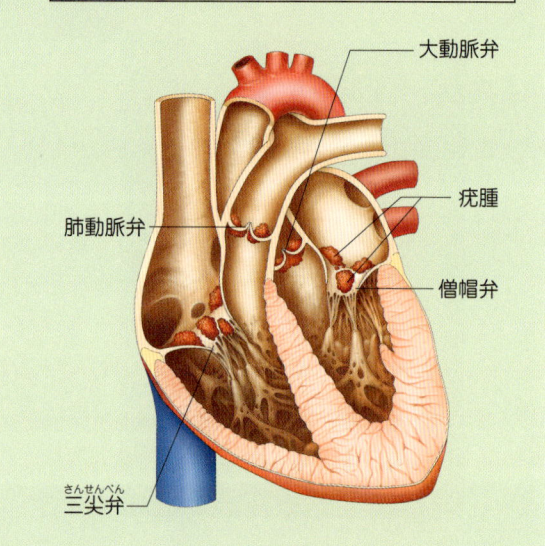

■感染性心内膜炎の発症機序

❶心内膜の損傷
↓
❷血小板、フィブリンによる修復
↓
❸起因菌の付着
↓
❹疣腫を形成
↓
❺感染性心内膜炎の発症
- 弁の破壊→逆流が生じてうっ血性心不全へ
- 疣腫の遊離→血流にのって塞栓症（脳梗塞、腎梗塞など）へ

（図：大動脈弁、疣腫、僧帽弁、三尖弁、肺動脈弁）

治療

- 感受性のある抗菌薬を経静脈的に長期間投与して、起因菌対策を行うことが重要である。
- 治療抵抗性感染（耐性菌などの遷延）、うっ血性心不全、感染性塞栓症などが確認されるか予測できる場合は、手術を考慮。

■代表的な起因菌に対する抗菌薬投与

起因菌		薬物治療
連鎖球菌	ペニシリン感受性連鎖球菌（緑色連鎖球菌、ストレプトコッカス・ボビス、その他の連鎖球菌）	ベンジルペニシリンカリウム
	ペニシリン低感受性連鎖球菌	ベンジルペニシリンカリウム＋ゲンタマイシン硫酸塩
ブドウ球菌	メチシリン感受性黄色ブドウ球菌	第1世代のセフェム系（セファゾリンナトリウム）＋ゲンタマイシン硫酸塩
	メチシリン耐性黄色ブドウ球菌（MRSA）など	バンコマイシン塩酸塩
腸球菌		アンピシリン＋ゲンタマイシン硫酸塩

ペニシリンアレルギーの場合は、ペニシリンにかわりバンコマイシン塩酸塩を投与する。

感染性心内膜炎：infectious endocarditis（IE），infective endocarditis（IE）／疣腫：vegetation／非細菌性血栓性心内膜炎：nonbacterial thrombotic endocarditis（NBTE）／心不全：heart failure（HF）／人工弁置換術：prosthetic valve replacement／菌血症：bacteremia／連鎖球菌：streptococcus ／ブドウ球菌：staphylococcus／メチシリン耐性黄色ブドウ球菌：methicillin-resistant staphylococcus aureus（MRSA）

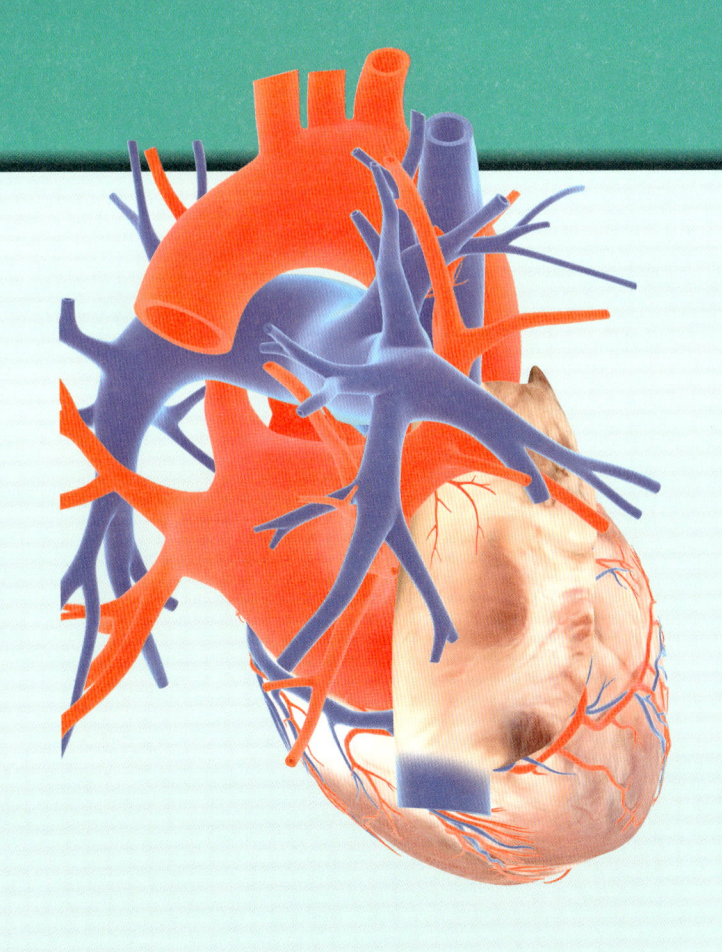

第4章
虚血性心疾患

虚血性心疾患（IHD） —————— 140
　Column 気絶心筋と冬眠心筋 —————— 144
　Column 末梢塞栓防止装置 —————— 149
　Column 粥状硬化症 —————— 149
労作性狭心症 —————— 150

冠攣縮性狭心症（CSA） —————— 154
不安定狭心症（UAP） —————— 156
　Column 急性冠症候群（ACS） —————— 159
急性心筋梗塞（AMI） —————— 160

冠動脈の動脈硬化による狭窄や閉塞から血液供給の減少や停止を起こす疾患

虚血性心疾患(IHD)
ischemic heart disease

担当：小川崇之

虚血性心疾患の分類

- 虚血*性心疾患とは、おもに動脈硬化が原因で引き起こされる冠[状]動脈の狭窄や閉塞によって、心筋への血液供給が減少したり停止したりする病態。
- 大きく慢性冠動脈疾患と急性冠症候群●P159 ㋐に分けられる。**慢性冠動脈疾患**は労作性狭心症●P150、冠攣縮性狭心症（異型狭心症）●P154に分類され、**急性冠症候群**は不安定狭心症●P156、急性心筋梗塞●P160に分類される。

虚血性心疾患の分類

慢性冠動脈疾患		急性冠症候群（ACS）	
労作性狭心症	冠攣縮性狭心症	不安定狭心症	急性心筋梗塞
アテローム	攣縮	血栓	
冠動脈にアテローム（粥腫）による狭窄があり、血流が障害され、心筋虚血を生じる。	狭窄はそれほどでなく、冠動脈の攣縮による一過性の収縮が起こる。	アテロームが破綻し、血栓が形成され狭窄を生じる。	アテロームが破綻して血栓を生じ、内腔が完全に閉塞。

動脈硬化の分類

動脈硬化症とは、動脈壁に脂質などの蓄積、沈着により慢性的炎症を起こし、血管内腔の狭窄や閉塞をきたす疾患である。狭窄、閉塞の多くは粥状硬化に㋐よって引き起こされ、一般に動脈硬化というと**粥状硬化症**をさす。

種類	粥状硬化	細動脈硬化	モンケベルグ型動脈硬化
発症部位	大動脈、冠動脈など	臓器内の細小動脈	下肢動脈など
特徴	脂質などのアテローム（粥腫）が血管内膜に蓄積し、血管内腔の狭窄、閉塞を引き起こす。	細動脈内で内膜のガラス様変性や内膜・中膜の増殖性変化を起こし、内腔の狭窄、微小動脈瘤を生じる。	内腔の狭窄をともなわない。中膜に石灰が沈着する。
起こりうる疾患	虚血性心疾患、胸部・腹部大動脈瘤、脳梗塞	腎硬化症、脳出血、脳血管性認知症、ラクナ梗塞	血液循環の障害がないので臨床的意義は少ない。

用語解説

虚血（ischemia）
細胞が必要とする血液を受け取ることができず、酸素不足となった状態。細胞が傷害を受ける。

マクロファージ（macrophage）
貪食細胞、大食細胞などの別名をもつ免疫細胞。体内に侵入した細菌などをとらえて消化すると同時に、異物に対する免疫情報をリンパ球に伝達する。●P141

サイトカイン（cytokine）
細胞から分泌され、細胞の情報伝達にかかわる蛋白質。免疫、炎症、細胞の増殖、分化などに関与している。●P141

冠動脈：coronary artery／虚血：ischemia／労作性狭心症：angina of(on) effort, effort angina pectoris, exertional angina [pectoris]／異型狭心症：variant angina [pectoris] (VAP)／不安定狭心症：unstable angina (UA), unstable angina pectoris (UAP)／急性心筋梗塞：acute myocardial infarction (AMI)／アテローム動脈硬化症：atherosclerosis

動脈硬化の原因

- 高血圧、脂質異常症、糖尿病などが、動脈硬化のおもな危険因子。これらに内臓脂肪型肥満をあわせた病態は、**メタボリックシンドローム**といわれ動脈硬化の大きな要因である。
- 男性は女性より動脈硬化を起こしやすいが、閉経後の女性はエストロゲンの低下により動脈硬化を起こしやすくなる。

動脈硬化の危険因子

病気	生活習慣	家族性、性別など
高血圧 脂質異常症 糖尿病 メタボリックシンドローム 高尿酸血症	肥満（内臓脂肪型肥満） 喫煙 ストレス 運動不足	遺伝（動脈硬化性疾患の家族歴） 加齢 男性 閉経後の女性

動脈硬化が起こるしくみ（傷害－反応仮説）

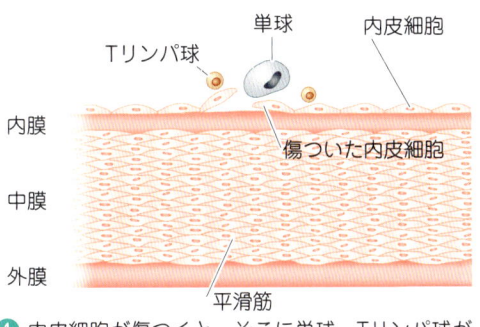

① 内皮細胞が傷つくと、そこに単球、Tリンパ球が付着し、内膜に浸潤する。

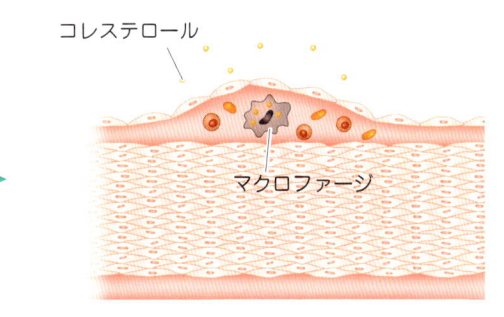

② 単球はマクロファージ*に変化。血液中のコレステロール（おもにLDL-C）をため込んでいく。

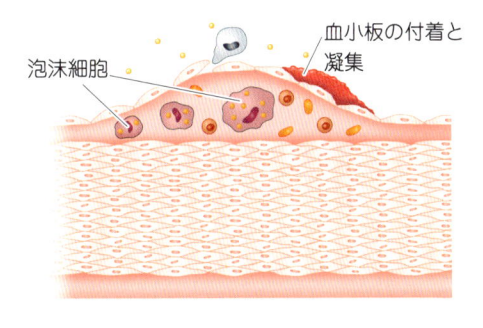

③ コレステロールをため込んで球状に膨らんだマクロファージは泡沫細胞に変化する。

④ 泡沫細胞がいくつか集まり、脂肪線条が形成される。

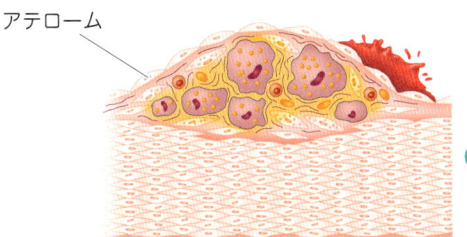

⑤ 白血球や血小板から放出されるサイトカイン*により、中膜の平滑筋細胞が内膜に侵入してつぎつぎと増殖、内膜の肥厚を生じる。結果、内膜にアテローム（粥腫）ができ、血管内腔は狭く、線維化によって硬化する。

高血圧：high blood pressure／脂質異常症：dyslipidemia／糖尿病：diabetes, diabetes mellitus (DM)／メタボリックシンドローム：metabolic syndrome／腹部肥満：abdominal obesity／泡沫細胞：foam cell／脂肪線条：fatty streak／平滑筋：smooth muscle／単球：monocyte／LDL(低比重リポ蛋白)コレステロール：low density lipoprotein cholesterol／脂質：lipid／内皮細胞：endothelial cell

虚血性心疾患（IHD）

冠動脈の走行

- 冠動脈は大動脈起始部の膨大部（バルサルバ洞）から右冠動脈（RCA）、左冠動脈（LCA）に分岐し、さらに左冠動脈は左前下行枝（LAD）と左回旋枝（LCX）に分岐する。
- 右冠動脈の血流は、拡張期・収縮期を通じてほぼ一定に心筋に流れる。左冠動脈は、拡張期に多くの血液が心筋に流れる。
- アメリカ心臓協会（AHA）では冠動脈を15の区域に分類しており、冠動脈造影における狭窄部位の特定に用いられる。

冠動脈の分類

右冠動脈（RCA）	1	主幹部	左冠動脈（LCA）	5	主幹部
		円錐枝（CB）		6	主幹部
	2	主幹部	左前下行枝（LAD）	7	主幹部
		右室枝（RV）		8	主幹部
	3	主幹部		9	第1対角枝（D1）
		鋭縁枝（AM）		10	第2対角枝（D2）
	4	房室結節枝（AV）	左回旋枝（LCX）	11	主幹部
		後下行枝（PD）		12	鈍縁枝（OM）
				13	主幹部
				14	後側壁枝（PL）
				15	後下行枝（PD）

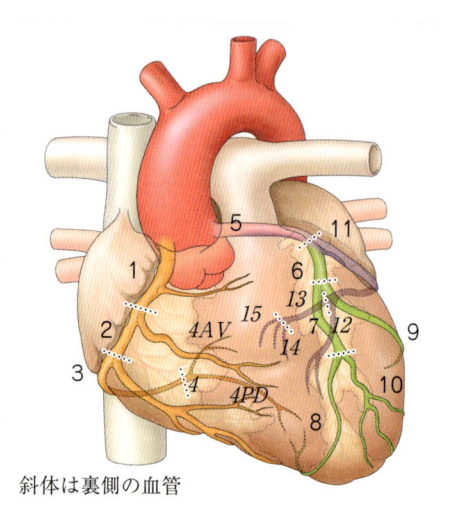

斜体は裏側の血管

動脈硬化の好発部位

- 動脈硬化による血管の狭窄・閉塞部位によって虚血性心疾患、脳梗塞、腎血管性高血圧などを引き起こす。また血管壁が脆弱化することで大動脈瘤やくも膜下出血などを生じる。

動脈硬化の好発部位と関連疾患

- 胸部大動脈：大動脈瘤、大動脈解離
- 脳内の細動脈、脳底動脈、椎骨動脈、頸動脈：脳梗塞、脳出血、くも膜下出血
- 腹部大動脈：大動脈瘤
- 腸骨～大腿動脈：閉塞性動脈硬化症
- 冠動脈：虚血性心疾患
- 末梢動脈：閉塞性血栓血管炎
- 腎臓内の細動脈：腎硬化症
- 腎動脈：腎血管性高血圧

危険因子 ➡ P141 をもつ人は注意が必要です。

バルサルバ洞：sinus of Valsalva／心拍出量：cardiac output（CO）／右冠動脈：right coronary artery（RCA）／左冠動脈：left coronary artery（LCA）／円錐枝：conus branch／冠動脈後下行枝：posterior descending coronary artery（PD）／左回旋枝：left circumflex artery（LCX）／対角枝：diagonal branch（artery）／後側壁枝：posterolateral（PL）branch／左前下行枝：left anterior descending artery（LAD）／左［冠動脈］主幹部：left main coronary trunk（LMT）

虚血性心疾患の検査

- 虚血性心疾患の検査には、心エコー図法、心臓カテーテル法、CT、MRIなどがあるが、なかでも冠動脈造影は冠動脈の狭窄・閉塞、血栓、動脈瘤や動脈解離なども観察できることから診断には不可欠である。

正常冠動脈造影像

左冠動脈造影
カテーテル

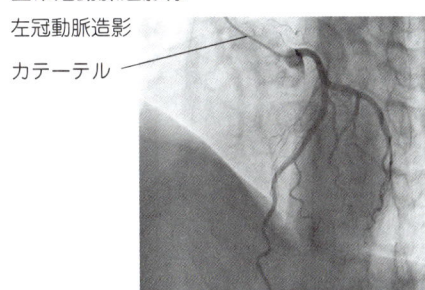

右冠動脈造影
カテーテル

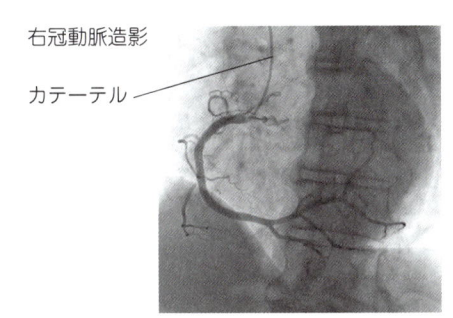

冠動脈造影

- 冠動脈造影用のカテーテルを右冠動脈と左冠動脈の入り口に挿入して造影剤を注入。血管の内腔を観察する。

左冠動脈造影

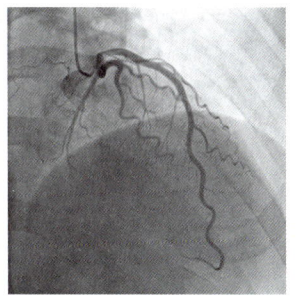

右冠動脈造影

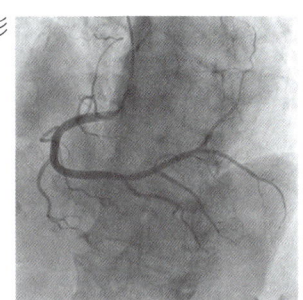

心筋血流シンチグラフィー

- 心筋の血流をみるために^{201}Tl（塩化タリウム）や^{99m}Tc-tetrofosminなどの放射性同位元素を含む製剤を用いて撮影する。これらの放射線には、正常な心筋細胞に取り込まれるという特徴がある。
- 負荷直後と安静後数時間の2回撮影する。負荷によって、心筋虚血の有無、病変部の梗塞（壊死）や虚血（生存心筋）の鑑別を行う。

正常冠動脈造影像

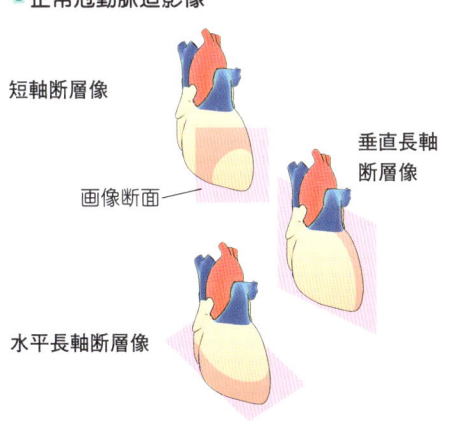

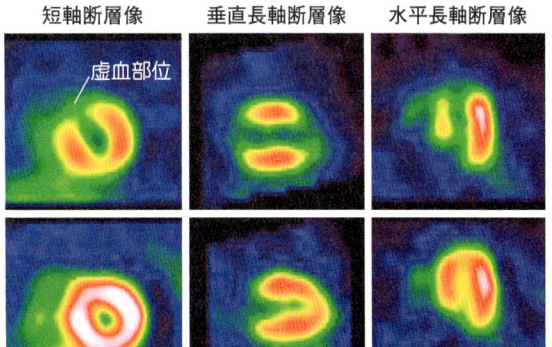

短軸断層像
垂直長軸断層像
水平長軸断層像
画像断面

短軸断層像　垂直長軸断層像　水平長軸断層像
負荷時
　虚血部位
安静時

負荷心筋シンチ：左前下行枝領域の虚血例

心筋血流シンチグラフィー：myocardial perfusion scintigraphy／放射性同位元素：radioactive isotope(radioisotope)（RI）／タリウム：thallium／テトロフォスミン：tetrofosmin／短軸：short axis／垂直長軸断層：vertical long axis tomography／水平長軸断層：horizontal long axis tomography

虚血性心疾患（IHD）／気絶心筋と冬眠心筋

心臓核医学検査

- 核医学検査は、放射性同位元素（ラジオアイソトープ、RI）を含む製剤を静脈注射やカプセルなどで体内に投与して、放出される放射線量を専用のγカメラで測定し、コンピュータ処理によって画像化するもの。
- 放射性同位元素には、臓器の異常の有無にかかわらず取り込まれやすい特徴がある。また、使用する製剤（核種）ごとに、放射線の取り込みに特徴がある。
- 撮影法には、γ線を検出するSPECT（スペクト）断層撮影法、プラナー法、陽電子を検出するPET（ペット）法がある。

心臓核医学検査

検査の種類	撮影方法	使用医薬品	検査方法	評価
心筋血流シンチグラフィー	SPECT断層撮影法　プラナー法	^{201}Tl-Cl　^{99m}Tc-テトロフォスミン　^{99m}Tc-MIBI	負荷試験の最中に医薬品を静脈注射。負荷終了後に撮像。3～4時間後に安静時の心筋血流分布を得るための撮像。	狭心症、心筋梗塞の診断・予後判定。負荷試験によって心筋虚血の有無、梗塞（壊死）か虚血（心筋バイアビリティー）の判定など。
	PET法	^{13}N-アンモニア　ルビジウム-82	安静時と血管拡張薬を用いた薬剤負荷による心筋血流分布を作成。	虚血性心疾患の診断、冠動脈狭窄の重症度の判断など。
心筋糖代謝	PET法	^{18}F-FDG	心筋バイアビリティー検査では糖負荷を行うが糖尿病合併症の有無で検査方法が変わる。	心筋での糖代謝と心筋バイアビリティーの評価など。
心筋交感神経機能シンチグラフィー	SPECT断層撮影法　プラナー法	^{123}I-MIBG	医薬品を静脈注射後、15分後（早期像）と4時間後（後期像）に撮像する。	心筋の交感神経の分布、機能の評価。心筋梗塞、狭心症、心筋症の病態や重症度の評価など。
心筋脂肪酸代謝シンチグラフィー	SPECT断層撮影法　プラナー法	^{123}I-BMIPP	空腹時に医薬品を静脈注射後、撮像する。	心筋の脂肪酸代謝障害の判定。狭心症の診断、冬眠状態の心筋の鑑別診断のほか、心筋症の早期診断や重症度の判定など。
心プールシンチグラフィー	SPECT断層撮影法　プラナー法	^{99m}Tc-RBC（標識赤血球）　^{99m}Tc-HAS（標識ヒト血清アルブミン）	初回循環法（ファーストパス法）と平衡時マルチゲート法がある。医薬品を静脈注射後、撮像。	右室梗塞が疑われる心筋梗塞、不整脈源性右室異形成など、右心機能評価、左心機能の経過観察など。

Column
気絶心筋と冬眠心筋

担当：小川崇之

- 心筋が虚血に陥ると酸素不足から機能の低下を招き、さらには壊死に至る（心筋梗塞）ことになるが、壊死に陥る前の心筋が生きている状態のことを**心筋バイアビリティー（心筋生存能）**という。
- 心筋虚血後に再灌流を行うと改善する心筋として気絶心筋と冬眠心筋がある。この評価にはシンチグラフィーが有用である。

心筋バイアビリティーの特徴

	気絶心筋	冬眠心筋	心筋壊死（梗塞）
特徴	冠動脈の閉塞後に血流が再開（再灌流）しても心機能の回復が遅い。	虚血の持続によって収縮機能が低下。再灌流すると心機能が改善。	組織壊死に陥り心筋バイアビリティーがない状態。
再灌流後の収縮機能の改善	数時間から数週間で回復。	速やかに回復するものから、数週間かかるものも。	回復しない。

心臓核医学検査：nuclear cardiology study／プラナー法：planar method／心筋バイアビリティー：myocardial viability／心筋血流シンチグラフィー：myocardial perfusion scintigraphy／心プールシンチグラフィー：cardiac [blood] pool scintigraphy

虚血性心疾患のおもな治療

- 狭心症の治療には、まず抗狭心症薬などの薬物療法を中心に行い、症状が軽減できない場合はPCI（経皮的冠動脈インターベンション）⊃P147やCABG（冠動脈バイパス術）⊃P148が行われる。
- 心筋梗塞に対しては、初期治療として胸痛の緩和や抗血小板薬投与、酸素吸入、致死的不整脈の予防などを行い、速やかに再灌流療法を行うことが重要である。

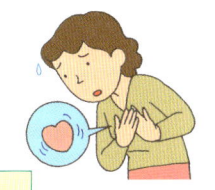

治療法による目的

●薬物療法
抗狭心症薬（硝酸薬、カルシウム拮抗薬、β遮断薬）
抗血栓薬（抗血小板薬、抗凝固薬）
その他（ACE阻害薬、アンジオテンシンⅡ受容体拮抗薬、HMG-CoA還元酵素阻害薬）

→ 心筋虚血からの回復
血栓ができるのを予防

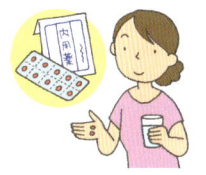

●再灌流療法
血栓溶解療法（tPA、ウロキナーゼ）
カテーテル治療（PCI）
外科的血行再建術（CABG）

→ 血栓を溶かす
血管の内腔を広げる
バイパスを形成する

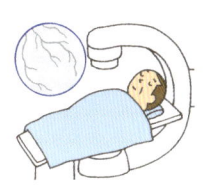

虚血性心疾患の治療薬

- 狭心症の治療は薬物療法を中心に行われるが、おもな治療薬として、抗狭心症薬、抗血栓薬のほかに、高血圧、脂質異常症など、危険因子への対処としていくつかの薬剤がある。
- 心筋梗塞に対しては、再灌流療法のひとつとして薬物による血栓溶解療法がある。

おもな抗狭心症薬

狭心症は一過性の心筋虚血であり、抗狭心症薬は酸素の需要と供給のバランスを是正する薬剤である。

	硝酸薬	カルシウム拮抗薬	β遮断薬	その他の薬剤
作用	・静脈拡張により血管平滑筋を弛緩させ、静脈還流の減少、心臓負荷の低減。 ・動脈拡張作用により虚血心筋の血流を増加。	・血管拡張作用により心臓負荷の低減。 ・血管平滑筋へのカルシウム流入を阻害し、心筋収縮の抑制。	・交感神経のβ受容体を遮断。 ・心拍数、心収縮力、血圧の低下と心筋の酸素需要の低下。	ACE阻害薬、ARB＝高血圧への対処としての降圧効果。 HMG-CoA還元酵素阻害薬＝脂質異常の改善による予防効果。
薬品名	・ニトログリセリン ・硝酸イソソルビド（ISDN） ・一硝酸イソソルビド（ISMN） ・ニコランジルなど	・ベラパミル ・ジルチアゼム ・アムロジピン ・ニフェジピンなど	・アテノロール ・プロプラノロール ・ピンドロールなど	ACE阻害薬＝カプトプリル、エナラプリルなど ARB＝ロサルタン、カンデサルタンなど HMG-CoA還元酵素阻害薬＝プラバスタチンなど
特徴	急速な改善にはニトログリセリンの舌下錠やスプレー製剤が有効。	冠攣縮性狭心症には有効。	冠攣縮を誘発するので狭心症患者あるいは喘息患者や糖尿病患者への投与には注意が必要。	ACE阻害薬、ARB＝心ポンプ機能の悪化を防ぐ。 HMG-CoA還元酵素阻害薬＝総コレステロールとLDLコレステロールの低下。

一硝酸イソソルビド：isosorbide mononitrate（ISMN）／硝酸イソソルビド：isosorbide dinitrate（ISDN）／アンジオテンシン変換酵素：angiotensin converting enzyme（ACE）／アンジオテンシンⅡ受容体拮抗薬：angiotensin Ⅱ receptor blocker（ARB）／ヒドロキシメチルグルタリル・コエンザイムA還元酵素阻害薬：hydroxymethylglutaryl-coenzyme A（HMG-CoA）reductase inhibitor

虚血性心疾患（IHD）

抗血栓薬療法

- 血栓の形成を防ぐために使用する薬剤。血小板や血液凝固因子のはたらきを阻害する抗血小板薬、抗凝固薬がある。
- 急性冠症候群（不安定狭心症と急性心筋梗塞）では、アスピリンなどの抗血小板薬を急性期から予防のために継続内服する。

抗血栓薬の種類

	抗血小板薬		抗凝固薬	
薬剤名	アスピリン	クロピドグレル チクロピジン	ヘパリンナトリウム	ワルファリンカリウム
作用	TXA_2（トロンボキサンA_2）産生を抑制することで血小板の活性化を阻害する。効き目は速い。	血小板のADP（アデノシン二リン酸）受容体を阻害することで血小板の凝集を抑制する。効き目は遅い（24時間以上）。	ATⅢ（アンチトロンビンⅢ）の活性化によって血液凝固因子を阻害する。効き目は速い。	ビタミンK拮抗作用による血液凝固因子の産生を抑制する。効き目は遅い（4～5日）。
使用法	内服（緊急の場合は咀嚼）	内服	静脈注射	内服
特徴・注意	喘息や消化性潰瘍などの副作用。急性期から継続的に服用。	ステント留置後にはかならず投与。	急性期に使用。	症状安定後に投与。催奇性があり妊婦には禁忌。

血栓溶解療法

- 急性心筋梗塞の再灌流療法のひとつである血栓溶解療法は、血管内で形成された血栓を溶かす治療法で、血栓溶解療法による救命効果が期待できるのは発症後12時間以内である。
- 血栓溶解療法には経静脈的血栓溶解療法と経皮❼的冠動脈内血栓溶解療法がある。
- 使用される薬剤には、ウロキナーゼ（UK）とtPA（組織型プラスミノゲン活性化因子）があり、tPAのほうがウロキナーゼよりも再開通率は高い。

血栓溶解薬のはたらき

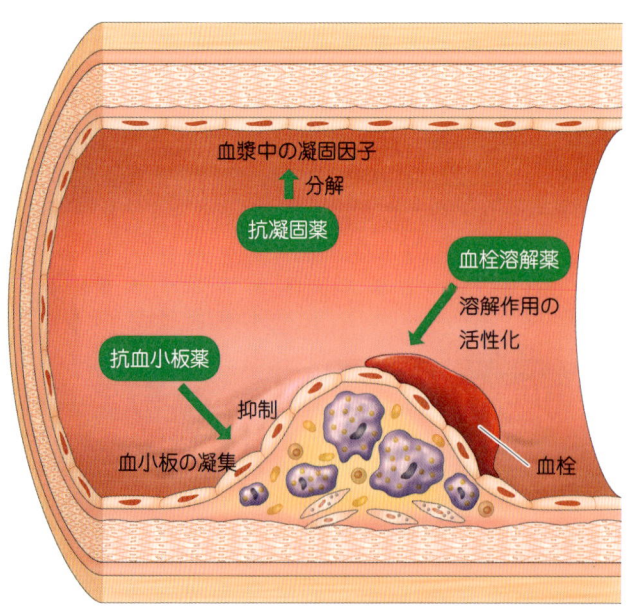

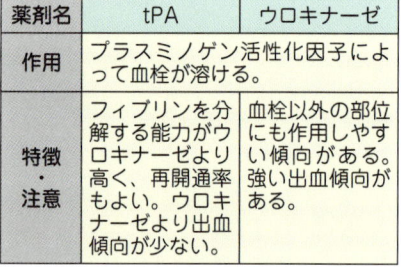

血栓溶解療法の薬剤

薬剤名	tPA	ウロキナーゼ
作用	プラスミノゲン活性化因子によって血栓が溶ける。	
特徴・注意	フィブリンを分解する能力がウロキナーゼより高く、再開通率もよい。ウロキナーゼより出血傾向が少ない。	血栓以外の部位にも作用しやすい傾向がある。強い出血傾向がある。

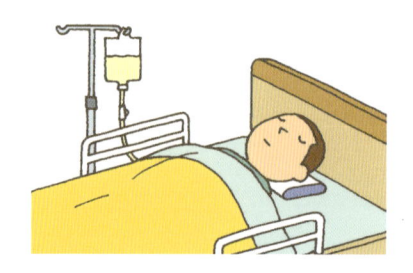

抗血栓薬：antithrombotic agent(drug) ／抗血小板薬：antiplatelet, antiplatelet agent(drug), platelet inhibitor／抗凝固薬：anticoagulant agent／トロンボキサンA₂：thromboxane A₂(TXA₂)／血栓溶解法：fibrinolitic therapy, thrombolysis, thrombolytic therapy／組織型プラスミノゲン活性化因子：tissue plasminogen activator (tPA)／クロピドグレル：clopidogrel／チクロピジン：ticlopidine／ヘパリン：heparin／ウロキナーゼ：urokinase (UK)／プラスミノゲン活性化因子：plasminogen activator (PA)／フィブリン：fibrin

PCI

- 虚血性心疾患に対し、カテーテルを用いて行う冠動脈拡張術を総称してPCI（**経皮的冠動脈インターベンション**）という。かつてはPTCA（経皮的冠動脈形成術）とよばれた。
- 狭窄部位にさまざまな器具を用いて血管内腔を広げて血管を形成あるいは再灌流させる治療法である。
- 大腿動脈や橈骨・上腕動脈からカテーテルを治療冠動脈まで進めて行う。
- 粥腫切除術（アテレクトミー）、ステント留置（ベアメタルステント、薬剤溶出性ステント）、バルーン血管形成術など、さまざまな治療が行われている。

■ PCIの方法

カテーテルを大腿動脈や橈骨動脈、上腕動脈から挿入して冠動脈の狭窄部に進める。

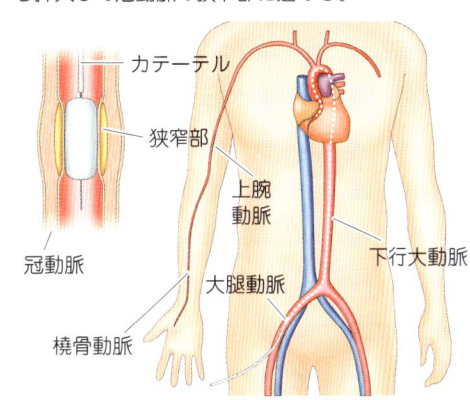

粥腫切除術（アテレクトミー）

- 動脈壁に形成されたアテローム（粥腫）を拡張前に削り取り、血管内腔を広げる方法。
- 石灰化の強い冠動脈にはロータブレーターで削ることが多い。

■ ロータブレーター

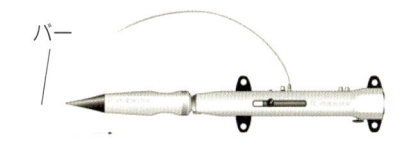

先端にダイヤモンド粒子のついた器具（バー）を高速で回転させながらアテロームを削り取る。
提供：ボストン・サイエンティフィック

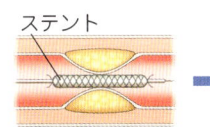

ステント留置

■ ベアメタルステント（BMS）

ステントをかぶせたバルーンを病変部位に進めて膨らませ、狭窄部位を拡張させる方法。
ステント周囲の内膜組織の新生や増生で約2割に再狭窄を起こすことがある。

❶バルーンをステントにかぶせて狭窄部位に進める。
❷バルーンを膨らませて狭窄部位を拡張する。
❸カテーテルを抜去してステントを留置する。

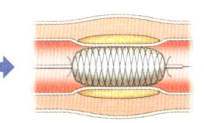

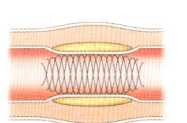

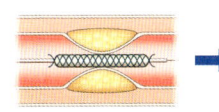

■ 薬剤溶出性ステント（DES）

動脈の再狭窄を防ぐための薬剤が長期的に溶け出るステントを使用して、狭窄部を拡張する方法。再狭窄率は低いが、遅発性に血栓が付着する問題がある。このため、1年もしくはそれ以上、抗血小板薬の投与が行われる。

❶カテーテルを狭窄部に進める。
❷ステントを残し、カテーテルを抜去する。
❸再狭窄を予防する薬剤がステントから溶け出す。

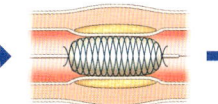

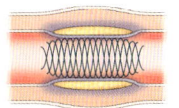

バルーン血管形成術

- 狭窄部位にバルーンを挿入、膨らませて、狭窄部位を拡張する。
- 再狭窄の発生率が高く単独では行われない。PCIのなかでは古くから行われている。

■ バルーンカテーテル

狭窄部位にガイドワイヤーを通過させ、バルーンは病変部で拡張させる。

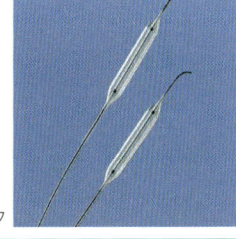

提供：ボストン・サイエンティフィック

経皮的冠動脈インターベンション：percutaneous coronary intervention（PCI）／バルーン血管形成術：balloon angioplasty／アテローム（粥腫）切除術：atherectomy／冠動脈粥腫切除術：coronary [artery] atherectomy／ベアメタルステント：bare metal stent（BMS）／薬剤溶出性ステント：drug eluting stent（DES）

虚血性心疾患（IHD）／末梢塞栓防止装置／粥状硬化症

血栓吸引

- 血管内腔にできたアテローム（粥腫）が破裂すると、血栓ができやすくなる。
- 血栓吸引は、吸引カテーテルで血管内腔の血栓を吸引する方法。ST上昇型の急性心筋梗塞の㋐ときに行う。
- ステント留置などに先がけて、あらかじめ血栓吸引を行うと再灌流が良好である。

PCIとCABGの適応

PCI治療が困難な左冠動脈主幹部（LMT）病変や多枝病変の場合に冠動脈バイパス術（CABG）が行われる。

アテロームの吸引

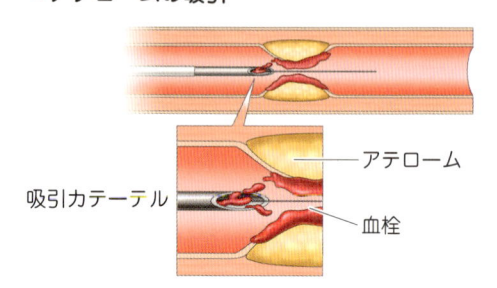

外科的治療

冠動脈バイパス術（CABG）

- PCI（経皮的冠動脈インターベンション）が困難な場合などに行われる方法である。
- 冠動脈の狭窄部を迂回して、末梢血管と大動脈のバイパスとなる血管（グラフト）をつなぎ、血流を回復させる手術である。グラフトは患者㋐の血管から切り取ってつなぎ合わせる。
- 以前の手術は人工心肺を用いて心臓を一時的に止める人工心肺下冠動脈バイパス手術だったが、現在では心臓を止めないオフポンプ冠動脈バイパス術（OPCAB）が主流となっている。

冠動脈バイパス術の適応
下のいずれかを満たす場合

❶左冠動脈主幹部病変（狭窄例が50％以上）
❷左室機能低下例（左室駆出率20％以上、または左室拡張末期圧20mmHg以下）
❸PCIが困難な例（高度な3枝病変など）
❹1枝病変で左前下行枝の近位部病変
❺2枝病変で左前下行枝の近位部病変を含むもの
❻2枝病変でカテーテル治療に適さないもの
❼危険な状態の側副血行路を含む病変

冠動脈バイパス設置部位

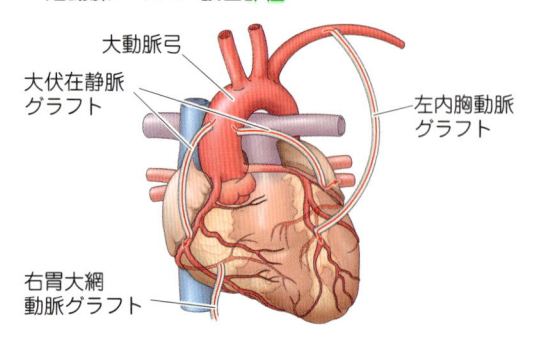

冠動脈バイパスに利用する血管

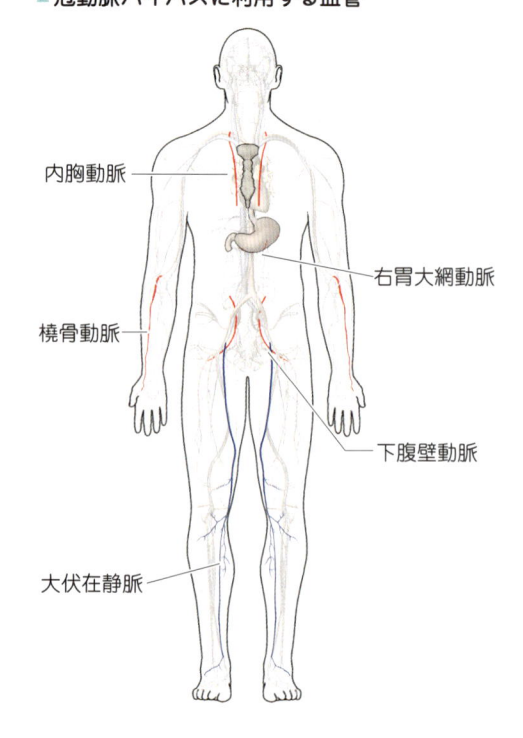

冠動脈バイパス術：coronary artery bypass grafting（CABG）／左冠動脈主幹部病変：left main coronary artery disease／石灰化：calcification／左室駆出率：left ventricular ejection fraction（LVEF）／左室拡張末期圧：left ventricular end-diastolic pressure（LVEDP）／オフポンプ冠動脈バイパス手術：off-pump coronary artery bypass（OPCAB）／胃大網動脈グラフト：gastroepiploic artery（GEA）graft

Column

末梢塞栓防止装置

担当：小川崇之

- 急性心筋梗塞例など、血栓性病変の際、バルーン拡張やステント留置により、血栓や粥腫の一部が末梢血管に流れ、塞栓を生じることがある。このため、末梢血管にバルーンやフィルターを一時的に留置して塞栓を防止する方法を末梢塞栓防止装置という。

■ 末梢塞栓防止用のフィルター

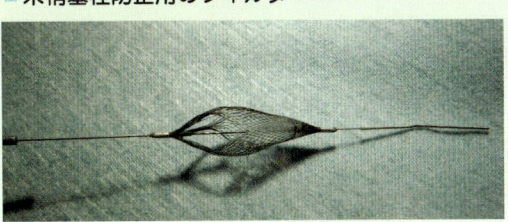

Column

粥状硬化症

I70
担当：小川崇之

- 粥状硬化とは、大動脈や冠[状]動脈などの血管壁の内部に血液中のLDLコレステロールが入り込み、アテローム（粥腫）というドロドロした塊を形成する動脈硬化のこと。動脈硬化のなかでいちばんよくみられるもので、一般に動脈硬化といえば粥状硬化をさし、**アテローム硬化**、**粥状動脈硬化**ともよばれる。
- 血管の内皮細胞がなんらかの傷害を受けると、そこから血液中のLDLコレステロールが内皮細胞と組織の間に入り込む。血管壁に入り込んだLDLコレステロールは酸化LDLに変化する。
- 一方、白血球の一種である単球が、酸化LDLを排除するために血管壁の内部に入り込み、マクロファージという細胞に変化する。
- マクロファージは酸化LDLを取り込んでコレステロールをため込み、泡沫細胞となり内皮細胞の下にたまって粥腫を形成する。
- 粥腫ができた動脈の内腔は狭くなり、血流を障害する。粥腫はやわらかい塊で破れやすく、破れるとそこに血小板が集まって血栓をつくり、血流を途絶えさせ、狭心症や心筋梗塞、脳梗塞を引き起こす。

■ アテロームの構造

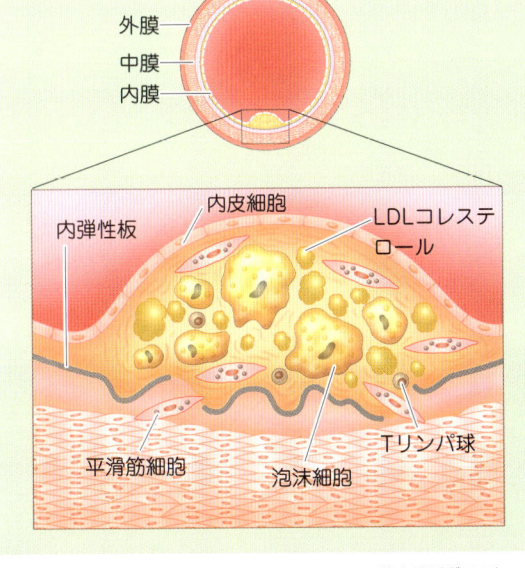

■ 粥状硬化が起こるしくみ

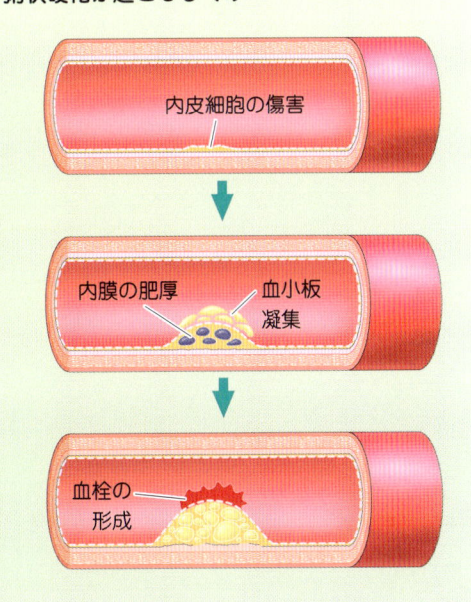

内胸動脈グラフト：internal mammary artery graft／伏在静脈グラフト：saphenous vein graft／粥状硬化症：atherosclerosis／無症候性心筋虚血：silent myocardial ischemia (SMI), asymptomatic myocardial ischemia／血栓：thrombus

酸素需要が増大する労作時に狭心発作が出現する病態

I20.8

労作性狭心症
effort angina pectoris

担当：小川和男

Overview

多くは冠[状]動脈に動脈硬化が進み、器質的な狭窄が存在するときに、血流が阻害されて心筋虚血が生じる。安静時には症状はなく、運動により心筋酸素需要が増大するときに狭心発作が出現する。

誘因・原因

- おもに動脈硬化による冠動脈の部分的な狭窄が原因で起こる。

病態生理 ⇒P151

- 運動により心筋酸素需要が増加したとき、**冠血流予備能**＊の低下により十分な血流量を確保できず、一過性の心筋虚血に陥る。

症状・臨床所見

- 運動・労作時に限って狭心発作が出現する。
- **狭心痛**＊を訴えることが多く、しばしば**放散痛**＊をともなう。
- 消化器系の症状や歯痛、のどの圧迫感、左肩の重圧感、動悸などを訴えることも少なくない。
- 症状は3～5分程度持続するが、安静にすると数分で治まる。

検査・診断 ⇒P151～153

| 心筋シンチグラフィー検査 | 運動負荷心電図検査 | 血液生化学検査 | 冠動脈造影検査 |

治療 ⇒P153

| 薬物療法 | 外科的治療 | カテーテル治療 |

- 薬物療法は、発作時に**ニトログリセリン**舌下錠＊を、虚血予防として、抗血小板薬、アンジオテンシン変換酵素（ACE）阻害薬、硝酸薬、β遮断薬、カルシウム拮抗薬などを用いる。
- 観血的治療として、経皮的冠動脈インターベンション（PCI）、冠動脈バイパス術（CABG）が行われる。

予後

- 高齢者、多枝病変、虚血範囲が広く心機能が低いほど予後不良である。

用語解説

冠血流予備能（CFR）
心筋酸素消費量の増大に対応する冠血流の増加能力を表す指標として用いられるもので、最大冠動脈血流量／安静時冠動脈血流量で示される。

狭心痛
心筋の酸素需要のバランスの破綻によって一時的に起こる特有の胸部痛。

放散痛
狭心症では前胸部だけでなく、上腹部、上腕、肩、顎など、広く外側に痛みが広がって行く。

舌下錠
舌下錠は舌の下側に入れ、薬効成分を口腔（こうくう）粘膜から吸収して効果を現すように工夫された薬剤。口腔粘膜は非常に吸収効率がよいので、速やかな効果を得られる。

memo

A型行動者
1959年、米国循環器病学者であるフリードマン（Friedman）らにより提唱された、虚血性心疾患の発症と密接な関係がある行動特性をA型行動者という。血液型とは無関係である。せっかちで、競争心が強く、精力的に仕事に打ち込むといった「A型行動パターン」をもつホワイトカラーに、虚血性心疾患の発症率が高いといわれている。

狭窄：constriction／心筋虚血：myocardial ischemia／安定狭心症：stable angina [pectoris]／冠血流予備能：coronary flow reserve (CFR)／冠動脈：coronary artery／運動負荷心電図法(検査)：exercise electrocardiography／負荷心筋シンチグラフィー：stress myocardial scintigraphy／冠動脈造影法：coronary angiography (CAG)／経皮的冠動脈インターベンション：percutaneous coronary intervention (PCI)

病態生理

- 発作症状には、硝酸薬（ニトログリセリンなど）が有効な場合がある。

発生機序
1. 冠動脈硬化
2. 冠動脈の器質的狭窄
3. 労作により心筋の酸素需要↗
4. 心筋酸素需要量＞酸素供給量
5. 相対的酸素不足
6. 心筋虚血状態に陥る

狭心発作は早足で歩いたり、階段の昇降時など心筋酸素消費量の増大時に誘発される。

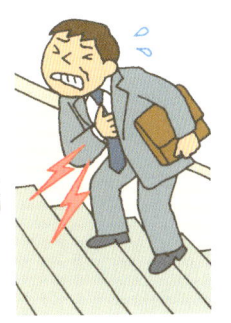

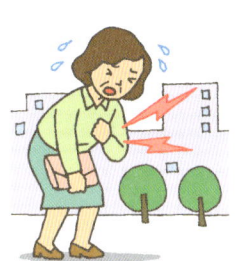

発作は3〜5分程度続くことが多い。

■ 狭心症の症状

狭心痛の主訴	狭心痛以外の主訴
・胸が圧迫される ・胸の奥が痛む ・胸が締め付けられる ・胸が焼けつく感じ	・胃が痛い ・胸焼けがする ・吐き気がする ・気分が悪い ・頭が痛い ・歯が痛い ・左腕がしびれる ・息切れ、呼吸困難、失神が出現することもある。
特徴 ・胸痛は、手のひらで押さえられる範囲。痛みが左肩、左上腕内側、顎に放散することも多い。	

■ 冠動脈危険因子

加齢（男性45歳以上、女性55歳以上）	
喫煙	家族歴
高血圧	メタボリックシンドローム
糖尿病	耐糖能異常
脂質異常症	ストレス

メタボリックシンドロームは、正常高値以上の血圧レベルと腹部肥満に加え、血糖値異常、あるいは脂質代謝異常のどちらかを有するもの。

検査・診断

特徴的な検査所見	心筋シンチグラフィー検査	運動もしくは薬物で負荷すると虚血状態を認める	運動負荷心電図検査	ST低下を認める
	血液生化学検査	心筋梗塞と異なりCK、AST、LDH、赤沈の上昇がない	冠動脈造影検査	冠動脈に狭窄部位を認める

心筋シンチグラフィー検査

- 運動の負荷もしくは薬物を負荷して行う。
- ²⁰¹Tl（タリウム）、⁹⁹ᵐTc（テクネシウム）などの放射性同位元素を用い、運動負荷後の撮像をし、4時間後の再分布像と比較。負荷直後、狭窄部分は相対的な局所血流低下により欠損像となるが再分布では正常となる。

■ ²⁰¹Tlを用いた運動負荷心筋シンチグラフィー

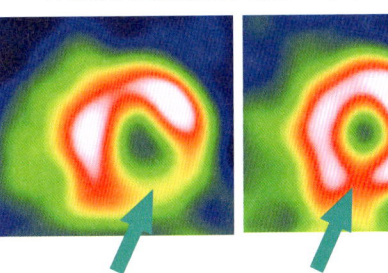

側壁から下壁にかけて欠損像あり

再分布

■ 梗塞との鑑別

	狭心症	心筋梗塞
負荷直後	欠損	欠損
再分布	正常	欠損

冠動脈バイパス術：coronary artery bypass graft surgery, coronary artery bypass grafting（CABG）／タリウム：thallium（Tl）

労作性狭心症

運動負荷心電図検査

- 運動負荷テストにより、虚血状態を誘発し、ST変化を確認する。
- 急性心筋梗塞（急性期）、不安定狭心症、重症 ㋐

㋐ 大動脈弁狭窄症、重症の不整脈・心不全などでは、運動負荷および薬物負荷検査は実施してはいけない。

■ 運動負荷心電図

運動負荷後の心電図でST低下や上昇、あるいは陰性U波がみられたものを陽性とする。

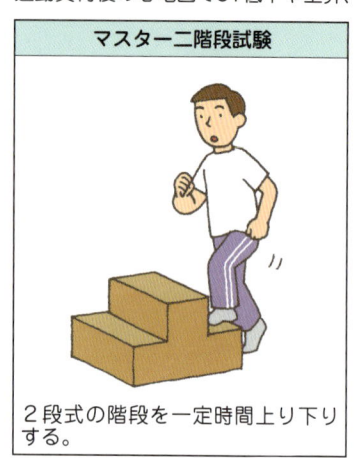

マスター二階段試験	トレッドミル法	エルゴメーター法
2段式の階段を一定時間上り下りする。	傾斜や速度が変化するベルトコンベアの上を歩く。	ペダルに負荷を与えた固定式の自転車をこぐ。

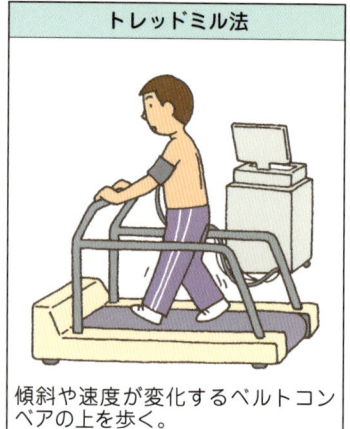

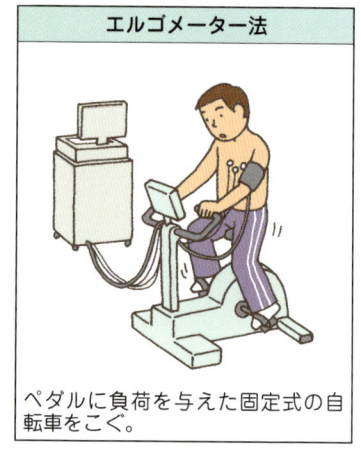

■ 高度狭窄病変例におけるトレッドミルによる運動負荷心電図

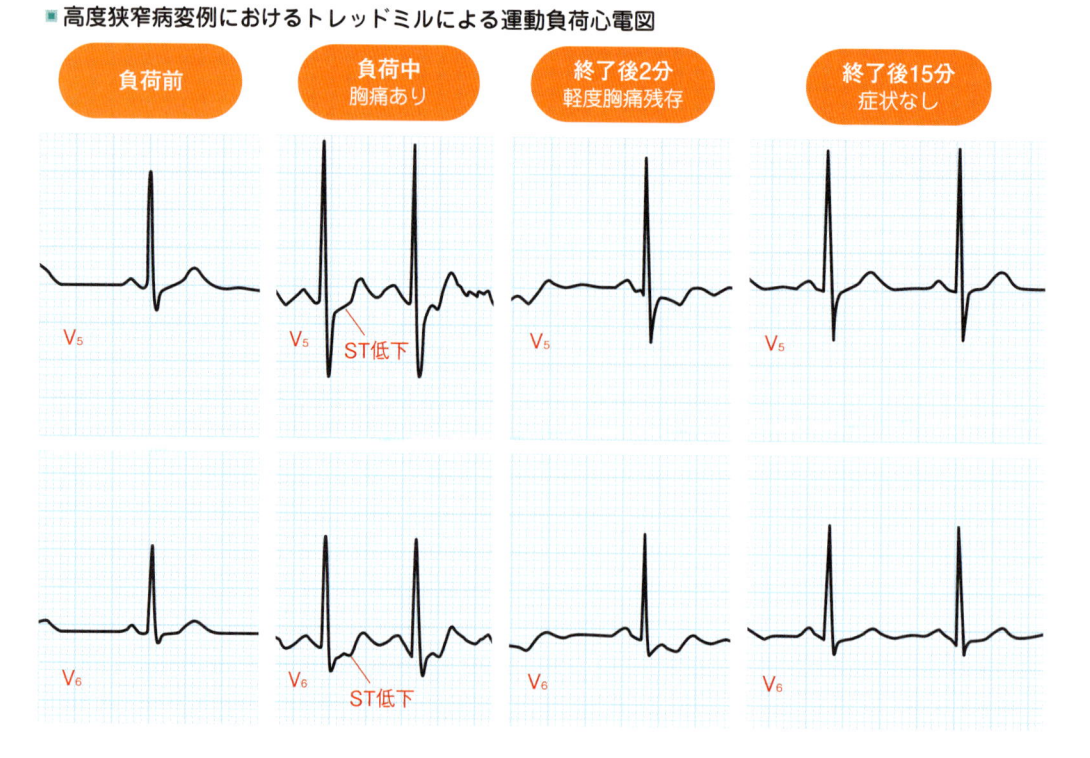

負荷前	負荷中 胸痛あり	終了後2分 軽度胸痛残存	終了後15分 症状なし
V₅	V₅ ST低下	V₅	V₅
V₆	V₆ ST低下	V₆	V₆

マスター二階段試験：Master two(2)-step test／トレッドミル：treadmill／運動負荷心電図法（検査）：exercise electrocardiography, electrocardiogram(ECG) exercise testing／急性心筋梗塞：acute myocardial infarction (AMI)／不安定狭心症：unstable angina (UA), unstable angina pectoris (UAP)／大動脈弁狭窄症：aortic [valve] stenosis (AS)／心不全：heart failure (HF)

冠動脈造影検査

- 冠動脈造影検査により、冠動脈狭窄の評価および治療方針の決定を行う。

左冠動脈造影像（第1斜位） 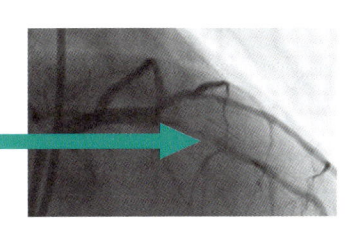
左冠動脈前下行枝近位部に高度狭窄を認める

治療

治療の目的
- 薬物療法：発作を鎮め、発作・再発の予防
- カテーテル治療：冠動脈の拡張（PCI）
- 外科的治療：冠動脈バイパス術（CABG） ●P148

薬物療法

- 発作時は、ニトログリセリン舌下錠などの冠拡張薬を投与。
- 非発作時は、冠血管拡張薬、β遮断薬、抗血小板薬、カルシウム（Ca）拮抗薬などを用いる。

おもな狭心症治療薬

硝酸薬	冠動脈拡張、前負荷の軽減
カルシウム拮抗薬	冠動脈拡張、後負荷の軽減
β遮断薬	心筋酸素の需要を軽減する
抗血小板薬	血栓形成の予防

カテーテル治療

- 心臓カテーテル治療を総称して、**経皮的冠動脈インターベンション（PCI）** とよぶ。

ステント留置法

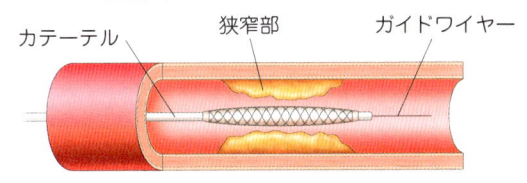

① 血管狭窄部にガイドワイヤーを通過させる。
② 病変上でバルーンステントを拡張させる。
③ ステントを留置する。

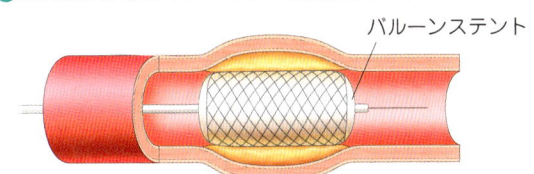

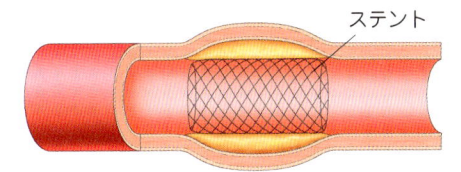

経皮的冠動脈インターベンションの実際 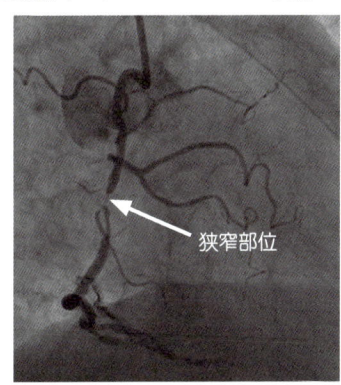 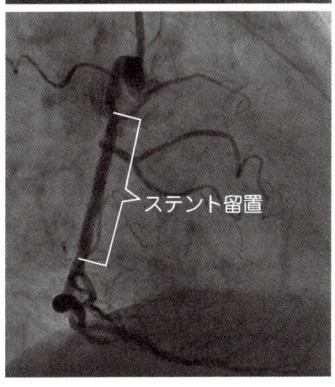
狭窄部位／ステント留置
狭窄部の治療例。

冠動脈：coronary artery／舌下錠：sublingual tablet／冠血管拡張薬：coronary vasodilator／ベータ（β）遮断薬：beta(β) blocker, beta(β) blocking agent／抗血小板薬：antiplatelet, antiplatelet agent(drug), platelet inhibitor／経皮的冠動脈インターベンション：percutaneous coronary intervention（PCI）／ステント留置：stent deployment(placement)

冠動脈の攣縮によって一過性に心筋虚血を生じる。異型狭心症はそのなかのひとつ　I20.1

冠攣縮性狭心症（CSA）
（かんれんしゅくせいきょうしんしょう／シーエスエー）
coronary spastic angina

担当：小川和男

Overview
冠[状]動脈が一過性の過剰収縮（冠攣縮*）を起こして心筋虚血*をきたすもの。心電図でST上昇とST低下をともなう狭心症の総称。

誘因・原因
- 攣縮によって一時的に心筋の血流が低下し心筋虚血を引き起こす。
- 過呼吸や飲酒で誘発されることがある。

病態生理
- 攣縮によって冠動脈が閉塞（へいそく）して虚血を起こすと心電図でST上昇をともなうものを**異型狭心症**＊という。
- 攣縮で冠動脈が不完全に閉塞されると心電図でST低下が認められることもある。

症状・臨床所見
- 前胸部の圧迫感、左肩から上腕、顎（あご）にかけての放散痛。冷や汗、不整脈、意識障害、意識消失をともなうことも。
- 発作は夜間から早朝にかけての安静時に多く、数分から数時間持続することも。早朝に運動能が著しく低下するケースもある。
- ニトログリセリン*の使用により速やかに症状が消失することが多い。

検査・診断 ●P155
［心電図検査］［ホルター心電図］［冠動脈造影］
- 心電図上のST上昇もしくは低下をともなう。
- 冠動脈に有意狭窄がなく、発作時の心電図に明らかな虚血性変化が認められれば確定。また狭窄部位が冠攣縮を起こすことも。

治療 ●P155
［日常生活の管理］［薬物療法］
- 生活指導。禁煙、節酒、血圧、体重管理などを行う。
- 予防薬に硝酸薬、カルシウム拮抗薬（きっこうやく）などが用いられる。
- 器質的狭窄をともなう場合はカテーテル治療を行う。

予　後*
- 内服管理、生活習慣の改善にて比較的予後良好。コントロール不良だと、場合によっては致死的な状態に陥る可能性も。

用語解説

冠攣縮
心臓の表面を走る比較的太い冠動脈が一過性に過剰な収縮を起こす。冠攣縮部位には明らかな動脈硬化巣が認められることもある。

虚血（ischemia）
細胞が必要とする血液を受け取ることができず、酸素不足となった状態。細胞が傷害を受ける。

異型狭心症（VAP）
冠攣縮性狭心症のひとつ。冠動脈が一過性の攣縮により完全またはほぼ完全に閉塞し、心筋虚血を生じた状態。心電図でST上昇を示す。

ニトログリセリン
狭心症や心筋梗塞の治療・予防のために用いられる薬剤。舌下錠（ぜっかじょう）、スプレー、貼付剤、軟膏、注射剤があり、冠動脈の内腔（ないくう）を広げて、血流を改善する。

冠攣縮性狭心症の予後
冠攣縮性狭心症では、通常、日常生活の管理や薬物療法で発作を予防できれば、予後は良好だが、難治性の報告もある。

冠動脈：coronary artery／虚血：ischemia／異型狭心症：variant angina pectoris（VAP）／攣縮：spasm／アテローム動脈硬化症：atherosclerosis／狭心症：angina, angina pectoris（AP）／急性心筋梗塞：acute myocardial infarction（AMI）

検査・診断

特徴的な検査所見	心電図検査 / ホルター心電図	発作時に虚血性変化をみる
	冠動脈造影	アセチルコリンあるいはエルゴノビン負荷での攣縮誘発試験

ホルター心電図検査

冠攣縮性狭心症の発作波形でST上昇が現れる。

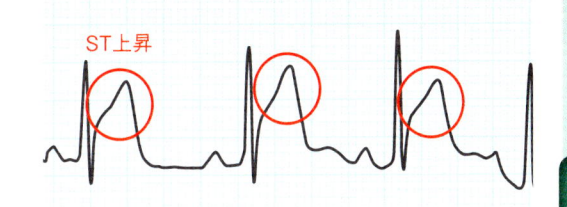

ST上昇

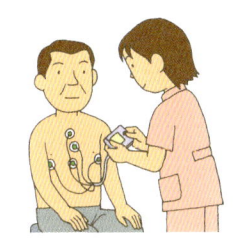

心電図検査、ホルター心電図

- 発作時、硝酸薬（ニトログリセリンなど）投与後もしくは症状が安定した直後に心電図検査を行う。
- 心電図検査で発作時の心電図がとらえられなかった場合にホルター心電図を使う。

冠動脈造影

- アセチルコリンまたはエルゴノビンを冠動脈内に注入し、冠攣縮発作が誘発されるかを確認する。冠攣縮が広範囲に及んだり、自然寛解しないときは硝酸薬を注入して発作を抑える。

アセチルコリン負荷での冠攣縮誘発試験

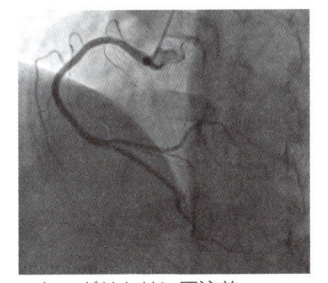

ニトログリセリン冠注前

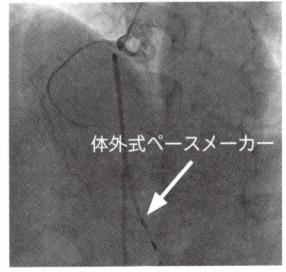

体外式ペースメーカー

アセチルコリン50μg冠注
冠動脈全体に冠攣縮出現

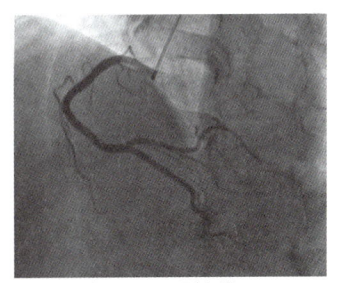

ニトログリセリン冠注後
発作を抑制

治療

治療の目的	日常生活の管理	生活習慣の改善で発作予防	薬物療法	硝酸薬、カルシウム拮抗薬などで発作予防

日常生活の管理

- 日常生活の管理では、禁煙、血圧管理、適正体重の維持、耐糖能障害（糖尿病）の是正、脂質異常の是正、過労・精神的ストレスの回避、節酒に努める。

喫煙者に多いともいわれています。

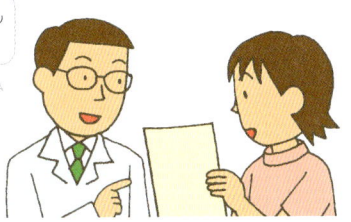

心電図：electrocardiogram (ECG) ／ホルター心電図記録：Holter recording／冠動脈造影：coronary angiography(arteriography) (CAG) ／ニトログリセリン：nitroglycerin, glyceryl trinitrate／アセチルコリン：acetylcholine／経皮的冠動脈インターベンション：percutaneous coronary intervention (PCI) ／冠動脈バイパス術：coronary artery bypass grafting (CABG)

急性心筋梗塞に移行する可能性のある狭心症。急性冠症候群*のひとつ | I20.0

不安定狭心症（UAP）
ふあんていきょうしんしょう　ユーエーピー

unstable angina pectoris

担当：南井孝介

Overview

労作性狭心症*が重症化または増悪した狭心症。労作時、安静時を問わず胸痛が出現し、急性心筋梗塞へ移行する可能性がある。

誘因・原因

- 冠[状]動脈内の動脈硬化によって形成されたプラークが破綻して急激に血栓ができ、冠動脈内腔が狭窄したために心筋虚血に至る。

病態生理 ●P157

- 動脈硬化によって冠動脈内腔に脂質の多いやわらかい**不安定プラーク**が形成される。
- プラークがなんらかの原因で破綻すると血栓が形成される。
- 血栓は急速に大きくなり、冠動脈内腔の不完全閉塞（狭窄）を起こす。閉塞が不完全か一時的なものを不安定狭心症という。

症状・臨床所見

- 胸痛が数分から20分程度続く。
- 労作時、安静時を問わず胸痛が起こる。
- 下顎、頸部、左肩または両肩、左腕の放散痛。

検査・診断 ●P157〜158

問診 ｜ 心電図検査 ｜ 血液検査 ｜ CT検査 ｜ **冠動脈造影検査**

- 突然、症状が現れる場合もあるが、問診が非常に大事である。もともと安定狭心症*の症状を有していたが、胸痛の頻度の増加、胸痛が現れるまでの運動閾値の低下などが認められる場合、心電図などの検査に異常がなくとも本疾患を強く疑う。
- 鑑別診断のために胸部X線、心電図などの検査を行い、診断確定にはCT、冠動脈造影など種々の画像検査を行う。

治療 ●P158

薬物療法 ｜ **PCI治療** ｜ 冠動脈バイパス術

- 薬物療法で症状が安定しない場合は、経皮的冠動脈インターベンション（PCI）、冠動脈バイパス術（CABG）を検討。

予後

- 適切な治療、管理により急性心筋梗塞への進行を防ぐ必要がある。

用語解説

急性冠症候群（ACS）
冠動脈内の動脈硬化により形成された不安定プラークが破綻や剥離を起こして急激に血栓ができ、冠動脈内腔が狭窄ないし閉塞したために発症するもの。不安定狭心症や急性心筋梗塞などがある。
●P159

労作性狭心症
動脈硬化によって冠動脈狭窄を生じ、運動などの労作時に心筋の酸素需要の増加時に一過性の心筋虚血をきたす病態。心筋壊死（えし）は生じず、安静時では血流量が維持されている。

安定狭心症
狭心症発作が起きる状況や持続時間、発作の強さなどがいつも類似しており、一定の範囲内で治るもの。動脈硬化による冠動脈内腔の狭窄はあるが、プラークは破綻しにくく狭窄が急速に進行することはない。
問診上、労作により出現し、安静により改善する再現性をもった胸部症状を有する場合、狭心症を疑う。

memo

陳旧性心筋梗塞（OMI）
時間の経過した心筋梗塞のこと。過去に心筋梗塞を起こして、心筋の一部が死んでいる状態のまま心臓が動いている。心電図の異常Q波で過去に心筋梗塞が起きたかが推測できる。

急性冠症候群：acute coronary syndrome（ACS）／狭心症：angina, angina pectoris（AP）／急性心筋梗塞：acute myocardial infarction（AMI）／冠動脈：coronary artery／虚血：ischemia／異常Q波：abnormal Q wave／攣縮：spasm／アテローム：atheroma

病態生理

- 冠動脈内腔の不安定プラークに形成された血栓は、急速に大きくなり、冠動脈が短時間の閉塞または不完全な閉塞（狭窄）を生じ、狭心症を起こす。
- 急性心筋梗塞→P160への移行の可能性があるため早急な対処が必要である。

不安定狭心症の発生

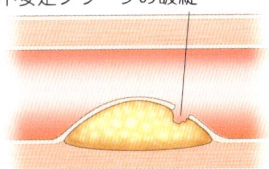

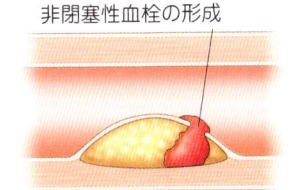

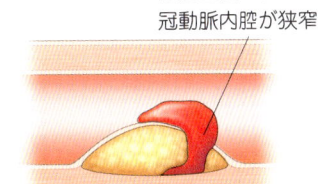

不安定プラークの破綻　　非閉塞性血栓の形成　　壁在血栓によって冠動脈内腔が狭窄

検査・診断

特徴的な検査所見

問診	問診が非常に大事
血液検査	クレアチンキナーゼのアイソザイム（CK-MB）やトロポニンTなどの上昇
心電図検査	胸痛発作を起こしたときの心電図に異常を認める
CT検査／冠動脈造影検査	冠動脈の狭窄部を認める

- 新規発症した症例か、家族歴、病歴と肥満、高血圧など、身体所見から他の疾患と鑑別。
- 胸部X線、心電図、血液検査、心エコー図などで、胸痛をともなう疾患、心電図異常がみられる疾患など、類似した疾患と鑑別する。
- CT、冠動脈造影検査などで確定診断。
- 軽度の場合、安定狭心症との区別が困難。
- 問診では、以前、労作により胸痛があり、その症状の頻度が日々増悪している場合、あるいはより軽い労作で症状が現れるようになっている場合、諸検査が正常でもこの疾患を強く疑う。

不安定狭心症と鑑別すべき疾患

種類	疾患・症状名
冠動脈疾患	労作性狭心症→P150
心筋疾患	急性心筋炎→P218、肥大型心筋症→P230、拡張型心筋症→P234、たこつぼ型心筋症
心膜疾患	急性心膜炎→P218
大動脈疾患	急性大動脈解離→P270
弁膜疾患	大動脈弁狭窄症→P130
肺疾患	肺塞栓症→P296、胸膜炎、気胸、肺炎
消化器疾患	急性腹症
脳血管障害	くも膜下出血
その他	甲状腺機能亢進症、高血圧症→P248、持続性頻脈（上室性、心室性）、貧血、肺疾患

正常冠動脈（左）と狭心症（右）の冠動脈造影像

左冠動脈造影像　　狭窄部位（矢印）

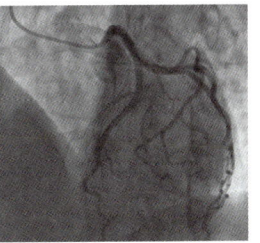

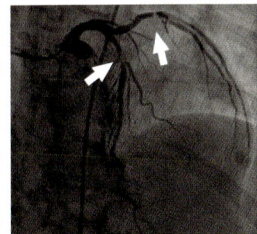

右冠動脈造影像

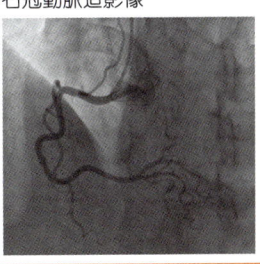

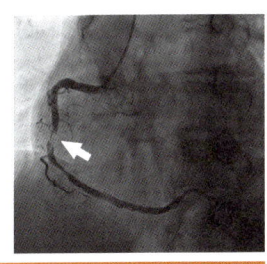

プラーク：plaque／血栓：thrombus／非閉塞性血栓：nonobstructive thrombus／心電図：electrocardiogram (ECG)／急性心筋梗塞：acute myocardial infarction (AMI)／労作性狭心症：angina of(on) effort, effort angina pectoris, exertional angina [pectoris]

不安定狭心症（UAP）／急性冠症候群（ACS）

■ 不安定狭心症のブラウンワルド分類

重症度	Ⅰ	重症の労作性狭心症
		2か月以内に初めて発症した重症の労作性狭心症
		3回／日以上発作が頻発するか、わずかな労作によっても発作が起こる増悪型労作性狭心症
		安静時狭心症はみられない
	Ⅱ	亜急性安静時狭心症
		1か月以内に発症した安静時狭心症で、48時間以内に発作は起きていない
	Ⅲ	急性安静時狭心症
		48時間以内に安静時発作を起こした
臨床症状	A	二次性不安定狭心症（貧血、発熱、低血圧、頻脈などの心臓以外の因子で出現）
	B	一次性不安定狭心症（Aのように心臓以外の因子がない）
	C	梗塞後不安定狭心症（心筋梗塞発症後2週間以内の不安定狭心症）
治療	1	未治療、または最小限の狭心症治療中
	2	一般的な安定狭心症の治療中（通常のβ遮断薬、硝酸薬、カルシウム拮抗薬）
	3	ニトログリセリン静脈注射を含む最大限の狭心症薬による治療中

治療

治療の目的

薬物療法	狭心症発作や心筋梗塞の予防
PCI治療	血行再建治療を行う
冠動脈バイパス術	狭窄部を越えてバイパスする

- 心筋虚血に対しては硝酸薬、β遮断薬、カルシウム拮抗薬が用いられる。
- 冠動脈血栓には、抗血小板薬のアスピリン、抗凝固薬のヘパリンなどが用いられる。
- 冠動脈造影で高度の冠動脈狭窄が原因の場合は、PCI（経皮的冠動脈インターベンション）が有効。またはCABG（冠動脈バイパス術）の適応も検討する。

PCI治療

冠動脈造影像
左前下行枝近位部に99％狭窄を認める（矢印）。

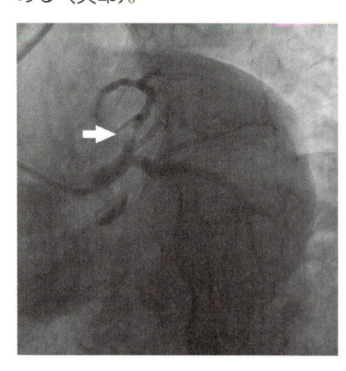

ステント留置中

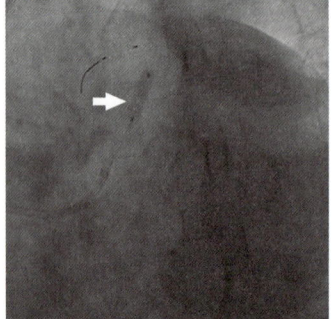

ステント留置後の造影
狭窄は消失している。

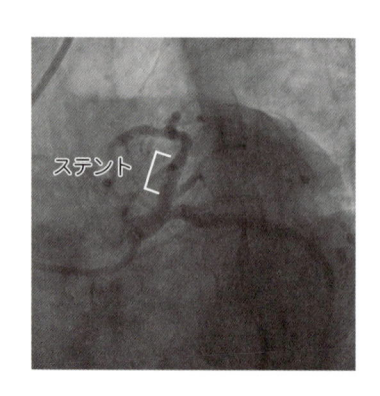

ブラウンワルド分類：Braunwald classification／抗血栓薬：antithrombotic agent（drug）／β遮断薬：β blocker, β blocking agent／経皮的冠動脈インターベンション：percutaneous coronary intervention（PCI）／冠動脈バイパス術：coronary artery bypass graft surgery, coronary artery bypass grafting（CABG）, coronary artery bypass surgery, coronary bypass surgery

Column

急性冠症候群（ACS）

I24.8
担当：南井孝介

- 冠[状]動脈内の動脈硬化により形成された不安定プラークが破綻や剥離を起こして急激に血栓ができ、冠動脈内腔が狭窄ないし閉塞したために発症するもの。不安定狭心症や急性心筋梗塞、心臓突然死などが含まれる。
- 閉塞が不完全か一時的なものを**不安定狭心症**といい、血管内腔が完全に閉塞して血液灌流が障害され、心筋が壊死を起こすものを**急性心筋梗塞**という。
- かつては動脈硬化による冠動脈の狭窄が徐々に悪化して心筋梗塞を引き起こすと考えられていたが、現在では、プラークの破綻により形成された血栓による冠動脈内腔の閉塞ないし狭窄が発症機序であることがわかってきた。

■ 急性冠症候群の発生メカニズム
冠動脈内に発生した不安定プラークが破綻をきたし、急速に血栓が形成される。

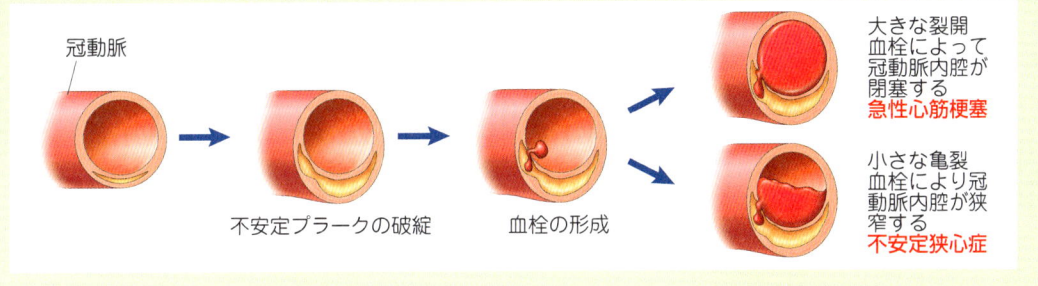

冠動脈 → 不安定プラークの破綻 → 血栓の形成
- 大きな裂開血栓によって冠動脈内腔が閉塞する **急性心筋梗塞**
- 小さな亀裂血栓により冠動脈内腔が狭窄する **不安定狭心症**

検査・診断

- 心電図で、ST上昇がみられたら冠動脈の完全閉塞（急性心筋梗塞）、ST低下がみられたら狭窄（不安定狭心症）を示す。ただし、ST低下はST上昇の鏡像（ミラー）イメージとしてみられる場合があるので、ST低下をみたときは、どこか上昇している誘導がないか確認する。

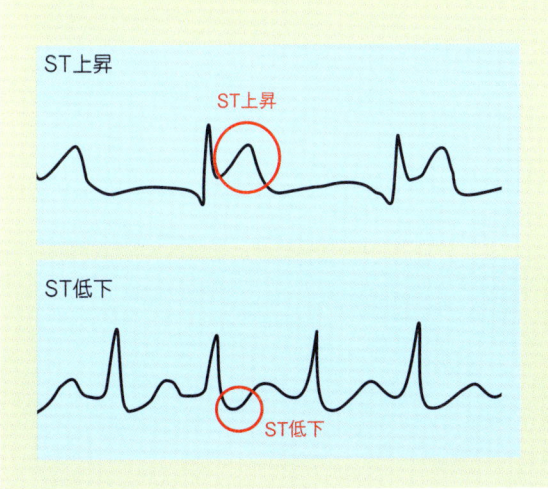

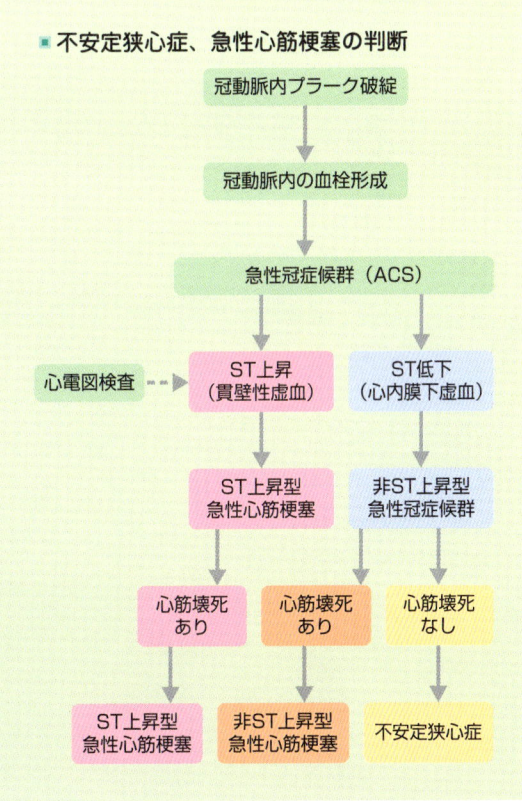

ST上昇
ST低下

■ 不安定狭心症、急性心筋梗塞の判断

冠動脈内プラーク破綻
↓
冠動脈内の血栓形成
↓
急性冠症候群（ACS）
↓
心電図検査 →
- ST上昇（貫壁性虚血） → ST上昇型急性心筋梗塞
  - 心筋壊死あり → ST上昇型急性心筋梗塞
- ST低下（心内膜下虚血） → 非ST上昇型急性冠症候群
  - 心筋壊死あり → 非ST上昇型急性心筋梗塞
  - 心筋壊死なし → 不安定狭心症

急性冠症候群：acute coronary syndrome（ACS）／プラーク：plaque／血栓：thrombus／急性心筋梗塞：acute myocardial infarction（AMI）／不安定狭心症：unstable angina pectoris（UAP）／ST上昇：ST elevation

冠動脈が閉塞して心筋虚血から心筋壊死を生じる。急性冠症候群*のひとつ　I21

急性心筋梗塞（AMI）
きゅうせいしんきんこうそく　エーエムアイ
acute myocardial infarction

担当：南井孝介

Overview

冠[状]動脈内のプラークが破綻し、そこに血栓が形成されて冠動脈が閉塞すると血流が阻害され、心筋が虚血から壊死に陥る。ST上昇型と非ST上昇型の心筋梗塞がある。早急な再灌流が必要である。

誘因・原因
- 冠動脈内の**不安定プラーク**が破綻して亀裂が入り、そこに血栓が形成され、冠動脈を閉塞する。
- 冠動脈の閉塞によって血流が阻害されると心筋虚血を起こし、心筋が壊死に陥ると心筋細胞も破壊される。

病態生理 ➡P161
- 心筋の壊死は、心内膜層から心外膜層に向かって進行する。
- 心筋梗塞により心筋収縮能や心拍出量が低下すると血圧低下、灌流圧も低下する。
- 心室細動、心不全、ショックなどから心停止を起こす危険がある。

症状・臨床所見 ➡P161
- 前胸部の中央部に締め付けられるような突然の痛み。
- 痛みは30分から数時間にわたって持続する。
- 左顎（さがく）、左肩、腕、背中、胃に放散痛（ほうさんつう）。
- ショック時には顔面蒼白、冷や汗、脈が触れにくい、呼吸困難がみられる。
- 心不全を合併した場合、聴診で、肺野ラ音が聴かれる。
- 狭心症と違って胸痛にニトログリセリンは無効。

検査・診断 ➡P161〜163

| 心電図検査 | 血液検査 | 心エコー図検査 | 冠動脈造影検査 |

- 心電図でT波の増高、ST上昇、異常Q波*、冠性T波*（陰性T波）などの異常所見を認める。
- 確定診断と鑑別診断を行う。

治療 ➡P163〜164

| 初期治療 | 再灌流療法 |

- 血栓溶解療法、PCI（経皮的冠動脈インターベンション）やCABG（冠動脈バイパス術）などによる再灌流療法を行う。

用語解説

急性冠症候群（ACS）
冠動脈内の動脈硬化により形成された不安定プラークが破綻や剥離を起こして急激に血栓ができ、冠動脈内腔（ないくう）が狭窄ないし閉塞したために発症するもの。不安定狭心症や急性心筋梗塞などがある。

異常Q波（abnormal Q wave）
心室の電気的興奮時の波形はQRS波というが、異常Q波は心筋梗塞を起こしたときにみられる幅の広い波形。梗塞を起こしている部位や大きさが判断できる。異常Q波は消失せず残存し、心筋梗塞を起こしたことがある（陳旧性心筋梗塞）という目印になる。

冠性T波（coronary T wave）
心筋梗塞を起こした数日後に心電図でみられる左右対称の波形。陰性T波ともいう。陳旧性心筋梗塞でみられる。心筋の障害を示す。

血栓溶解薬
動脈内に形成された血栓を溶かす薬剤。急性心筋梗塞の血栓溶解療法に使用される薬剤には、ウロキナーゼ（UK）、組織型プラスミノゲン活性化因子（tPA）、プロウロキナーゼ（pro-UK）などがある。UKよりもtPA、pro-UKの方が血栓によく働き、再開通率は高い。

急性心筋梗塞の合併症
心筋梗塞の急性期には、不整脈、心不全、ショック、心破裂、心室中隔穿孔、血栓塞栓症、心膜炎、心室瘤（しんしつりゅう）などさまざまな合併症が起こる。的確な予測と素早い対応が肝心である。

ST上昇[型]心筋梗塞：ST[-segment]elevation myocardial infarction（STEMI）／非ST上昇[型]心筋梗塞：non-ST[-segment]elevation myocardial infarction（NSTEMI）／急性冠症候群：acute coronary syndrome（ACS）／血栓溶解薬：thrombolytic, thrombolytic agent, thrombolytics／冠動脈内血栓溶解療法：intracoronary thrombolysis（ICT）／冠動脈造影法：coronary angiography（CAG）／経皮的冠動脈インターベンション：percutaneous coronary intervention（PCI）

病態生理

- 冠動脈内腔が血栓によって閉塞されると、血流が途絶し、心筋が壊死に陥る。
- 心筋の壊死が心内膜層から心外膜層にまで及ぶものを**貫壁性梗塞（ST上昇型心筋梗塞、STEMI）**とよぶ。
- 心内膜層に壊死を生じるものを心内膜下梗塞 ⓐ（非貫壁性梗塞・非ST上昇型心筋梗塞）とよぶ。
- 心筋梗塞によって心筋収縮能や心拍出量の低下から血圧低下、灌流圧の低下を生じ、心室細動、心不全、ショックなどを起こし、心停止の危険がある。

急性心筋梗塞の発生

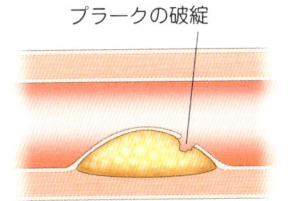

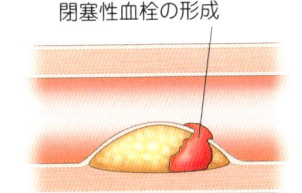

不安定プラーク
- プラークの破綻
- 閉塞性血栓の形成
- 血栓が冠動脈の内腔をふさぎ、血流もせき止められる

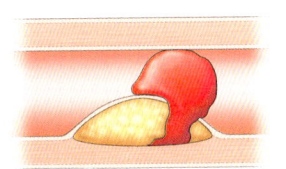

症状・臨床所見

- 突然の激しい胸痛。痛みは左肩などに放散。
- 狭心症との違いは、持続時間が長く、ニトログリセリンで軽快しないこと。ただし糖尿病患者では胸痛のまったくない心筋梗塞も存在する。痛みの強さと重症度は相関しない。
- 心不全合併時には聴診で、Ⅰ音減弱、Ⅳ音聴取。肺野ラ音を聴取。

急性心筋梗塞の症状

胸痛の性状
・冷や汗をともなう強烈で、激しい、えぐられるような、焼け付くような、耐えがたい痛み。
・ニトログリセリンが無効。
・死の恐怖、強い不安感を覚える。
・30分以上続く。しばしば数時間続く。

痛みの部位、放散部位
・胸骨中央部。
・左肩、左上腕尺側、顎、首、肩甲骨の間に放散痛。

随伴症状
・冷や汗、吐き気・嘔吐、呼吸困難感、失神、錯乱。

検査・診断

特徴的な検査所見	心電図検査	T波増高、ST波上昇など
	血液検査	心筋障害マーカーによる心筋壊死など
	心エコー図検査／冠動脈造影検査	冠動脈閉塞部の診断

心電図検査

- 心電図は、急性心筋梗塞の診断に非常に有用な検査で、T波増高、ST波上昇、異常Q波、T波 ⓐ 終末部陰性化、冠性T波の異常所見が経時的に出現する。→P162

ST上昇[型]心筋梗塞：ST[-segment]elevation myocardial infarction (STEMI)／非ST上昇[型]心筋梗塞：non-ST[-segment]elevation myocardial infarction (NSTEMI)／ニトログリセリン：nitroglycerin／心電図：electrocardiogram (ECG)／冠動脈造影[法]：coronary angiography (CAG)／プラーク：plaque

急性心筋梗塞（AMI）

- 心電図の異常がどの誘導にみられるかによって、心筋梗塞の部位診断ができる。閉塞を起こ㋐した冠動脈の灌流域により前壁中隔梗塞、側壁梗塞、下壁梗塞などとよばれる。

■ 心筋梗塞の典型的な心電図の変化

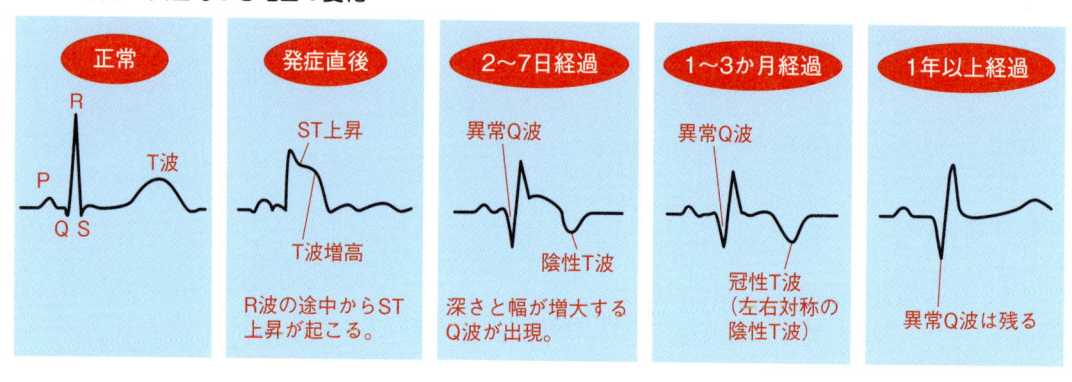

正常	発症直後	2～7日経過	1～3か月経過	1年以上経過
P, Q, R, S, T波	ST上昇／T波増高 R波の途中からST上昇が起こる。	異常Q波／陰性T波 深さと幅が増大するQ波が出現。	異常Q波／冠性T波（左右対称の陰性T波）	異常Q波は残る

■ 急性前壁中隔心筋梗塞所見の心電図

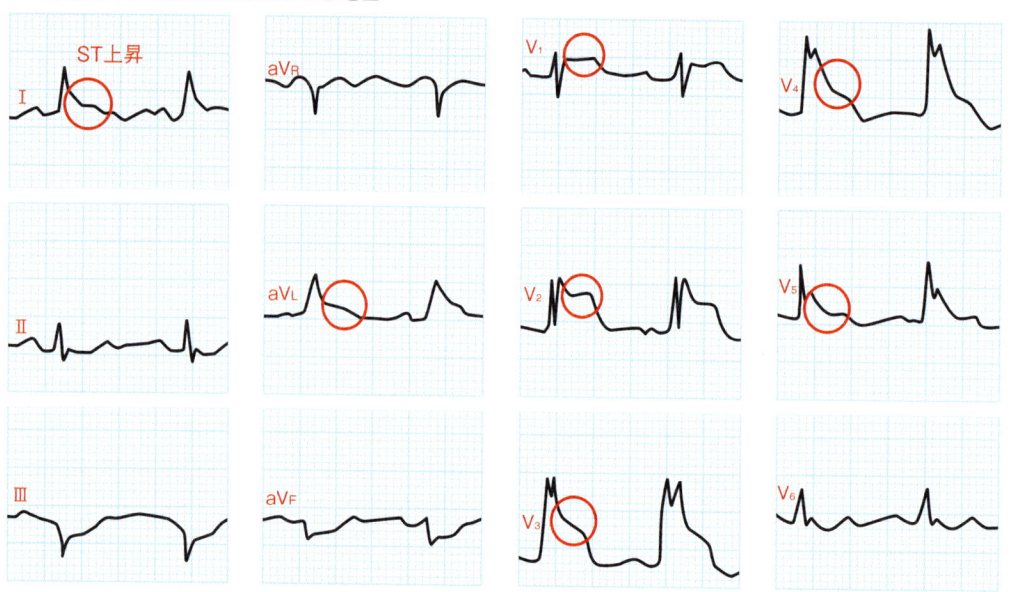

（I：ST上昇、aV_R、V_1、V_4、II、aV_L、V_2、V_5、III、aV_F、V_3、V_6）

■ 異常Q波の出現による梗塞部位診断

部位	I	II	III	aV_R	aV_L	aV_F	V_1	V_2	V_3	V_4	V_5	V_6
前壁中隔梗塞							●	●	●			
広範囲前壁中隔梗塞	●				●		●	●	●	●	●	●
前壁梗塞										●	●	
側壁梗塞	●				●						●	●
下壁梗塞		●	●			●						
下側壁梗塞		●	●			●					●	●
下後壁梗塞		●	●			●	＊	＊				
後壁梗塞							＊	＊				

●：異常Q波　　＊：R波の増高（異常Q波の対側性変化）

心電図：electrocardiogram（ECG）／冠動脈造影［法］：coronary angiography(arteriography)（CAG）／プラーク：plaque

血液検査

- 心筋が壊死に陥ると、心筋細胞から心筋傷害マーカーが流出する。それらを測定（血液生化学検査）することで、心筋壊死の状態を知ることができる。
- それぞれのマーカーには発症から上昇するまでの時間や期間に特徴がある。
- マーカーには早期診断に有効性が低くても、発症数日後の確定診断に有効なものもある。

心筋梗塞時の血液検査所見

	上昇までの時間	ピークに達する時間	正常化までの時間	心筋の特異性
ミオグロビン	1～4時間	5～10時間	1～3日	低い
WBC（白血球数）	約2時間	2～4日	約7日	低い
心筋トロポニンI	3～12時間	24時間	5～10日	高い
心筋トロポニンT	3～12時間	12～48時間	5～14日	高い
CK-MB	3～12時間	24時間	2～3日	高い
CK（クレアチンキナーゼ）	4～6時間	8～15時間	1～3日	低い
AST（GOT）	4～10時間	12～30時間	3～4日	低い
ミオシン軽鎖	6～12時間	2～4日	6～12日	高い
LDH（乳酸脱水素酵素）	6～12時間	30～60時間	4～10日	低い

心筋トロポニンI＝発症早期の場合にも、発症後数日経過した場合の診断にも有効。
ミオシン軽鎖＝梗塞発症後、数日経った場合の診断に有効。

治療

治療の目的		
	初期治療	安静と胸痛のコントロール、梗塞部位の拡大抑制など
	再灌流療法	早期に血栓溶解薬*やPCI（経皮的冠動脈インターベンション）、CABG（冠動脈バイパス術）による再灌流療法を行う

初期治療

- ニトログリセリンの舌下投与もしくは静注（狭心症の再発予防）、モルヒネの静注（胸痛軽減）、アスピリンの咀嚼服用（梗塞の再発予防）、酸素吸入（心筋虚血障害の軽減）、β遮断薬（梗塞の拡大予防、不整脈の予防）などを行う。
- 血栓溶解療法には副作用として出血傾向が現れるため、出血性脳梗塞の既往、活動性内臓出血などがある場合、絶対的禁忌である。

初期の治療薬（血栓溶解療法の薬物を除く）

抗血小板薬（アスピリン）	血小板凝集の抑制。梗塞の再発予防。発症早期に咀嚼服用。
抗凝固薬（ヘパリン）	アスピリン投与下で静注。血栓ができるのを予防する。
β遮断薬	梗塞サイズの拡大予防。不整脈の予防。突然死の予防。
ACE阻害薬	前負荷・後負荷の軽減。心筋虚血の再発予防。突然死の予防。
硝酸薬（ニトログリセリン）	狭心症の再発予防。
カルシウム（Ca）拮抗薬	冠攣縮性狭心症の場合に投与。
塩酸モルヒネ	胸痛軽減。

日本では欧米に比べて冠攣縮性狭心症の有病率が高い。夜間から早朝の安静時の胸痛や大量飲酒の翌日の安静時胸痛など、急性心筋梗塞の発症に冠攣縮の関与がないか十分に問診を行う。

クレアチンキナーゼ：creatin kinase（CK）／心筋トロポニンT：troponin T／アスパラギン酸アミノトランスフェラーゼ：aspartate aminotransferase（AST）／乳酸脱水素酵素：lactate dehydrogenase／急性冠症候群：acute coronary syndrome（ACS）／冠動脈：coronary artery／血栓：thrombus／抗血栓薬：antithrombotic agent(drug)／β遮断薬：β blocker, β blocking agent

急性心筋梗塞（AMI）

血栓溶解療法の禁忌

(A) 絶対的禁忌	
1．出血性脳梗塞の既往（時期を問わず）、1年以内の脳梗塞、脳出血	3．出血性素因、抗凝固療法中
2．既知の頭蓋内新生物	4．頭部外傷、長時間（10分以上）の心肺蘇生法、または大手術（3週間未満）などの最近の外傷既往（2～4週間以内）
3．活動性出血	5．圧迫困難な血管穿刺
4．大動脈解離およびその疑い	6．最近（2～4週以内）の内出血
(B) 相対的禁忌	7．線溶薬に対する過敏反応
1．診察時、コントロール不良の重症高血圧（180／110mmHg以上）	8．妊娠
	9．活動性消化管出血
2．禁忌に属さない脳血管障害の既往	10．慢性重症高血圧の既往

日本循環器学会編「急性心筋梗塞（ST上昇型）の診療に関するガイドライン」（2008年）。
線溶薬＝血栓溶解薬

再灌流療法

- 血栓溶解療法（ウロキナーゼ、tPAの投与または静注）、PCI（経皮的冠動脈インターベンション）、CABG（冠動脈バイパス術）による再灌流療法を行う。発症後90分までの緊急PCIによる治療が重要。発症から治療までの時間が早いほどよく、発症後12時間以内の治療で死亡率低下が望める。
- PCIは、再灌流療法として早期に行う。PCIは冠動脈の閉塞部位まで挿入したバルーンカテーテルまたはステントで血管を拡張するもの。
- CABGは、PCIが困難な場合に行う。

急性心筋梗塞に対するPCI

冠動脈造影像
左前下行枝近位部に100％閉塞。

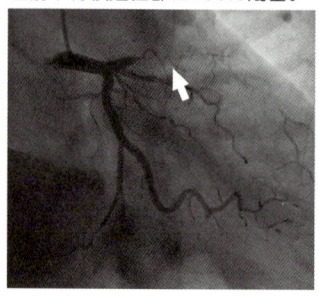

ステント留置中

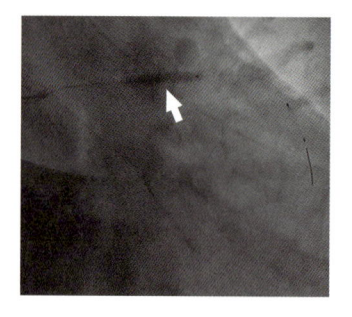

ステント留置後の造影
閉塞は消失している。

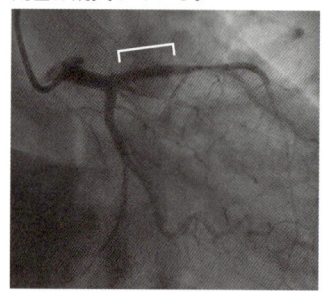

急性心筋梗塞の合併症*

- 急性心筋梗塞の合併症は、発症後の時期や梗塞部位によって特徴がある。起こりうる合併症を予測し、迅速で適切な対応が大切である。

急性心筋梗塞の合併症

合併症	急性期 発症～7日以内	発症後 1～2週	慢性期	特徴
不整脈	●	●	●	急性期のほとんどでみられる。慢性期には突然死を起こすことも。
心不全	●	●	●	左室心筋の梗塞が広範囲に及ぶと心不全に。
ショック	●			左室心筋が広範囲に壊死すると心原性ショックを起こす。
心破裂	●			発症後2週間以内に合併しやすい。高齢者、高血圧患者に多い。
血栓塞栓症	●			心室瘤にできた血栓が、脳など全身で塞栓症を起こす。
心室瘤		●		心筋壊死が心内膜まで広がると起こる。
心膜炎	●	●		急性期は前壁梗塞を、発症後1週間以降の遅い時期にはドレスラー症候群を発症。
心室中隔穿孔	●			心室中隔の壊死により穿孔が生じ、左右短絡が生じる。

経皮的冠動脈インターベンション：percutaneous coronary intervention (PCI) ／冠動脈バイパス術：coronary artery bypass graft surgery, coronary artery bypass grafting (CABG), coronary artery bypass surgery, coronary bypass surgery

第5章
心不全

心不全（HF） —————————— 166
Column 肺水腫・肺うっ血 —————— 168
Column 心[臓]移植 ————————— 175
Column 心原性ショック ——————— 176

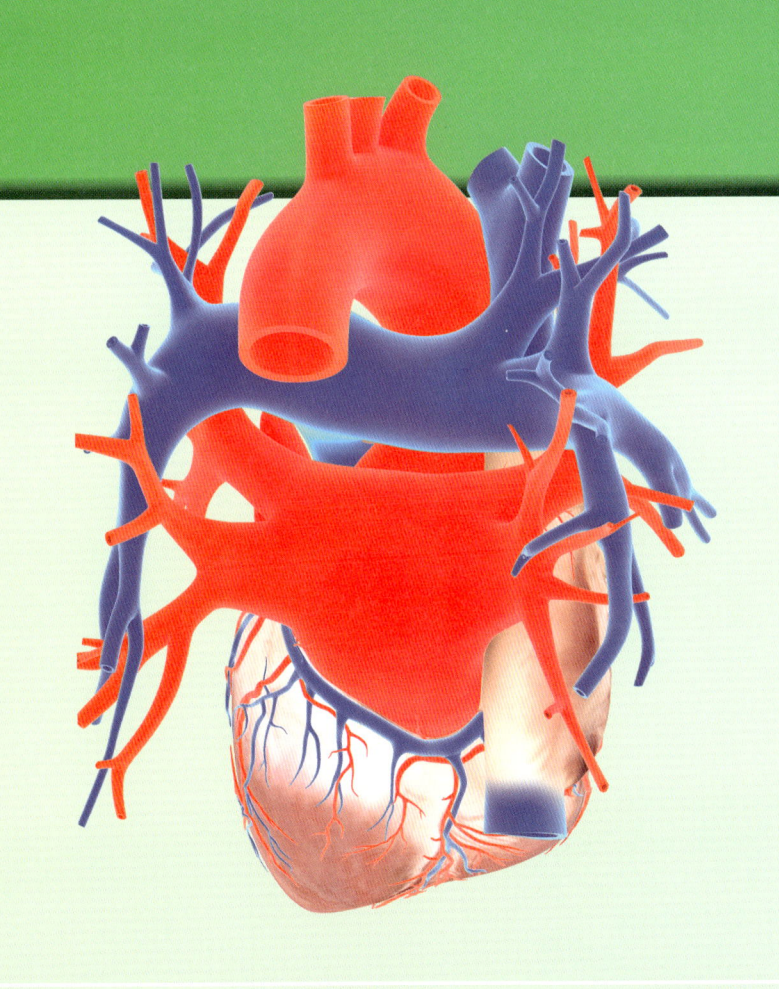

心臓のポンプ機能の障害により、全身の各組織に必要量の血液供給ができなくなる　150

心不全（HF）
heart failure

担当：吉村道博

Overview

心不全は**疾患名**ではなくさまざまな疾患が原因で現れる**病態**である。

誘因・原因
- 虚血性心疾患、高血圧症、弁膜症、心筋症、心筋炎、不整脈、先天性心疾患など、ほぼすべての心疾患が原因となる。
- 心疾患ではない、甲状腺機能低下症*、甲状腺機能亢進症*、慢性肺性心*、重症貧血、脚気などにともなう二次性の場合もある。

病態生理 ➡P167
- 心臓のポンプ機能低下により末梢組織まで十分な血液を送れなくなり、肺や体静脈系にうっ血をきたす。
- **左心不全**、**右心不全**に分けられ、両者が合併した**両心不全**もある。
- 進行速度による分類では、急激に悪化する場合を**急性心不全**、慢性的に徐々に進行する場合を**慢性心不全**という。
- 左[心]室の収縮機能不全にともなって起こる場合が多いが、収縮機能は保たれ、拡張機能不全により起こる場合もある。

症状・臨床所見 ➡P168〜169
- 左心不全→呼吸困難症状（労作時の息切れ、喘鳴*、起座呼吸*、発作性夜間呼吸困難）、動悸、頻脈、全身疲労感、意識障害、冷や汗、四肢冷感、乏尿など。
- 右心不全→頸静脈怒張、浮腫、体重増加、腹部膨満感（腹水）など。
- 断続性ラ音*、Ⅲ音*、Ⅳ音*、奔馬調律（gallop rythm）*を聴取。

検査・診断 ➡P170〜171

| 胸部X線検査 | 心電図検査 | 心エコー図検査 | 心臓カテーテル検査 | 血液検査 | 心臓核医学検査 |

- 血液検査によるBNP*測定は、とくに有効。

治療 ➡P172〜175

| 薬物療法 | 心臓再同期療法 | 補助循環療法 |

- 薬物療法が基本。非薬物療法では、心臓再同期療法（両室ペーシング）がとられる。重症の場合は、大動脈内バルーンパンピング（IABP）、経皮的心肺補助[法]（PCPS）、心室補助人工心臓（VAS）などの補助循環療法を考慮。

用語解説

甲状腺機能低下症
甲状腺のはたらきが低下し、甲状腺ホルモンの産生が十分にできなくなる。甲状腺ホルモンが不足すると、身体機能が徐々に低下していく。

甲状腺機能亢進症
甲状腺機能が働きすぎ、甲状腺ホルモンが必要以上に分泌される状態。代謝が過剰になり、全身に障害が現れる。バセドー病が代表的。

肺性心
肺や呼吸器の異常により、心臓の右[心]室が肥大して発症する疾患。慢性と急性がある。

喘鳴
呼吸の際に、気道の狭窄や痰（たん）などにより出現する「ゼロゼロ」「ゼーゼー」「ヒューヒュー」という呼吸音。

起座呼吸
臥位（がい）で呼吸困難が増強し、座位で軽減する状態。からだを横にすると重力の影響が減少し、下半身の血液が急に心臓に戻るため、肺うっ血が増強して呼吸困難が起こる。

ラ音
肺や気道から発生する副雑音。継続性ラ音（乾性ラ音）、断続性ラ音（湿性ラ音）がある。

Ⅲ音
拡張早期に心房から心室に多量の血液が流入し、心室壁を振動させることで生じる心室充満音。心尖部（しんせんぶ）で聴かれる。

Ⅳ音
拡張後期に心房が収縮して心室に血液が流入する際、心室壁を振動させ生じる低調で小さな心音。正常な状態では聴かれない。

奔馬調律（gallop rythm）
心音のⅠ音、Ⅱ音に、Ⅲ音あるいはⅣ音が加わり、馬が駆けているかのような3拍子のリズムが聴取される。

BNP
脳性ナトリウム利尿ペプチド

うっ血：congestion, stagnation／左心不全：failure of left ventricle（LVF）, left heart failure／右心不全：failure of right ventricle（RVF）, right heart failure／脳性ナトリウム利尿ペプチド：brain natriuretic peptide（BNP）／大動脈内バルーンパンピング：intra-aortic balloon pumping（IABP）／経皮的心肺補助法：percutaneous cardiopulmonary support（PCPS）／心室補助人工心臓：ventricular assist system（VAS）, ventricular assist device（VAD）

病態生理

担当：小武海公明

- さまざまな原因によって心臓のポンプ機能が低下し、全身の各組織まで必要量の血液を供給できなくなる状態のこと。
- 末梢組織からの静脈還流が十分に行えなくなり、肺や体静脈系にうっ血をきたす。
- ポンプ機能低下の部位により、左心不全、右心不全に分けられる。
- 左心不全が続くと右心にも負荷が生じ、右心不全を併発することもある（両心不全）。
- 急激に悪化したり、心筋梗塞などが原因で突然現れるものを急性心不全、慢性的に徐々に進行するものを慢性心不全という。

左心不全

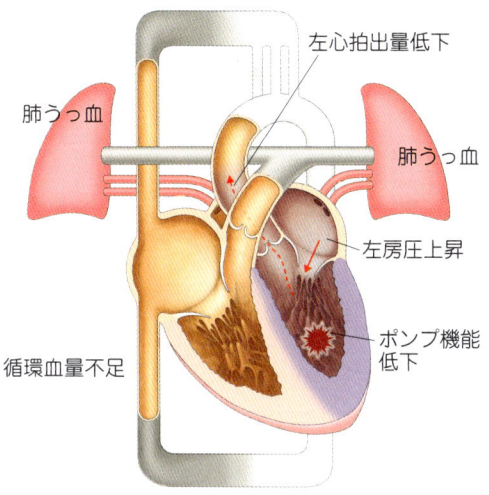

頭部・上肢／左心拍出量低下／肺うっ血／左房圧上昇／ポンプ機能低下／循環血液量不足／体幹・下肢

- 左心のポンプ機能低下により左[心]房圧が上昇。左房、肺静脈に血液がうっ滞し、肺うっ血をきたす。進行すると、肺水腫を起こす。

右心不全

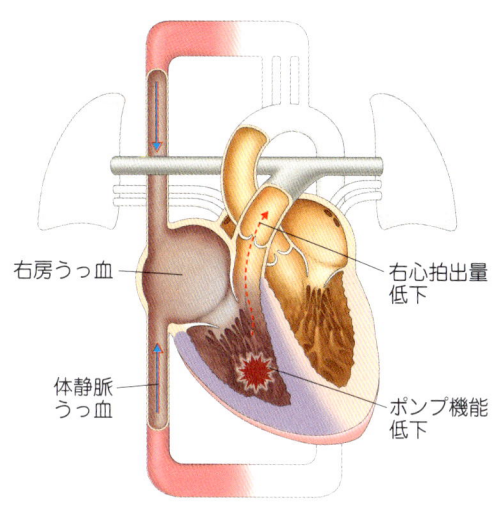

頭部・上肢／右房うっ血／右心拍出量低下／体静脈うっ血／ポンプ機能低下／体幹・下肢

- 右心のポンプ機能低下により右[心]房圧、中心静脈圧が上昇。右房、静脈系に血液がうっ滞し、全身の浮腫、肝腫大を起こす。

急性心不全と慢性心不全

急性心不全
- 心筋梗塞にともなう左心不全などにより、急激に心臓のポンプ機能が低下。血液循環の悪化に対する代償機構が間に合わず、呼吸困難を起こす。悪化した場合は血圧を維持できず心原性ショック→P176や心停止を起こす。

慢性心不全
- 心臓のポンプ機能の低下が長期間続き、血液循環を維持していた代償機構のはたらきがダウンし、ポンプ機能の低下が徐々に進行していく状態。

代償機構

心臓のポンプ機能が低下すると、血圧や血液循環を保つために、交感神経、RAA（レニン・アンジオテンシン・アルドステロン）[系]の活性化による代償機構が働く。

機能が低下した心臓に、長期間、代償機構が働くと、心臓への負担は増大。負担がかかった心臓は、肥大したり（心筋リモデリング）、さらにポンプ機能が低下して心不全が進行する。

左房：left atrium (LA) ／左房圧：left atrial pressure／右房：right atrium (RA) ／右房圧：right atrial pressure／肺うっ血：pulmonary congestion／肺水腫：pulmonary edema／レニン・アンジオテンシン・アルドステロン系：renin-angiotensin-aldosterone(RAA) system／急性心不全：acute heart failure／慢性心不全：chronic heart failure／心筋リモデリング：myocardial remodeling

心不全（HF）／肺水腫・肺うっ血

症状・臨床所見

担当：小武海公明

左心不全の症状

- おもに心拍出量低下による症状と、肺うっ血にともなう症状がみられる。
- 重症化すると、心原性ショック ➡P176、肺水腫をきたす。

	心拍出量低下の場合	肺うっ血にともなう場合
おもな症状	頭痛、動悸、全身倦怠感、冷や汗、四肢チアノーゼ、尿量減少、血圧低下、意識レベル低下 重症例では心原性ショック	労作時の息切れ・呼吸困難、頻呼吸、喘鳴、咳、起座呼吸、発作性夜間呼吸困難、ピンク色泡沫状痰 進行すると肺水腫に
身体所見	聴診所見 断続性ラ音（湿性ラ音）、Ⅲ音・Ⅳ音、奔馬調律（gallop rythm）➡P166 脈拍 頻脈、交互脈	

右心不全の症状

- 静脈圧の上昇による全身の浮腫や、消化管うっ血による食欲不振、嘔吐などの消化器症状がみられる。
- 重症化すると、肝腫大、腹水が出現する。

	静脈系うっ血による症状
おもな症状	右季肋部痛（右脇腹の痛み）、食欲不振、悪心・嘔吐、腹部膨満感、浮腫、体重増加、黄疸
身体所見	足首、脛骨前面を押すとくぼみができることで浮腫を確認 頸静脈怒張、肝腫大、腹水、胸水

Column

肺水腫・肺うっ血

J81
担当：小武海公明

■ 肺水腫

肺胞
毛細血管

- **肺水腫**（pulmonary edema）は、肺の毛細血管から血液中の水分（血液成分）が血管の外に漏れ出し、肺胞内に異常にたまった状態のことをいう。
- 血流が滞り、肺の血管内の血液が増加した状態を**肺うっ血**（pulmonary congestion）といい、進行すると肺水腫が引き起こされる。
- 左心不全により、全身に血液を送り出す力が弱まって肺への血流が停滞し、肺うっ血を起こして肺の毛細血管圧が上昇。肺胞内に水分が漏れ出す状態を**心原性肺水腫**という。
- 発作的な呼吸困難、起座呼吸、喘鳴、咳などの呼吸器症状が現れる。

左心不全：failure of left ventricle (LVF), left heart failure／右心不全：failure of right ventricle (RVF), right heart failure／うっ血：congestion, stagnation／肺うっ血：pulmonary congestion／肺水腫：pulmonary edema／湿性ラ音：moist rale／心原性ショック：cardiogenic shock／喘鳴：wheezing／起座呼吸：orthopnea／頸静脈怒張：jugular venous distention／肝腫大：hepatomegaly／腹水：ascites

心不全の重症度分類

- 自覚症状による**NYHA（ニューヨーク心臓協会）分類**、聴診所見による**キリップ分類**、診察㋐所見による**ノーリア分類**、血行動態による**フォレスター分類**がある。

NYHA分類
問診で短時間に重症度が評価できる。NYHA分類は慢性心不全の治療目安となる。

Ⅰ度	無症候性	心疾患はあるが、身体活動制限は必要ない状態。日常生活上では症状なし。
Ⅱ度	軽症	軽度の日常生活制限をともなう状態。ふつうの身体活動で症状が現れる。
Ⅲ度	中等症～重症	日常生活が大きく制限される状態。ちょっとした身体活動で症状が出現。
Ⅳ度	難治性	安静時にも症状が出る状態。

キリップ分類
聴診所見により短時間に重症度評価できる。急性心筋梗塞にともなう急性心不全を評価。

Ⅰ群	Ⅱ群	Ⅲ群	Ⅳ群
心不全徴候なし	軽症～中等症の心不全 ラ音聴取域が全肺野の50％未満、Ⅲ音聴取	重症　肺水腫 ラ音聴取域が全肺野の50％以上	心原性ショック

ノーリア分類
うっ血所見や低灌流所見から血行動態を分類。

dry-warm A型	うっ血所見なし、低灌流所見なし
wet-warm B型	うっ血所見あり、低灌流所見なし
dry-cold L型	うっ血所見なし、低灌流所見あり
wet-cold C型	うっ血所見あり、低灌流所見あり

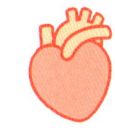

うっ血所見	低灌流所見
起座呼吸	小さい脈拍
頸静脈圧の上昇	四肢冷感
浮腫	傾眠傾向
腹水	低ナトリウム血症
肝頸静脈逆流	腎機能悪化

フォレスター分類
心係数（CI）、肺動脈楔入圧（PCWP）という血行動態指標により分類。
急性心不全の重症度評価、治療指針➡P172に使用される。

Ⅰ型	PCWP≦18mmHg、CI＞2.2L/分/m^2	肺うっ血なし、末梢循環不全なし
Ⅱ型	PCWP＞18mmHg、CI＞2.2L/分/m^2	肺うっ血あり、末梢循環不全なし
Ⅲ型	PCWP≦18mmHg、CI≦2.2L/分/m^2	肺うっ血なし、末梢循環不全あり
Ⅳ型	PCWP＞18mmHg、CI≦2.2L/分/m^2	肺うっ血あり、末梢循環不全あり

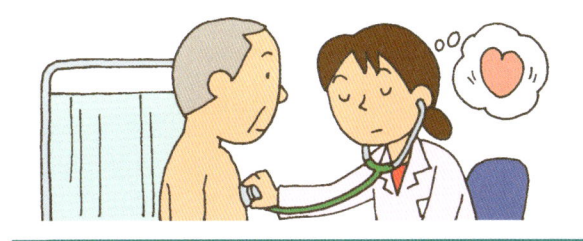

慢性心不全：chronic heart failure／急性心不全：acute heart failure／ニューヨーク心臓協会：New York Heart Association (NYHA)／ラ音：rale／断続性ラ音：crackle／心係数：cardiac index (CI)／肺動脈楔入圧：pulmonary capillary wedge pressure (PCWP)／末梢循環不全：peripheral hypoperfusion

心不全（HF）

検査・診断

担当：小武海公明

特徴的な検査所見

検査	所見
胸部X線検査	心胸郭比増大、蝶の羽状、カーリーA線、B線、C線、一過性腫瘤状陰影
心エコー図検査	左室駆出率低下、左房圧上昇、右房圧上昇、肺高血圧
血液検査	BNP値上昇、AST、ALT、ALP、LDHなど肝機能値上昇
心電図検査	ST低下、P終末部陰性部分増大、QRS幅増大、脚ブロック出現
心臓カテーテル検査	右房圧、肺動脈圧、肺動脈楔入圧（PCWP）、心拍出量
心臓核医学検査	左室容積曲線、左室駆出率

胸部X線検査

- 心不全で認められる心拡大（心胸郭比の増大）と、肺うっ血を確認する。
- 左心不全では、肺うっ血をきたすことにより、下肺野より上肺野の血管影が強くなる。
- 進行例でみられる肺水腫では、肺野部を中心に扇状に広がる陰影（蝶の羽状）や肺門から末梢部にかけて横走する線状影（カーリーA線、B線、C線）がみられる。
- 右心不全では、肺血管影は弱く、右房の拡大が認められる。
- 静脈圧の上昇により浮腫を起こし、胸水が認められる。円形の腫瘍のような陰影（一過性腫瘤状陰影）がみられることもある。
- 心拡大は慢性心不全で、肺うっ血は急性心不全で著明に認められる。

■急性心不全X線像

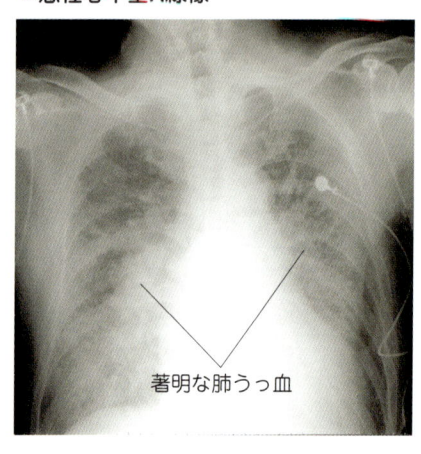

著明な肺うっ血

■慢性心不全X線像

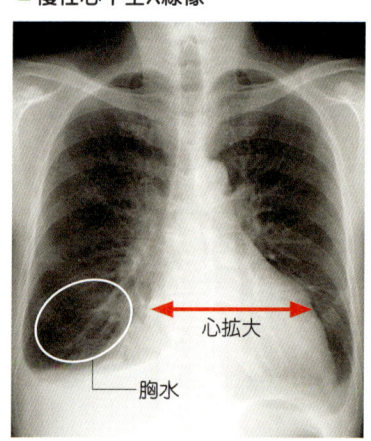

心拡大／胸水

■心不全の胸部X線所見

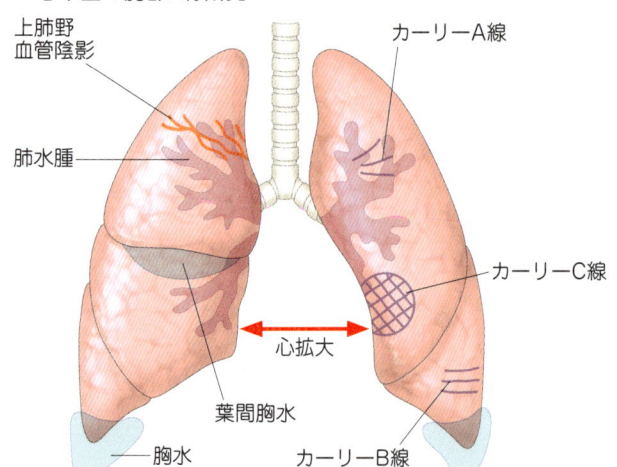

上肺野血管陰影／カーリーA線／肺水腫／カーリーC線／心拡大／葉間胸水／胸水／カーリーB線

蝶の羽状：butterfly shadow／カーリーA線、B線、C線：Kerley A, B, C line／心胸郭比：cardiothoracic ratio (CTR)／左心不全：failure of left ventricle (LVF), left heart failure／下肺野：lower lung field／上肺野：upper lung field／肺うっ血：pulmonary congestion／心拡大：cardiac dilatation, cardiomegaly／胸水：pleural effusion, pleural fluid／一過性腫瘤状陰影：vanishing turmor

心エコー図検査

- 左室駆出率、局所壁運動状態といった心臓機能、拡大・肥大、弁の状態などの心臓の形態を確認できる有用な検査。血栓、心膜液など異常物質の有無もわかる。
- 虚血性心疾患、弁膜症など、心不全の原因となる基礎疾患の診断も可能。

■ 心エコー像

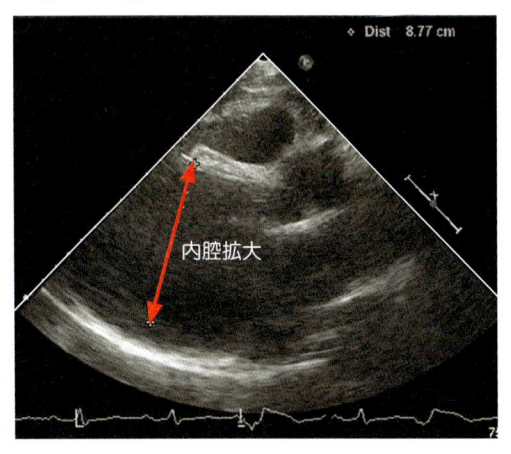

心臓カテーテル検査

- **スワン・ガンツカテーテル**（静脈より肺動脈に挿入するカテーテルで、先端にバルーンがつき、血流にのって肺動脈に至る）を肺動脈へ挿入し、圧データを計測。モニタリングにより、右房圧、肺動脈圧、肺動脈楔入圧（PCWP）、心拍出量など、正確な血行動態を評価できる。
- 肺動脈楔入圧はフォレスター分類→P169による心不全評価の指標となる。
- 冠動脈造影により虚血の関与を確認する。
- 左室造影により左室の動きを評価する。
- 心筋の変性疾患が疑われる場合には、心筋生検を施行する。
- 侵襲的検査のため、まれに合併症をともなうこともあり、注意が必要である。

■ 心臓カテーテル像

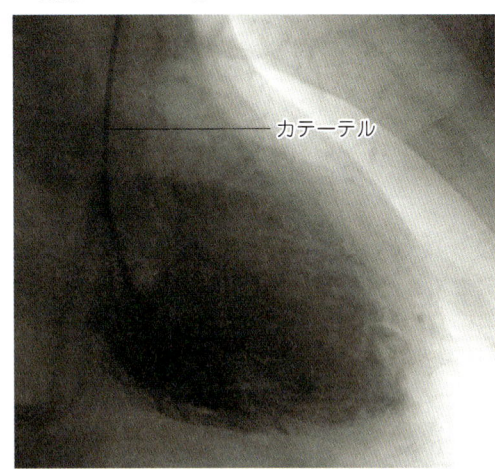

拡張期の左室

血液検査

- 心室から分泌される循環調節ホルモンであるBNP（脳性*ナトリウム利尿ペプチド）は、心臓（心室）への負荷に比例して血中濃度が上昇する。
- BNPは心不全では高率で上昇し、重症なほど高値となるため、心不全の診断、重症度判定、治療効果の指標として有用である。
- 短時間でBNPを測定できるキットもあり、外来診断も可能である。

*「脳性」とは、脳で発見されたのでこのような名がついたが、血中に存在するBNPの源はほとんどが「心室」である。

■ ANP、BNPのはたらき

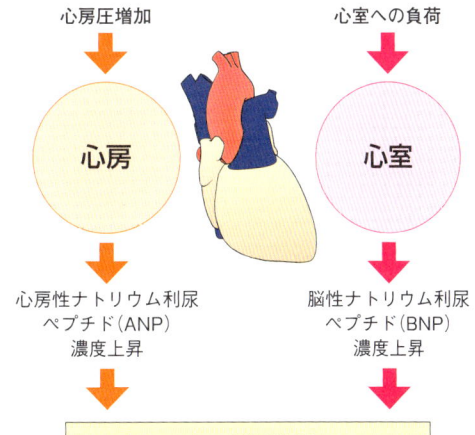

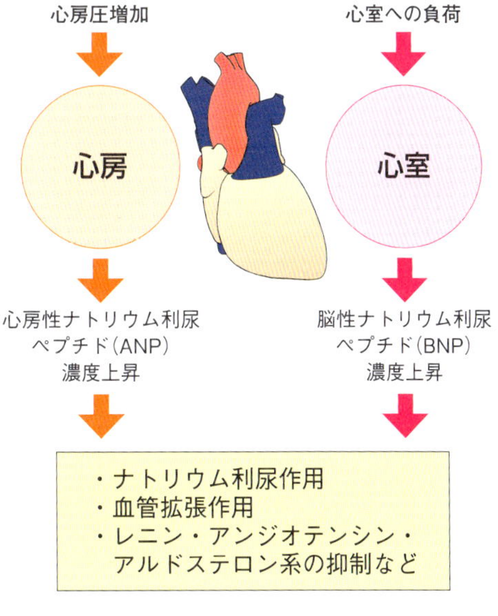

心房圧増加 → 心房 → 心房性ナトリウム利尿ペプチド（ANP）濃度上昇

心室への負荷 → 心室 → 脳性ナトリウム利尿ペプチド（BNP）濃度上昇

- ナトリウム利尿作用
- 血管拡張作用
- レニン・アンジオテンシン・アルドステロン系の抑制など

虚血性心疾患：ischemic heart disease (IHD) ／弁膜症：valvular [heart] disease ／スワン・ガンツカテーテル：Swan-Ganz catheter ／右房圧：right atrial pressure ／肺動脈圧：pulmonary artery pressure ／肺動脈楔入圧：pulmonary capillary wedge pressure (PCWP) ／心拍出量：cardiac output (CO) ／侵襲的：invasive ／脳性ナトリウム利尿ペプチド：brain natriuretic peptide (BNP)

心不全（HF）

治療

担当：小武海公明

治療の目的

- **薬物療法**：症状や重症度に合わせて第一選択で行う
- **補助循環療法**：薬物療法に抵抗のある場合や重症の場合に考慮される
- **心臓再同期療法**：心収縮力の増強

- 心不全を引き起こす原因疾患の治療と、心不全の病態治療の両方が必要。
- 心不全治療は、心臓にかかる負担（**前負荷**、**後負荷**）を軽減し、心収縮力を増強する治療が基本となる。
- 心不全の治療方針は、急性心不全と慢性心不全で異なる。

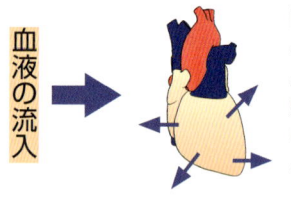

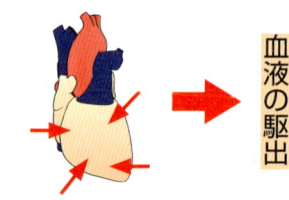

前負荷：心臓が収縮する直前に心筋にかかる負荷。心臓に戻る静脈容量が多いほど負荷が大きくなる。

後負荷：心臓が収縮した直後に心筋にかかる負荷。血液を送り出す際に動脈の抵抗が大きいほど負荷が大きくなる。

急性心不全の薬物治療

- 血行動態に即した治療を行うために、スワン・ガンツカテーテル→P171により心拍出量と肺うっ血の状態を確認。フォレスター分類→P169にもとづいて治療法を選択する。
- 薬物療法で改善がみられない場合は、大動脈内バルーンパンピング（IABP）や経皮的心肺補助[法]（PCPS）などの補助循環療法→P174を選択する。

フォレスター分類による急性心不全の治療指針

（L/分/㎡）

	肺動脈楔入圧（PCWP） 0〜18 mmHg	18 mmHg以上
心係数（CI） 2.2以上	**Ⅰ型** 肺うっ血（−） 心拍出量正常 治療：一般療法 鎮静薬	**Ⅱ型** 肺うっ血（＋） 心拍出量正常 治療：利尿薬 血管拡張薬
心係数（CI） 2.2未満	**Ⅲ型** 肺うっ血（−） 心拍出量低下 治療：輸液 強心薬 房室ペーシング	**Ⅳ型** 肺うっ血（＋） 心拍出量低下 治療：強心薬 血管拡張薬 IABP、PCPS

急性心不全のおもな治療薬

分類	薬剤	分類	薬剤
鎮静薬	塩酸モルヒネ	血管拡張薬	硝酸薬 ・ニトログリセリン ・硝酸イソソルビド
利尿薬	ループ利尿薬 ・フロセミド ・トラセミド 抗アルドステロン薬 ANP製剤 ・カルペリチド（＝hANP） バソプレシン（VP）拮抗薬	強心薬	カテコラミン製剤 ・ドパミン ・ドブタミン ・ノルエピネフリン ジギタリス製剤 ホスホジエステラーゼ（PDE）阻害薬 アデニル酸シクラーゼ賦活薬（コルホルシンダロパート）
血管拡張薬	アンジオテンシン変換酵素（ACE）阻害薬 アンジオテンシンⅡ受容体拮抗薬（ARB）		

前負荷：preload ／後負荷：afterload／急性心不全：acute heart failure（HF）／慢性心不全：chronic heart failure／スワン・ガンツカテーテル：Swan-Ganz catheter／心係数：cardiac index（CI）／肺動脈楔入圧：pulmonary capillary wedge pressure（PCWP）／心拍出量：cardiac output（CO）／肺うっ血：pulmonary congestion／大動脈内バルーンパンピング：intra-aortic balloon pumping（IABP）／経皮的心肺補助：percutaneous cardiopulmonary support（PCPS）／アンジオテンシンⅡ受容体拮抗薬：angiotensin Ⅱ receptor blocker（ARB）

慢性心不全の薬物治療

- 薬物治療は、大きくポンプ機能低下にともなう血行動態を改善して症状を軽減する治療と、代償機構にかかわる交感神経、RAA（レニン・アンジオテンシン・アルドステロン）系を抑制するする治療が中心となる。
- 薬物治療とともに、塩分摂取制限（1日食塩7g以下）、適度な運動、禁煙、禁酒、体重コントロールなど、日常生活管理も重要。

心不全の重症度からみた薬物治療指針

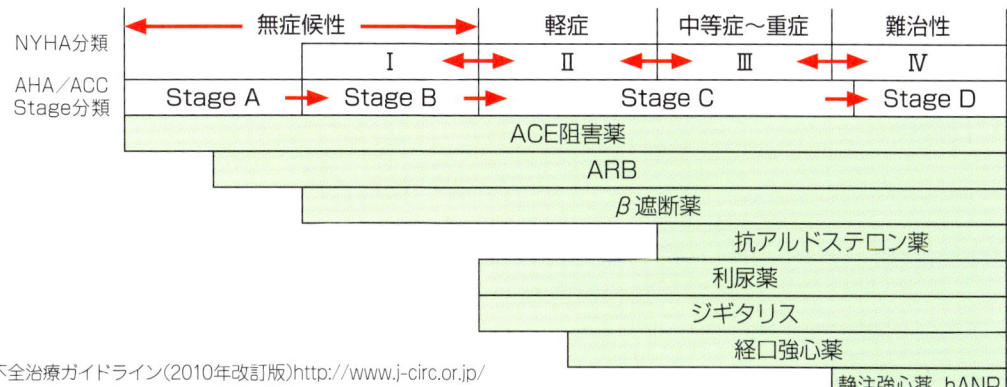

NYHA分類	無症候性		軽症	中等症〜重症	難治性
	Ⅰ		Ⅱ	Ⅲ	Ⅳ
AHA/ACC Stage分類	Stage A	Stage B	Stage C		Stage D

使用薬剤（適用ステージ範囲）:
- ACE阻害薬：Stage A〜D
- ARB：Stage A〜D
- β遮断薬：Stage B〜D
- 抗アルドステロン薬：Stage C〜D
- 利尿薬：Stage C〜D
- ジギタリス：Stage C〜D
- 経口強心薬：Stage C〜D
- 静注強心薬、hANP：Stage D

「慢性心不全治療ガイドライン（2010年改訂版）http://www.j-circ.or.jp/guideline/pdf/JCS2011_matsuzaki_d.pdf」（2012年8月閲覧）

NYHA分類による心不全の重症度→P169およびAHA/ACCのステージ分類をもとに治療薬を選定。
ステージA…危険因子を有するが、心機能障害がない、ステージB…無症状の左室収縮機能不全、ステージC…症候性心不全、ステージD…治療抵抗性心不全

慢性心不全のおもな治療薬

分類	薬剤	分類	薬剤
RAA系抑制薬	アンジオテンシン変換酵素（ACE）阻害薬	利尿薬	ループ利尿薬
	・エナラプリル		・フロセミド
	・リシノプリル		・トラセミド
	・カプトプリル		抗アルドステロン薬
	アンジオテンシンⅡ受容体拮抗薬（ARB）		・スピロノラクトン
	・カンデサルタン		カルペリチド（=hANP）
	抗アルドステロン薬	静注強心薬	ジギタリス製剤
	・スピロノラクトン		・ジゴキシン
β遮断薬	カルベジロール	経口強心薬	ホスホジエステラーゼ(PDE)阻害薬
血管拡張薬	・硝酸イソソルビド		・ピモベンダン
	・ヒドララジン		

おもな薬剤の作用

RAA系抑制薬	代償機構にかかわるRAA（レニン・アンジオテンシン・アルドステロン）系を抑制し前負荷・後負荷を軽減する。また、臓器保護作用をもつ。
β遮断薬	代償機構にかかわる交感神経を抑制することで心機能を改善する。
血管拡張薬	血管を拡張する作用により、前負荷・後負荷を軽減する。
利尿薬	利尿作用により水分を体外に排出し、体内の血液量を減少させ、心臓への負担を軽減する。
カルペリチド	血管拡張、利尿作用に加え、交感神経系、RAA系を抑制し、臓器保護効果をもつ。
ジギタリス製剤	心収縮力を増強、心拍数を減少させる。

レニン・アンジオテンシン・アルドステロン：renin-angiotensin-aldosterone（RAA）／ニューヨーク心臓協会：New York Heart Association（NYHA）／アメリカ心臓協会：American Heart Association（AHA）／アメリカ心臓病学会：American College of Cardiology（ACC）／アンジオテンシン変換酵素阻害薬：angiotensin converting enzyme(ACE) inhibitor

心不全(HF)／心[臓]移植

心不全の非薬物療法

> 心臓再同期療法

- 心不全患者では、左脚ブロックや左室内に伝導障害がみられることが多い。左室に伝導障害があると、収縮に乱れが生じて協調性がなくなり、心拍出量、血圧が低下する。
- 心臓再同期療法は、**両室ペーシング**ともよばれ、右室リードと左室リードを同時に刺激し、収縮のパターンを正常に戻す方法である。

■ 両室ペーシング

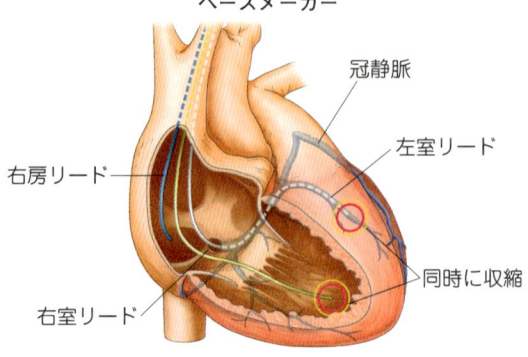

> 補助循環療法

- 薬物治療に抵抗のある場合、心原性ショック⊃P176を起こした場合、末期心不全で血行動態を維持できない場合などにとられる治療法。

■ 大動脈内バルーンパンピング(IABP)
- 専用のバルーンカテーテルを胸部下行大動脈に挿入し、心拍に同期してバルーンを収縮、拡張させる。
- 拡張期にはバルーンを膨らませることで冠動脈血流を増加、収縮期には縮ませることで後負荷を軽減する。

■ 大動脈内バルーンパンピング

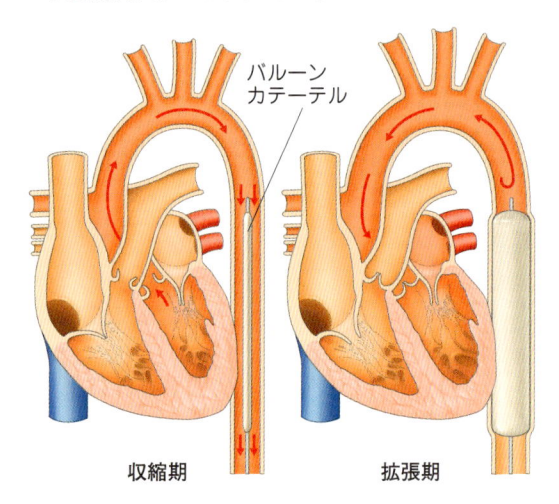

■ 経皮的心肺補助[法](PCPS)
- 膜型人工肺と遠心ポンプを用いた人工心肺装置により、心肺補助を行う。
- 開胸せずに短時間で装着できるため、緊急時にも対応が可能。
- 大腿静脈からカテーテルを右房まで挿入して静脈血を膜型人工肺までくみ上げることで前負荷を軽減できる。酸素化した血液を大腿動脈から挿入したカテーテルで体内に戻す。

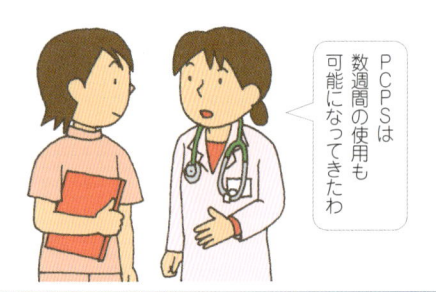

■ 経皮的心肺補助法

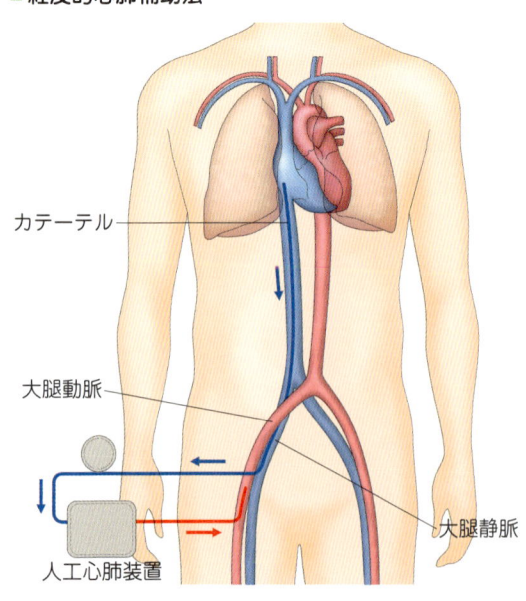

> PCPSは数週間の使用も可能になってきたわ

心臓再同期療法:cardiac resynchronization therapy(CRT)／両室ペーシング:biventricular pacing／補助循環:assisted circulation／大動脈内バルーンパンピング:intra-aortic balloon pumping(IABP)／経皮的心肺補助:percutaneous cardiopulmonary support(PCPS)

心室補助人工心臓（VAS）

- 心臓の近くに人工心臓を設置し、循環補助を行う方法。
- 大動脈内バルーンパンピング（IABP）や経皮的心肺補助（PCPS）でも改善しない場合、㋐心臓移植に向けての待機的治療として適応となる。
- 開胸手術が必要だが、自己の心臓に頼らずに長期間心機能を代行することができる。

おもな補助人工心臓

補助人工心臓名	メーカー名
植込み型	
エヴァハート	サンメディカル技術研究所
デュラハート	テルモ
Jarvik2000	Jarvik
HVAD	HeartWare
HeartMate Ⅱ	Thoratec
Novacor	WorldHeart
体外型	
国立循環器病センター型	ニプロ

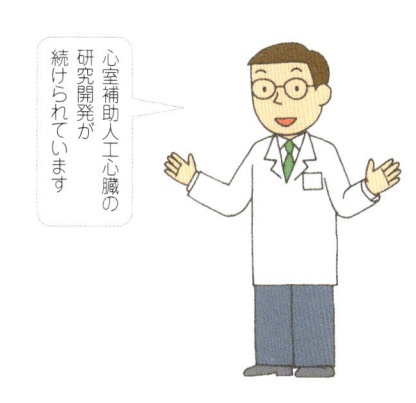

心室補助人工心臓の研究開発が続けられています

Column

心［臓］移植

担当：小武海公明

- ほかに治療手段がない末期の心不全の場合に考慮される方法。
- 移植が成功すれば予後は改善される。一方で、感染症のリスクが高く、免疫抑制療法を続けていかなければならない。

右［心］房と左［心］房の一部を残し、レシピエントの心臓を切除。ドナー心臓を吻合

■ 心臓移植希望者（レシピエント）適応基準
心臓移植のほかに有効手段がない以下の疾患

- ❶拡張型心筋症（DCM）
- ❷拡張相肥大型心筋症（D-HCM）
- ❸虚血性心疾患（IHD）
- ❹先天性心疾患（CHD）　など

■ 適応条件
不治の末期状態で以下の条件のいずれかを満たす場合

- ❶長期間または繰り返し入院治療を必要とする例
- ❷β遮断薬、ACE阻害薬を含む従来の治療法では、NYHA Ⅲ、Ⅳ度 ●P169 から改善しない心不全例
- ❸現存する治療法が無効な致死的重症不整脈を有する例
- ❹65歳未満が望ましい

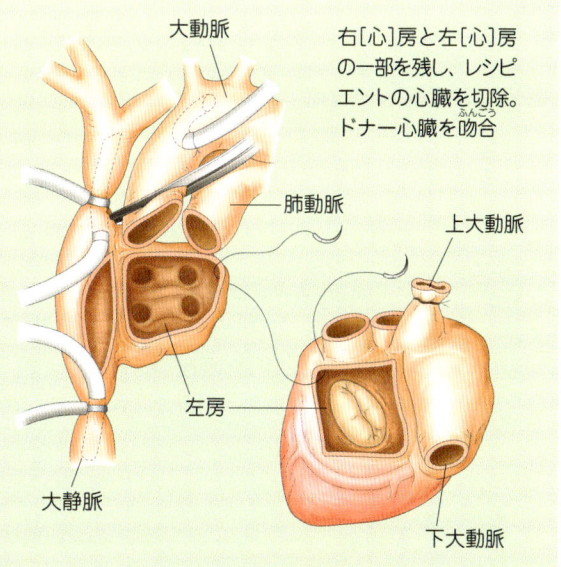

心室補助人工心臓：ventricular assist system（VAS），ventricular assist device（VAD）／心臓移植：cardiac transplantation, heart transplantation／拡張型心筋症：dilated cardiomyopathy（DCM）／拡張相肥大型心筋症：dilated phase hypertrophic cardiomyopathy（D-HCM）／虚血性心疾患：ischemic heart disease（IHD）／先天性心疾患：congenital heart disease（CHD）／ニューヨーク心臓協会：New York Heart Association（NYHA）

心原性ショック

Column

心原性ショック
R57.0
担当：小武海公明

- ショックとは急性循環不全のことをいい、急激に末梢循環不全が起こり、低酸素症による臓器障害をきたす状態のこと。
- 心疾患によって急激に心臓のポンプ機能が悪化し、心拍出量が減少して起こるショック⑦を、心原性ショックという。急性心不全のなかでもとくに重症な病態。
- 処置を施さないと多臓器不全で死亡に至ることもあり、迅速な対応が必要。

■心原性ショックの症状

脈拍	微弱で頻拍、発汗、冷や汗（四肢の冷感）
皮膚	顔面蒼白、四肢冷感、チアノーゼ
意識	意識レベル低下
血圧	低血圧
尿量	無尿、乏尿
左心不全による症状	呼吸困難、咳嗽、血痰など

ショック全般の症状（ショックの5P）
- **P**allor（蒼白）
- **P**erspiration（冷や汗）
- **P**rostration（虚脱）
- **P**ulmonary deficiency（呼吸不全）
- **P**ulselessness（脈拍がふれない）

- ショックを引き起こした原因疾患の緊急治療と、急激に低下した血行動態を維持、回復する治療をあわせて行う。
- 血行動態の回復には、強心薬（カテコラミン製剤）を中心とした薬物療法が主となる。
- 通常の酸素吸入で不十分な場合は、気管内挿管が必要となる。
- 薬物療法で改善しない場合は、大動脈にバルーンカテーテルを挿入して心臓のポンプ機能を補助する大動脈内バルーンパンピング（IABP）や、膜型人工肺と遠心ポンプを用いた人工心肺装置により一時的に心肺補助を⑦

■心原性ショックの診断基準

❶ 収縮期血圧90mmHg未満、または通常血圧より30mmHg以上の低下
❷ 以下の3つの血流量減少の所見すべてを満たす
・尿量20mL/時以下（低ナトリウム尿）
・意識障害がある
・末梢血管収縮の所見（冷や汗、四肢冷感）

アメリカ国立心臓肺臓血液研究所

- ⑦行う経皮的心肺補助（PCPS）が行われる ➡P174。
- 治療方針の参考として、スワン・ガンツカテーテルによる肺動脈楔入圧（PCWP）、心係数（CI）を用いたフォレスター分類が用いられる ➡P169、172。

■心原性ショックに対する治療

クラスI	・心肺停止時のエピネフリン気管内投与（静注量の2～2.5倍を使用）：レベルC
・酸素投与（SaO₂＞95%、PaO₂＞80mmHgを維持）：レベルC ・NPPV抵抗性、意識障害、喀痰排出困難な場合の気管内挿管における人工呼吸管理：レベルC ・循環血液量喪失に対する容量負荷：レベルC ・カテコラミン投与：レベルC ・強心薬併用（カテコラミンとPDE阻害薬）：レベルC ・薬物治療抵抗例に対する補助循環（IABP、PCPS）：レベルC ・心肺停止時のエピネフリン静注：レベルB	**クラスIIa** ・NPPV：レベルA ・薬物治療の限界を超えた難治性心不全で回復の可能性あるいは心臓移植適応のある患者に対する補助人工心臓：レベルB **クラスIII** ・心肺停止時の心腔内注射：レベルC

「急性心不全治療ガイドライン（2011年改訂版）http://www.j-circ.or.jp/guideline/pdf/JCS2011_izumi_h.pdf」（2012年8月閲覧）
クラスIでは治療が有効、クラスIIaは有効である可能性が高い、クラスIIIは有効でない。レベルA～Cはエビデンスレベル。NPPV＝非侵襲的陽圧換気

心原性ショック：cardiogenic shock／末梢循環不全：peripheral hypoperfusion／心拍出量：cardiac output（CO）／多臓器不全：multiple organ failure／大動脈内バルーンパンピング：intra-aortic balloon pumping（IABP）／経皮的心肺補助法：percutaneous cardiopulmonary support（PCPS）／アメリカ国立心臓肺臓血液研究所：National Heart, Lung, and Blood Institute（NHLBI）

第6章

不整脈

不整脈 ———————————— 178	Column頻脈の鑑別 ———————————— 196
Columnアダムス・ストークス症候群 —— 180	心房粗動・心房細動 ———————————— 198
Columnジギタリスとジギタリス中毒 —— 187	心室期外収縮（PVC） ———————————— 202
Column心房期外収縮（APC） ———— 187	WPW症候群 ———————————— 204
洞不全症候群（SSS） ———————————— 188	QT延長症候群（LQTS） ———————————— 206
房室ブロック ———————————— 190	心室細動（VF）・心室頻拍（VT） —— 208
発作性上室頻拍 ———————————— 194	Columnブルガダ症候群 ———————————— 212

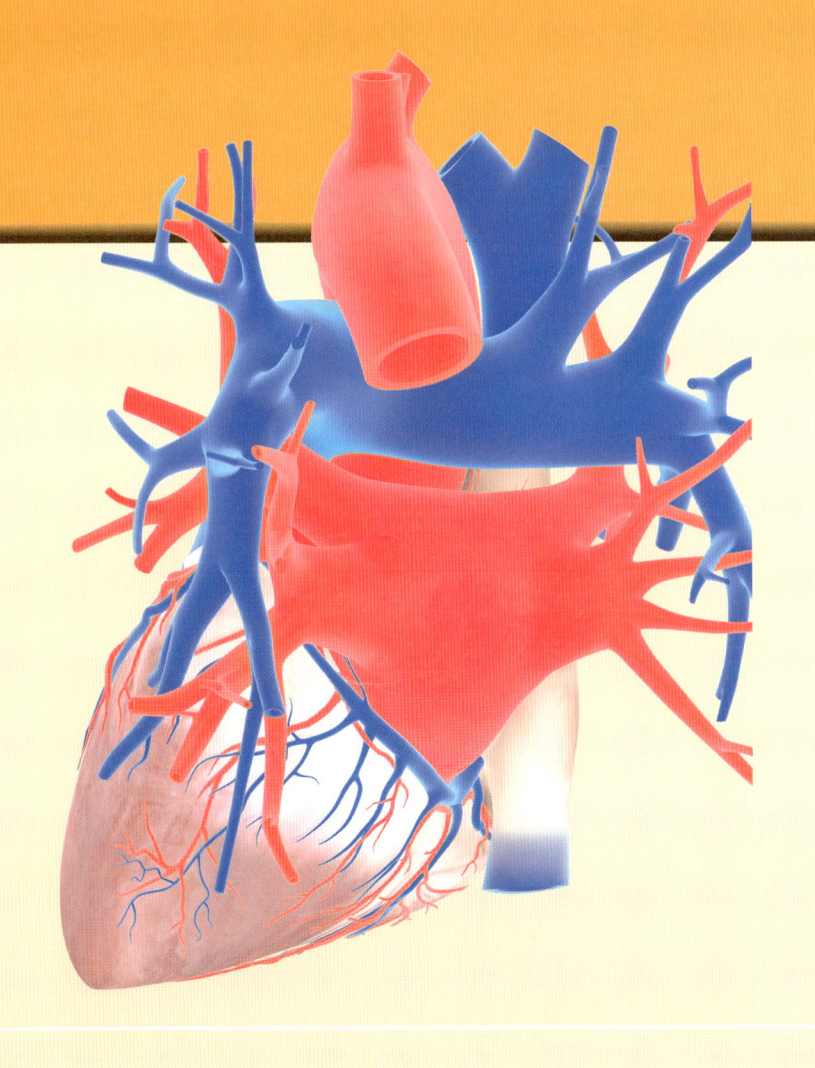

「正常な洞調律以外の調律」を不整脈と総称する

不整脈
arrhythmia

担当：山根禎一

不整脈の分類

- 不整脈は、無症状のものから致死的なものまでさまざま。その診断はおもに心電図によってなされる。
- 不整脈は**徐脈性不整脈**と**頻脈性不整脈**に大別される。
- その発生機序として❶「刺激生成の異常」❷「興奮伝導の異常」❸「❶＋❷」があげられる。
- 不整脈は加齢、低酸素血症、ストレス、過度の飲酒などによって増悪する。

頻脈*性不整脈

脈が正常な洞調律よりも速くなるケース。発生機序は自動能*の異常、撃発活動、リエントリー。

期外収縮	心室頻拍 ➡ P208	ブルガダ症候群 ➡ P212
発作性上室頻拍 ➡ P194	心室細動 ➡ P208	カテコラミン誘発多形性心室頻拍
心房粗動 ➡ P198	WPW症候群 ➡ P204	
心房細動 ➡ P198	QT延長症候群 ➡ P206	

徐脈*性不整脈

脈が正常な洞調律よりも遅くなるケース。

- 洞不全症候群 ➡ P188
- 房室ブロック ➡ P190
- 心室内伝導障害
- 徐脈性心房細動

心調律のメカニズム

- 洞結節*で発生した電気的興奮が刺激伝導系を介して心房・心室に伝わり、心筋が緊張と弛緩を繰り返すことで生じるリズムを心[臓]調律という。
- 「洞結節の正常な興奮リズム（正常洞調律：NSR）＝心調律」となる。洞結節の興奮頻度は1分間に50～100回。1日におよそ10万回。
- 正常洞調律以外の調律（リズム）を不整脈という。

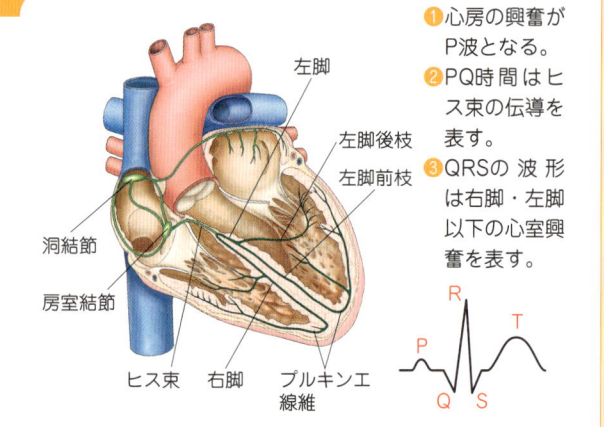

❶心房の興奮がP波となる。
❷PQ時間はヒス束の伝導を表す。
❸QRSの波形は右脚・左脚以下の心室興奮を表す。

（図中ラベル：左脚、左脚後枝、左脚前枝、洞結節、房室結節、ヒス束、右脚、プルキンエ線維、P、Q、R、S、T）

洞結節では、脱分極によって電気的興奮（活動電位）が生じる。その興奮が心房の筋細胞に伝わり、房室結節に集まる。そしてヒス束を経て心室へ入り、プルキンエ線維を経て心室の筋細胞全体に伝わる。

用語解説

頻脈（頻拍）と徐脈（徐拍）
頻脈は心拍数が100回／分より速い場合。徐脈は心拍数が50回／分より遅い。

自動能（automaticity）
自ら電気（興奮）を生み出す機能。洞結節だけではなく、心房内伝導路や房室結節、ヒス束、プルキンエ線維の細胞は自動能をもち、心臓ペースメーカー細胞と総称される。ただし、通常は興奮頻度のもっとも高い洞結節が心調律をコントロールするため、ほかが自動能を発揮することはない（マスクされている）。

洞結節（sinus node）
右[心]房の上部にある、生理的自動能をもつ結節細胞の集合体。刺激伝導系のスタート地点（起点）。自発的に脱分極を1分間に50～100回ほど繰り返す。

心調律：cardiac rhythm, heart rhythm／リエントリー：reentry／頻脈：tachycardia／徐脈：bradycardia／正常洞調律：normal sinus rhythm (NSR)／脱分極：depolarization／ヒス束：bundle of His, His bundle／プルキンエ線維：Purkinje fiber

刺激生成異常と刺激伝導路ブロック

■不整脈の発生

■不整脈発生のメカニズムは、刺激生成異常と刺激伝導異常（興奮伝導異常）に大別される。

刺激生成異常
❶洞結節の刺激（電気的興奮）生成に異常が起こるケース。洞性頻脈、洞性徐脈など。
❷洞結節以外の部位で異常な興奮が生成されるもの。期外収縮、発作性頻拍、心房粗動、心房細動、心室細動など。
　　　　　　　＋
異所性自動能、撃発活動が大きな誘因。

刺激伝導異常
❶刺激伝導路のどこかが遮断（ブロック）されるケース。洞房ブロック、房室ブロック、脚ブロックなど。
❷正しい伝導路以外の異常な伝導路を刺激が伝わるケース。WPW症候群など。
　　　　　　　＋
興奮の遅延と途絶、リエントリーが大きな誘因。

異所性自動能と撃発活動

■頻脈性不整脈の発生メカニズムとして、異所性自動能と撃発活動（あわせて異常自動能とよぶ）、そしてリエントリーの3つが考えられる。

■異常自動能

＊異常自動能：正常な洞調律よりも速い頻度で、洞結節以外の部位から自発的興奮が現れるケースをさす。

●異所性自動能
（ectopic automaticity）

洞結節以外の自動能を発揮する部位から、洞調律よりも速い心拍数が現れる。「生理的自動能の亢進」といえる。

●撃発活動
（triggered activity）

細胞内の陽イオンの増加などにより、再分極の過程で異常な興奮（脱分極）が生じる。「異常な自動能の獲得」といえる。

リエントリー

■いちど生じた電気的刺激がほかの部位に伝わってから、もとの部位に戻ってきてそこを再び興奮させる現象。興奮の旋回を意味する。

■リエントリーは「解剖学的リエントリー」と「機能的リエントリー」とに大別される。通常、リエントリーといえば「解剖学的リエントリー」をさす。

●リエントリー
（reentry）

解剖学的リエントリー
（anatomical reentry, ordered reentry）
興奮が、一定の頻度、決まった回路で続くケース。

機能的リエントリー
（functional reentry）
興奮の頻度も回路もバラバラなケース。

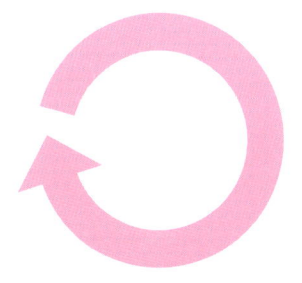

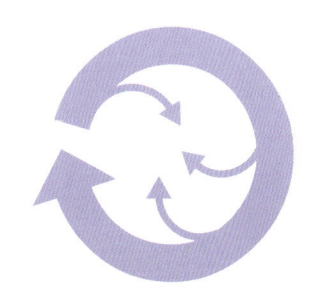

固定旋回路

主興奮波から小さい興奮波が発生。

異常自動能：abnormal automaticity／撃発活動：triggered activity／伝導路：conduction pathway, pathway／リエントリー：reentry／陽イオン：cation／再分極：repolarization／興奮：activation, excitation, impulse／旋回：reentry／不整脈：arrhythmia

不整脈／アダムス・ストークス症候群

重症度による分類

■ 不整脈はその重症度から、致死的不整脈、重症不整脈、要観察不整脈に分類される。

■ 重症度による不整脈の分類

分類	致死的不整脈	重症不整脈	要観察不整脈
頻脈性不整脈	心室細動（VF） 持続性心室頻拍（持続性VT） トルサード・ド・ポアント型心室頻拍	R on T型➡P203 ショートラン型 多源性心室期外収縮 発作性上室頻拍（持続型） WPW症候群 心房細動（頻脈性）（AF） 心房粗動（頻脈性）（AFL）	促進心室固有調律（AIVR） 心房細動（慢性） 心房期外収縮（散発）（APC） 心室期外収縮（散発）（PVC）
徐脈性不整脈	Ⅲ度房室ブロック 洞不全症候群（アダムス・ストークス発作をともなう） 興奮収縮解離（PEA）	Ⅱ度房室ブロック（モビッツⅡ型）	―

■ 不整脈のおもな原因　特発性は、原因となる明らかな基礎疾患がみられないケースをさす。

分類	不整脈の種類	おもな原因
刺激生成異常	洞徐脈	心筋梗塞、甲状腺機能低下症、黄疸（重症）、頭蓋内圧亢進、洞不全症候群、薬物（ジゴキシン、β遮断薬、カルシウム拮抗薬などの影響）、特発性
	心房期外収縮	高血圧性心疾患、狭心症、心筋梗塞、心臓弁膜症、心筋症、心筋炎、先天性心疾患、心不全、肺疾患、甲状腺機能亢進症、薬物（気管支拡張薬、カテコラミンなどの影響）、特発性
	発作性上室頻拍➡P194	甲状腺機能亢進症、高血圧性心疾患、薬物（アトロピンなどの影響）、特発性
	心房細動➡P198	僧帽弁狭窄症、甲状腺機能亢進症、虚血性心疾患、心房内圧上昇、低酸素血症、洞不全症候群、心筋症、肺疾患、特発性（孤立性）
	心房粗動➡P198	僧帽弁あるいは三尖弁疾患、肺性心、冠動脈疾患、心筋症、心筋炎、甲状腺機能亢進症、電解質異常、薬物（カテコラミンなどの影響）、特発性
	房室結合部調律	急性心筋梗塞、その他の虚血性心疾患、高血圧、心筋炎、特発性
	心室期外収縮➡P202	急性心筋梗塞、心筋症、特発性
	心室細動➡P208	急性心筋梗塞、心筋症、WPW症候群、QT延長症候群、ブルガダ症候群、カテコラミン誘発多形性心室頻拍、特発性
	心室頻拍➡P208	急性心筋梗塞、心筋症、心臓弁膜症、特発性
刺激伝導異常	徐脈性心房細動	ジギタリス中毒、特発性
	洞不全症候群➡P188	加齢、冠動脈疾患、薬物（キニジン、ジゴキシンなど）、特発性
	洞房ブロック	心筋梗塞、冠動脈閉塞症、薬物（ジゴキシン、抗不整脈薬、β遮断薬、カルシウム拮抗薬の影響）、特発性
	房室ブロック➡P190	急性心筋梗塞、心臓弁膜症、心筋症、薬物（ジゴキシン、β遮断薬などの影響）、加齢、先天性、特発性
	脚ブロック	高血圧性疾患、心筋梗塞、心筋症、心臓手術による脚の損傷、先天性、特発性
	心室期外収縮➡P202	ジギタリス中毒、心筋梗塞、心筋症、電解質異常、特発性

Column

アダムス・ストークス症候群

I45.9
担当：山根禎一

- 房室ブロック、洞不全症候群などによる心室停止や、心室頻拍、心室細動などの心室性の頻脈によって心拍出量が急激に低下し、脳虚血に陥り、発作的にめまい、失神、痙攣などの症状を引き起こすケースをさす。
- 意識障害の程度は、脳の血流が停止している時間によって異なる。一過性であればすぐに意識も戻るが、脳虚血が3分以上続くと脳に不可逆的障害（元に戻ることのない障害）を招き、死に至るケースもある。
- 高度な徐脈による失神発作の病態を、1827年にR・アダムス、1846年にW・ストークス（2人ともアイルランドの医師）がそれぞれに報告したことから病名がついた。

アダムス・ストークス症候群：Adams-Stokes syndrome／房室ブロック：atrioventricular(AV) block／洞不全症候群：sick sinus syndrome (SSS)／心室頻拍：ventricular tachycardia (VT)／失神：fainting, syncope

ホルター心電図検査

- 小型・軽量で携帯できる心電図装置。これを24時間身につけておいて、1日（日常生活）における心電図を記録して解析する。
- 不整脈の診断に用いられる心電図検査としては、12誘導心電図、ホルター心電図、加算平均心電図、運動負荷心電図、心腔内心電図、ヒス束心電図などがあげられる。
- ホルター心電図は、不整脈の重症度、不整脈の発作の状態、虚血イベントなどを知るのにとても有用で、一過性の不整脈や夜間に生じた不整脈を確認できる。

ホルター心電図検査の装着図（電極の位置）

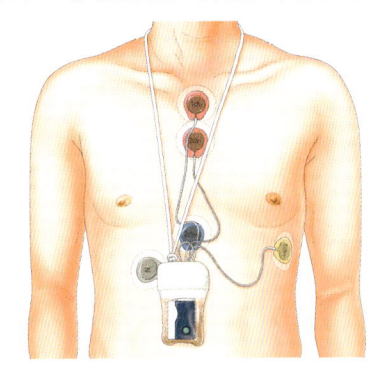

前胸部に電極を貼って、身につけられる小型・軽量の記録器で心電図を記録する。携帯しているときになんらかの自覚症状があれば記録器のボタンを押す。記録された心電図はコンピュータで解析され、全波形の観察とあわせて診断に役立てられる。

電気生理学的検査（立体画像検査、EPS）

- 心臓へ電極カテーテルを挿入する。そして心腔の電位を記録したり（心腔内電位図記録）、心臓ペーシング（プログラム電気刺激）を行い、不整脈の種類や起こり方、薬物療法の効果などを詳しく調べる。

- 洞結節の自動能や房室伝導能の評価、**不応期**（次の興奮が可能になるまでの時間）の測定などが検査目的となる。また頻脈性不整脈を誘発することで、カテーテルアブレーションの目標部位を同定（マッピング）できる。

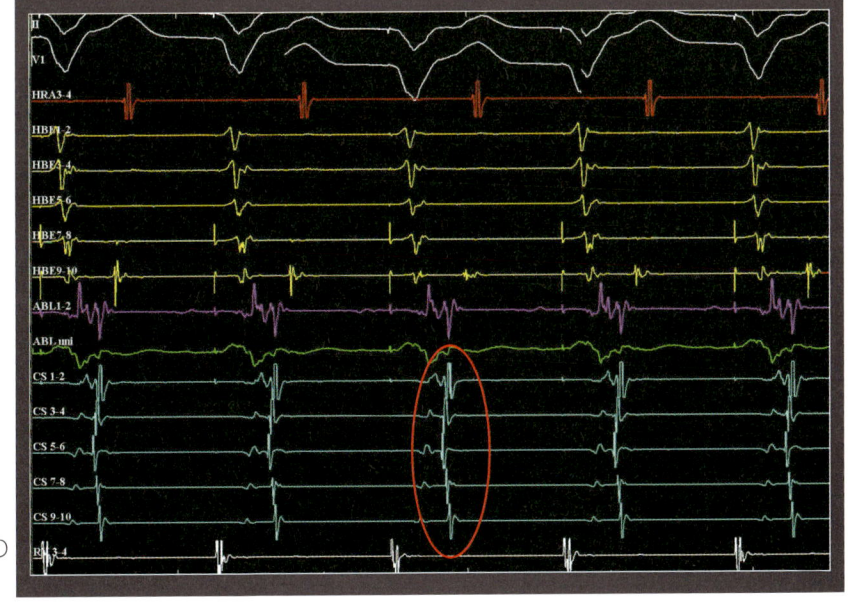

心腔内電位図
円内は、副伝導路からの興奮を表す。

心電図：electrocardiogram（ECG）／徐脈性不整脈：bradyarrhythmia／電気生理学的検査：electrophysiologic[al] study（EPS）／心腔内電位図：intracardiac electrogram／心房：atria, atrium／心室：ventricle

不整脈

抗不整脈薬の作用機序

- 抗不整脈薬は頻脈性不整脈の治療薬。心筋細胞のイオンチャネルなどに作用して、異常な電気興奮の発生を抑え、異常な伝導をブロックして、不整脈を是正する。

- 抗不整脈薬は、妊婦と胎児に対しては毒性をもつとされる。したがって妊婦に対する薬物療法は避ける。

STOP 興奮の伝導速度を遅くしてリエントリーを止める。

STOP 再分極を遅らせて不応期を延ばし、リエントリーを止める。

SLOW 洞結節・房室結節の伝導速度を遅くして、徐脈化をはかる。

SLOW 交感神経のはたらきを抑え、徐脈化をはかる。

抗不整脈薬の分類

- 作用するイオンチャネルにより、抗不整脈薬は4つのグループに分類される（**ボーン・ウィリアムズ分類**）。新しい**シシリアン・ガンビット**㋐分類も用いられている。
- ただし、多くの抗不整脈薬は、複数のイオンチャネルに対する抑制作用をもちあわせている。

ボーン・ウィリアムズ分類

分類		薬理作用	おもな薬剤名（おもな製品名）
Ⅰ群	ⅠA	ナトリウムチャネル抑制（活動電位持続時間は延長）	キニジン（硫酸キニジン） ジソピラミド（リスモダン） ジベンゾリン（シベノール） ピルメノール（ピメノール） プロカインアミド（アミサリン）
	ⅠB	ナトリウムチャネル抑制（活動電位持続時間は短縮）	アプリンジン（アスペノン） メキシレチン（メキシレート） リドカイン（オリベス）
	ⅠC	ナトリウムチャネル抑制（活動電位持続時間は不変）	ピルシカイニド（サンリズム） フレカイニド（タンボコール） プロパフェノン（プロノン）
Ⅱ群		交感神経（β受容体）抑制	プロプラノロール（インデラル）
Ⅲ群		カリウムチャネル抑制	アミオダロン（アンカロン） ソタロール（ソタコール） ニフェカラント（シンビット）
Ⅳ群		カルシウムチャネル抑制	ジルチアゼム（ヘルベッサー） ベプリジル（ベプリコール） ベラパミル（ワソラン）
その他		以上の分類に入らない抗不整脈薬（ジギタリスやATPなど）	

心筋細胞：cardiac myocyte, cardiomyocyte, myocardial cell／イオンチャネル：ion channel／抗不整脈薬：antiarrhythmic agent(drug)／交感神経：sympathetic nerve／活動電位：action potential

カテーテルアブレーション

- 静脈あるいは動脈から高周波カテーテルを心臓まで挿入。不整脈の発生源（心筋組織の一部）に高周波で生じる熱（55～65℃くらい）を加え、ピンポイントで焼灼して（凝固・壊死）、㋐
- ㋐頻脈性不整脈を根治させる方法。
- WPW症候群、通常型心房粗動に対してはすでに確立された治療法。侵襲が少なく、手術と同等の効果が得られる。

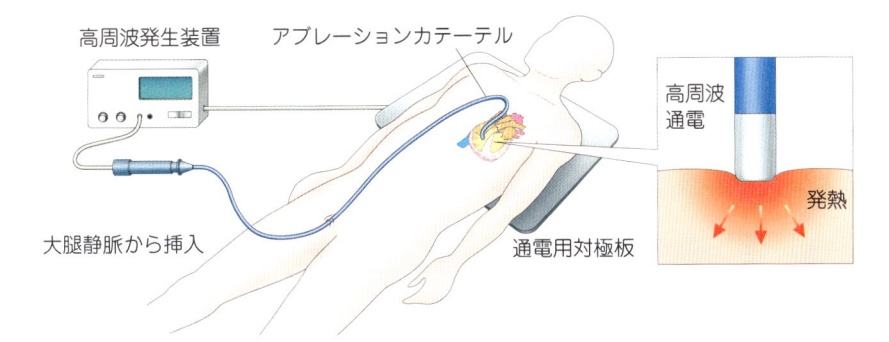

カテーテルアブレーションの原理

高周波発生装置　アブレーションカテーテル　高周波通電　発熱　大腿静脈から挿入　通電用対極板

●適応●
WPW症候群、房室結節リエントリー頻拍（AVNRT）、心房頻拍、心房細動、心房粗動、心室頻拍、心室期外収縮など。小児の場合、不整脈はおもにカテーテルアブレーションで治療する。

●合併症●
ごくまれに、心タンポナーデ、完全房室ブロック、一過性脳虚血、大動脈弁閉鎖不全症などを合併するケースがある。

ペースメーカー装着

- 徐脈をきたしている状態で必要とされる治療法。

一時的ペースメーカー

なんらかの原因（おもに急性心筋梗塞や急性心筋炎）で徐脈性不整脈が一過性に生じているとき、あるいは生じることが予測されるときに、緊急ペーシングとして用いられる。また、恒久的ペースメーカー導入の準備段階で用いられる。

恒久的（永久式）ペースメーカー

洞不全症候群や房室ブロックなどの徐脈性不整脈（より長期的な管理が必要なケース）に対して用いられる。薬物療法よりも効果が確実で、安全性も確立されている。

■ペースメーカーの装着例（X線像）

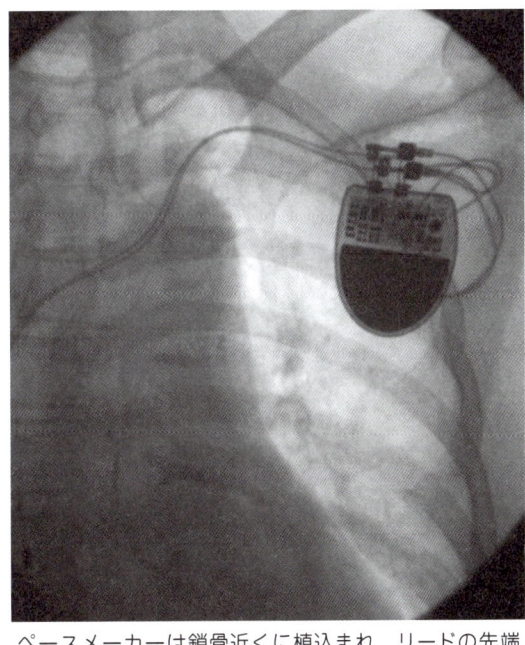

ペースメーカーは鎖骨近くに植込まれ、リードの先端（電極）は右室または右房に留置される。

カテーテルアブレーション：catheter ablation／高周波：radiofrequency（RF）／心房頻拍：atrial tachycardia／心房細動：atrial fibrillation（AF）／心房粗動：atrial flutter（AFL）／心室頻拍：ventricular tachycardia（VT）／心室期外収縮：premature ventricular contraction（beat, complex, systole）（PVC）／急性心筋梗塞：acute myocardial infarction（AMI）／急性心筋炎：acute myocarditis

不整脈

心臓再同期療法（CRT）

- 心不全になると心室内の伝導が遅れ、心室中隔の収縮と左室自由壁の収縮に時間的なズレが生じる。このズレを**機械的非同期（同期不全）**という。
- 心臓再同期療法（CRT）は、右心室と左心室㋐の両方にペーシングを加えることで（両室ペーシング）、電気信号の順序を整え同期不全の修復（再同期）をはかる治療法。
- ペースメーカーを植込む必要がある。

心臓再同期療法（CRT-P*）

クラス	適応
Class I	1. 最適の薬物治療でもNYHAクラスⅢまたは通院可能な程度のクラスⅣの慢性心不全を呈し、左室駆出率35％以下、QRS幅120 msec以上で、洞調律の場合。
Class Ⅱa	1. 最適の薬物治療でもNYHAクラスⅢまたは通院可能な程度のクラスⅣの慢性心不全を呈し、左室駆出率35％以下、QRS幅120msec以上で、心房細動を有する場合。 2. 最適の薬物治療でもNYHAクラスⅢまたは通院可能な程度のクラスⅣの慢性心不全を呈し、左室駆出率35％以下で、徐脈に対してペースメーカーが植込まれ、または予定され、高頻度に心室ペーシングに依存するかまたはそれが予想される場合。
Class Ⅱb	1. 最適の薬物治療でもNYHAクラスⅡの慢性心不全を呈し、左室駆出率35％以下で、徐脈に対してペースメーカの植込みが予定され、高頻度に心室ペーシングに依存することが予想される場合。
Class Ⅲ	1. 左室駆出率は低下しているが無症状で、徐脈に対するペースメーカの適応がない場合。 2. 心不全以外の慢性疾患により身体機能が制限されたり、余命が12か月以上期待できない場合。

*ペーシング機能のみのCRT
「不整脈の非薬物治療ガイドライン（2011年改訂版）http://www.j-circ.or.jp/guideline/pdf/JCH2011_okumura_h.pdf」（2012年8月閲覧）
msec＝ミリ秒

心臓再同期療法のシステム

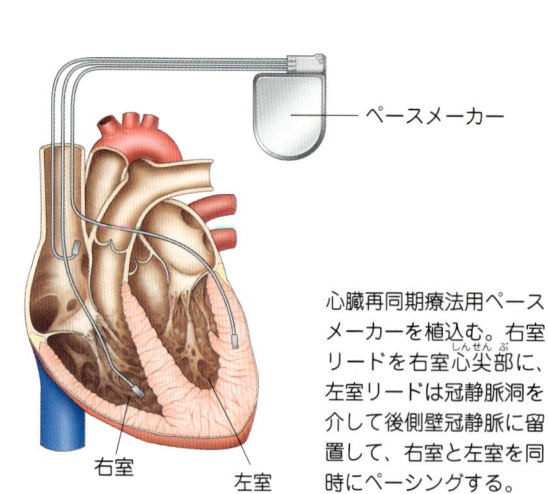

ペースメーカー

心臓再同期療法用ペースメーカーを植込む。右室リードを右室心尖部に、左室リードは冠静脈洞を介して後側壁冠静脈に留置して、右室と左室を同時にペーシングする。

右室　左室

両室ペーシングの心電図の変化

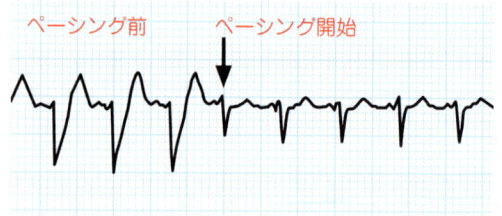

ペーシング前　ペーシング開始

ペーシングによって収縮能が改善され、非効率的収縮が消失している。

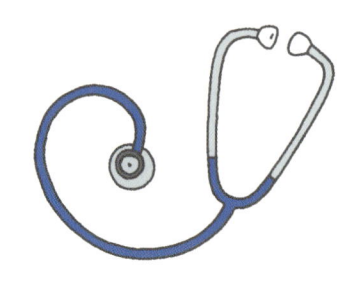

心臓再同期療法：cardiac resynchronization therapy（CRT）／両室ペーシング：biventricular pacing／心不全：heart failure（HF）／ニューヨーク心臓協会：New York Heart Association（NYHA）

電気ショック

- 電気的除細動（electric defibrillation）とカルディオバージョン（cardioversion）の2つの方法をあわせてカウンターショックあるいは電気ショック（countershock, electrical shock）という。
- 治療対象は心室細動（VF）、心室頻拍、および一部の心房頻脈性不整脈。心室細動による心停止の救命には、電気的除細動が不可欠（絶対的適応）。

電気ショックの種類

● 電気的除細動
心室波に同期させずに通電する（非同期）。

● カルディオバージョン
心室波は同期させて通電する。洞調律へ戻す。

体外から高い電流を加えて心臓を感電させ、不整脈を引き起こしている異常な電気的興奮や電気的伝導を修復する治療法。発作性上室頻拍、心房細動、心室頻拍、心室細動などで一刻を争うケース、あるいは抗不整脈薬に反応しないケースに行われる。

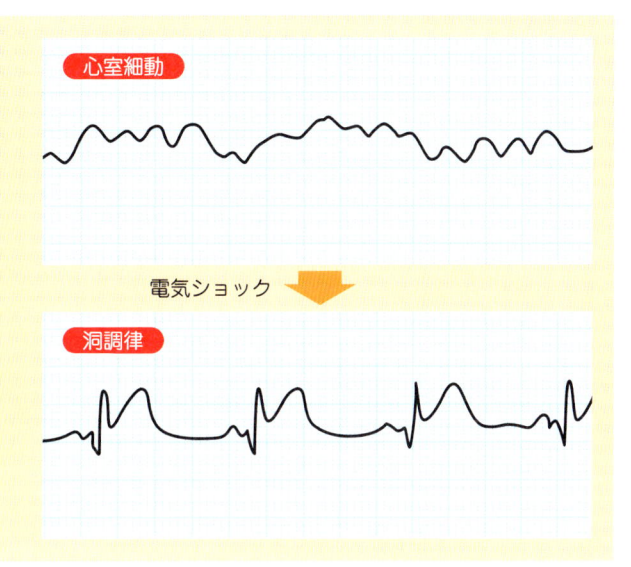

自動体外式除細動器（AED）

- 電気的除細動（電気ショック）を簡単な操作で実施できる小型装置。音声ガイダンスに従うことで、誰でも除細動を行えるので、現在では公共スペースをはじめさまざまな場所に設置されている。
- 電気ショックが必要ないときには作動しないので、安心して操作できる。

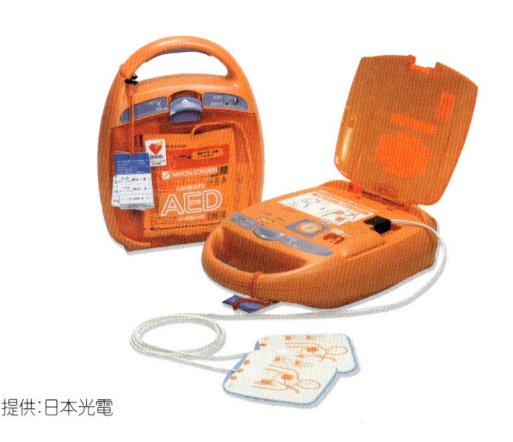

- 心臓発作による突然死のほとんどは心室細動（VF）によるものだが、ただちに除細動を施せばほぼ100％が救命できる。1分遅くなるごとに、救命率は大きく低下していく。医療機関以外での心停止に対しては、AEDの活用が生命線となる。

■ 心停止後電気ショックを行うまでの時間と救命率

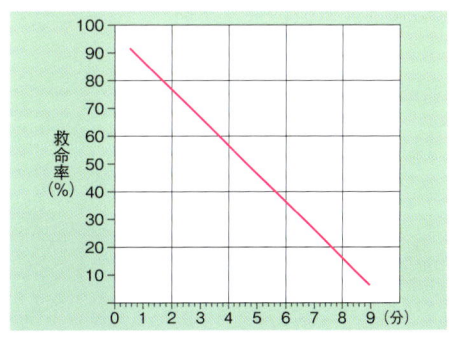

1分ごとに救命率は7〜10％ずつ低下していく。
アメリカ心臓協会（AHA）による

提供：日本光電

電気的除細動：electric difibrillation／心室細動：ventricular fibrillation（VF）／自動体外式除細動器：automated external defibrillator（AED）

不整脈／ジギタリスとジギタリス中毒／心房期外収縮（APC）

植込み型除細動器（ICD）

- 心室頻拍（VT）や心室細動（VF）が起こると自動的に除細動を行う、体内に植込むかたちの除細動器。
- 心臓再同期療法（CRT）を行う両室ペースメーカーとICDを合わせたCRT-Dが開発されていて、ペーシングと除細動を行うことが可能。
- 突然死を防ぐため、心室頻拍や心室細動による心停止の既往のある人、その可能性のある人が適応となる。

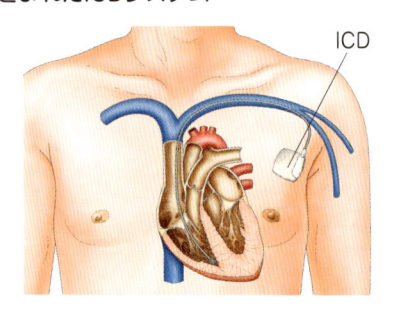

ICDの装着部位

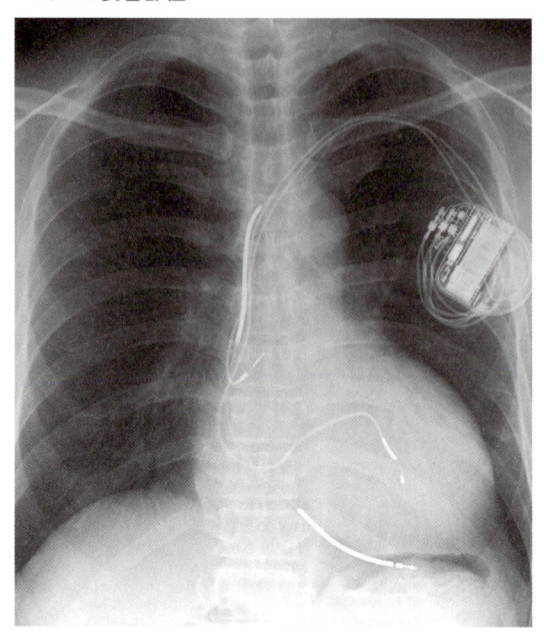

本体にはコンピュータが内蔵されていて、心臓のリズムをつねにチェック。異常が生じたときにはリズムを解析して不整脈を診断し、除細動などを行う。

植込まれたICDシステム

抗頻脈ペーシング

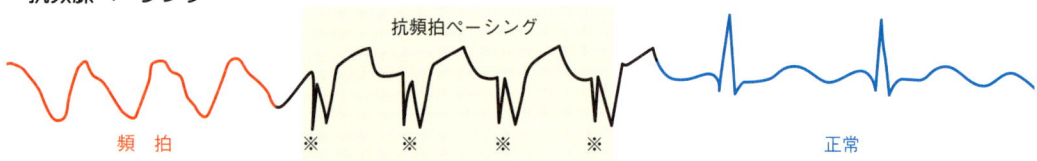

心室頻拍が生じたときに電気刺激※を出す。

カルディオバージョン

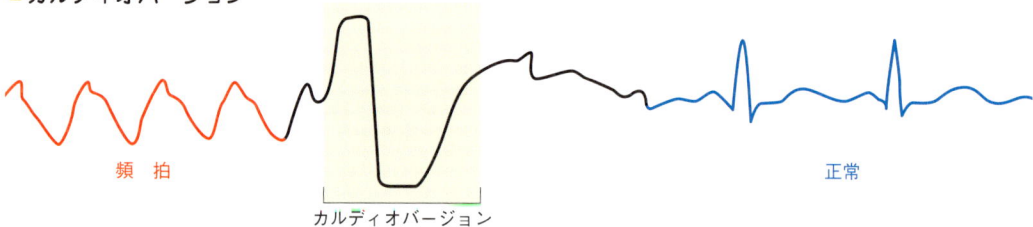

抗頻脈ペーシングの効果がない場合、低出力の電気ショックを行う。

除細動

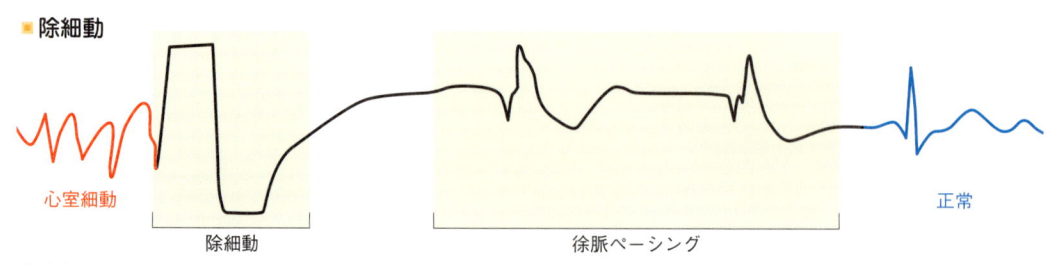

心室細動のように危険な不整脈が生じたときは、高出力の電気ショック（除細動）を行う。

植込み型除細動器：implantable cardioverter defibrillator（ICD）／心室頻拍：ventricular tachycardia（VT）／心室細動：ventricular fibrillation（VF）／除細動：defibrillation／両室ペーシング：biventricular pacing／突然死：sudden death／心停止：cardiac arrest

Column

ジギタリスとジギタリス中毒

T46.0　担当：山根禎一

- ジギタリス（digitalis、薬剤名ジゴキシン）は、心筋の収縮力を高める強心作用（陽性変力作用）と、房室伝導を抑えて頻脈性心房細動の心拍数を減らす作用（陰性変時作用）をもっている。
- カルシウムイオン濃度を高めて心筋細胞の膜電位を変化させる、活動電位持続時間（APD）を短縮してQT時間を短くする、迷走神経を賦活させるはたらきをする。
- キニジン、ジソピラミド、ベラパミル、アミオダロンは、ジゴキシンの血中濃度を上昇させる薬物相互作用をもつ。併用するとジギタ🅐
- リス中毒（digitalis intoxication, digitalis poisoning）を起こしやすい。
- 副作用（ジギタリス中毒）により、吐き気・嘔吐、下痢などの消化器症状、めまいなどの神経症状、視覚症状などを招くことがある。
- ジギタリス中毒を起こすと自動能●P178が亢進し、撃発活動●P179が生じ、伝導障害（脈拍の乱れ、脈拍数の著しい減少）が現れる。
- カリウムの欠乏時（低カリウム血症）では、とくにジギタリス中毒を起こしやすい。

■ ジギタリスの特徴

適応となる不整脈	禁　忌
心房粗動（AFL）●P198 心房細動（AF）●P198 発作性上室頻拍（PSVT）●P194 など	房室ブロック●P190 洞房ブロック 閉塞性肥大型心筋症●P230 ジギタリス中毒 ジギタリス過敏症

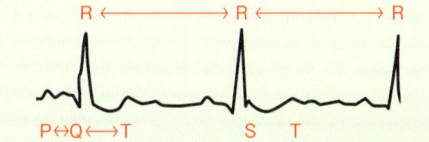

ジギタリス効果
ジギタリスを使用したとき、その薬理効果を示す特徴的な心電図変化で、STが盆状に低下し、PQ間隔、RR間隔が延長し、QT間隔が短縮する。

Column

心房期外収縮（APC）

I49.1　担当：稲田慶一

- 洞結節以外の心房筋から、基本のリズムより早く電気的興奮が生じ、余分な心拍が現れるケース。臨床的には房室結節性期外収縮と区別しないで扱われる。
- 発症機序は、自動能亢進、リエントリー、撃発活動●P179いずれのケースもある。
- 基礎疾患のない人にもみられ、加齢とともに頻度が増加する。
- 誘因として、睡眠不足、精神的ストレス、過労、喫煙、飲酒、コーヒーの過飲、脱水によ🅐
- る電解質異常などがあげられる。
- その多くは無症状で治療を必要としない。自覚症状（動悸、胸部圧迫感、脈拍欠損など）が強い場合などは、抗不整脈薬を用いた薬物療法が行われることがある。
- 発作性心房細動の引き金になるようなケースでは、カテーテルアブレーションの適用となる。近年は、肺静脈隔離アブレーションが行われている。

＊肺静脈隔離アブレーション
肺静脈電気的隔離術ともいわれる。肺静脈と左[心]房の連結部分をカテーテルで円周状に焼灼することで、肺静脈からの異常な電気的連結を遮断する方法。

除細動器：defibrillator, cardioverter／膜電位：membrane potential, membrane voltage／迷走神経：vagal nerve, vagus, vagus nerve／強心薬：inotropic drug／自動能：automaticity／撃発活動：triggered activity

心臓の伝導機能の低下によってさまざまな症状が引き起こされる

I49.5

洞不全症候群（SSS）
どうふぜんしょうこうぐん　エスエスエス

sick sinus syndrome

担当：伊達太郎

Overview

洞機能不全症候群ともいう。徐脈性不整脈のうち、洞結節*の機能低下によるケースをさす。

誘因・原因

- 多くは基礎疾患が特定できない特発性のもの。おもに、いわゆる加齢変化として発症する。
- 抗不整脈薬やジギタリスといった薬剤の服用によって起こることもある。

病態生理

- 洞結節の障害や外因性因子*による洞結節の自動能*抑制、伝導機能の低下で徐脈や洞停止を招く。

症状・臨床所見

- 徐脈にともない、眼前暗黒感（目の前が暗くなる感じ、血の気が引くような感じ）、アダムス・ストークス発作*（失神やめまい、痙攣(けいれん)など）、活動時の息切れ、疲れやすさ（易疲労感）などが現れる。

検査・診断 ●P189

| 胸部X線検査 | 心電図検査 | ホルター心電図検査 | 電気生理学的検査 | 心エコー図検査 |

- 心電図の所見から、3つの型に分類される。

治療 ●P189

| 薬物療法 | ペーシング療法 | 外因性因子の是正や除去 |

- 薬剤が原因となっているときは、その服用を中止する。ただし、頻脈に対して必要不可欠の治療が原因の場合は、ペースメーカー植込みを考慮する。
- アダムス・ストークス発作や心不全の症状がみられるときは、恒久型ペースメーカーの植込みが適応となる。薬物療法が試みられる場合もある。

予後

- 徐脈でも、まったく症状が現れないケースでは、とくに治療は行わず経過を観察する。

用語解説

洞結節（sinus node）
洞結節のペースメーカー細胞は活動電位と自動能をもち、自律神経の支配を受けて心拍の調律を行う。洞結節は通常1分間に60〜100回ほど興奮する。

外因性因子
洞結節に作用して徐脈を誘発する因子。自律神経の緊張の亢進や低下、高カリウム血症、薬剤など。

自動能（automaticity）
自ら電気を生み出す力。

アダムス・ストークス発作（Adams-Stokes attack）
洞停止によって心室の停止を招くと急激に脳虚血が生じ、発作的に失神、めまい、痙攣などの症状を引き起こす。

memo

一時的ペーシング
体外から右[心]室へリードを挿入し、電気刺激を送って心室筋を収縮させる方法。

心拍数：heart rate（HR）／徐脈：bradycardia／徐脈性不整脈：bradyarrhythmia／洞結節：sinus node／頻脈：tachycardia／心電図：electrocardiogram（ECG）／心電図診断：electrocardiographic diagnosis／ペースメーカー細胞：pacemaker cell

検査・診断

特徴的な検査所見

心電図検査	洞徐脈（心拍数50回／分以下）、洞房ブロック、洞停止（P波脱落）、上室性頻脈
ホルター心電図検査	
電気生理学的検査	EPS（オーバードライブ洞抑制試験）ともいう。洞結節回復時間の延長

心電図検査、ホルター心電図検査

- Ⅰ型で原因不明の徐脈（心拍数50回／分以下）：洞徐脈、Ⅱ型で洞停止あるいは洞房ブロック、Ⅲ型で徐脈と頻脈を合併するもの：徐脈頻脈症候群の3つに分類される（ルーベンスタイン分類）。

Ⅰ型　洞徐脈
洞結節の自動能（刺激生成）低下により心拍数が50回／分以下になっている状態。通常の洞調律と同様のP波で規則正しいが遅い。

Ⅱ型　洞房ブロック、洞停止
洞結節から心房筋へ興奮が伝達されていない（洞房ブロック）、あるいは洞結節の自動能が停止している（洞停止）。いずれも洞調律中にPP間隔が突然2秒以上延長。PP間隔の延長が長いとき、心拍がP波をともなわないQRS波で再開することが多い。この心拍を補充収縮という。

Ⅲ型　徐脈頻脈症候群
洞不全症候群で、発作性上室性頻脈を合併している状態。しばしばみられ、そのほとんどは心房細動。

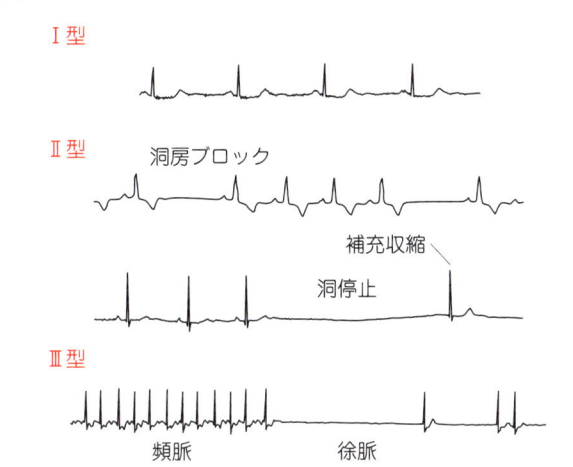

治療

治療の目的

薬物療法	めまい、失神などの改善
ペーシング療法	洞不全症候群の治療の基本
外因性因子の是正や除去	基礎疾患の治療を並行

ペーシング療法

- 洞不全症候群によるアダムス・ストークス発作や心不全などの症状がみられるときは、恒久型ペースメーカーの植込みが適応となる。ガイドラインを参考に決定。十分なインフォームドコンセントが必要。

■ 洞不全症候群におけるペースメーカーの適応

洞機能不全症候群
Class I　1. 失神、痙攣、眼前暗黒感、めまい、息切れ、易疲労感等の症状あるいは心不全があり、それが洞結節機能低下に基づく徐脈、洞房ブロック、洞停止あるいは運動時の心拍応答不全によることが認められた場合。それが長期間の必要不可欠な薬剤投与による場合を含む。
Class Ⅱa　1. 上記の症状があり、徐脈や心室停止を認めるが、両者の関連が明確でない場合。
　　　　　2. 徐脈頻脈症候群で、頻脈に対して必要不可欠な薬剤により徐脈を来す場合。
Class Ⅱb　1. 症状のない洞房ブロックや洞停止。

「不整脈の非薬物治療ガイドライン（2011年改訂版）http://www.j-circ.or.jp/guideline/pdf/JCS2011_okumura_h.pdf」（2012年8月閲覧）

洞不全症候群におけるペースメーカーの適応を表す。Class I は絶対適応、Class Ⅱaは相対適応で有益という意見が多い、Class Ⅱbは相対適応で有益という意見が少ない。症状のない洞性徐脈は非適応。

ペーシング療法：pacing therapy／洞徐脈：sinus bradycardia／洞房ブロック：sinoatrial(SA) block／洞停止：sinus arrest, sinus pause／徐脈頻脈症候群：bradycardia-tachycardia syndrome／オーバードライブ洞抑制試験：overdrive suppression test

心房から心室へ伝わる興奮の遅延や途絶が生じる　　I44.0～I44.3

房室ブロック
ほうしつ
atrioventricular (AV) block

担当：伊達太郎

Overview

刺激伝導系*の房室接合部*またはそれ以下で伝導が遅くなったり途絶えてしまう状態。

誘因・原因

- 基礎心疾患はない特発性（原因が不明）のものが多い。先天性のケースもみられる。
- 基礎疾患としては、冠[状]動脈疾患、心筋変性疾患*があげられる。心臓外科手術、薬剤、急性心筋梗塞などによって一過性に房室ブロックが起こることもある。

病態生理 ●P191

- 心房・心室間の伝導障害による徐脈性不整脈。発症機序から急性房室ブロックと慢性房室ブロックに分けられる。

症状・臨床所見 ●P191

- 倦怠感、息切れ、失神やめまいなど。アダムス・ストークス発作*を起こして突然死を招くケースもある。

検査・診断 ●P192

| 心電図検査 | ホルター心電図検査 | 電気生理学的検査 | 硫酸アトロピン負荷試験 |

- 心電図所見で、P波とQRSとの関係（ブロックの程度）から第1～3度に分類される。

治療 ●P193

| 経過観察 | ペースメーカーの植込み |

- 無症状の場合はとくに治療をせず、経過を観察するケースもある。有症状時、あるいは高度なブロックではペースメーカーの適応が考慮される。

予後

- 房室ブロックの障害が房室伝導系のどこにあるのかで、その重症度・予後は大きく違ってくる。

用語解説

刺激伝導系（impulse conducting system）
洞結節で生じた心調律（リズム）を心筋に伝えて拍動（収縮）を行わせるシステム。洞結節、房室結節、房室束、プルキンエ線維で成り立っている。

房室接合部（atrioventricular junction）
房室結節から右脚・左脚に分かれるところまで。

心筋変性疾患
心筋炎や心筋症、心サルコイドーシス、アミロイドーシス、膠原病*など。心サルコイドーシスは房室ブロックの基礎疾患としてとくに重要。

アダムス・ストークス発作
●P180

ヒス束心電図（His bundle electrocardiogram）
右心腔内までカテーテル電極を挿入し、ヒス束の電位を記録し、房室伝導時間を測定する。

第2度房室ブロックの種類
PQ間隔がしだいに延長して、QRS波が脱落してしまうパターン（ウェンケバッハ周期）を繰り返すものを、モビッツI型またはウェンケバッハ型という。PQ間隔の延長はなく、QRS波が脱落するものはモビッツII型という。●P192

memo
膠原病（こうげんびょう）
病変が結合組織に生じる疾患のグループ。自己免疫が大きな誘因と考えられる。

特発性：idiopathic／線維化：fibrosis／心房：atria, atrium／心室：ventricle／伝導障害：conduction disturbance／房室接合部：AV junction／サルコイドーシス：sarcoidosis／アミロイドーシス：amyloidosis／ヒス束：bundle of His, His bundle／膠原病：collagen disease／硫酸アトロピン：atropine sulfate

病態生理

- ヒス束心電図*法により心房下位の興奮（A波）・ヒス束の興奮（H波）・心室の興奮（V波）㋐を記録することで、ブロックの部位別診断ができる。

刺激障害部位による房室ブロックの分類

BHブロック ヒス束内の伝導障害で生じる。

洞結部
房室結節
右脚
ヒス束
左脚

HVブロック ヒス束遠位部の伝導障害で生じる。

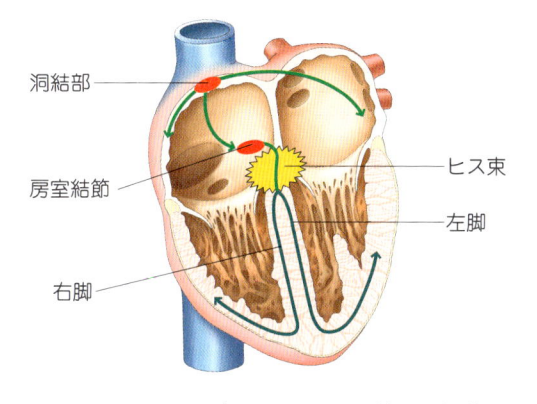

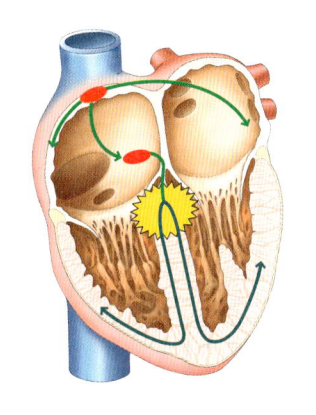

AHブロック 房室結節部で伝導の遅延・途絶があるときに生じる。

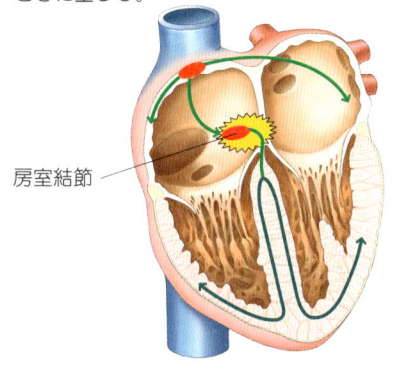

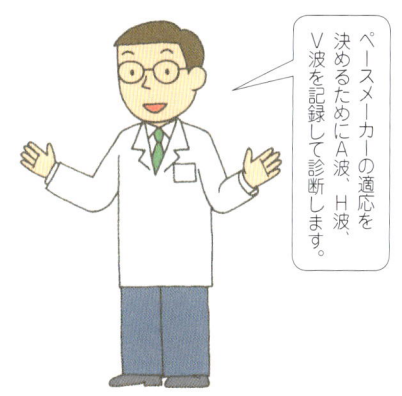

房室結節

> ペースメーカーの適応を決めるためにA波、H波、V波を記録して診断します。

症状・臨床所見

程度による房室ブロックの分類

● **第1度房室ブロック**

無症状のことが多い。

● **第2度房室ブロック***

ウェンケバッハ型は、無症状のことが多い。モビッツⅡ型では心拍出量が著しく低下して脳虚血を招き、めまい、失神、疲れやすさ、活動時の呼吸困難といった症状を招くことがある。

● **第3度房室ブロック**

心拍出量が著しく低下して脳虚血を招き、めまい、失神、疲れやすさ、活動時の呼吸困難といった症状を引き起こす。

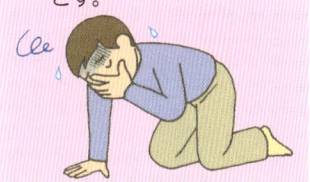

ウェンケバッハ型：Wenckebach／モビッツⅡ型：Mobitz typeⅡ／心拍出量：cardiac output（CO）／虚血：ischemia／補充調律：escape rhythm, escaped rhythm／失神：fainting, syncope

房室ブロック

検査・診断

特徴的な検査所見
- 心電図検査
- ホルター心電図検査

心電図でPQ時間の変化、QRS波の脱落が認められる

- 電気生理学的検査：ヒス束電位図の測定
- 硫酸アトロピン負荷試験：洞結節機能の評価

■ 心電図所見と房室ブロックの分類（心電図学的分類）

● 第1度房室ブロック

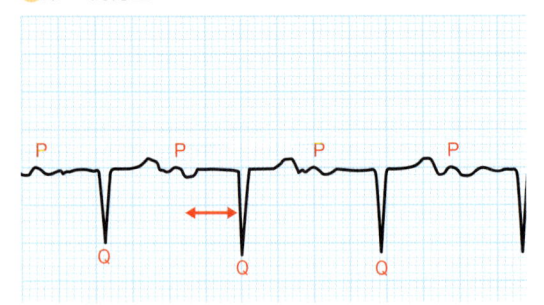

PQ時間（PR間隔）が0.21秒以上に延長したケース。P波とQRS波は1：1の関係（心房：心室は1：1伝導）にある。通常、症状は現れない。

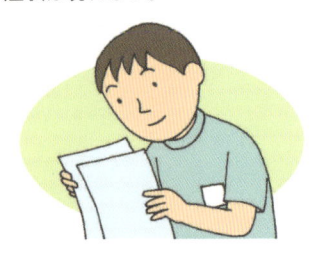

● 第2度房室ブロック

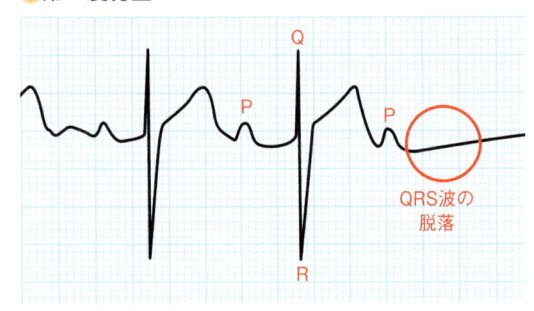

心房：心室は1：1伝導を示さず、心房波のあるものが心室を補足せずに終わるもの。2つに分類される（古典的分類）。

ウェンケバッハ型（モビッツⅠ型）
PQ時間が漸次延長する現象にともない、1つのQRS波が脱落する。

モビッツⅡ型
PQ時間が変化しないで（一定にもかかわらず）突然1つのQRS波が脱落する。2つ以上のQRS波が突然脱落するケースは高度第Ⅱ度房室ブロックという。

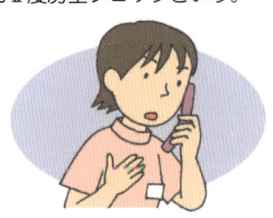

● 第3度房室ブロック（完全房室ブロック）

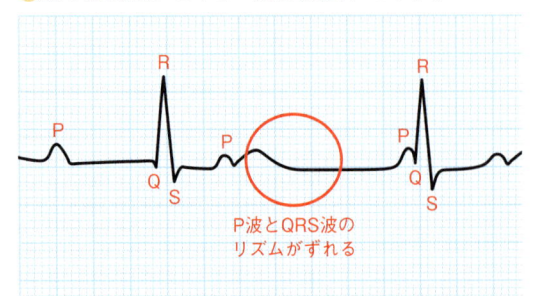

心房の興奮がまったく心室に伝わらない（房室伝導が途絶している）ため、P波とQRS波はそれぞれまったく別の調律で興奮する（房室解離）。心室興奮が下位（接合部以下）の自動能に依存している状態。

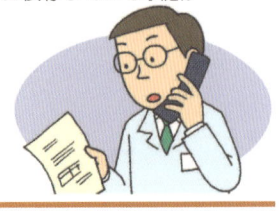

心電図：electrocardiogram（ECG）／房室伝導：atrioventricular conduction, AV conduction／興奮：activation, excitation, impulse／ウェンケバッハ：Wenckebach／モビッツ：Mobitz

治療

治療の目的

経過観察　無症状のケースでは、高度の房室ブロックへ進まないように経過を観察。第1度あるいは第2度のウェンケバッハ型では、基礎疾患の治療を行い、房室ブロックについては経過観察

ペースメーカーの植込み　症状の改善および突然死の予防。高度な房室ブロック、第2度および第3度のBH・HVブロックでは、たとえ症状がなくても恒久型ペースメーカーの適応となりうる

ペースメーカーの植込み

■ 房室ブロックにおけるペースメーカーの適応

房室ブロック

Class I
1. 徐脈による明らかな臨床症状を有する第2度、高度または第3度房室ブロック
2. 高度または第3度房室ブロックで以下のいずれかを伴う場合
   (1) 投与不可欠な薬剤によるもの
   (2) 改善の予測が不可能な術後房室ブロック
   (3) 房室接合部のカテーテルアブレーション後
   (4) 進行性の神経筋疾患に伴う房室ブロック
   (5) 覚醒時に著明な徐脈や長時間の心室停止を示すもの

Class IIa
1. 症状のない持続性の第3度房室ブロック
2. 症状のない第2度または高度房室ブロックで、以下のいずれかを伴う場合
   (1) ブロック部位がHis束内またはHis束下のもの
   (2) 徐脈による進行性の心拡大を伴うもの
   (3) 運動または硫酸アトロピン負荷で伝導が不変もしくは悪化するもの
3. 徐脈によると思われる症状があり、他に原因のない第1度房室ブロックで、ブロック部位がHis束内またはHis束下のもの

Class IIb
1. 至適房室間隔設定により血行動態の改善が期待できる心不全を伴う第1度房室ブロック

「不整脈の非薬物治療ガイドライン（2011年改訂版）http://www.j-circ.or.jp/guideline/pdf/JCS2011_okumura_h.pdf」（2012年8月閲覧）

房室ブロックにおけるペースメーカーの適応を表す。Class I は絶対適応、Class IIa は相対適応で有益という意見が多い、Class IIb は相対適応で有益という意見が少ない。症状のない第1度房室ブロックは非適応。

■ ペースメーカー挿入部位

1. 鎖骨下の皮下にペースメーカーサイズのポケットをつくる。
2. 鎖骨下の静脈からリード電極を1本〜2本、心臓の目的部位（多くは右心耳、右心室心尖部）まで挿入する。

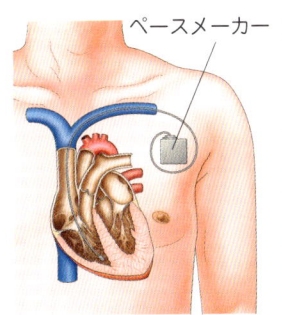

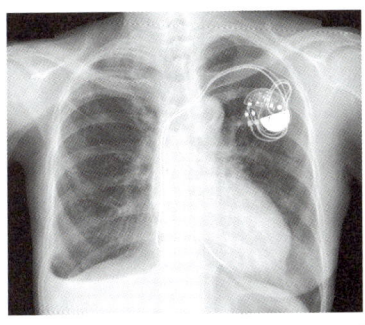

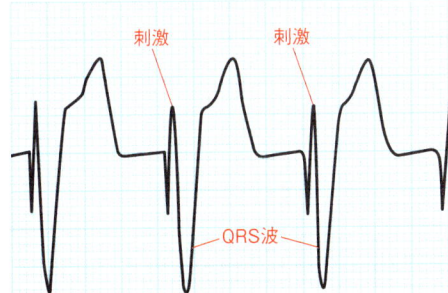

房室ブロックに対するペースメーカーの心電図。P波にシンクロして心室刺激が現れている。

房室接合部：atrioventricular(AV) junction／恒久[性]ペースメーカー：permanent pacemaker／全身血行動態：systemic hemodynamics／徐脈：bradycardia／心室：ventricle／心房：atria, atrium／基礎疾患：underlying disease

心臓の上室に生じた異常な興奮によって頻拍発作を招く

I47.1

発作性上室頻拍
ほっさせいじょうしつひんぱく

paroxysmal supraventricular tachycardia（PSVT）

担当：伊達太郎

Overview

上室頻拍のなかで、おもにリエントリーによって突然に現れる頻拍を発作性上室頻拍という。

誘因・原因

- とくに病気のない人に起こるケースが多い。
- 誘因として、過労やストレス、睡眠不足、過度の飲酒、喫煙、薬剤などがあげられる。

病態生理 ●P195

- 心拍数は150〜250回／分となることが多い。その大部分は、房室結節回帰性頻脈（AVNRT）とWPW症候群●P204にともなう房室回帰性*頻脈（AVRT）。

症状・臨床所見 ●P195

- 突然に生じてパタッと終わる動悸(どうき)（頻脈発作）が特徴的。胸内苦悶(もん)、めまいなどをともなう。
- 頻脈にともなう血圧低下によりアダムス・ストークス発作（失神）やショックを招くことがある。

検査・診断 ●P196

| 心電図検査 | 電気生理学的検査* |

- 発作時の心電図記録によって診断がつく。

治療 ●P197

| 迷走神経*刺激法 | カテーテルアブレーション | 薬物療法 |

- 生活管理が重要。抗不整脈薬を予防投与するケースもある。
- 発作性上室頻拍のほとんどは高周波カテーテルアブレーション*によって根治が可能。

予後

- 一般に予後は良好。

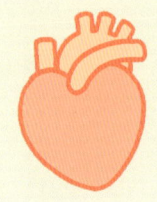

用語解説

房室回帰性（atrioventricular reentrant）
副伝導路のため、リエントリーによる興奮が断続的に伝わる。

電気生理学的検査
心臓内の電位を記録したり、洞結節の自動能や房室伝導能の評価などを測定したりする。カテーテルアブレーションで焼灼（しょうしゃく）部位を同定するために行われる。

迷走神経（vagal nerve, vagus, vagus nerve）
頚胸腹部の器官に分布する自律神経（副交感神経）。

カテーテルアブレーション（catheter ablation）
●P183

肺うっ血（pulmonary congestion）
肺循環の血液量が多くなっている状態。●P195

心房性ナトリウム利尿ペプチド
心房から分泌させるホルモンで、ナトリウムの排泄・利尿を促す。●P195

リエントリー：reentry／頻脈発作：paroxysmal tachycardia／房室回帰性：atrioventricular reentrant／失神：fainting, syncope／迷走神経：vagal nerve, vagus, vagus nerve／カテーテルアブレーション：catheter ablation

病態生理

- 上室性頻拍は3つに大別される。
  1. 房室結節回帰性頻拍
  2. WPW症候群にともなう房室回帰性頻拍
  3. 心房頻拍
- 期外収縮が引き金となって電気興奮の旋回（リエントリー）が起こる。
- リエントリー以外のメカニズム（異常自動能、撃発活動→P179）によって生じる上室頻拍もある。

発作性上室頻拍の種類

❶房室結節回帰性頻拍
- 洞結節
- 房室結節

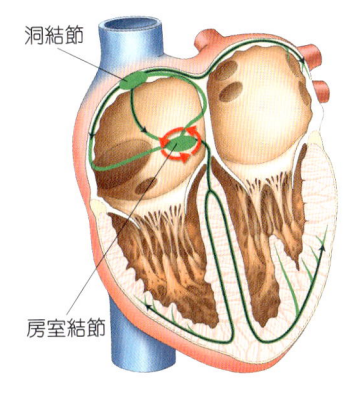

❷房室回帰性頻拍
- ケント束

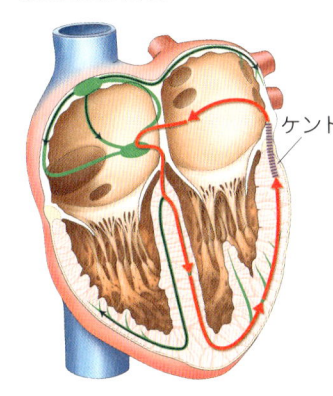

❸心房頻拍

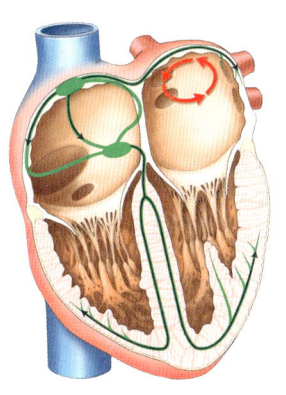

房室結節回帰性頻拍（AVNRT）の発生機序

- 心房－房室結節を結ぶルートとして速伝導路と遅伝導路がある場合、上室に期外収縮が起こった際、速伝導路の不応期が長いときには遅伝導㋐路を伝わる。ここで遅伝導路－速伝導路－遅伝導路というリエントリー回路がつくられ、頻拍が生じる。

症状・臨床所見

動悸
突然に始まる動悸（頻拍）。頻拍は突然に停止するため、「止まった」と自覚できる。

胸痛
胸部の不快感、胸痛を感じることもある。

めまい
頻脈の起こり始めや心拍数が速い場合、めまいや眼前暗黒感をともなうこともある。

呼吸困難、浮腫
まれだが肺うっ血*、それにともなう呼吸困難（左心不全症状）、うっ血肝や浮腫（右心不全症状）なども。

多尿
頻拍時、心房から心房性ナトリウム利尿ペプチド（ANP）*が分泌されるため、多尿をともなうことがある。

房室結節：atrioventricular node, AV node／副伝導路：accessory [conduction] pathway, bypass tract／多尿：polyuria／浮腫：edema／肺うっ血：pulmonary congestion

発作性上室頻拍／頻脈の鑑別

検査・診断

特徴的な検査所見

- **心電図検査**：心電図で幅の狭いQRS波の頻拍を認める
- **電気生理学的検査**：カテーテル治療を行う場合

■ 心電図所見

頻拍
心拍数は100回／分以上。150～250回／分になる場合が多い。

QRS波
幅の狭いQRS波形が規則正しく現れる。

鑑別
洞性頻拍との違いとして、❶突然生じ、突然停止する頻拍で（例外あり）、❷P波の形状が洞調律と異なる点があげられる。

● P波が突然に速いレートで規則正しく現れる。幅の狭いQRS波が規則正しく120回／分以上で現れる。

房室結節回帰性頻拍（AVNRT）

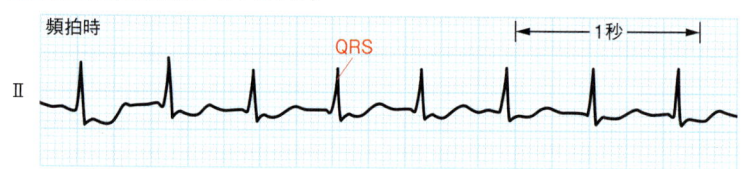

房室結節回帰性頻拍では、P波はQRS波と重なりみえないことが多い。

房室回帰性頻拍（AVRT）

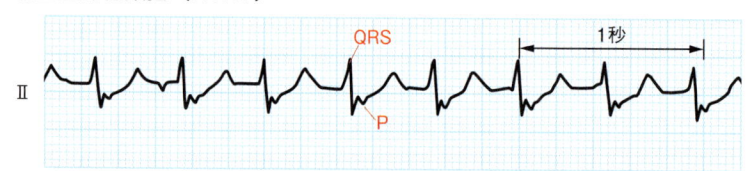

房室回帰性頻拍では、P波はQRS波の後に現れる。

Column

頻脈の鑑別

担当：伊達太郎

- 副伝導路や伝導障害がかかわっていなければ、上室頻拍の心電図は正常なQRS波形を示す。

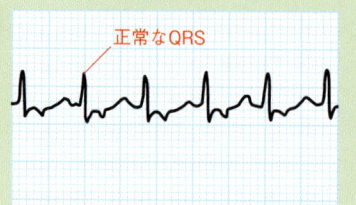

- 心室内の伝導障害や副伝導路経由の興奮がかかわっているとき、QRS波形は幅が広くなるので、心室頻拍との鑑別が必要。

上室頻拍 — 正常なQRS

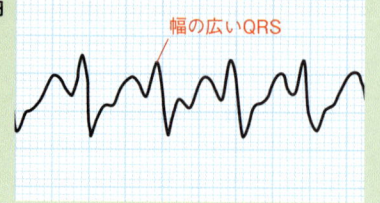

心室頻拍 — 幅の広いQRS

心電図：electrocardiogram（ECG）／頻脈：tachycardia／心拍数：heart rate（HR）／伝導障害：conduction disturbance

治療

治療の目的		
迷走神経刺激法	頻拍の停止	
薬物療法	抗不整脈薬による頻拍の予防・停止	
カテーテルアブレーション	遅伝導路焼灼や副伝導路切断によって根治が期待できる	

- 頻拍発作をよく起こす場合には予防的な治療も必要となる。
- 緊急的な発作停止が必要ない場合には、迷走神経刺激法や抗不整脈薬による停止を試みる。

迷走神経刺激法

- 発作時に患者自身で行える手技で、迷走神経（自律神経）を刺激して（緊張させて）心臓抑制神経の興奮を促し、頻拍を停止させる方法。

● バルサルバ法（息こらえ）
深く息を吸い、鼻孔と口を閉じて（声門を閉じて）10～15秒ほど息をこらえる。

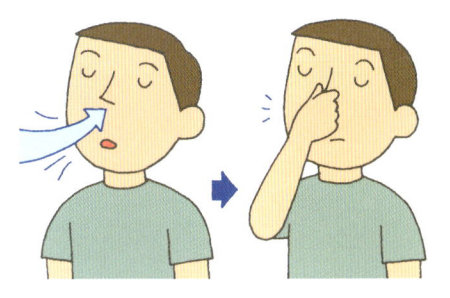

● ミューラー法
息を吐き出し、息をこらえる。

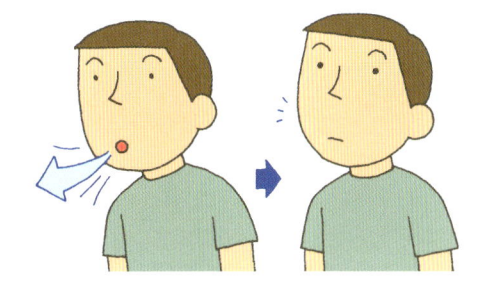

● 頸動脈洞マッサージ
頸動脈を圧迫する。

● 潜水反射（顔面浸水）
冷水に顔面を浸す。

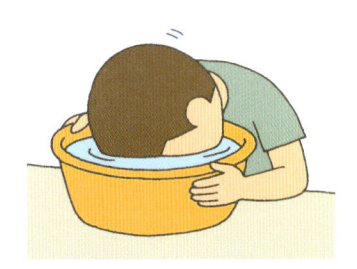

● 嘔吐刺激
咽頭を刺激する。

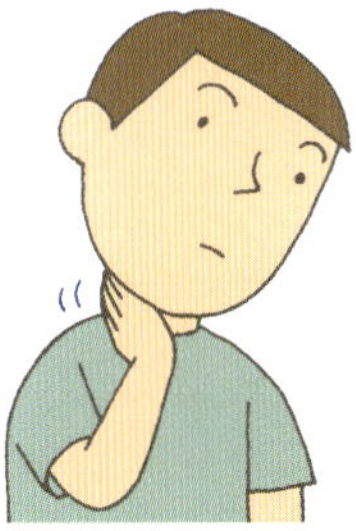

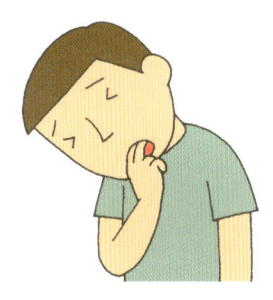

発作時の薬物療法

抗不整脈薬静注	ATP（10 mgを1～2秒で、ただし保険適用外）あるいはカルシウムチャネル遮断薬（ベラパミル5 mg、ジルチアゼム10 mg、いずれも5分間前後で）静注により90％以上の例で発作を停止できる。ナトリウムチャネル遮断薬の効果はそれほど高くはない（40～60％）。
抗不整脈薬単回経口投与（Pill in the pocket）	発作頻度が低く、発作時の血行動態は安定しているが自覚症状の強い例では、発作時に患者自らがベラパミル、β遮断薬などを頓服し、発作の停止を試みることが可能である。あらかじめ有効性と安全性を確認しておく。

薬物治療にもかかわらず発作が停止しない場合には直流通電ショックあるいは高頻度ペーシングにより停止させることもある。

血行動態：hemodynamics／頻拍発作：paroxysmal tachycardia／抗不整脈薬：antiarrhythmic agent(drug)／迷走神経刺激：vagal maneuver, vagal stimulation／頸動脈：carotid artery／嘔吐：vomiting

心房の「規則的な電気的興奮」と「不規則で無秩序な電気的興奮」 | 148

心房粗動・心房細動
しんぼうそどう　しんぼうさいどう
atrial flutter（AFL）／atrial fibrillation（AF）

担当：松尾征一郎

Overview

心房粗動は、心房頻拍とよばれる不整脈のなかのひとつで、心房でのリズムは規則正しい。心房細動はもっともよくみられる不整脈で、「リズムが不規則でひじょうに速い心房興奮」を特徴とする。

誘因・原因 ●P199

- 基礎疾患として心臓弁膜症、高血圧、甲状腺機能亢進症*、虚血性心疾患、心筋症などがあげられる。特発性のものもある。

病態生理 ●P199

- 心房粗動は、右房を三尖弁*の縁に沿って興奮が旋回する心房内のリエントリー*を機序とする。
- 心房細動は、統一性のない不規則で連続的な電気的興奮が発生し、心房全体が正しく収縮しなくなる。

症状・臨床所見

- 動悸、頻脈、胸痛（狭心痛*）、息切れ、めまいなど。

検査・診断 ●P200

[12誘導心電図検査] [ホルター心電図検査] [心エコー図検査] [電気生理学的検査]

- 心房粗動ではP波が欠ける。心房細動ではRR間隔が不規則になる。心エコー図検査による基礎疾患の診断も重要。

治療 ●P201

[薬物療法] [非薬物療法]

- 薬理学的除細動*、薬物による心拍数の調整、抗凝固療法など。
- 心拍数が極端に少ないケースはペースメーカーの適応となる。
- 心機能低下、血行動態不良、薬剤無効のケースなどでは電気的除細動が行われる。
- 薬剤抵抗性のケース、再発を繰り返すケースではカテーテルアブレーション*が考慮される。

予後

- 適切な治療が行われた場合は、直接生命にかかわることはほとんどない。しかし重い基礎疾患を合併している症例では、予後不良の一因となることもある。

用語解説

甲状腺機能亢進症
甲状腺が働きすぎ、甲状腺ホルモンが必要以上に分泌される状態。代謝が過剰になり、全身に障害が現れる。バセドー病など。

三尖弁（tricuspid valve）
右[心]房と右[心]室の間にある弁で、血液の逆流を防止する。

リエントリー（reentry）
電気刺激が決まった回路上を旋回し、つねに心筋を興奮させている状態。

狭心痛（anginal pain）
多くは絞扼感（しめつけられる感じ）、圧迫感をともなう痛みだが、肩や顎に放散することもあり、さまざまな症状を呈する。

薬理学的除細動
抗不整脈薬の投与により、不整脈を停止させること。

カテーテルアブレーション（catheter ablation）
●P183

脳梗塞（cerebral infarction, brain infarction）
脳の血管の狭窄・閉塞による血流障害から虚血が生じ、組織が壊死（えし）をきたす病気。
●P201

上室頻拍：supraventricular tachycardia（SVT）／心臓弁膜症：cardiac valvular disease, valvular heart disease／薬理学的除細動：pharmacologic defibrillation／虚血性心疾患：ischemic heart disease（IHD）／心筋症：cardiomyopathy

誘因・原因

- 心房粗動は、ほかに心房疾患を有している人に起こることが多いが、心房細動は健康な人にも起こることが多い。
- 心房細動では心房内の血栓が遊離して脳血栓などを招くことがある。

原因疾患

- 心臓弁膜症（僧帽弁狭窄、僧帽弁閉鎖不全）
- 高血圧
- 甲状腺機能亢進症
- 甲状腺機能低下症
- 虚血性心疾患（狭心症、心筋梗塞）
- 心筋症

発症の危険因子

- 加齢（高齢者）
- 飲酒
- 肥満
- コーヒー
- 心身のストレス
- 高血圧
- 過労
- 糖尿病
- 男性

病態生理

■ 心房粗動

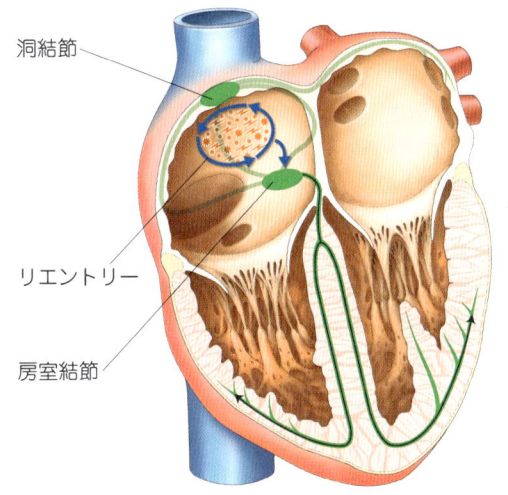

（洞結節／リエントリー／房室結節）

- 心房内のリエントリーによる。
- 三尖弁の周囲で起こるリエントリーによるものを通常型心房粗動という。興奮の旋回は右室側からみて反時計回りのことが多いが、逆回りのものもある。
- 通常型以外の心房粗動は非通常型とよばれる。興奮の旋回が三尖弁輪以外の部位でのリエントリーによるもの。

■ 心房細動

- 「不規則で統一性のない連続的な電気的興奮」によって心房全体は小刻みにふるえ、きちんと収縮ができなくなる。持続時間から3つのタイプに分けられる。

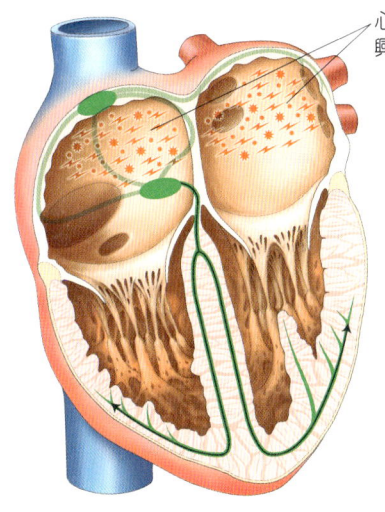

（心房の電気的興奮）

■ 心房細動のタイプ（臨床像）別分類

発作性心房細動
発症して7日以内（多くは24時間以内）に洞調律に戻るケース。

持続性心房細動
発症後7日を超えて持続している。自然には治らないが、薬剤や電気ショックなどで停止できるケース。

永続性心房細動
電気的除細動、薬理学的除細動で停止できないケース。

心臓弁膜症：cardiac valvular disease, valvular heart disease／三尖弁：tricuspid valve／洞調律：sinus rhythm／高血圧：hypertension／糖尿病：diabetes, diabetes mellitus (DM) ／虚血性心疾患：ischemic heart disease (IHD) ／加齢：ag[e]ing／脳血栓：cerebral thrombus

心房粗動・心房細動

検査・診断

特徴的な検査所見 | **12誘導心電図検査** P波のかわりに心房粗動ではF波（粗動波）、心房細動ではf波（細動波）が出現

12誘導心電図検査

■ 心房粗動の心電図

「鋸歯状」とよばれる特徴的な波形を示し、洞調律時に認められるP波が欠ける。

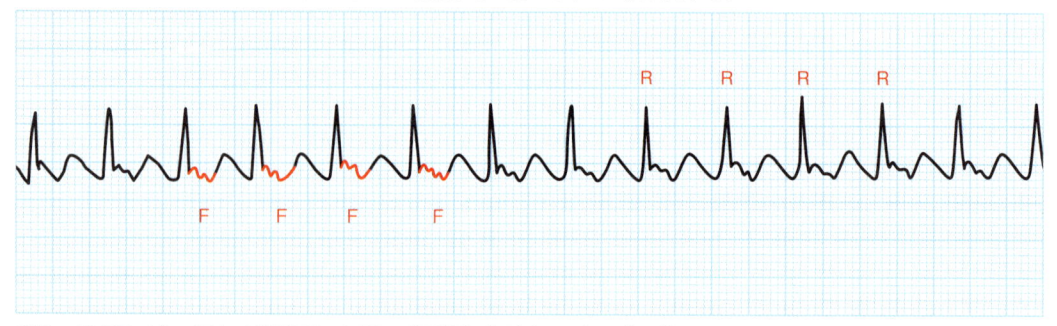

250〜400回/分の頻度で規則正しく現れる粗動波（F波とよばれる）が特徴。
F波間に等電位線を欠く頻拍で、通常型（鋸歯状波を示すタイプで、興奮が三尖弁の周囲を回転することで生じる）と非通常型（通常型以外の頻拍回路）に分けられる。

■ 心房細動の心電図

「細動波」とよばれる細かい心房波が認められ、RR間隔が不規則になる。
P波は確認できず、細動波（基線が細かく不規則に振れているf波）、不整なRR間隔が認められる。

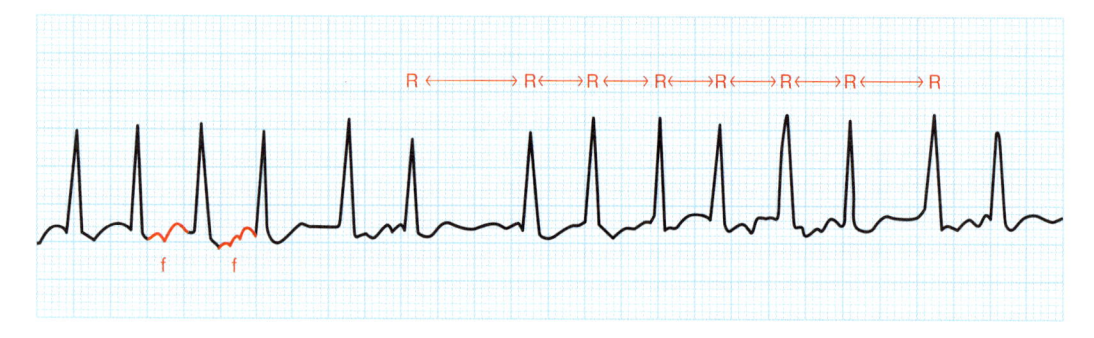

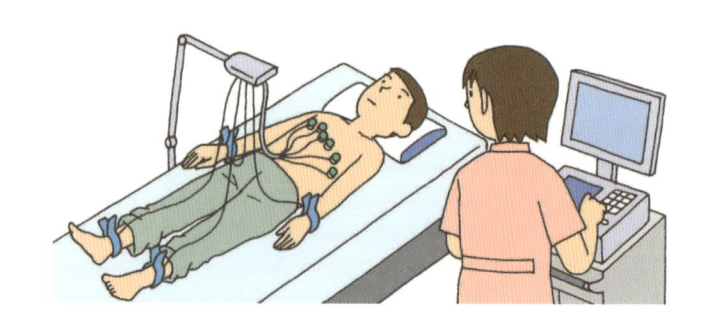

粗動：flutter／心拍数：heart rate（HR）／興奮：activation, excitation, impulse／細動波：fibrillation wave

治療

治療の目的

| 薬物療法 | 心拍数のコントロール、洞調律化・再発予防、血栓症の予防 |

| 非薬物療法 | 洞調律化のための電気ショックやペースメーカー、カテーテルアブレーションを行う |

- 心房粗動で致死的状況になることはほとんどないが、発作時には心拍数のコントロールを行う。また、粗動を停止させるために一次的なペーシングを行うこともある。

- 心房細動が原因となって血栓を形成することがあり、脳梗塞*をきたすことがある。このため、原因疾患の治療、発作時の心拍数のコントロール、再発予防などを行う。

心房粗動の治療法

治療法	目的	治療
薬物療法	心拍数コントロール	ジゴキシン（心不全を合併する場合）の投与。
	洞調律化・再発予防	抗不整脈薬の投与。
	血栓症の予防	ヘパリン、ワルファリンカリウムの投与。
非薬物療法	洞調律化	カルディオバージョン 　心機能低下、血行動態不良、薬剤無効のケースなど。 ペーシング 　心拍数が極端に少ないケースなど。 カテーテルアブレーション 　薬剤抵抗性のケース、再発を繰り返すケースなど。

心房細動の治療法

1　原因・誘因の治療
過労やストレス、喫煙、飲酒、睡眠不足といった誘因のコントロール。基礎疾患の治療は不可欠。

2　発作時の治療
電気的除細動、抗不整脈薬の静注など。

3　再発予防（洞調律の維持：リズムコントロール）
抗不整脈薬による薬物療法など。無効で自覚症状が強いケースではカテーテルアブレーション。

4　心拍数の調節（レートコントロール）
永続性心房細動で心拍数の多いケースでは、房室結節の伝導を抑制する薬剤を用いた薬物療法。

5　血栓塞栓症の予防
抗血栓療法としてワルファリンカリウムによる抗凝固療法。最近では、ワルファリンカリウムのほかにダビガトランなどの血栓予防薬も登場した。

- ①〜⑤を組み合わせて治療は進められる。
心房細動では、細動中に心房内に生じる血栓によって引き起こされる脳梗塞の予防が大切であり、リスクの高い症例では抗凝固療法が行われる。

血栓症：thrombosis／薬物療法：drug therapy, medicinal treatment, pharmacotherapy／過労：overwork／基礎疾患：underlying disease／抗不整脈薬：antiarrhythmic agent(drug)　／抗血栓療法：antithrombotic therapy／房室結節：atrioventricular(AV) node

若年者にもみられる不整脈で、基礎疾患のない人にも起こる

I49.3

心室期外収縮（PVC）
premature ventricular contraction

担当：松尾征一郎

Overview

心室から生じる期外収縮で、心室の興奮が心房の興奮よりも先に起こるケース。加齢によって増加する。

誘因・原因

- 原因が明らかでない**特発性心室期外収縮***が多い。誘因として、過労やストレス、睡眠不足、飲酒、喫煙、薬剤（ジゴキシン、抗不整脈薬など）などがあげられる。
- 心筋梗塞などの基礎疾患*にともなって現れるケースもある。

病態生理 ●P203

- 不整脈のなかでもっともよくみられるもの。特発性心室期外収縮はほとんどが良性。

症状・臨床所見

- 無症状から、強い動悸や胸痛を覚えるケースまでさまざま。期外収縮が連続して心室頻拍になると血圧が低下し、めまいや失神を招き、ときに生命にかかわることもありうる。

検査・診断 ●P203

| 12誘導心電図検査 | ホルター心電図検査 | 心エコー図検査 | 運動負荷検査 |

- 特徴的な心電図所見がみられる。●P203

治療

| 薬物療法 | カテーテルアブレーション |

- 特発性の心室期外収縮のほとんどは治療不要。精神安定薬を用いるケースもある。症状が強く現れている場合にはβ遮断薬などを用いた薬物療法が行われる。
- 症状が強い場合や心室頻拍を同時に認めるケースでは、カテーテルアブレーション*による根治術が適応となる。

予後

- 経過観察のケースがほとんど。基礎疾患がある場合は、その治療を徹底する。

用語解説

特発性心室期外収縮
原因不明の心室期外収縮。健康な人にもみられる不整脈で、治療の必要はほとんどない。

基礎疾患
期外収縮の原因疾患として、心筋梗塞、心筋症、心筋炎、心臓弁膜症、先天性心疾患、高血圧性心疾患、慢性肺疾患、電解質異常、内分泌疾患、交感神経緊張などがあげられる。

カテーテルアブレーション（catheter ablation）
●P183

多源性心室期外収縮（multifocal ventricular extrasystole）
心室の2か所以上から興奮が起こるもので、さまざまな波形を表す。
●P203

memo

上室期外収縮（supraventricular premature contraction：SVPC）
心室の上（心房、房室接合部）から生じる期外収縮の総称。健康な人にもみられる不整脈。

期外収縮：ectopic beat, extrasystole, premature contraction(beat, complex, systole) ／心室：ventricle／心房：atria, atrium／上室：supraventricular／特発性：idiopathic／不整脈：arrhythmia／動悸：palpitation

病態生理

- 期外収縮の多くは自動能亢進によって生じる。リエントリー、撃発活動によるケースもある。

◎**異所性自動能亢進**
異常自動能によって、正しいリズムを失ったペースメーカー活動が現れる。

◎**リエントリー**
電気的興奮が異常な回路を回って（旋回して）再び戻ってくる興奮旋回状態。

◎**撃発活動**
再分極の過程で異常な興奮が生じる。

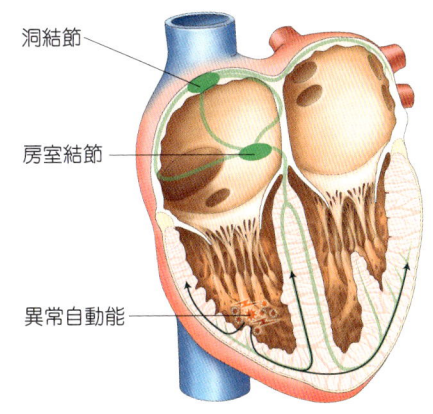

■ **異常自動能の機序**

（洞結節／房室結節／異常自動能）

検査・診断

特徴的な検査所見：12誘導心電図検査／ホルター心電図検査／幅広いQRS波が現れる

- R on Tは心室細動の引き金となる危険な心室性期外収縮。多源性心室期外収縮*と連発性心室期外収縮（ショートラン型）の心室期外収縮（非持続性心室頻拍）は重症度が高い。

■ **ラウン分類に相当する心電図**

重症度		心電図	対応
0		心室期外収縮なし	経過観察
Ⅰ		散発性（29個／時以下）	経過観察
Ⅱ		多発性（30個／時以上）	治療
Ⅲ		多源性心室期外収縮　さまざまな波形が現れる ―期外収縮	治療
Ⅳ	a	連発性心室期外収縮、2連発 ―期外収縮	治療
	b	連発性心室期外収縮、3連発 ―期外収縮	治療
Ⅴ		R on T　T波の上に不整脈のR波が現れる　R onT	ただちに治療

■ **逆行性伝導をともなう心電図**

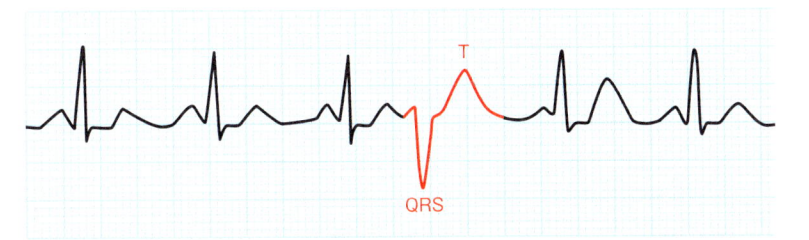

P波と関係なく幅の広いQRS波が現れるため、P波は現れない。心室は早いタイミングで収縮してしまう。

期外収縮：ectopic beat, extrasystole, premature contraction(beat, complex, systole)／心室期外収縮：premature ventricular contraction (beat, complex, systole) (PVC)／異常自動能：abnormal automaticity／ラウン分類：Lown classification／心室細動：ventricular fibrillation (VF)

心房心室間の副伝導路によって電気信号が心室へ先回りしてしまう

I45.6

WPW症候群
（ダブリュピーダブリュしょうこうぐん）

Wolff-Parkinson-White syndrome

担当：松尾征一郎

Overview

副伝導路症候群ともいわれる。1930年にこの病態を報告した3人（ウォルフ*、パーキンソン*、ホワイト*）の頭文字からWPW症候群とよばれている。

誘因・原因

- 房室結節以外の電気信号の連絡路（心房と心室をつなぐ副伝導路）を先天的にもっているケース。

病態生理 ●P205

- 電気信号が副伝導路を先回りして心室を早期に興奮させる早期興奮症候群のうち、ケント束*という副伝導路によって心室早期興奮や上室性頻脈性不整脈を招く疾患。

症状・臨床所見

- 多くは無症状だが、発作性上室頻拍●P194や心房細動●P198による頻拍発作を招くケースもある。

検査・診断 ●P205

- 12誘導心電図検査
- ホルター心電図検査
- 心エコー図検査

- PQ時間の短縮とΔ波*の存在（もっとも特徴的な心電図所見）から診断される。

治療 ●P205

- 薬物療法
- カテーテルアブレーション*

- カテーテルによるケント束切断*はきわめて根治率の高い治療法。頻拍発作のみられないケースでは、職業上の特殊性（パイロットなど）がないかぎり、無処置で経過を観察することが多い。
- 房室回帰性頻拍を止めるために迷走神経刺激法●P197を行うこともある。

予後

- おおむね良好だが、心房細動を合併するケースでは突然死を起こすこともまれにある。

用語解説

ウォルフ（Louis Wolff）
アメリカの医師。

パーキンソン（Sir John Parkinson）
イギリスの医師。

ホワイト（Paul Dudley White）
アメリカの医師。

ケント束（Kent bundle）
心房と心室を結ぶ副伝導路のひとつ。電気的興奮の抜け道となり、房室結節よりも早く心室へ伝わってしまう。

Δ波（delta wave）
心室が早期に興奮することでQRS波の前に現れる、WPW症候群に特有の波形。

カテーテルアブレーション（catheter ablation）
●P183

ケント束切断
カテーテルアブレーションによって副伝導路であるケント束を焼灼（切断）する方法。

伝導路：[conduction] pathway／心室：ventricle／副伝導路：accessory [conduction] pathway, bypass tract／電気信号：electrical signaling／発作性上室頻拍：paroxysmal supraventricular tachycardia (PSVT)

病態生理

- 心房筋と心室筋との間は絶縁されていて、電気信号は本来房室結節だけで伝わるようになっている。しかし先天的に房室結節以外の伝導路をもっていることがあり、その伝導路を**副伝導路**とよぶ。いくつもの種類があるが、**ケント束**がもっとも多くみられる。

- 副伝導路とは

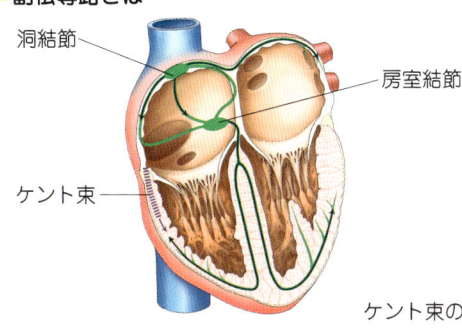

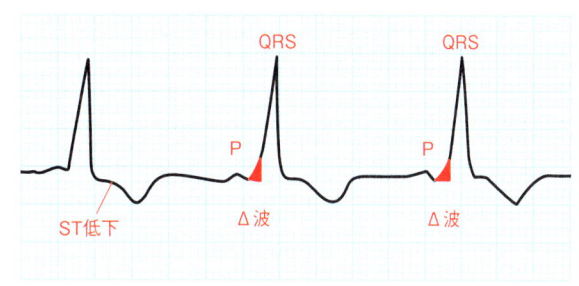

ケント束の存在により、心室の一部が速く興奮し、PQ短縮、Δ波が出現する。

検査・診断

- QRS波の形はケント束の位置によって変化する。A、B、C型に分けられる。

特徴的な検査所見		
12誘導心電図検査	Δ波、PQ間隔の短縮、幅広いQRS波	
ホルター心電図検査		

- WPW症候群の心電図所見

A型WPW症候群
副伝導路が左房と左室を結ぶケース。

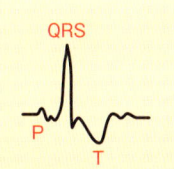

B型WPW症候群
副伝導路が右房と右室を結ぶケース。

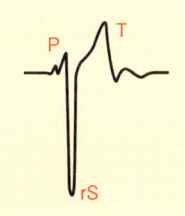

C型WPW症候群
副伝導路が中隔にあるケース。

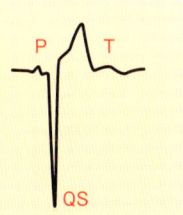

潜在性WPW症候群
ケント束があっても心房から心室へ電気が伝導しないため心電図にΔ波は現れないケース。

治療

治療の目的		
薬物療法	発作の予防、発作時の伝導の抑制	
カテーテルアブレーション	副伝導路の焼灼による根治が目標	

❶頻拍発作を停止させるための治療
房室回帰性頻拍→迷走神経刺激法、薬物療法。

❷再発を防ぐための治療
高周波カテーテルアブレーション、薬物療法。

- 薬物療法では、β遮断薬やⅠ群抗不整脈薬を投与。
- PSVTの発作がよく起こるケースや心房細動を合併したケースではカテーテルアブレーションがすすめられる。

ケント束：Kent bundle／房室結節：atrioventricular (AV) node／心電図：electrocardiogram (ECG)／薬物療法：drug therapy, medicinal treatment, pharmacotherapy／左房：left atrium (LA)／左室：left ventricle (LV)／右房：right atrium (RA)／右室：right ventricle (RV)／中隔：septum

急に脈が乱れて意識消失を招き、突然死の原因にもなる不整脈

I49.0

QT延長症候群（LQTS）
キューティーえんちょうしょうこうぐん　エルキューティーエス

long QT syndrome

担当：稲田慶一

Overview

心電図でQT延長*（波形が長くなる）と、それにともなう特殊な心室頻脈（TdP*）の出現を特徴とする症候群。

誘因・原因 ●P207

- 遺伝性（先天性）と後天性（二次性）に分類される。先天性LQTSは、イオンチャネル*の遺伝子異常が原因とされている。二次性はさまざまな薬剤などが原因となる。
- 強い精神的興奮、激しい運動、突然の音などが発作の誘因（引き金）となる。

病態生理

- QT間隔はもともと女性のほうが長いため、女性に起こりやすい。

症状・臨床所見

- QT延長が症状を引き起こすことはなく、TdPが現れると動悸、眼前暗黒感、失神発作（脳虚血症状）などを招き、心室細動に移行すると心停止に至るケースがある。

検査・診断 ●P207

| 心電図検査 | 遺伝子診断 | アドレナリン負荷試験* | 運動負荷試験 |

- いくつかの原因遺伝子が報告されている。

治療

| 薬物療法 | 交感神経遮断術 | ペースメーカー | 植込み型除細動器 |

- 遺伝子異常を治すことはできない。発作や突然死を防ぐための治療が行われる。

予後

- 初めの発作後に適切な治療を受ければ、突然死のリスクを回避できる。患者（家系）個々に経過を観察する必要がある。

用語解説

QT延長
心電図上で、QT間隔（電気的心室収縮時間）が正常よりも延長している波形。

TdP (torsade de pointes)
トルサード・ド・ポアントの略。心電図上QRSの極性と振幅が心拍ごとに刻々と変化し、等電位線を軸としてねじれるような特徴的な波形を呈する多形性心室頻拍。数十秒で自然に治まるが、致命的になる危険性がある。

イオンチャネル (ion channel)
細胞膜などに備わる、イオンを透過させる経路（輸送体蛋白）。

アドレナリン負荷試験
アドレナリンを皮下注射して、脈拍や血圧などを測定する。最近ではまれにしか行われない。

memo

カテコラミン (catecholamine)
カテコールアミンともいう。アドレナリン、ノルアドレナリン、ドーパミンといった神経伝達物質をさす。

波形：wave form (waveform) ／遺伝[性]：heredity／先天性：congenital, inborn／遺伝子：gene／イオンチャネル：ion channel／突然死：sudden death／交感神経：sympathetic nerve

誘因・原因

■ QT延長症候群の原因による分類

先天性QT延長症候群	
遺伝性QT延長症候群	
ロマノ・ワード症候群（常染色体優性遺伝） ジャーベル・ランゲ・ニールセン症候群（常染色体劣性遺伝）：先天性の高度難聴をともなう	
特発性QT延長症候群	

二次性QT延長症候群	
薬物誘発性	抗不整脈薬：Ⅰ群薬（キニジン、プロカインアミド、ジソピラミドなど） 　　　　　　Ⅲ群薬（アミオダロン、ソタロール、ニフェカラントなど） 向精神薬：フェノチアジン系（クロルプロマジンなど）、三環系抗うつ薬 抗生物質・抗ウイルス薬：エリスロマイシン、アマンタジン 抗潰瘍薬：H₂受容体拮抗薬（シメチジンなど） 消化管運動促進薬：シサプリド 抗アレルギー薬：テルフェナジン 脂質異常症治療薬：プロブコール 有機リン中毒
電解質異常	低カリウム血症、低マグネシウム血症、低カルシウム血症
徐脈性不整脈	房室ブロック、洞不全症候群
各種心疾患	心筋梗塞、急性心筋炎、重症心不全、心筋症
中枢神経疾患	くも膜下出血、頭部外傷、脳血栓症、脳外科手術
代謝異常	甲状腺機能低下症、糖尿病、神経性食欲不振症

検査・診断

特徴的な検査所見　心電図検査　QT間隔の延長

■ QT時間は徐脈で長く、頻脈で短くなるため、心拍数による補正が必要となる。修正QT時間（QTc）＝QT（秒）÷$\sqrt{RR}$（秒）であり、0.35～0.44が基準。

■ 非発作時と発作時の波形

非発作時の心電図　QT時間は0.58秒と延長している

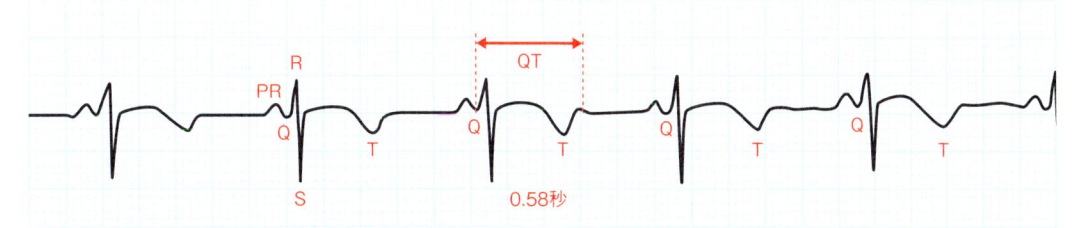

TdP（多形性心室頻拍）のねじれるような特異な波形

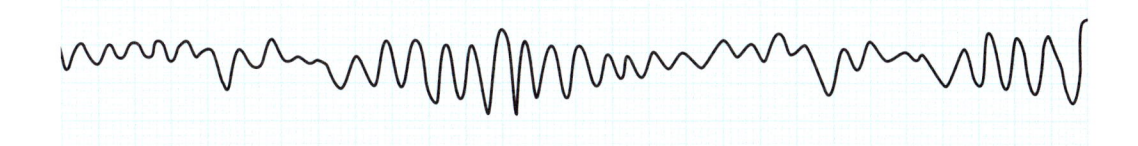

ロマノ・ワード症候群：Romano-Ward syndrome／ジャーベル・ランゲ・ニールセン症候群：Jervell and Lange-Nielsen syndrome／常染色体優性遺伝：autosomal dominant inheritance／常染色体劣性遺伝：autosomal recessive inheritance／抗不整脈薬：antiarrhythmic agent(drug)／向精神薬：psychotropic agent／抗生物質：antibiotic／心筋梗塞：myocardial infarction (MI)／遺伝子型：genotype

心室細動(VF)・心室頻拍(VT)

突然死の大きな原因となる、とても危険な不整脈

I49.0／I47.2

ventricular fibrillation／ventricular tachycardia

担当：稲田慶一

Overview

心室細動は、心室が細かくふるえて拍出ができなくなった心停止の状態。心室頻拍は、心室からの刺激の頻度が高まって頻拍をきたす状態。

誘因・原因 ●P209

- 心筋梗塞、心筋症などによって心機能が低下したときに起こることが多い。基礎疾患がみられない特発性のケースもある。

病態生理 ●P209

- 心室細動は、心室内でたくさんの不規則な電気信号が発生した状態。心臓からの拍出がなくなるため脳虚血*が生じ、3～4分ほどで大脳皮質の不可逆的変化*が生じる。

症状・臨床所見 ●P209

- 心室細動では、意識消失、痙攣、呼吸停止など。
- 心室頻拍では、動悸、胸痛、血圧低下、めまいなど。重度の場合、意識消失を招く。

検査・診断 ●P210

| 12誘導心電図検査 | ホルター心電図検査 | 運動負荷テスト | 心エコー図検査 | 電気生理学的検査* |

- 心室頻拍では、頻拍を起こす他の疾患との鑑別や基礎疾患の有無を調べる。

治療 ●P211

| 心肺蘇生法* | 電気ショック | 植込み型除細動器(ICD) | 心臓再同期療法(CRT) | 薬物療法 |
| カテーテルアブレーション | 大動脈内バルーンパンピング* | 経皮的心肺補助* |

- 心室細動では、発症とともに血流が急激に低下して、意識を消失する。早期の診断、そして適切な処置を速やかに行うことが重要。
- 心室頻拍では、発作の停止と予防のための治療が行われる。

予後

- 発症直後の除細動が予後を決定づける。

用語解説

脳虚血（brain ischemia）
脳の血流が滞り、組織が酸素・栄養不足に陥る状態で、脳梗塞の原因となる。

脳の不可逆的変化
もとの状態に戻ることはない、回復不能の段階（脳死）。

電気生理学的検査
●P181

心肺蘇生法[術]（cardiopulmonary resuscitation：CPR）
呼吸と循環を補助する方法。人工呼吸と心臓マッサージ（胸骨圧迫）を行う。呼び掛けに反応せず、息をしていなければ、心停止の可能性がある。ただちにCPRを施す必要がある。

大動脈内バルーンパンピング
●P174

経皮的心肺補助
●P174

心室調律（ventricular rhythm）
洞性徐脈などで心拍数が少なくなったときに現れる補充調律。

心停止：cardiac arrest／心筋梗塞：myocardial infarction (MI)／心筋症：cardiomyopathy／虚血：ischemia／意識消失：syncope／動悸：palpitation／胸骨圧迫：chest compression／脳死：brain death

誘因・原因

- 持続性心室頻拍のほか、期外収縮が連続して現れるショートラン型、T波のピークあたりに現れるR on T型の心室期外収縮⇒P202は、心室細動を引き起こしやすい。

おもな原因

心室頻拍
- 虚血性心疾患⇒P140
- 肥大型心筋症⇒P230
- 拡張型心筋症⇒P234
- 不整脈源性右室異形成症
- 心臓弁膜症⇒P116
- 先天性心疾患⇒P70
- 高血圧性心疾患　など

→ **持続性心室頻拍**（3連発以上の頻脈が30秒以上続く）

→ **非持続性心室頻拍**（3連発以上の頻脈が30秒以内に停止する）

● 器質性心室細動
原因となる心疾患があるケース
- 心筋梗塞⇒P160
- 心筋症⇒P230、234
- 心臓弁膜症⇒P116
- 高血圧性心疾患　など

● 特発性心室細動
原因となる疾患が明らかでないケース
- QT延長症候群⇒P206
- ブルガダ症候群⇒P212

病態生理

心室細動（VF）

■ 心室細動のメカニズム
おもにスパイラルリエントリー（渦巻き形の旋回興奮）によって、速く無秩序な心室調律*が生じ、心室筋の同調性が失われる。

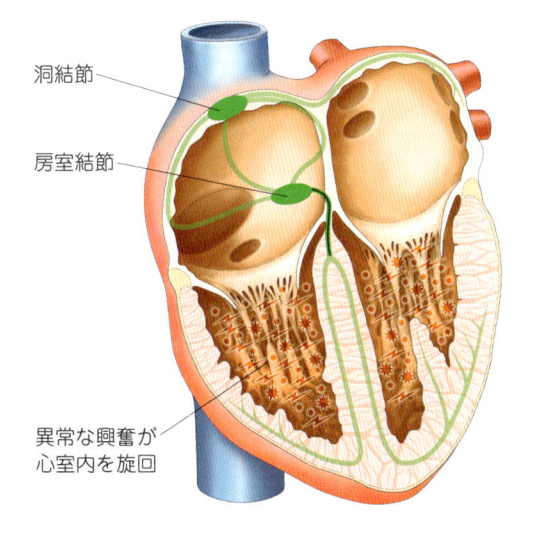

- 洞結節
- 房室結節
- 異常な興奮が心室内を旋回

心室頻拍（VT）

■ 心室頻拍のメカニズム
1. 局所的（focal）VT
   異常自動能あるいは撃発活動によるもの。
2. リエントリー VT
   特定の興奮旋回路があるもの。

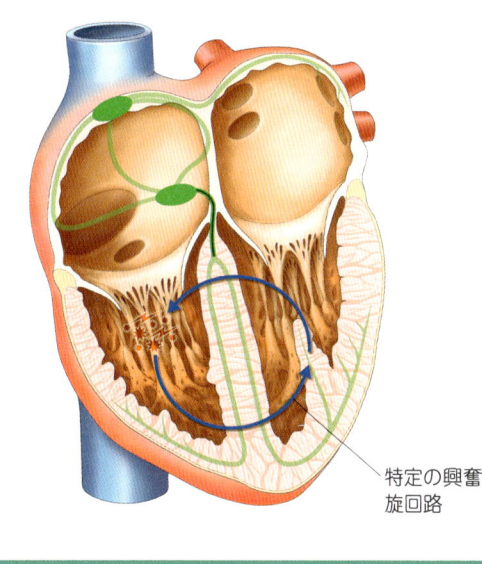

- 特定の興奮旋回路

症状・臨床所見

心室細動（VF）
- 突然の意識消失（失神）
- 全脳虚血による全身痙攣、呼吸停止

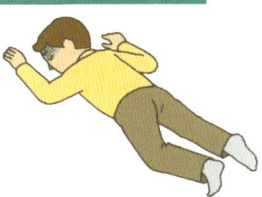

心室頻拍（VT）
- 動悸、胸痛、血圧低下、めまいなど
- 重度では意識消失（失神）

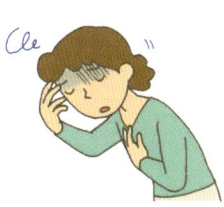

特発性：idiopathic／持続性：sustained, persistent／非持続性：nonsustained／同調：tuning／異常自動能：abnormal automaticity／撃発活動：triggered activity／リエントリー：reentry／失神：fainting, syncope／心室期外収縮：premature ventricular contraction(beat, complex, systole)(PVC)／拡張型心筋症：dilated cardiomyopathy (DCM)／肥大型心筋症：hypertrophic cardiomyopathy (HCM)

心室細動（VF）・心室頻拍（VT）

検査・診断

特徴的な検査所見 | 12誘導心電図検査 | ホルター心電図検査 | P波とQRS波の解離、多様な振幅 | 電気生理学的検査 | カテーテル治療を行う場合

■ 心室頻拍の心電図

心電図の波形から、単形性心室頻拍と多形性心室頻拍に分類される。
心室性期外収縮が連続して起こっている状態。QRS波形は幅広く、P波とQRS波は解離する。

■ 単形性心室頻拍

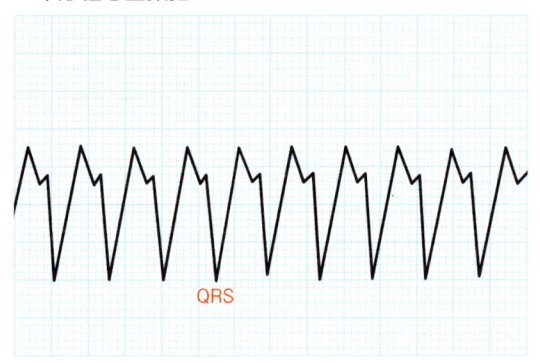

QRS

QRS波形が一定。

■ 多形性心室頻拍

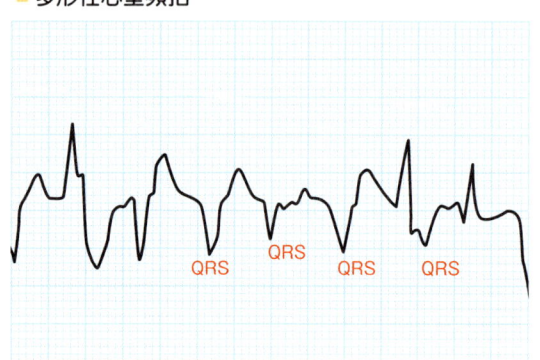

QRS　QRS　QRS　QRS

QRS波形が変化する。

■ 心室細動の心電図

P波、QRS波、T波の区別がない多様な振幅が無秩序に連続する。多くは心筋梗塞の急性期に起こる。

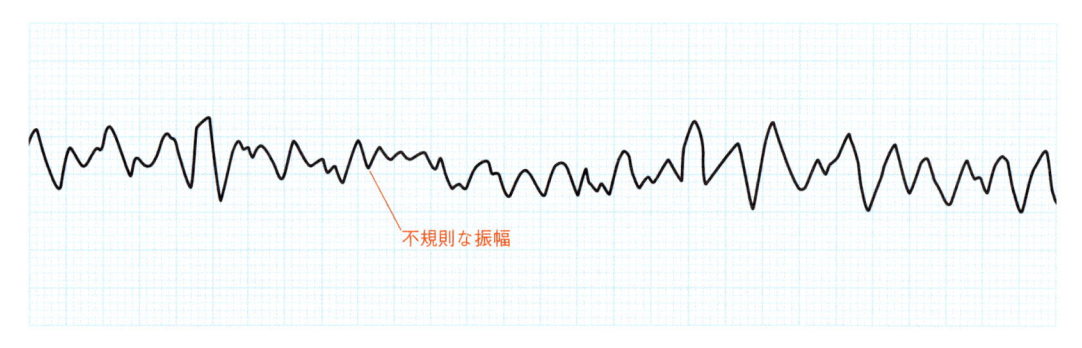

不規則な振幅

■ 正常な洞調律

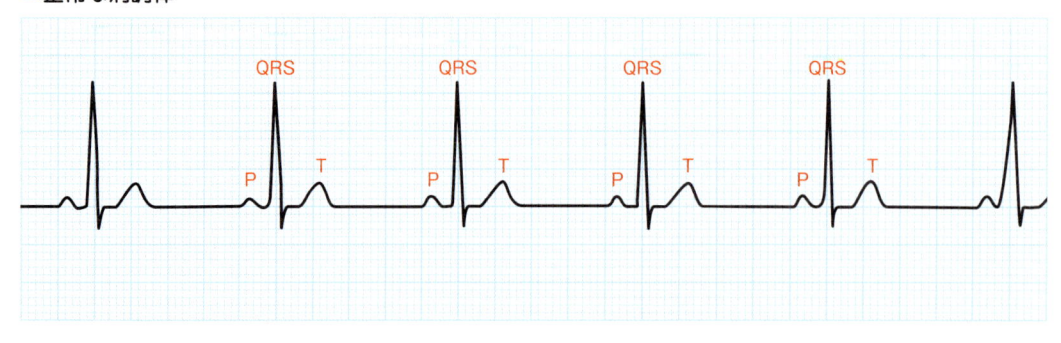

QRS　QRS　QRS　QRS
P　T　P　T　P　T　P　T

心電図：electrocardiogram（ECG）／心室頻拍：ventricular tachycardia（VT）／心室細動：ventricular fibrillation（VF）／心筋梗塞：myocardial infarction（MI）

治療

治療の目的			
心肺蘇生法	心肺停止の回復	電気ショック	心肺停止の回復
植込み型除細動器(ICD)	発作の予防	心臓再同期療法(CRT)	両室ペーシングによる正常化
薬物療法	発作の予防	カテーテルアブレーション	特発性心室頻拍の根治

急性期の治療

■心室細動

●心肺停止状態
すぐに心肺蘇生法（CPR）、そして電気ショック（電気的除細動）を行う。発症3分以内に電気的除細動が施されれば、外傷がないかぎり脳に障害は残らないとされている。3分以上が経過すると脳虚血から不可逆的変化へ至り、脳は機能不全に陥る。

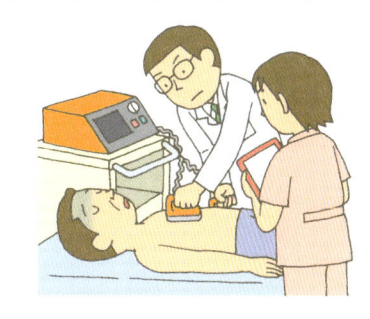

電気的除細動で洞調律に復帰　　電気的除細動　　洞調律
心室細動

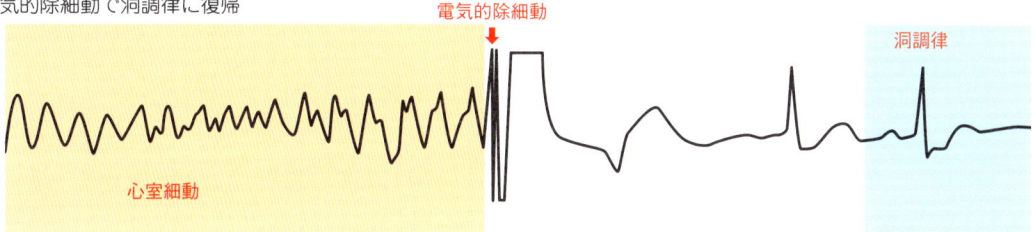

●電気ショックが無効のとき
循環動態の改善のため、バソプレシンの単回静注あるいはエピネフリンの反復静注が行われる。

■心室頻拍
抗不整脈薬の投与、抗頻拍ペーシング、電気的除細動などを行う。

慢性期の治療

■心室細動・心室頻拍の予防が主眼となる。

植込み型除細動器（ICD）
心室細動（心臓突然死）の予防的治療として
ICDの使用が検討される。
→P186

心臓再同期療法（CRT）
両室ペーシングが行える植込み型除細動器
（CRT-D）の適用も検討される。
→P184

薬物療法
抗不整脈薬、β遮断薬やACE
（アンジオテンシン変換酵素）阻害薬など
（心筋保護）を投与する。

カテーテルアブレーション
特発性の心室頻拍の場合、
カテーテルアブレーションで根治が期待できる。
→P183

心肺蘇生：cardiopulmonary resuscitation（CPR）／除細動：defibrillation／電気ショック：countershock, electrical shock／虚血：ischemia／静脈注射：intravenous injection／植込み型除細動器：implantable cardioverter defibrillator（ICD）／心臓再同期療法：cardiac resynchronization therapy（CRT）

ブルガダ症候群

Column
ブルガダ症候群
I49.0
担当：稲田慶一

- 原因となる心疾患や電解質不均衡がないのに生じる、特発性心室細動のひとつ。これといった病気のない人に突然、心室細動が発生するケースの多くを占め、血圧がゼロになり、失神や突然死にもつながる。日本の「ぽっくり病」に合致すると考えられる。
- 疾患名は、1992年にこの病態を報告した⤴
- スペインの医師の名前に由来。特徴的な心電図所見（ブルガダ型心電図）をみせる。
- 原因のひとつとして、ナトリウムイオンチャネルの遺伝子異常があげられる。睡眠時や安静時に発作が起こって突然死を招くことが多く、過度の緊張やストレスなどによる副交感神経の活性化が誘因と考えられる。

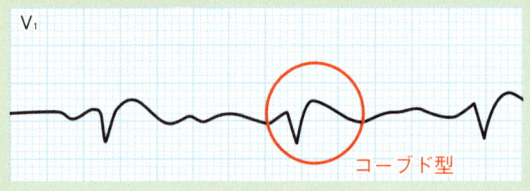

ブルガダ型心電図

V1　コーブド型
V2　サドルバック型
V3

症状や家族歴がなく、心電図のみがブルガダ症候群に特徴的な所見を示すケース。

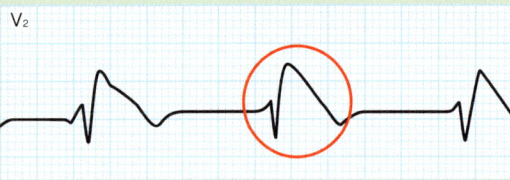

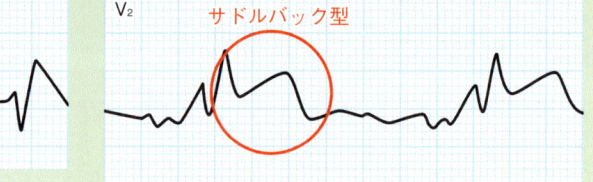

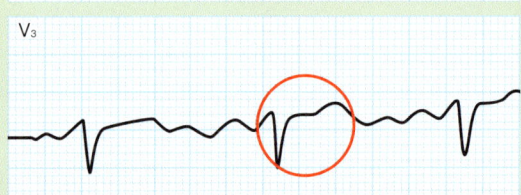

心電図のSTが特徴ある上昇を示す（円内）。コーブド（coved）は山のくぼみ、サドルバック（saddleback）は馬の鞍の意味。

- ブルガダ症候群では、心室細動が短時間で自然に治まってしまうケースがあり、その場合はたんなる失神発作ととらえられることが多い。
- ブルガダ型心電図がみられ、失神の既往や突然死の家族歴をもつケースでは、突然死を防ぐために植込み型除細動器（ICD）の適応となることがある。

植込み型除細動器適応基準

Brugada症候群
class I　1. 心停止蘇生例
　　　　 2. 自然停止する心室細動、多形性心室頻拍が確認されている場合。
class IIa　1. Brugada型心電図（coved型）（注）を有する例で、以下の3項目のうち、2項目以上を満たす場合
　　　　　　(1)失神の既往
　　　　　　(2)突然死の家族歴
　　　　　　(3)電気生理検査で心室細動が誘発される場合
class IIb　1. Brugada型心電図（coved型）（注）を有する例で、上記の3項目のうち、1項目のみを満たす場合
注）薬物負荷。一肋間上の心電図記録で認めた場合も含む
「不整脈の非薬物治療ガイドライン(2011年改訂版)http://www.j-circ.or.jp/guideline/pdf/JCS2011_okumura_h.pdf」（2012年8月閲覧）

ブルガダ症候群における植込み型除細動器の適応を表す。Class Iは絶対適応、Class IIaは相対適応で有益という意見が多い、Class IIbは相対適応で有益という意見が少ない。

ブルガダ症候群：Brugada syndrome／電解質不均等：electrolyte imbalance／遺伝子：gene／副交感神経：parasympathetic nervous system／失神：fainting, syncope／突然死：sudden death

第 7 章
心膜・心筋疾患

心膜・心筋疾患 —— 214	Columnクスマウル徴候 —— 227
急性心膜炎・急性心筋炎 —— 218	肥大型心筋症（HCM） —— 230
心タンポナーデ —— 222	拡張型心筋症（DCM） —— 234
Column心膜液の量と心膜腔内圧 —— 225	心臓粘液腫 —— 238
収縮性心膜炎 —— 226	

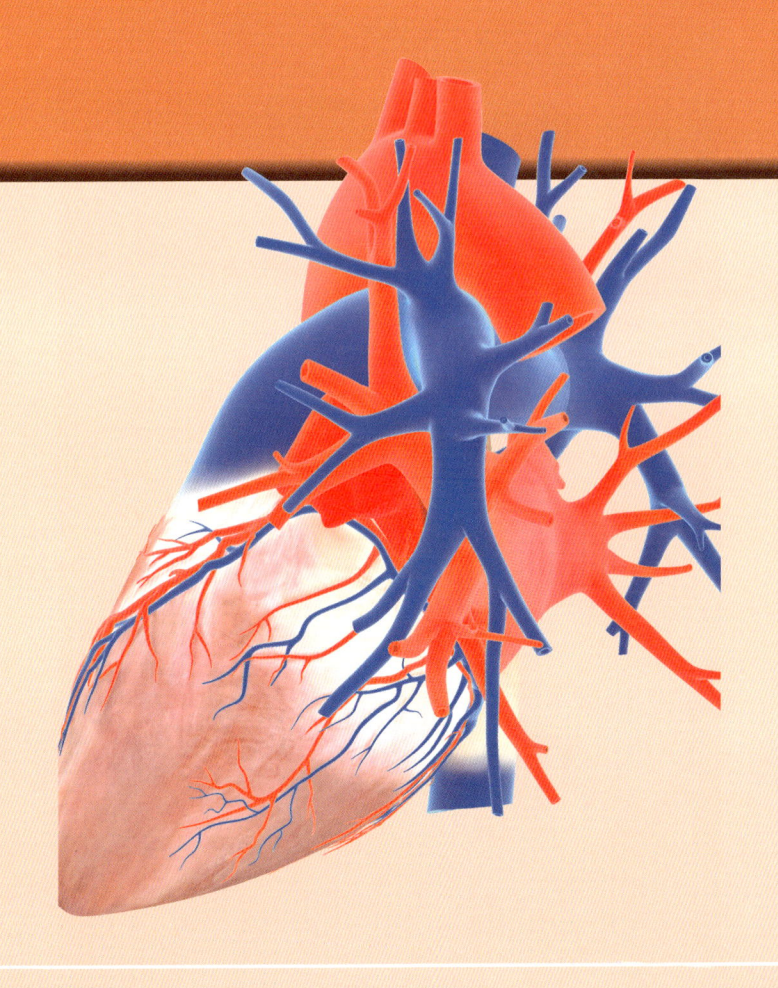

心臓を保護する心膜と、心臓を構成する心筋にかかわる疾患

心膜・心筋疾患
pericardial disease／myocardial disease

担当：川井　真

心膜と心筋

心膜

- 心膜は、心臓を覆っている袋状の2層の膜のこと。
- 心臓側に密着している**臓側心膜**が、大血管で反転して**壁側心膜**となる。
- 臓側心膜と壁側心膜の内腔を心膜腔という。2層の膜の摩擦を軽減するために、潤滑油の役目を果たしている心膜液という少量の液体（正常で15～50mL）がある。

心膜のはたらき
- 心膜は心臓を支えて過剰な動きを防ぎ、正しい位置に保つ。
- 心膜は心臓が過度に拡張するのを防ぎ、正常の大きさに保つ。
- 心膜液により、摩擦のない潤滑な心拍動が行われる。
- 肺などの周辺臓器からの病原体による感染症を防ぐ。

心筋

- 心筋は、心臓を構成する筋肉のことで、心臓のポンプ機能を担っている。
- 骨格筋と同じような横紋筋だが、骨格筋は自分の意志で動かすことができるのに対し、心筋は自分でコントロールできない不随意筋である。
- 心筋には、多数のミトコンドリアが存在し、心筋が必要とするエネルギーの多くがミトコンドリアによって賄われている。

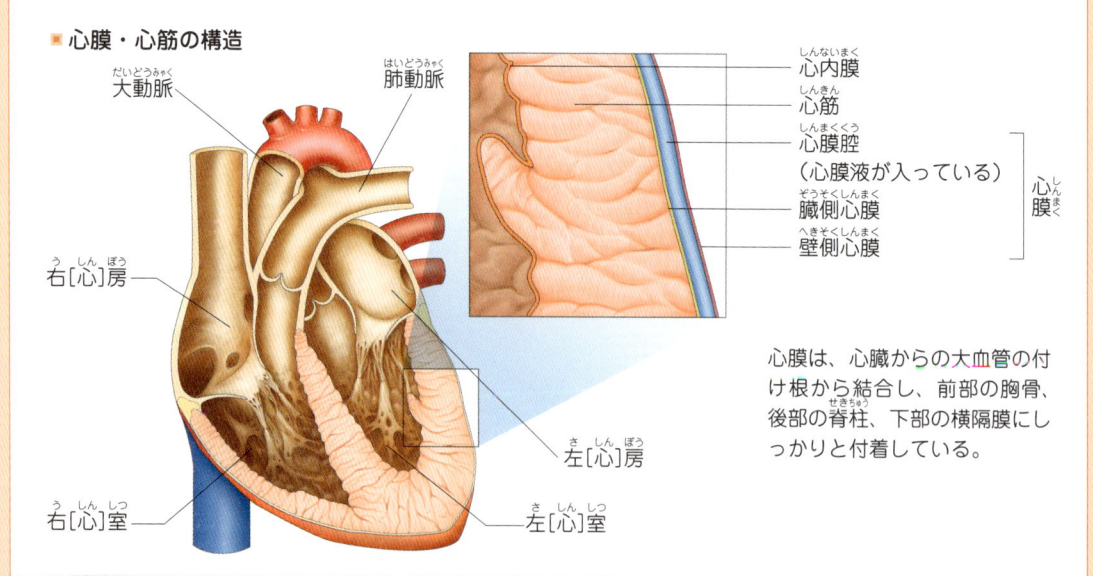

■ 心膜・心筋の構造

（図：心臓の構造 — 大動脈、肺動脈、右[心]房、右[心]室、左[心]房、左[心]室、心内膜、心筋、心膜腔（心膜液が入っている）、臓側心膜、壁側心膜、心膜）

心膜は、心臓からの大血管の付け根から結合し、前部の胸骨、後部の脊柱、下部の横隔膜にしっかりと付着している。

用語解説

心膜嚢腫
先天性の嚢胞（のうほう）。多くは心横隔膜角の右側に発生する。発生原因は不明で、無症状のことが多い。

線維化・石灰化
線維化は、体組織に起こった炎症により細胞が死滅して線維組織に置き換わった状態のこと。石灰化は、軟部組織にカルシウムが沈着した状態のこと。

指定難病
難治度・重症度が高い難病で、診断基準が確立し、患者数が少ない疾患に対し、公費負担により医療の進歩と医療費負担軽減を図る制度。

心膜：pericardium／臓側心膜：visceral pericardium／壁側心膜：parietal pericardium／心内膜：endocardium／心膜腔：pericardial cavity／心膜液：pericardial effusion／心筋：cardiac muscle, myocardium／骨格筋：skeletal muscle／横紋筋：striated muscle／ミトコンドリア：mitochondria／線維化：fibrosis／石灰化：calcification

心膜疾患の種類

- 心膜に起こる心膜疾患は、おもに**急性心膜炎**、**心タンポナーデ**、**収縮性心膜炎**の3つがあげられる。
- まれに、腫瘍の一種である心膜嚢腫*、生まれつき心膜が欠如・欠損している先天性心膜欠損症がみられる。
- 感染症、外傷、悪性腫瘍の転移などがおもな原因で起こる。

心膜疾患

疾患	病態
急性心膜炎 →P218	心臓を覆っている心膜に炎症が起こった状態。 原因は特発性、ウイルス性の場合がほとんどで、比較的予後は良好。 心膜液が大量に増え、心タンポナーデを合併することもある。
心タンポナーデ →P222	心膜腔内の心膜液が、必要量以上に大量に貯留（心膜液貯留）し、心膜内の圧が上昇。 心臓の拡張機能が妨げられ、心拍出量の低下、低血圧などをきたす状態。
収縮性心膜炎 →P226	心膜炎が長期間続くことで、心膜の線維化・石灰化*、癒着などが起こり心膜が硬化。 心臓の拡張機能が大きく低下し、心拍出量低下、うっ血、浮腫などの右心不全症状をきたす。

心筋疾患の種類

- 心臓を構成している特殊な筋肉である心筋に起こる疾患には、大きく**心筋症**、**特定心筋症**、**心筋炎**、**心臓腫瘍**がある。
- 代表的なのは心筋に肥大・変性などの異常が生じる心筋症で、心臓腫瘍は非常にまれである。
- 心筋・心膜疾患として、[感染性] 心内膜炎（心臓内の弁膜に細菌が感染し炎症が生じる）や心膜炎（上記表）などが、一緒に分類されることもある。

心筋疾患

疾患	病態
心筋症 →P216	心筋に肥大・変性など異常が生じ、心臓のポンプ機能に障害が起こる心筋疾患。原因は不明な場合が多い。
特定心筋症 →P216	特定の原因疾患に併発して心筋に異常が生じ、心機能障害をきたす。
心筋炎 →P218	心筋に炎症をきたす疾患の総称。ほとんどが一過性の急性心筋炎で、多くの場合、予後良好だが、劇症型では予後不良である。
心臓腫瘍	心臓にできる腫瘍で、発症頻度はきわめて低い。約7割が良性腫瘍で、その半数は、粘液状の基質が多量にできる心臓粘液腫→P238となっている。

急性心膜炎：acute pericarditis／心タンポナーデ：cardiac tamponade／収縮性心膜炎：constrictive pericarditis／心膜液 [貯留]：pericardial effusion／心拍出量：cardiac output (CO) ／うっ血：congestion／浮腫：edema／心筋症：cardiomyopathy／特定心筋症：specific cardiomyopathy／心筋炎：myocarditis／心臓腫瘍：cardiac tumor／心臓粘液腫：cardiac myxoma ／心内膜炎：endocarditis

心膜・心筋疾患

心筋症の分類

- 心筋症は、従来、原因不明の心筋疾患とされていたが、近年原因が解明されてきていることから、現在、複数の原因によって起こる心機能障害をともなう心疾患と定義されている。
- 心筋症の分類は、1995年にWHO／ISFC合同委員会により提唱された5分類が、おもに用いられている。
- 5分類のうち、拡張型心筋症（DCM）と肥大型心筋症（HCM）がほとんどを占め、それ以外は日本での症例はまれである。
- 原因がはっきりしない心筋症（特発性心筋症）に対し、原因やほかの疾患との関連が明らかな心筋症は、特定心筋症として分類。
- 心筋症の原因解明が進み、アメリカ心臓協会（AHA）による分類も発表されている。

WHO／ISFC合同委員会による心筋症分類

心筋症	肥大型心筋症（HCM）→P230	心筋が著しく不均等に肥大する。
	拡張型心筋症（DCM）→P234	左室が拡大、左室壁が菲薄化し、心収縮機能が低下。心不全をきたす。
	拘束型心筋症（RCM）	心筋が線維化し、左室の拡張障害をきたす。
	不整脈源性右室心筋症（ARVC）	右室心筋が脂肪変性、線維化し、不整脈をきたす。
	分類不能の心筋症	上記4疾患に当てはまらないタイプ。
	特定心筋症	原因、全身疾患との関連が明らかな心筋症。

＊ISFCは1998年に世界心臓連合（WHF）に名称変更。

アメリカ心臓協会（AHA）による心筋症分類

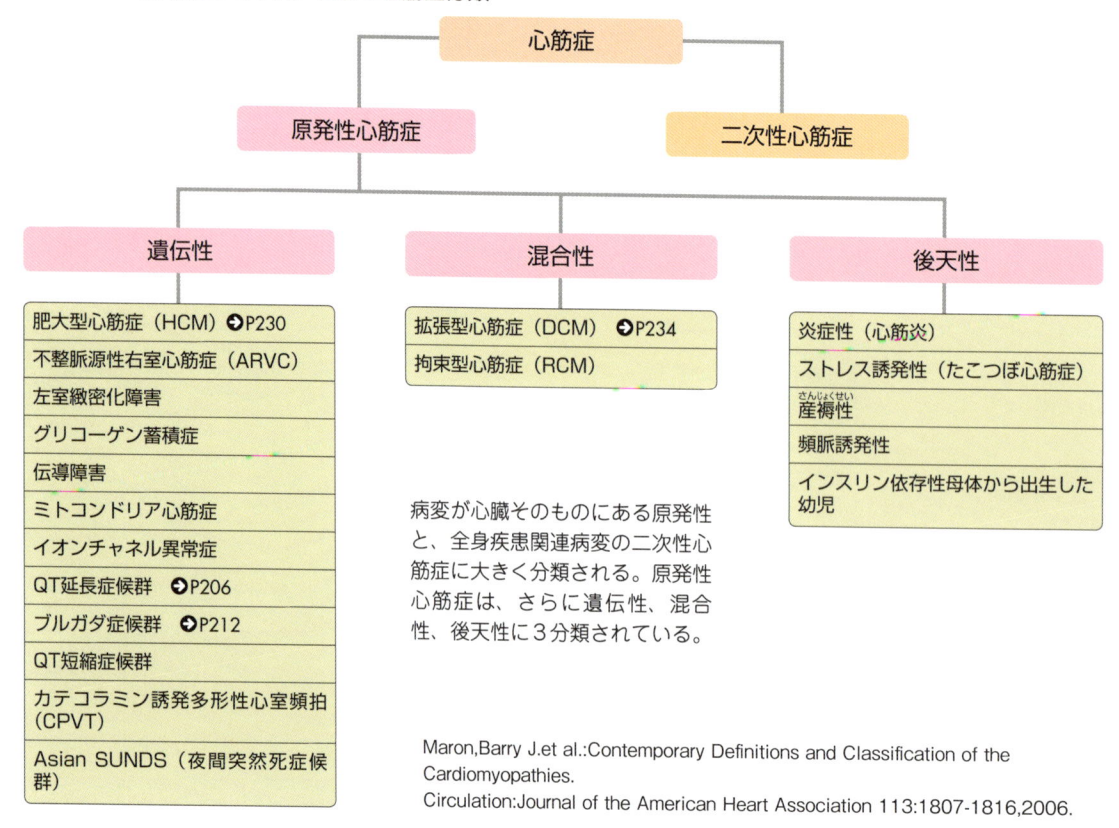

```
                    心筋症
           ┌──────────┴──────────┐
       原発性心筋症              二次性心筋症
    ┌──────┼──────┐
  遺伝性   混合性   後天性
```

遺伝性
- 肥大型心筋症（HCM）→P230
- 不整脈源性右室心筋症（ARVC）
- 左室緻密化障害
- グリコーゲン蓄積症
- 伝導障害
- ミトコンドリア心筋症
- イオンチャネル異常症
- QT延長症候群 →P206
- ブルガダ症候群 →P212
- QT短縮症候群
- カテコラミン誘発多形性心室頻拍（CPVT）
- Asian SUNDS（夜間突然死症候群）

混合性
- 拡張型心筋症（DCM）→P234
- 拘束型心筋症（RCM）

後天性
- 炎症性（心筋炎）
- ストレス誘発性（たこつぼ心筋症）
- 産褥性
- 頻脈誘発性
- インスリン依存性母体から出生した幼児

病変が心臓そのものにある原発性と、全身疾患関連病変の二次性心筋症に大きく分類される。原発性心筋症は、さらに遺伝性、混合性、後天性に3分類されている。

Maron, Barry J. et al.: Contemporary Definitions and Classification of the Cardiomyopathies.
Circulation: Journal of the American Heart Association 113:1807-1816, 2006.

国際心臓連合：International Society and Federation of Cardiology（ISFC）／アメリカ心臓協会：American Heart Association（AHA）／肥大型心筋症：hypertrophic cardiomyopathy（HCM）／拡張型心筋症：dilated cardiomyopathy（DCM）／拘束型心筋症：restrictive cardiomyopathy（RCM）／不整脈源性右室心筋症：arrhythmogenic right ventricular cardiomyopathy（ARVC）

心筋症タイプの特徴

- 代表的な心筋症のうち、拡張型心筋症は左室の収縮不全、肥大型心筋症、拘束型心筋症は拡張機能障害が認められる。
- 拘束型心筋症は、日本ではまれな疾患で、進行 ⑦ すると、心不全や不整脈を起こす。
- 特発性拡張型（うっ血型）心筋症、肥大型心筋症、拘束型心筋症は、公費負担で治療を受けられる特定疾患治療研究事業*の対象。

正常な心臓
- 左房
- 左室
- 右房
- 右室

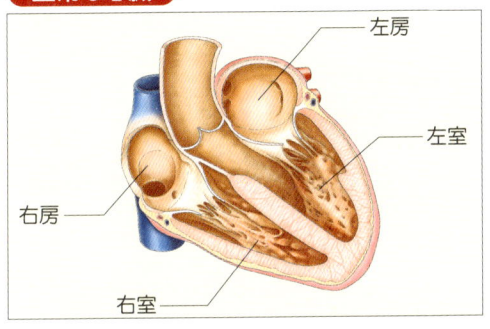

肥大型心筋症
- 左心流出路が狭窄することがある
- 非対称性肥大
- 心筋が極端に肥大し、左室の拡張機能障害をきたす。
- 心室中隔が心室壁より肥大する非対称性肥大が特徴。

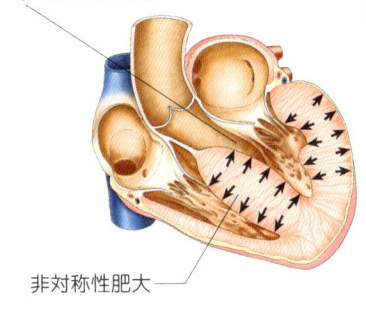

拡張型心筋症
- 心拡大
- 心室壁の菲薄化と収縮不全により左室が拡大（リモデリング）する。
- うっ血性心不全によって発症することが多い。

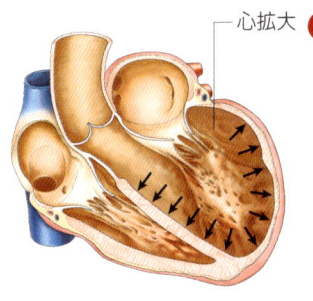

拘束型心筋症
- 拡張機能障害
- 左室心筋が線維化して硬化、左室の拡張機能障害が生じる。
- 心肥大はともなわず、収縮機能は正常。

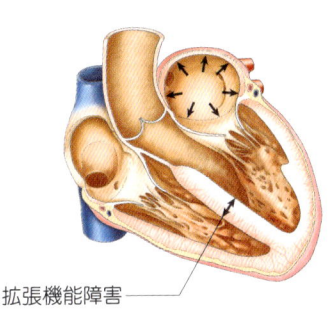

特定心筋症の原因

- 特定心筋症の原因は、虚血性、弁膜症性、高血圧性、代謝性、過敏・中毒性、産褥性、筋ジス⑦トロフィー、神経・筋疾患、全身疾患にともなうものなど、多岐にわたる。

おもな原因

虚血性	狭心症 ●P150～158、心筋梗塞 ●P160
弁膜症性	心臓弁膜症 ●P116～137
高血圧性	●P248～259
炎症性	感染症（ウイルス性、ジフテリアなど）、心筋炎など
代謝性	甲状腺機能異常、副腎皮質機能不全などの内分泌疾患、栄養障害、アミロイドーシス、ファブリー病などの遺伝性代謝異常など
全身疾患	全身性エリテマトーデス、強皮症、サルコイドーシス、関節リウマチなど
筋ジストロフィー	
神経・筋疾患	ヌーナン症候群、フリードライヒ失調症など
過敏症	アルコール、薬物、放射線など
中毒症	
産褥性	妊娠・出産後の体調不良

QT延長症候群：long QT [interval] syndrome (LQTS)／QT短縮症候群：short QT [interval] syndrome (SQTS)／カテコラミン誘発多形性心室頻拍：catecholamine-induced polymorphic ventricular tachycardia (CPVT)／夜間突然死症候群：sudden unexplained nocturnal death syndrome (SUNDS)／収縮不全：contractile dysfunction／拡張機能障害：diastolic dysfunction／心不全：heart failure (HF)／不整脈：arrhythmia／心拡大：cardiac dilatation／線維化：fibrosis／特定心筋症：specific cardiomyopathy

心臓を保護する心膜と、心臓を収縮させる心筋に起こる炎症　　130／140

急性心膜炎・急性心筋炎
acute pericarditis／acute myocarditis　　担当：川井　真

Overview

急性心膜炎は、心膜に起こる急性炎症のこと。心筋炎、心内膜炎*を合併することもある。心筋自体に炎症が起こる病態を心筋炎といい、急性の経過で発症する場合、**急性心筋炎**となる。慢性の経過で進行する慢性心筋炎はまれで、心筋梗塞によるものは除かれる。

！ 誘因・原因 ●P219

- **急性心膜炎**は、特発性（原因不明）、ウイルス感染が多く、ほかにも関節リウマチなどの膠原病、尿毒症などの代謝性疾患、心筋梗塞など、全身性疾患の一部あるいは合併症として生じる。
- **急性心筋炎**は、ウイルス、細菌、化学物質、放射線などが原因で、なかでもウイルスが多いと考えられている。

症状・臨床所見 ●P219

- **急性心膜炎**の代表的な症状は胸痛。呼気や体位によって、痛みの増強、軽減があるのが、心筋梗塞と異なる特徴。聴診で心臓摩擦音を聴取できる。
- **急性心筋炎**では、かぜ様症状や消化器症状のほか、時間経過とともに、左心収縮能低下にともなう胸痛や心不全症状が現れる。

検査・診断 ●P220〜221

急性心膜炎　[心電図検査]　[心エコー図検査]　[血液検査]

急性心筋炎　[心電図検査]　[心エコー図検査]　[血液検査]　[ウイルス分離]　[心臓カテーテル検査]

- 心電図でのST-T変化がみられることが多い。

治療 ●P221

急性心膜炎　[薬物療法]　[心膜穿刺]

- 非ステロイド系抗炎症薬（NSAIDs）*投与後、経過観察。
- 心タンポナーデ●P222の場合は、心膜穿刺●P225を行う。

急性心筋炎　[薬物療法]　[補助循環装置]

- 心不全症状に対し、利尿薬、血管拡張薬などの薬物療法。
- 重症化の場合、経皮的心肺補助法（PCPS）など。

用語解説

心内膜炎
心臓の内側から心臓を覆っている心内膜に起こる炎症。おもに細菌による感染が原因となり、ほかにリウマチなど非細菌性によるものや、急性、亜急性のものなどに区別される。感染性心内膜炎は、弁膜症として発症することが多い。

非ステロイド系抗炎症薬（NSAIDs）
炎症を抑えるはたらきをもつ抗炎症薬のうち、ステロイド構造以外のタイプの薬のこと。抗炎症作用、鎮痛作用のほか、解熱作用も有する。

コクサッキーウイルス
ピコルナウイルス科エンテロウイルス属に属する球状のウイルスで、A群とB群に分かれる。ヘルパンギーナや手足口病として幼児や小児に多くみられ、発熱や発疹、のどの炎症などを引き起こす。心膜炎、心筋炎を招くこともある。
●P219

全身性エリテマトーデス（SLE）
膠原病の代表疾患のひとつで、免疫異常により自己抗体がつくられ、全身の臓器に炎症が起こる自己免疫疾患。若い女性に好発し、治療により症状は軽減するものの、慢性経過をたどることが多い。公費の対象となる特定疾患のひとつにあげられている。
●P219

ドレスラー（Dressler）症候群
急性心膜炎のうち、心筋梗塞後2〜6週後に発病するものをいう。発熱、心膜液の滲出、胸膜炎、胸水などの原因となる。
●P219

血中心筋トロポニンT
心筋トロポニンTは心筋の筋原線維成分のひとつで、血中濃度により微小な心筋病変も検出できるため、心筋障害のマーカーとして非常に有用な検査となっている。
●P220

心内膜炎：endocarditis／関節リウマチ：rheumatoid arthritis（RA）／非ステロイド系抗炎症薬：nonsteroidal anti-inflammatory drugs（NSAIDs）／心膜穿刺：pericardial paracentesis／経皮的心肺補助法：percutaneous cardiopulmonary support（PCPS）

誘因・原因

急性心膜炎

- 原因は、特発性（原因不明）がもっとも多い。その大半はウイルス性と考えられている。
- 原因がはっきりしている急性心膜炎のウイルス感染では、コクサッキー*B群が多く、心筋炎を合併することも多い。
- 若年女性では全身性エリテマトーデス（SLE）*に合併して急性心膜炎が発症することがある。
- 急性心筋梗塞発症早期に起こる一過性の心膜炎と、時間経過後に起こるドレスラー症候群*は別に考えられる。

急性心膜炎の原因		
特発性（非特異的）		
感染性	ウイルス	コクサッキーA・B群、インフルエンザ　など
	細菌（肺炎球菌、ブドウ球菌、連鎖球菌など）、結核、真菌	
非感染性	自己免疫疾患	全身性エリテマトーデス（SLE）、関節リウマチ（RA）　など
	代謝性疾患	尿毒症、甲状腺機能低下症　など
	心筋梗塞	急性心筋梗塞（AMI）の早期、ドレスラー症候群
	心臓手術後の心臓切開症候群、大動脈解離、悪性腫瘍（がん）、放射線	

急性心筋炎

- ウイルスがもっとも多い原因で、とくにコクサッキーB群ウイルスは心筋炎（ウイルス性心筋炎）を起こしやすい。

急性心筋炎の原因	
感染性	ウイルス（コクサッキーB群、エコーウイルスなど）、細菌、真菌、寄生虫　など
非感染性	薬物、化学物質、放射線、膠原病、サルコイドーシス、特発性（原因不明）　など

症状・臨床所見

- **急性心膜炎**のおもな症状

急性心膜炎の症状	
胸痛	刺すような強い痛み、体位によって痛みが増強・軽減する。
呼吸困難	深呼吸により増強する胸痛。浅い頻呼吸となり、呼吸困難感を覚える。

- **急性心筋炎**のおもな症状

急性心筋炎の症状		
先行症状	かぜ様症状	発熱、頭痛、関節痛、筋肉痛、全身倦怠感など
	消化器症状	腹痛、下痢、嘔吐など
全身症状 先行症状の数日（7～10日）後に出現。	心不全症状	呼吸困難、浮腫（むくみ）、ショック、チアノーゼなど
	その他	不整脈、胸痛、失神（アダムス・ストークス発作）

全身性エリテマトーデス：systemic lupus erythematosus（SLE）／ドレスラー症候群：Dressler syndrome／コクサッキーウイルス：Coxsackie virus／関節リウマチ：rheumatoid arthritis（RA）／尿毒症：uremia／甲状腺機能低下症：hypothyroidism／急性心筋梗塞：acute myocardial infarction（AMI）／サルコイドーシス：sarcoidosis

急性心膜炎・急性心筋炎

検査・診断

特徴的な検査所見					
急性心膜炎	心電図検査	ST上昇が認められる	心エコー図検査	心膜液貯留が認められる	
	血液検査	CRP上昇、白血球増多、赤沈亢進			
急性心筋炎	心電図検査	ST-T変化、房室ブロック、不整脈、陰性T波、異常Q波、心室頻拍（VT）	心エコー図検査	壁肥厚、壁運動低下	
	血液検査	AST（GOT）、LDH、CK上昇 白血球増多、赤沈亢進、心筋トロポニンT*	ウイルス分離	原因ウイルスの特定	
	心臓カテーテル検査	心筋生検などの原因探索			

心電図検査

急性心膜炎の心電図

- aV_RとV_1以外の誘導で下に凸型のST上昇が認められる。急性心筋梗塞（AMI）にもST上昇 ⑦ が認められる特徴があるため鑑別が必要となるが、AMIでは特定の誘導で上に凸型となる。

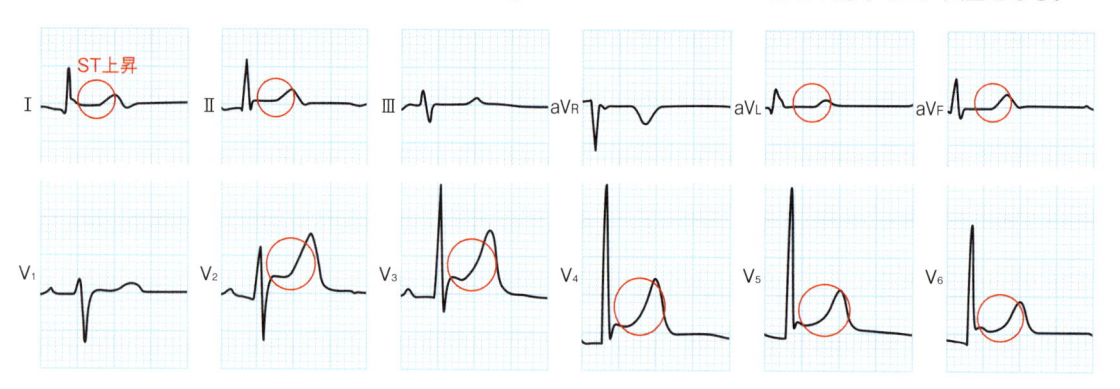

急性心筋炎の心電図

- ST上昇、陰性T波、心室内伝導障害（広いQRS波）を認めるが、房室ブロックなどの不整脈を認めることもある。
- 異常Q波、心室頻拍（VT）なども、まれに認められる。

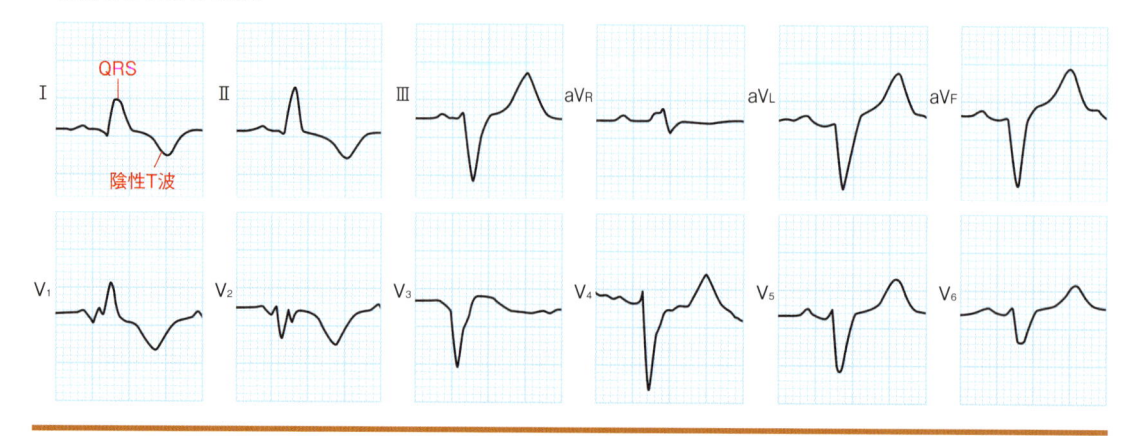

急性心膜炎：acute pericarditis／急性心筋炎：acute myocarditis／心膜液貯留：pericardial effusion (fluid)／急性心筋梗塞：acute myocardial infarction (AMI)／ST-T変化：ST-T change／房室ブロック：atrioventricular(AV) block／不整脈：arrhythmia／陰性T波：negative T wave／異常Q波：abnormal Q wave／心室頻拍：ventricular tachycardia（VT）

心エコー図検査

- **急性心膜炎**では、心膜液の貯留が認められる。
- **急性心筋炎**では、壁肥厚と壁運動の低下がみられる。
- いずれの疾患も急激に悪化する場合もあるため、定期的なエコー図検査が有用。

■ 急性心膜炎 エコー像

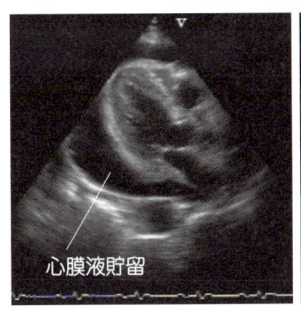

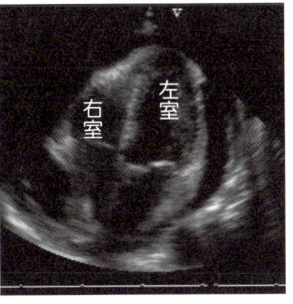

(心膜液貯留／右室／左室)

■ 急性心筋炎 エコー像

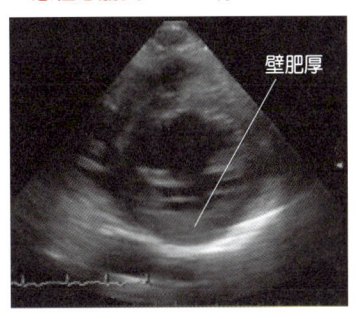

(壁肥厚)

血液検査

心筋トロポニンT迅速測定法

- 血中心筋トロポニンTの増加の程度を調べる心筋炎の検査。
- 結果が出るまで約15分、高値の場合は数分でサインが現れるため、迅速に診断が可能。

■ 胸痛マーカー・心筋マーカー定量迅速測定装置

心筋トロポニンTのほか、NT-proBNP、ミオグロビンやDダイマーも測定できる。

コバス h 232（提供：ロシュ・ダイアグノスティックス株式会社）

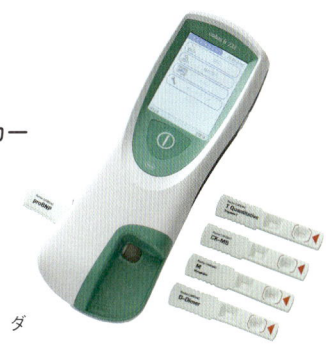

治療

治療の目的	急性心膜炎	薬物療法	炎症に対する対症療法。胸痛に対しては鎮痛薬を使用
		心膜穿刺	心タンポナーデに対し、余分な心膜液を排液
	急性心筋炎	薬物療法	循環動態の維持と、心不全症状がある場合は、利尿薬、血管拡張薬を使用
		補助循環装置	低拍出量症候群に対する治療

急性心膜炎の治療

- 基本は安静を保ち経過観察
- 長期化すると、心膜が肥厚・線維化し、収縮性心膜炎による拡張障害をきたすため注意。

| 胸痛が強い場合 | 非ステロイド系抗炎症薬（NSAIDs）による薬物療法 NSAIDs無効の場合はステロイドの使用も |
| 心タンポナーデ合併の場合 | 心膜穿刺術により心膜液を排液 ●P225 |

急性心筋炎の治療

- 急激に悪化し、心原性ショック、心室頻拍、心停止に至る劇症型心筋炎の場合もあるため、心電図モニターによる病状観察も重要。

心不全症状	利尿薬、血管拡張薬などの薬物療法
保険適応外	ステロイドパルス療法や大量免疫グロブリン療法
重症化の場合	経皮的心肺補助法（PCPS）などの補助循環措置

トロポニンT：troponin T（TnT）／非ステロイド系抗炎症薬：nonsteroidal anti-inflammatory drugs（NSAIDs）／心タンポナーデ：cardiac tamponade／心膜穿刺：pericardial paracentesis／経皮的心肺補助法：percutaneous cardiopulmonary support（PCPS）／劇症型心筋炎：fulminant myocarditis

心膜液貯留により心膜腔圧が上昇し、心臓の拡張機能に障害をきたす　　I31.9

心タンポナーデ
cardiac tamponade

担当：阿部裕一

Overview

心膜腔には、正常で15〜30mLの液体（心膜液、心嚢液）があるが、それ以上の量が貯留してしまうことを心膜液貯留という。心膜液貯留により心機能に障害が生じる状態を心タンポナーデという。

誘因・原因 ●P223
- 悪性腫瘍、心膜炎が慢性貯留のおもな原因。
- 急性に心膜液貯留を起こすおもな原因として、腎不全、解離性大動脈瘤、急性心筋梗塞による心破裂、外傷など。
- 医療行為（カテーテル治療）により生じる場合もある。

病態生理 ●P223
- 心膜液貯留により心膜腔圧が上昇し、心室が拡張障害をきたす。
- 心膜液貯留が大量ではない場合でも、急速に生じた場合は、心タンポナーデを起こすことがある。

症状・臨床所見 ●P223
- 低血圧、微弱心音、静脈圧上昇が心タンポナーデの三徴候（**ベックの三徴候**）。
- **奇脈***も特徴的な所見のひとつ。
- 頻脈が観察されることもある。
- 胸痛、呼吸困難、ショック、意識障害などが自覚症状。慢性経過では、全身倦怠感、食欲低下、体重減少など。

検査・診断 ●P224

胸部X線検査	心エコー図検査	心電図検査	心臓カテーテル検査

- 胸部X線検査にて、心陰影の拡大がみられる。
- 心エコー図検査によるエコーフリースペース所見が診断に有効。

治療 ●P225

心膜穿刺	外科的治療

- 心膜液減少のために、心膜穿刺で排液（ドレナージ*）を行う。
- 重症例では外科的手術による排液が必要になる場合もある。
- 心膜液貯留の原因疾患の治療を並行して行う。

用語解説

奇脈
吸気時の収縮期血圧の低下は10mmHg未満が正常だが、10mmHg以上低下する小脈の状態を奇脈とよぶ。これは、吸気時に右[心]室への静脈還流量が増加し、右室の充満により左[心]室の拡張が制限され、左室からの拍出量が減少することによる。心タンポナーデに特徴的な所見で、ほかに収縮性心膜炎、緊張性気胸、心不全、気道閉塞、上大静脈閉塞などでもみられる。

電気的交互脈
心電図でのQRS波の波形が、1心拍ごと、あるいは数心拍ごとに増加したり減少したりする所見。大量の心膜液貯留により心臓が振り子のように動くために起こる現象。
●P224

洞頻脈
心拍が100拍／分以上の規則正しい頻脈で、脈が大きく速く打つ感じ、強い不安感をともなうことが多い。120拍／分を超えるような状態の場合は、検査が必要。
●P224

ドレナージ
体内に管状やフィルム状のドレーンを挿管し、体内にたまった血液や膿（うみ）、滲出液（しんしゅつえき）などの余分な水分を体外に排出させる措置。心膜液を減少させて心膜腔内圧を下げるために行う心膜穿刺によるドレナージのほか、からだを傾けて痰（たん）などの肺の分泌物を吐き出しやすくする体位ドレナージ、頭蓋骨から脳室に細い管を挿入し余分な脳脊髄液を体外に排出する脳室ドレナージなどがある。

memo
慢性経過の場合の予後
慢性で経過した場合は、心膜穿刺後の長期的な予後は原因疾患によって違ってくる。

心膜腔：pericardial cavity／心膜液：pericardial effusion／心膜液貯留：pericardial effusion (fluid)／心膜炎：pericarditis／腎不全：renal failure／解離性大動脈瘤：dissecting aortic aneurysm／急性心筋梗塞：acute myocardial infarction (AMI)／ベックの三徴候：Beck's triad／奇脈：paradoxical pulse／エコーフリースペース：echo free space／心膜穿刺：pericardial paracentesis

誘因・原因

- 慢性の原因としては、悪性腫瘍の進行、心膜炎 ●P218 が考えられる。
- 急性の心膜液貯留が起こる原因には、急性心筋梗塞後の心破裂、解離性大動脈瘤、胸部外傷などがある。
- 心臓カテーテル治療中に生じることがある穿孔により起こることも。

心膜液貯留の原因

慢性の貯留原因	悪性腫瘍	食道がんや肺がんなど悪性腫瘍進行による心膜転移。
	心膜炎	ウイルス性、細菌性、結核性など各種心膜炎。
急性の貯留原因	急性心筋梗塞による心破裂	急性心筋梗塞に続発して起こる左室自由壁破裂。
	大動脈解離（Stanford A型）	大動脈が縦に裂ける解離性動脈瘤が心臓まで達する。
	外傷	交通事故、刺創などによる胸部外傷。
	カテーテル治療中の穿孔	カテーテル治療中に心臓壁や血管壁を突き破る穿孔による。

病態生理

- 心膜液が大量に貯留して心膜腔圧が上昇し、心室が拡張障害をきたす。
- 心膜液貯留が100～200mL程度の大量とはいえない場合でも、急速に貯留して心膜の伸展が限界点を超えた場合、心膜内圧も急激に上昇するため、心タンポナーデを起こすことがある。
- 長期間にわたってゆっくり貯留していった場合、心膜も少しずつ伸展して内圧上昇も抑えられるため、1Lを超える大量の貯留でも、心タンポナーデを起こさないことがある。

心室の拡張不全

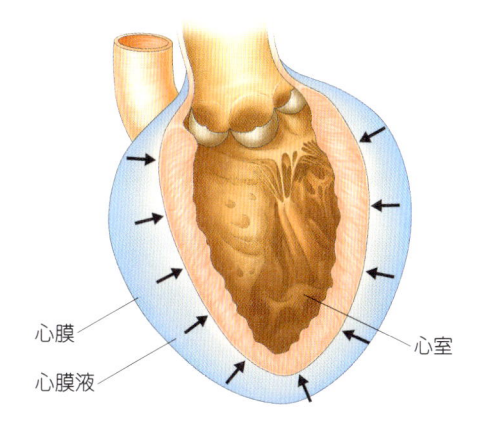

症状・臨床所見

- 低血圧、微弱心音、静脈圧上昇が代表的。心タンポナーデの三徴候（ベックの三徴候）といわれている。
- 奇脈、頻脈が観察されることもある。
- 胸痛、呼吸困難などの自覚症状がみられ、進行すればショックや意識障害を生じる。慢性に進行した場合は、全身倦怠感、食欲低下、体重減少などがみられる。

心タンポナーデの他覚・自覚症状

所見	ベックの三徴候＝低血圧、微弱心音、静脈圧上昇
	頸静脈怒張、肝腫大などの右心不全徴候、奇脈、頻脈
自覚症状	全身倦怠感、呼吸困難 進行例では循環障害によるチアノーゼ、ショック、意識障害

頸静脈怒張：jugular venous distention／肝腫大：hepatomegaly／右心不全：failure of right ventricle (RVF), right heart failure／頻脈：tachycardia

心タンポナーデ／心膜液の量と心膜腔内圧

検査・診断

特徴的な検査所見

胸部X線検査	心陰影拡大
心エコー図検査	心膜液貯留（エコーフリースペース）
心電図検査	電気的交互脈*、洞頻脈*
心臓カテーテル検査	右房圧、左房圧、両心室拡張期圧が上昇し、等圧に。奇脈

胸部X線検査

- 慢性経過の場合に心膜液貯留が多量の場合、心陰影の拡大を認める。
- 巾着状(きんちゃくじょう)に左心側だけでなく右心側にも拡大するのが特徴。
- 急性では、少量でも心タンポナーデをきたす場合もあるため、心拡大が認められないこともある。
- 心拡大の原因が、心腔の拡大によるものか心膜液貯留によるものか確認するためには、心エコー図検査が必要である。

■心タンポナーデの胸部X線像

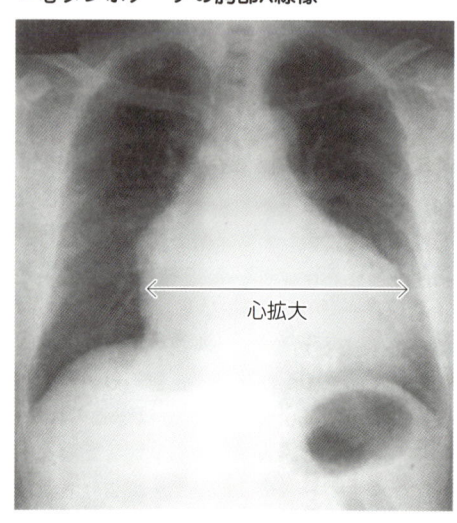

心膜液貯留によって心拡大が著明。
山岸高宏：心タンポナーデ，『標準循環器病学』（小川聡編），P313, 2001, 医学書院

心エコー図検査

- 断層心エコー法、Mモード心エコー法による心エコー図検査が、心タンポナーデの診断、経過観察にはとくに有用である。
- 心エコー図検査では、心膜液貯留を**エコーフリ**ースペース（echo free space）として確認できる。
- 拡張早期の右室前壁の内方運動による右室の虚脱、右房・左房の虚脱の有無を確認する。

■心尖部四腔像(しんせんぶしくうぞう)とMモード

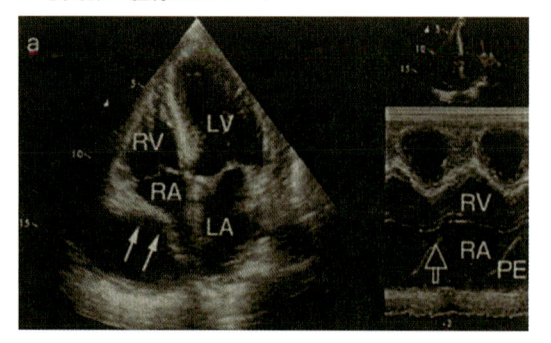

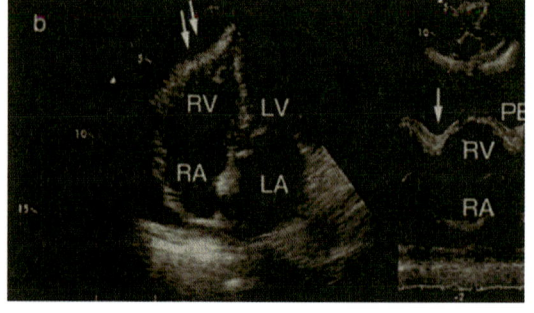

矢印は右房の虚脱を示す。　矢印は右室の虚脱を示す。
種池里佳・中谷敏：心膜液貯留・心タンポナーデ，『臨床心エコー図学第3版』（吉川純一編），P463, 2008, 文光堂

心陰影：cardiac shadow／心膜液貯留：pericardial effusion (fluid)／電気的交互脈：electrical alternans／洞頻脈：sinus tachycardia／エコーフリースペース：echo free space

治療

治療の目的

心膜穿刺：心膜腔内減圧のため心膜穿刺による排液

外科的治療：心膜穿刺で効果がない場合、または大量出血がある場合などは心膜切開術や、バルーンによる心膜開窓術により排液

心膜穿刺

- 心膜液を減少させて心膜腔内圧を下げるために、心膜穿刺による排液（ドレナージ）を行う。
- 中等量以上（200～300mL）の心膜液が貯留している場合に適応となる。
- 断層式エコー法下で、もっとも穿刺しやすい部位（拡張期に1cm以上の十分な心膜液貯留があり肺や肝組織にあたらない位置）、通常、剣状突起下から穿刺する。
- 体位は、心尖部に心膜液が集まるように約30度の半座位にし、剣状突起左縁から入射角約45度で穿刺する。
- 原因が明らかな場合を除き、採取した心膜液の培養や細胞診により原因を特定することも重要である。

■ 心膜穿刺による排液

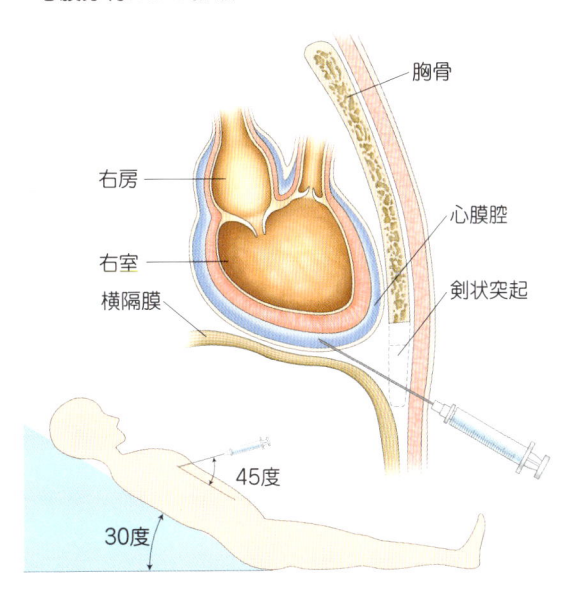

（図：胸骨、右房、心膜腔、右室、剣状突起、横隔膜、45度、30度）

心膜穿刺による合併症

- 心膜穿刺では、穿刺針での周辺組織損傷による合併症に注意しなければならない。
- 合併症として、冠動静脈損傷、心筋損傷、肺損傷、気胸、不整脈などがあげられる。
- 重篤な合併症発生はまれであるが、細心の注意を払って施行する必要がある。
- 排液したものが凝固血液の場合は、冠動脈または、心室の穿刺が疑われる。

■ 心膜穿刺によるおもな合併症

原因	症状
冠動静脈損傷	心膜腔内の出血、心タンポナーデの増悪
心筋損傷	
肺損傷	気胸、血胸、縦隔血腫
胃穿孔	出血、感染症
肝損傷	
不整脈	

Column

心膜液の量と心膜腔内圧

担当：阿部裕一

- 心膜液量が急激に増加した場合は、心膜の伸展が間に合わず、心膜液量は少なくても、急激に心膜腔内圧が上昇する（A）。
- 少しずつ慢性的に心膜液量が増加した場合は、心膜伸展に余裕があるため、心膜腔内圧もゆっくりと上がっていく（B）。

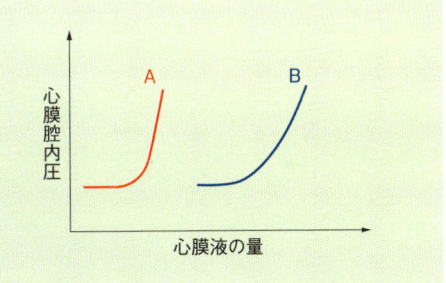

（グラフ：縦軸 心膜腔内圧、横軸 心膜液の量、曲線A・B）

心膜穿刺：pericardial paracentesis／心膜液：pericardial effusion／心膜切開術：pericardiotomy／気胸：pneumothorax／不整脈：arrhythmia／心膜腔内圧：pericardial pressure

炎症の慢性化から心膜が線維化・石灰化し、拡張機能が障害される

I31.1

収縮性心膜炎
しゅうしゅくせいしんまくえん
constrictive pericarditis

担当：阿部裕一

Overview

心膜に起こる炎症が慢性化することにより、心膜の線維化による肥厚、石灰化、癒着が生じ、著しい心臓の拡張障害をきたす。

誘因・原因 ●P227

- 特発性、ウイルス性、細菌性、膠原病、悪性腫瘍（がん）、放射線治療後、心臓手術後、結核、透析中の慢性腎不全など。
- 急性心膜炎の原因は、収縮性心膜炎の原因となる。

病態生理

- 線維性肥厚化、石灰化などにより心膜の弾力性が失われ、心室の伸展が障害される。
- 心拍出量低下、うっ血など、右心不全症状をきたす。

症状・臨床所見 ●P227

- 自覚症状として、労作時呼吸困難、易疲労感、腹部膨満感などがみられる。身体所見では、**頚静脈怒張***、**クスマウル徴候***、腹水、肝腫大、浮腫が認められる。
- 聴診所見として、拡張早期過剰心音（心膜ノック音）が特徴的。

検査・診断 ●P228〜229

| 胸部X線検査 | 心エコー図検査 | 心電図検査 | CT検査 | MRI検査 | 心臓カテーテル検査 |

- 胸部X線検査にて、心膜の石灰化を確認できる。
- 心電図検査でQRSの低電位、T波の平均化・陰転、心房細動など。
- CT・MRI検査で心膜の肥厚、石灰化を確認。
- 心エコー図検査で、心膜の肥厚、心室中隔の異常運動、左室後壁拡張障害がみられる。
- 心臓カテーテル検査で、右房圧、左房圧、両室拡張気圧が上昇して等圧となる。心房圧波形で深いx谷、y谷によるMまたはW型、心室圧波形で**ディップアンドプラトー***（√型）が確認される。

治療 ●P229

| 外科手術 | 内科的治療 |

- 診断確定後、早期に心膜切除を行う。
- 病気の初期や手術不可の場合、安静と塩分摂取制限により経過観察。利尿薬により浮腫症状軽減。

用語解説

頚静脈怒張
首の左右に走っている頚静脈血流が滞り、頚静脈圧が著しく高まって拍動もなく腫れる（拡張する）状態。右心系の機能不全により、静脈がうっ滞することで出現する。

クスマウル徴候
(Kussmaul sign)
●P227

ディップアンドプラトー
(dip and plateau)
心室圧波形で、尖った谷と高値での平坦部がみられる波形。
●P229

蛋白漏出性胃腸症
アルブミンをはじめとする血漿蛋白が消化管内に大量に漏出し、低蛋白血症を起こす病気。リンパ系の異常、毛細血管透過性の亢進（こうしん）、消化管粘膜上皮の異常などで起こる。収縮性心膜炎では、静脈圧の上昇によりリンパ内圧も上がることで生じる。

僧帽弁開放音
(mitral opening snap)
僧帽弁前尖の開放によって生じる高調音。Ⅱ音の直後に続いて聴取できる。僧帽弁狭窄症の身体所見として特徴的である。

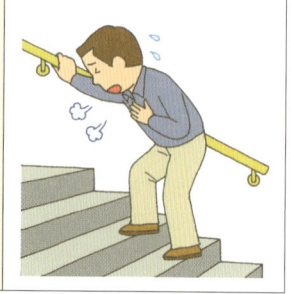

心膜：pericardium／線維化：fibrosis／石灰化：calcification／心拍出量：cardiac output (CO)／うっ血：congestion, stagnation／右心不全：failure of right ventricle (RVF), right heart failure／頚静脈怒張：jugular venous distention／クスマウル徴候：Kussmaul sign／腹水：ascites／肝腫大：hepatomegaly／浮腫：edema／ディップアンドプラトー：dip and plateau

誘因・原因

- 特発性、ウイルス感染、細菌・結核感染、自己免疫疾患（膠原病、リウマチ）、悪性腫瘍、放射線治療後、心臓手術後、結核、透析中の慢性腎不全など。
- 急性心膜炎→P218の原因が、収縮性心膜炎を引き起こすことも多い。
- 以前多かった結核を原因とするケースは激減し、現在は他の原因によるもの、とくに特発性、ウイルス性、放射線治療後、心臓手術後を原因とするものが増加している。

収縮性心膜炎の原因

特発性（原因が明らかでないもの）
ウイルス感染
細菌、真菌、結核感染
自己免疫疾患（膠原病、リウマチ）
悪性腫瘍（がん）
放射線治療後、心臓手術後
透析中の慢性腎不全

症状・臨床所見

- 自覚症状として、労作時呼吸困難、易疲労感、腹部膨満感などがみられる。
- 身体所見では、頚静脈怒張、クスマウル徴候、腹水貯留、肝腫大、下腿の浮腫が認められる。
- 通常の右心不全と異なり、下腿の浮腫に比べ肝腫大、腹水貯留が顕著および早期に現れる。肝腫大は非常に硬くなり、ピック（Pick）の偽肝硬変とよばれる。
- 聴診所見として、拡張早期過剰心音（心膜ノック音）が特徴的。心膜の線維性肥厚化、石灰化などにより心臓拡張障害が生じることで、拡張早期に心室への血流充満が急激に妨げられることで生じる高調な心音。

収縮性心膜炎のおもな症状

自覚症状	労作時呼吸困難、易疲労感、腹部膨満感　など
身体所見	頚静脈怒張、クスマウル徴候、腹水貯留、肝腫大、浮腫、蛋白漏出性胃腸症* など
聴診所見	心膜ノック音（拡張早期過剰心音） ※Ⅲ音、僧帽弁開放音*（mitral opening snap）との聞き分けに注意が必要

Column

クスマウル徴候

担当：阿部裕一

- 吸気時に頚静脈怒張が増強する状態をクスマウル徴候という。
- 通常、吸気時には胸腔内圧が低下するため右心への静脈還流が増え、頚静脈怒張は軽減するが、収縮性心膜炎では右[心]室の拡張が障害されるため、静脈還流が右心系に戻れずうっ滞し、頚静脈怒張が増強してしまう。
- 心タンポナーデでは、ごくまれにしか生じないため鑑別に有効。

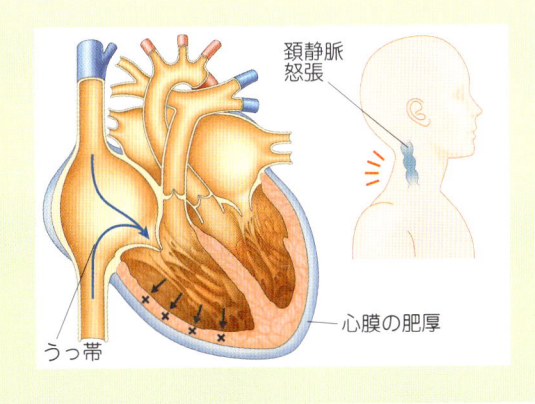

自己免疫疾患：autoimmune disease／膠原病：collagen disease／リウマチ：rheumatism／慢性腎不全：chronic renal failure／急性心膜炎：acute pericarditis／クスマウル徴候：Kussmaul sign／偽肝硬変：pseudocirrhosis／静脈還流[量]：venous return／心タンポナーデ：cardiac tamponade

収縮性心膜炎

検査・診断

特徴的な検査所見		
胸部X線検査	心膜の石灰化、右上縦隔陰影拡大	
心エコー図検査	心膜の肥厚、心室中隔の異常運動、左室後壁拡張障害	
心電図検査	QRS低電位、T波の平均化・陰転、心房細動（AF）	
CT検査／MRI検査	心膜の肥厚、石灰化	
心臓カテーテル検査	右房圧、右室圧、左房圧、左室圧すべてが等圧に上昇。心房圧波形で深いx谷、y谷によるMまたはW型、心室圧波形でディップアンドプラトー	

胸部X線検査

- 心膜の石灰化が確認される。右室前面から横隔膜面にみられることが多いため、正面像よりも側面像の方が確認しやすい。
- 静脈圧が上昇することで上大静脈の拡張をきたすため、右上縦隔の陰影が大きくなる。
- 胸水がみられることもあるが、肺うっ血はまれである。
- 心拡大は認められない。

側面像
正面像に比べ、心膜の石灰化を確認しやすい。
杉岡憲一・吉川純一：慢性心膜炎．『臨床心臓病学』（松崎益徳・吉川純一編），P433，2006，文光堂

心エコー図検査

- 輝度が上昇した多層性エコーとして、心膜の肥厚が確認される。
- 拡張期左室後壁の平坦運動により、拡張障害が確認される。
- 収縮期から拡張期に、心室中隔の異常運動を認める。

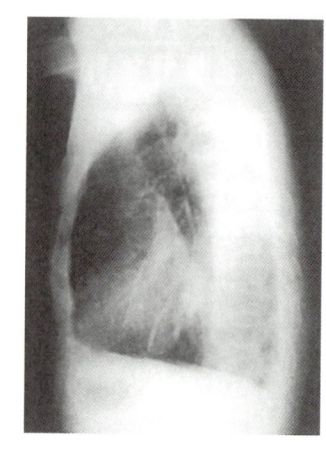

■ 収縮性心膜炎のエコー像（左室長軸断面）

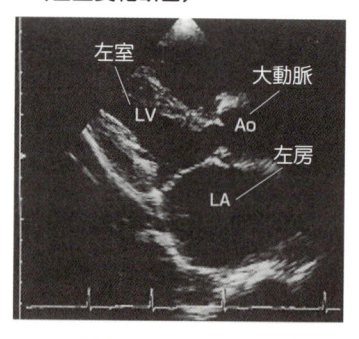

拡大した心房を認める。
神谷千津子・中谷敏：収縮性心膜炎．『臨床心エコー図学 第3版』（吉川純一編），p464，2008，文光堂

CT検査　MRI検査

- 心膜の肥厚、石灰化の確定診断として有用な検査である。
- 心膜液貯留、胸水を認める場合もある。

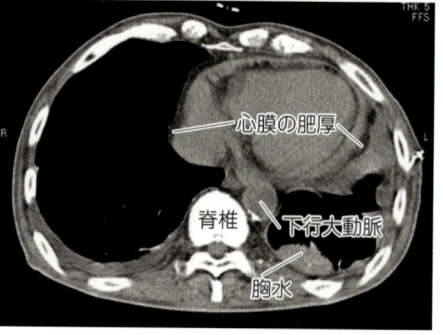

■ 収縮性心膜炎のCT像
心膜が肥厚し、左胸に胸水もみられる。

石灰化：calcification／心膜：pericardium／心室中隔：interventricular septum, ventricular septum／心房細動：atrial fibrillation（AF）／横隔膜：diaphragm／胸水：pleural effusion, pleural fluid／肺うっ血：pulmonary congestion／心拡大：cardiac dilatation, cardiomegaly

心臓カテーテル検査

- 拡張期に右房圧、右室拡張末期圧、左房圧（肺動脈楔入圧）、左心拡張期圧のすべての圧が上昇して等圧となる。
- 右房圧では、拡張早期に右室への血液流入が急激に起こることを示す深いx谷、y谷によるMまたはW型を確認。
- 心室圧波形では、拡張早期の急激な下降後の圧急上昇による尖った降下（dip）と、拡張中期から高値での平坦域（plateau）が、ディップアンドプラトーとよばれる特徴的な所見として現れる。心室への血液充満が短時間で急停止することによる。

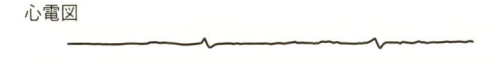

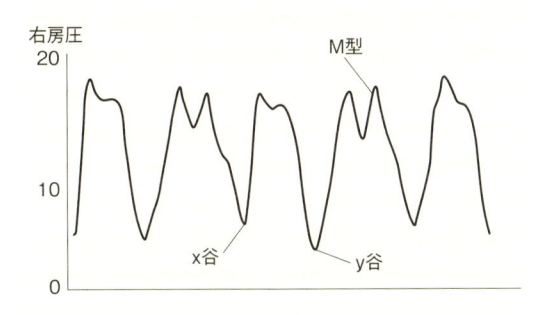

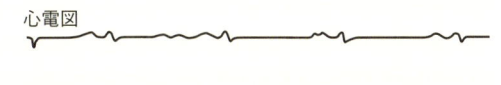

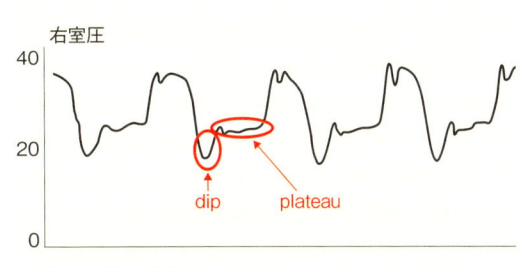

97回医師国家試験A21

治療

担当：坂本吉正

治療の目的

- **外科手術**：心膜切除術により硬化した心膜を切除
- **内科的治療**：初期や手術不可の場合、安静と塩分摂取制限により経過観察。利尿薬により浮腫症状軽減

外科手術

- 硬化した2層の心膜を取り除くために、早期に外科的な**心膜切除術**を行うのが基本。
- 肝硬変や心筋障害などがある場合には、手術不可となる。

■ 心膜切除術

多く行われる胸骨正中切開アプローチによる心膜切除術。

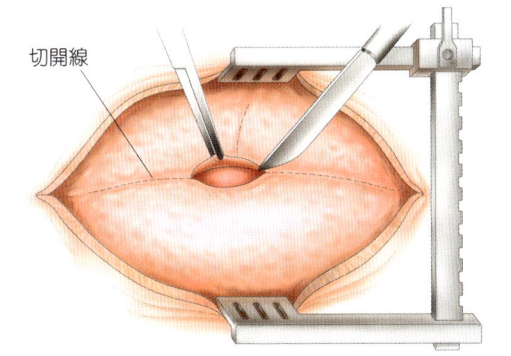

比較的癒着や石灰化の少ない部位から切開を始める。

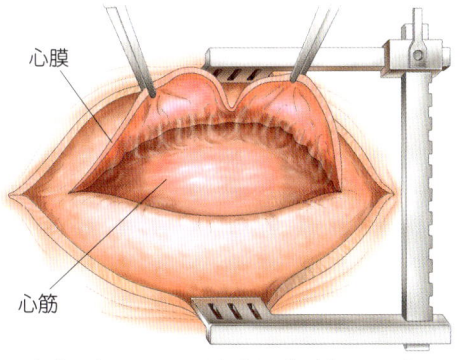

心筋を傷つけないよう少しずつ剥いでいく。

右房圧：right atrial pressure／右室拡張末期圧：right ventricular end-diastolic pressure／左房圧：left atrial pressure／肺動脈楔入圧：pulmonary capillary wedge pressure (PCWP)／心膜液貯留：pericardial effusion (fluid)／心膜切除[術]：pericardiectomy／肝硬変：hepatic cirrhosis／心筋障害：myocardial damage／浮腫：edema

肥大型心筋症（HCM）

hypertrophic cardiomyopathy

局所的に不均一な肥大が起こり、左室拡張機能が障害される指定難病　I42.1〜I42.2

担当：香山洋介

Overview

心筋が局所的に不均一に肥大し、左[心]室の拡張機能障害をきたす。心室中隔が心室壁より肥大する非対称性中隔肥大*が特徴だが、心尖部が肥厚する症例もある。

誘因・原因 →P231

- 常染色体優性遺伝*と考えられる家族性素因が半数を占める。
- 心筋収縮に関与する心筋構成蛋白の遺伝子変異が原因と考えられている。

病態生理 →P231

- 原因疾患もなく不均一に心筋が肥大し、左室拡張機能が障害される。多くは心室中隔心筋が肥大。**肥大型心筋症（非閉塞性）、閉塞性肥大型心筋症、心尖部肥大型心筋症**に分類される。

症状・臨床所見 →P231

- 労作時息切れ、胸痛、動悸、失神、めまい、呼吸困難など
- 聴診で、収縮期駆出性雑音*、Ⅲ、Ⅳ音（心房性奔馬調律）を聴取。

検査・診断 →P232

| 12誘導心電図検査 | ホルター心電図検査 | 心エコー図検査 | 胸部X線検査 | 心臓カテーテル検査 |

- 心電図で左室肥大、異常Q派、ST低下、陰性T波が認められる。
- 心エコー図で不均一心肥大、僧帽弁収縮期前方運動*（SAM）、僧帽弁逆流、大動脈弁早期半閉鎖などを確認。
- 心臓カテーテルで、左室流出路圧較差、左室拡張末期圧を測定。心内膜心筋生検にて二次性心筋症、虚血性心臓病と鑑別。

治療 →P233

| 生活管理 | 薬物療法 | カテーテル治療 | 外科的手術 | 植込み型除細動器(ICD) |

- 拡張障害に対しβ遮断薬、カルシウム（Ca）拮抗薬、ジソピラミドなど、不整脈に対してはアミオダロンなどの薬物治療を行う。
- 侵襲が少ない心臓カテーテルによる経皮的中隔心筋焼灼術（PTSMA）が登場している。
- 薬物療法、非薬物療法が無効な場合では、心室中隔心筋切除術や僧帽弁置換術などの外科的手術を考慮。
- 突然死予防に植込み型除細動器（ICD）の植込みが有効。

用語解説

非対称性中隔肥大
左室と右[心]室の間の心室中隔が著しく肥厚し、心室中隔と左室後壁厚の比率が1.3以上となる場合を非対称性中隔肥大という。通常、左室後壁の肥大はほとんどともなわない。高血圧、大動脈弁狭窄症などでは比率が1.5以上になることが少なく、その場合は肥大型心筋症の可能性が疑われる。

常染色体優性遺伝
人には常染色体と性染色体があるが、このうち常染色体に両親のどちらかから異常遺伝子を受け継ぎ発病するものを、常染色体優性遺伝という。常染色体は2本の対になっているが、そのどちらかに異常遺伝子があり、正常の遺伝子に対して優先して発現するため、優性遺伝という。性的な差はなく、異常遺伝子を受け継いだとしても、100％発病するわけではない。

収縮期駆出性雑音
収縮期に大動脈弁が狭くなることで、左室から大動脈への血流が急となり、大動脈内で血液の乱流が起こることで生じる心雑音のこと。大動脈弁狭窄症、肺動脈弁狭窄症、肥大型心筋症などで聴取される。Ⅰ音からやや遅れて始まりⅡ音まで続くのが特徴。

僧帽弁収縮期前方運動
心室中隔肥大により左室流出路が狭くなり、血流が速くなるために、収縮期に血流に押されるかたちで僧帽弁が心室中隔（前方）に引き寄せられる異常運動のこと。僧帽弁の閉鎖不全を生じる。

ペースメーカー
心臓への電気刺激発生装置のことで、心臓自体が規則正しい正常な刺激を送れなくなった場合に、異常を察知してかわりに電気刺激を送る。体内植込み式と、一時的な使用を前提とした体外式のものがある。

非対称性中隔肥大：asymmetric septal hypertrophy（ASH）／常染色体優性遺伝：autosomal dominant inheritance／非閉塞性肥大型心筋症：hypertrophic nonobstructive cardiomyopathy（HNCM）／閉塞性肥大型心筋症：hypertrophic obstructive cardiomyopathy（HOCM）／心尖部肥大型心筋症：apical hypertrophic cardiomyopathy（APH）

誘因・原因

- 常染色体優性遺伝の型式で遺伝する家族性素因が、肥大型心筋症の約50〜70%に認められる。原因が不明な場合も多い。
- 遺伝子異常ではβミオシンやトロポニンTなど
- 心筋収縮弛緩にかかわる**心筋構成蛋白（サルコメア）**の遺伝子変異が原因と考えられており、単一ではなく多くの遺伝子変異が近年報告されている。

病態生理

- 高血圧症、大動脈弁狭窄症では均一な心肥大を生じるが、肥大型心筋症ではこれらの原因疾患もなく不均一に心筋が肥大し、左室拡張機能が障害される。
- 心室中隔心筋が肥大するケースが多い。
- 心室中隔肥大の部位により左室流出路に狭窄が
- 生じるか生じないかで、肥大型心筋症（非閉塞性肥大型心筋症）、閉塞性肥大型心筋症に分類される。
- 心尖部で心筋が極度に肥厚するタイプを**心尖部肥大型心筋症**という。

肥大型心筋症の種類

非閉塞性肥大型心筋症（HNCM）	閉塞性肥大型心筋症（HOCM）	心尖部肥大型心筋症（APH）
不均一の左室心筋肥大。おもに心室中隔の肥大がみられる（非対称性中隔壁肥大）。	心室中隔の基部が肥大。非均一の左室心筋肥大に加え、左室流出路に狭窄をきたす。	心尖部に極度の肥大が起こる。拡張期にスペード型の左室造影がみられるのが特徴。

症状・臨床所見

- 左室駆出量低下による労作時の息切れ、胸痛、呼吸困難、動悸といった心不全症状。
- 不整脈によるめまい、失神など。
- 聴診で、収縮期駆出性雑音、Ⅲ、Ⅳ音（心房性奔馬調律）を聴取。大動脈弁狭窄症との鑑別に注意。

肥大型心筋症のおもな症状

自覚症状	労作時息切れ、胸痛、呼吸困難、動悸（左室駆出量低下）、めまい、失神（不整脈）
聴診所見	収縮早期の駆出性心雑音、Ⅲ音、Ⅳ音（奔馬調律）

収縮期駆出性雑音：ejection systolic murmur／僧帽弁収縮期前方運動：systolic anterior motion (SAM) of mitral valve／経皮的中隔心筋焼灼術：percutaneous transluminal septal myocardial ablation (PTSMA)／植込み型除細動器：implantable cardioverter defibrillator (ICD)／高血圧症：hypertension／大動脈弁狭窄症：aortic [valve] stenosis (AS)

肥大型心筋症（HCM）

検査・診断

特徴的な検査所見		
12誘導心電図検査	左室肥大、異常Q波、ST低下、陰性T波	
ホルター心電図検査	心房性・心室性不整脈、心拍変動、心筋虚血	
心エコー図検査	不均一心肥大、僧帽弁収縮期前方運動（SAM）、僧帽弁逆流、大動脈弁早期半閉鎖	
胸部X線検査	心肥大、上肺野血管陰影増	
心臓カテーテル検査	左室流出路圧較差20mmHg以上、左室拡張末期圧上昇	

12誘導心電図検査

- 心電図で特異的な所見はないが、大きな心電図異常が現れることが多い。
- 左室肥大を反映したST-T低下、心筋の線維化⑦を反映した異常Q波がみられる。
- 心尖部肥大型心筋症では、巨大陰性T波が認められることがある（深さ1.0mV以上）。

・心尖部肥大型心筋症の心電図

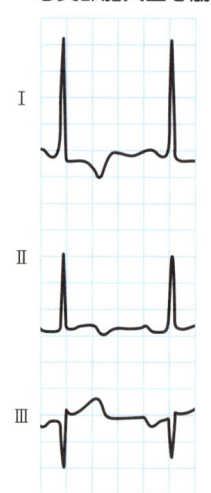

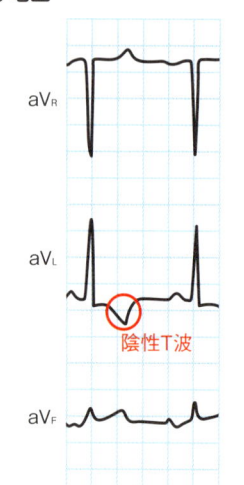

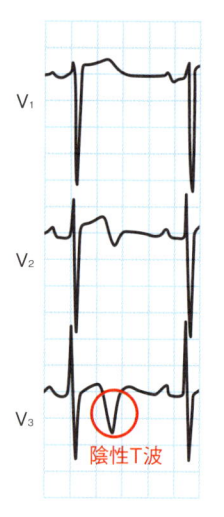

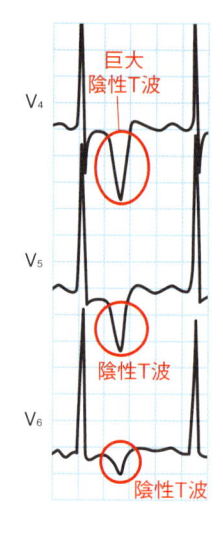

（I, II, III, aVR, aVL, aVF, V1, V2, V3, V4, V5, V6 誘導の心電図波形。aVLに陰性T波、V3に陰性T波、V4に巨大陰性T波、V5・V6に陰性T波）

心エコー図検査

- 心エコー図は、不均一な心肥大を検出するもっとも有用な検査。
- Mモード法にて、僧帽弁収縮期前方運動（SAM）、僧帽弁逆流、大動脈弁早期半閉鎖などを確認できる。

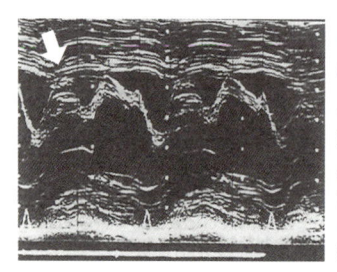

閉塞性肥大型心筋症の心エコー図
矢印が僧帽弁収縮期前方運動を表す。
高久史麿ほか監修
『新臨床内科学 第9版』医学書院より

心臓カテーテル検査

- 左室流出路圧較差20mmHg以上、左室拡張末期圧上昇を測定。
- 心内膜心筋生検にて二次性心筋症、虚血性心臓病と鑑別。

拡張期のスペード型（左室内腔）　　収縮期

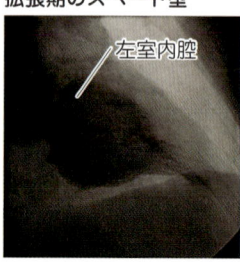

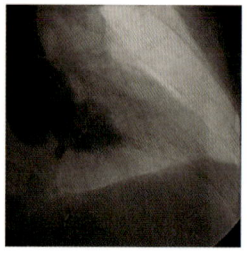

異常Q波：abnormal Q wave／ST[部分]低下：ST[segment]depression／陰性T波：negative T wave／僧帽弁収縮期前方運動：systolic anterior motion（SAM）of mitral valve／僧帽弁逆流症：mitral [valve] regurgitation（MR）／心肥大：cardiac hypertrophy

治療

治療の目的

- **生活管理**: 運動制限、過度のストレス回避など日常生活管理による突然死予防
- **カテーテル治療**: 経皮的中隔心筋焼灼術（PTSMA）により左室流出路閉塞を軽減
- **外科的手術**: 薬物療法、非薬物療法が無効な場合、心室中隔心筋切除術や僧帽弁置換術を行うことで圧較差をなくす
- **薬物療法**: 拡張障害に対しβ遮断薬、カルシウム拮抗薬を、不整脈に対しジソピラミドなどを使用
- **植込み型除細動器（ICD）**: 不整脈による突然死予防のため、植込み型除細動器（ICD）を体内植込み

薬物療法

- β遮断薬、カルシウム（Ca）拮抗薬、ジソピラミドの陰性変時・変力作用により、拡張障害を軽減し、左室流出路障害を改善させる。
- 心房細動や心室頻拍などの不整脈が出現する場合は、電気的除細動や抗不整脈薬であるアミオダロンの投与を行う。また、血栓塞栓症予防のためにワルファリンカリウムなどの抗凝固薬も使用される。
- 左室流出路狭窄を増強させるジギタリスやカテコラミンなどの強心薬は使用しない。

■ 肥大型心筋症に使用されるおもな治療薬

β遮断薬	プロプラノロール、メトプロロール、アテノロールなど
カルシウム拮抗薬	ジルチアゼム、ベラパミルなど
抗不整脈薬	ジソピラミド、アミオダロンなど
抗凝固薬	ワルファリンカリウムなど

カテーテル治療

経皮的中隔心筋焼灼術（PTSMA）

- カテーテルを大腿部から挿入し、左室の流出路部分の肥大した心室中隔まで誘導。高濃度のエタノールを注入して、肥大心筋を壊死させる方法。
- 肥大心筋が壊死を起こして収縮しなくなることで、左室の流出路閉塞が解消される。
- 壊死した組織は線維化して縮むことから、病状は時間経過とともにさらに回復していく。

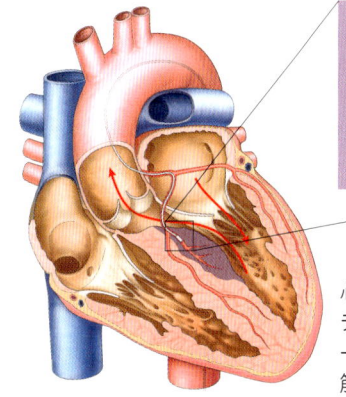

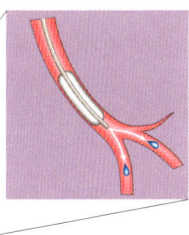

心筋の血管にカテーテルを入れ、エタノールを注入。肥大心筋を壊死させる。

植込み型除細動器（ICD）

- 心室頻拍や心室細動などによる危険な不整脈を察知し、電気刺激により心臓のはたらきを維持する機器。体内に植込んで使用する。
- 疾患の根本的な治療ではないが、突然死を予防する効果が認められている。
- ペースメーカー*と同様で、鎖骨の下部を切開し、皮膚の下に小さな円盤状の装置（直径5cm、厚さ5mm程度）を植込む。

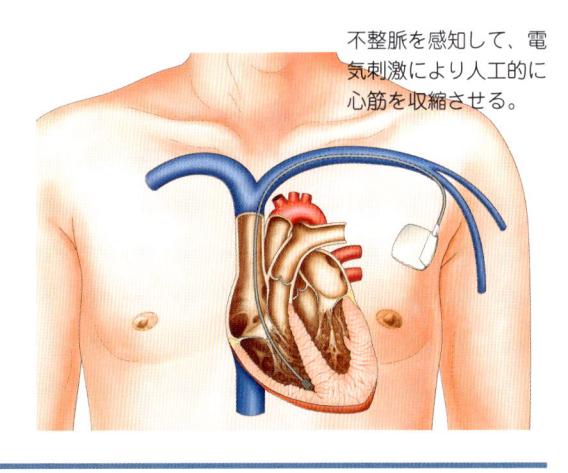

不整脈を感知して、電気刺激により人工的に心筋を収縮させる。

β遮断薬：β blocker, β blocking agent／カルシウム拮抗薬：calcium(Ca) blocker／不整脈：arrhythmia／抗不整脈薬：antiarrhythmic agent (drug)／抗凝固薬：anticoagulant agent, anticoagulation agent／経皮的中隔心筋焼灼術：percutaneous transluminal septal myocardial ablation (PTSMA)／植込み型除細動器：implantable cardioverter defibrillator (ICD)／心室頻拍：ventricular tachycardia (VT)／心室細動：ventricular fibrillation (VF)

心室内腔拡張と心筋収縮機能低下により、うっ血性心不全をきたす

I42.0

拡張型心筋症（DCM）
dilated cardiomyopathy

担当：香山洋介

Overview

心筋の収縮機能が低下し、心室内腔が拡大してうっ血性心不全をきたす心筋疾患。

誘因・原因

- 原因不明の特発性がほとんどだが、心筋へのウイルス持続感染、自己免疫反応*の関与とともに、近年、心筋症発症の20〜30%は遺伝子異常に起因することが知られている。

病態生理 ➡P235

- 心筋細胞脱落にともない線維性成分へ置換され、進行性の心内腔拡大および収縮不全を認め、うっ血性心不全をきたす。

症状・臨床所見 ➡P235

- 胸痛、息切れ、呼吸困難などの心不全症状と、動悸、失神などの不整脈症状がみられる。
- 聴診でⅢ音*、Ⅳ音*（奔馬調律*）、湿性ラ音*を聴取。頚静脈怒張、浮腫も認められる。

検査・診断 ➡P235〜236

| 胸部X線検査 | 心電図検査 | 心エコー図検査 | 心臓カテーテル検査 | 心筋生検 |

- 心臓カテーテルで虚血性心疾患と鑑別。

治療 ➡P237

| 生活管理 | 薬物療法 | 非薬物療法 | 外科的手術 |

- 水分・塩分の摂取制限、運動・喫煙・飲酒制限などの生活管理。
- 心不全症状に対する薬物療法として、強心薬、利尿薬、β遮断薬、レニン・アンジオテンシン・アルドステロン（RAA）系抑制薬などを投与する。
- 不整脈に対して、抗不整脈薬、血栓・塞栓症予防に抗凝固薬を使用する。
- 非薬物療法では、**心臓再同期療法（CRT）**が有効。突然死予防には**植込み型除細動器（ICD）**の植込みも考慮。
- 重症例では、外科的治療として、**左室縮小形成術（バチスタ手術）**、心臓移植がとられる。

用語解説

自己免疫反応
からだにウイルスや細菌など異物が入ってきた際に、それを異物と認識して排除しようとする生体の防御機構が免疫反応である。本来からだを守るはずの免疫機構が、自己のからだによるものであるにもかかわらず、「非自己」と誤認してしまい、それを排除してしまう作用を自己免疫反応という。

Ⅲ音
拡張早期に心房から心室に多量の血液が流入し、心室壁を振動させることで生じる心室充満音。心尖部（しんせんぶ）で聴かれる。

Ⅳ音
拡張後期に心房が収縮して心室に血液が流入する際、心室壁を振動させ生じる低調で小さな心音。正常な状態では聴かれない。

奔馬調律（gallop rythm）
心音のⅠ音、Ⅱ音に、Ⅲ音あるいはⅣ音が加わり、馬が駆けているかのような3拍子のリズムが聴取される。

ラ音
肺や気道から発生する副雑音。継続性ラ音（乾性ラ音）、断続性ラ音（湿性ラ音）がある。

肺動脈楔入圧（PCWP、PAWP）
バルーン付きカテーテルを右［心］室から肺動脈の先端の方まで進め、バルーンを膨らませて肺動脈の一部をふさぐ（楔入）。この状態でバルーンの先端孔にかかる圧力を測定したものを肺動脈楔入圧という。閉鎖した先端側には右室からの圧力が伝わらず、肺静脈から左房にかかる圧力を反映していると考えられるため、模擬的に左房圧を測定するために行われる。➡P235

中隔前壁心室除外術（SAVE手術）
心室中隔付近の心筋に異常がある場合に、特殊な合成繊維パッチで間仕切りを入れることで、中隔を切除せずに左室容積を縮小させる術式。➡P237

うっ血性心不全：congestive heart failure（CHF）／不整脈：arrhythmia／頚静脈怒張：jugular venous distention／浮腫：edema

病態生理

- 原因不明の心筋細胞の脱落の後、線維性成分による置換が起こる。そして、左室の拡大とともに心収縮力の低下を認め、心不全へと進行する。
- 左室の拡大が著しいが、左右両心室とも障害されるケースもある。
- 多くが進行性のうっ血性心不全をきたす。

うっ血性心不全の機序

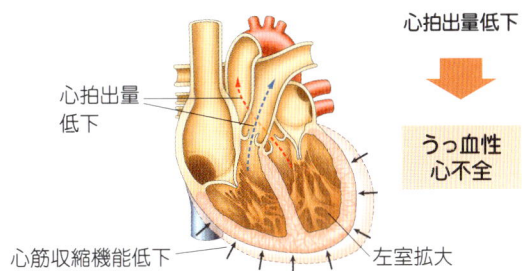

心拍出量低下 → うっ血性心不全

（図：心拍出量低下、心筋収縮機能低下、左室拡大）

症状・臨床所見

- 胸痛、息切れ、呼吸困難、食欲低下などが、慢性心不全症状として現れる。
- 不整脈による動悸、失神などの症状もみられる。
- 無症状の場合もある。
- 理学所見では、聴診でⅢ音、Ⅳ音（奔馬調律）、湿性ラ音が聴取される。頸静脈怒張、浮腫も確認される。

拡張型心筋症のおもな症状

自覚症状	心不全症状	胸痛、息切れ、呼吸困難、食欲低下など
	不整脈症状	動悸、失神など
理学所見	聴診所見	Ⅲ音、Ⅳ音（奔馬調律）、肺ラ音
	身体所見	頸静脈怒張、浮腫など

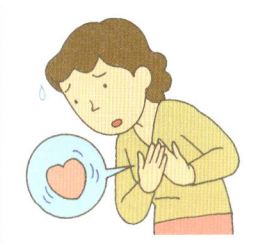

検査・診断

特徴的な検査所見

胸部X線検査	心陰影拡大、肺うっ血像
心エコー図検査	左室拡大、壁菲薄化、心室壁運動低下、収縮不全
心電図検査	ST-T変化、QRS幅拡大、異常Q波、脚ブロック、洞頻脈、心房細動（AF）、心室期外収縮など
心臓カテーテル検査／心筋生検	左室拡張末期圧(LVEDP)上昇、肺動脈楔入圧(PCWP)*上昇、左室容積増大、収縮機能低下、虚血性心疾患と鑑別、心内膜心筋生検で特定心筋症と鑑別

胸部X線検査

- 心陰影の拡大が大きな特徴としてみられる。
- 肺野にうっ血、胸水が認められる場合もある。

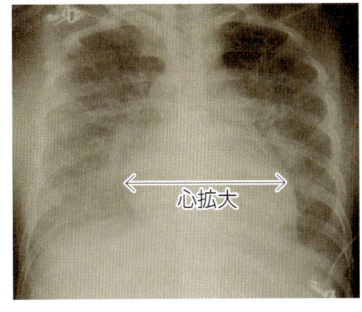

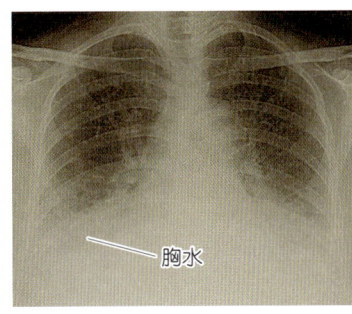

拡張型心筋症の胸部X線像（心拡大、胸水）

異常Q波：abnormal Q wave／脚ブロック：bundle branch block（BBB）／洞頻脈：sinus tachycardia／心房細動：atrial fibrillation（AF）／左室拡張末期圧：left ventricular end-diastolic pressure（LVEDP）／肺動脈楔入圧：plumonary capillary wedge pressure（PCWP）／心[臓]肥大：cardiac hypertrophy／うっ血：congestion, stagnation／胸水：pleural effusion, pleural fluid／慢性心不全：chronic heart failure

拡張型心筋症（DCM）

心電図検査

- 心電図では、拡張型心筋症特有の所見はみられない。しかし、ST-T変化、QRS幅拡大、異常Q波、脚ブロック、洞頻脈、心房細動（AF）、㋐心室期外収縮など、症例によって多様な変化が現れる。

拡張型心筋症の心電図

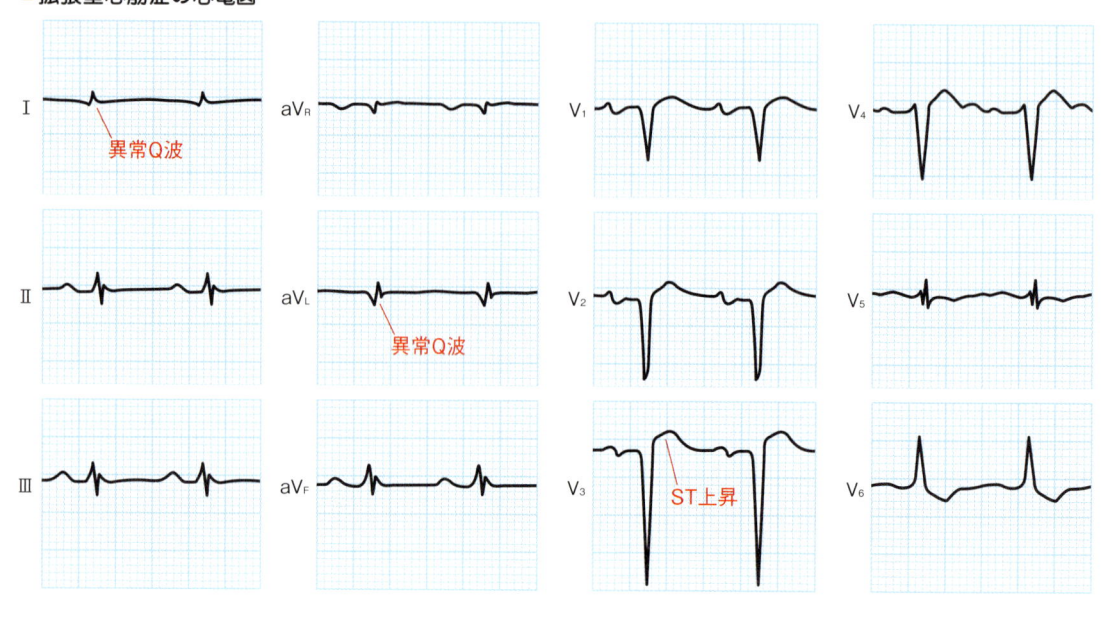

（Ⅰ：異常Q波／aVL：異常Q波／V3：ST上昇）

心エコー図検査

- 左室拡大、壁菲薄化、左室壁運動低下、収縮不全などを直接確認できる。
- 鑑別が必要な虚血性心疾患は、心エコー図検査だけでは診断できない。

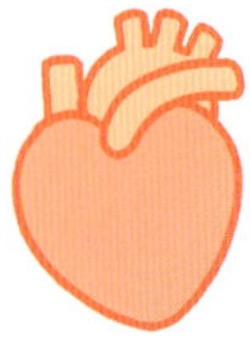

心臓カテーテル検査・心筋生検

- 虚血性心疾患との鑑別に有用な検査。通常、冠[状]動脈に狭窄病変はみられない。
- 左室拡張末期圧（LVEDP）上昇、肺動脈楔入圧（PCWP）上昇、左室容積増大、収縮機能低下が認められる。
- 心内膜心筋生検では、心筋細胞の脱落とそこに置換された線維性成分を認める。心筋症の重症度の把握とともに特定心筋症の除外診断が可能。

拡張型心筋症の生検組織病変像（HE染色）

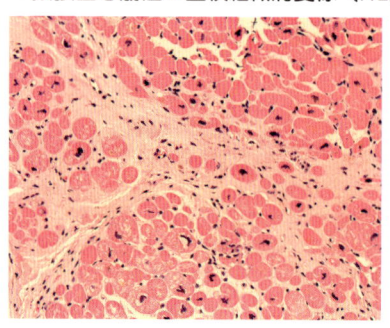

（マッソン・トリクローム染色）線維性成分

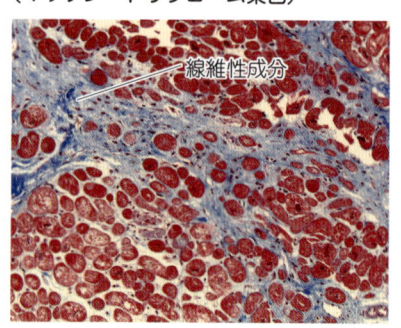

異常Q波：abnormal Q wave／脚ブロック：bundle branch block (BBB)／洞頻脈：sinus tachycardia／心房細動：atrial fibrillation (AF)／虚血性心疾患：ischemic heart disease (IHD)／左室拡張末期圧：left ventricular end-diastolic pressure (LVEDP)／肺動脈［毛細管］楔入圧：plumonary capillary wedge pressure (PCWP)／間質線維化：interstitial fibrosis／特定心筋症：specific cardiomyopathy

治療

治療の目的

生活管理	水分・塩分の摂取制限、飲酒・喫煙・運動制限、過度なストレス防止など
非薬物療法	心臓再同期療法（CRT）、植込み型除細動器（ICD）
外科的手術	重症例で、左室縮小形成術（バチスタ手術）、心臓移植
薬物療法	心不全症状に、強心薬、利尿薬、β遮断薬、アンジオテンシン変換酵素（ACE）阻害薬、アンジオテンシンⅡ受容体拮抗薬（ARB）など 不整脈予防に抗不整脈薬、血栓・塞栓症予防に抗凝固薬を投与

薬物療法

- 心不全症状に対する薬物療法として、強心薬（ジギタリス）、利尿薬、β遮断薬、RAA系抑制薬などを投与。
- 不整脈に対してアミオダロンなどの抗不整脈薬、血栓・塞栓症予防にワルファリンカリウムを投与する。

■ 拡張型心筋症に使用されるおもな治療薬

強心薬	ジギタリス
利尿薬	フロセミド、トラセミドなど
β遮断薬	カルベジロール
RAA系抑制薬	アンジオテンシン変換酵素（ACE）阻害薬 アンジオテンシンⅡ受容体拮抗薬（ARB）
抗不整脈薬	アミオダロンなど
抗凝固薬	ワルファリンカリウムなど

非薬物療法

心臓再同期療法（CRT）

- 心室内伝導障害によって心室収縮のタイミングにずれが生じている場合に、ペースメーカー植込みによる電気的刺激を送ることで、強制的に同期収縮させる方法。
- ペースメーカーのリードを両心室と右房に挿入し、ペーシングを行うことで収縮のタイミングが修正され、左室駆出力が増大する。
- ペースメーカー機能と除細動器の機能をあわせもつ治療機器（CRT-D）も使用されている。

外科的手術

左室縮小形成術（バチスタ手術）

- 拡張した左室心筋の一部を切り取って縫合し、正常に近い大きさまで縮小することで、心臓のポンプ機能の回復をはかる手術。
- 難易度が高くリスクをともなうが、ドナーの少なさなど根本的な治療である心臓移植がむずかしい場合や、移植までの代替術式として有効な場合もある。
- 改良型手術や中隔前壁心室除外術（SAVE手術）*などの術式も登場している。

術式の考案者の名前から、パチスタ（Batista）手術ともいわれる。

担当：儀武路雄

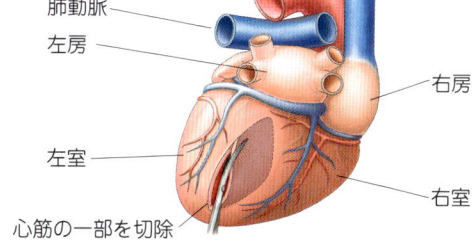

強心薬：inotropic drug／利尿薬：diuretic／β遮断薬：β blocker, β blocking agent／抗不整脈薬：antiarrhythmic agent(drug)／抗凝固薬：anticoagulant agent, anticoagulation agent／心室内伝導障害：intraventricular conduction disturbance (IVCD)／心臓再同期療法：cardiac resynchronization therapy (CRT)／植込み型除細動器：implantable cardioverter defibrillator (ICD)／バチスタ手術：Batista operation／心臓移植：cardiac transplantation, heart transplantation

心臓粘液腫
しんぞうねんえきしゅ

cardiac myxoma

心臓にできる有茎性でゼラチン状の良性腫瘍。塞栓症の原因となる

D15.1

担当：山城理仁

Overview

原発性心筋腫瘍の発生はごくまれ。約7割は良性腫瘍*で、その半数を粘液腫が占める。有茎性で、成長すると弁をふさいだり、破砕した断片が血流にのり、全身の血管で塞栓症状を引き起こすことも。

誘因・原因

- 原因は未解明だが常染色体優性遺伝形式の家族間遺伝がみられる。
- 比較的女性に多く、とくに40～60歳の女性にみられる。
- 遺伝性の場合では、若年男性に多く発生し、再発もみられる。

病態生理 ➡P239

- 粘液状の基質が豊富に存在するゼラチン状の良性腫瘍。
- 有茎性で血流により不安定に動き、発生部位により心腔内の血流や弁の動きを障害する。腫瘍は壊れやすく、断片が血流にのって全身に巡り塞栓症の原因となる。
- 75%が左[心]房に発生し、とくに心房中隔窩付近に多い。

症状・臨床所見 ➡P239

- 多くは無症状。まれに発熱、体重減少、貧血、レイノー現象*（手足の指先が冷たくなって痛む）などがみられることがある。
- 塞栓症状として、脳では脳卒中、肺では喀血など、塞栓部位によりさまざまな症状が現れる。
- 聴診では僧帽弁狭窄様雑音、三尖弁狭窄様雑音、腫瘍による叩打音（tumor plop）などを聴取。

検査・診断 ➡P240

- 心エコー図検査
- 血液検査
- 血管造影検査
- CT検査

- 心エコー図により腫瘤像を確認。位置、範囲、大きさなどを確認。
- 血液検査で、赤血球数の低下、白血球数の上昇、血小板数の低下、赤沈*亢進、γグロブリン*上昇などがみられることがある。
- CT検査で腫瘍の位置、大きさなどを明確に確認。

治療 ➡P240

- 外科的手術

- 突然死の危険もあるため、早期に手術にて摘出する。

用語解説

良性腫瘍

発生した場所で増殖はするものの、増殖速度は遅く、他部位に転移することはなく、放置しても腫瘍そのものが命にかかわることはないもの。腺腫、ポリープ、乳頭腫、嚢腺腫（のうせんしゅ）、脂肪腫、骨腫、平滑筋腫、横紋筋腫（おうもんきんしゅ）、血管腫など、さまざまな種類がある。これに対し、悪性腫瘍（がん）は、腫瘍が急速に増殖してリンパ節や他臓器に転移し、放置すると命にかかわるものをいう。

レイノー現象

寒冷刺激や精神的なストレスに反応して、手足の指先の血流が不足することで、発作的に発生し、皮膚の色の変化や冷感、しびれ感が現れるもの。膠原病（こうげんびょう）でよくみられ、心臓粘液腫でも時折みられる。原因疾患が不明な場合を「レイノー病」という。

赤沈

赤血球沈降速度の略で、ESRともいわれる。採取した血液を抗凝固剤とともに試験管に入れ、赤血球が試験管内を沈んでいく速度を測定する。おもに炎症の有無を調べる検査で、沈降速度が速い（沈んだ量が多い）と異常が疑われる。

γグロブリン

体内に侵入してきた異物（抗原）に対し、抗原に対応した抗体を生成して対抗する免疫機能で、抗体としての役割を担うのがγグロブリン。血漿蛋白質中にあり、特定の抗原と結合してできた複合体が、侵入してきた抗原を除去するはたらきをする。免疫グロブリンともよばれる。

インターロイキン6（IL-6）

T細胞やマクロファージなどにより産生され、細胞の増殖、分化、成熟、機能発現などの生理現象や炎症・免疫疾患の発症に関与する糖蛋白（サイトカイン）の一種。

➡P239

良性腫瘍：benign tumor／常染色体優性遺伝：autosomal dominant inheritance／心不全：heart failure (HF)／レイノー現象：Raynaud phenomenon／赤血球数：red blood cell(RBC) count／白血球数：white blood cell(WBC) count／血小板数：platelet count／赤沈：erythrocyte sedimentation rate (ESR)／γグロブリン：γ globulin

病態生理

- 粘液状の基質が豊富に存在するゼリー状、ゼラチン状の良性腫瘍である。
- 心臓内のどこにでも生じるが、左[心]房に発生するものが75％を占める（左房粘液腫）。とくに心房中隔窩付近に多い。
- 有茎性で根元は細く、茎状の先端はボール形状となっている。血流にのって不安定に揺れて動くため、発生部位によっては僧帽弁をふさいでしまうこともあり、血流が遮断されるなど障害を起こす。
- ゼラチン状の腫瘍は壊れやすく、壊れた断片が血流にのって全身を巡り、塞栓症を引き起こす危険があるため、腫瘍そのものは良性だが注意が必要な疾患といえる。
- 腫瘍からインターロイキン6（IL-6）*が分泌され、炎症症状を引き起こすこともある。

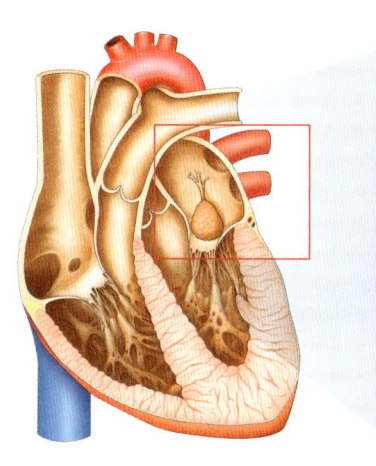

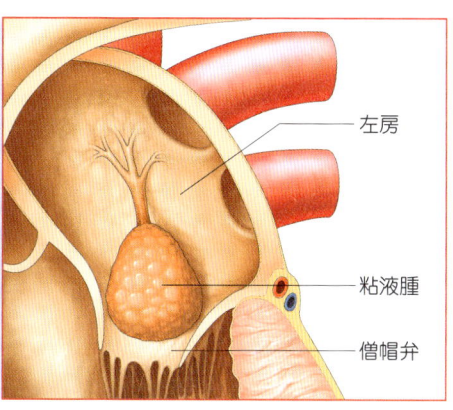

腫瘍が僧帽弁をふさいで左室流入路が閉塞。

症状・臨床所見

- 無症状のまま進行する場合が多い。
- 塞栓が起こった場合、部位により、脳では脳卒中や失神、肺では喀血など、全身にさまざまな塞栓症状が現れる。
- まれに倦怠感、発熱、関節痛、体重減少などの炎症症状がみられることがある。
- まれにレイノー現象（手足の指先が冷たくなって痛む）が生じることがある。
- 聴診により、僧帽弁狭窄症と同様の僧帽弁狭窄様雑音、三尖弁狭窄様雑音など拡張期心雑音を生じる。体位によって1拍ごとに大きさおよび位置が変化するのが特徴。
- 左房粘液腫では、拡張期の血流によって粘液腫が心内膜（僧帽弁）にぶつかるため、Ⅱ音の後に**腫瘍プロップ**（tumor plop）とよばれる叩打音が聴取される。

心臓粘膜腫のおもな症状

多くの場合、無症状で進行	
塞栓症状	失神、喀血など
炎症症状	倦怠感、発熱、関節痛、体重減少など
その他身体症状	貧血、レイノー現象
聴診所見	拡張期心雑音、腫瘍プロップ

摘出した粘液腫

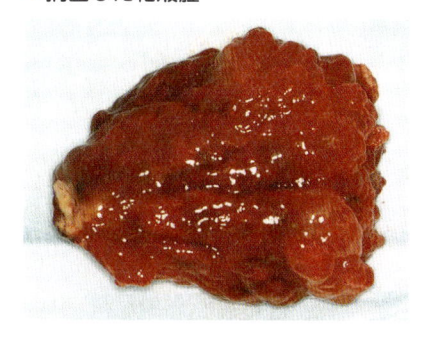

左房粘液腫：left atrial myxoma／左房：left atrium（LA）／左室：left ventricle（LV）／僧帽弁：mitral valve／粘液腫：myxoma／塞栓[症]：embolism／インターロイキン6：interleukin-6（IL-6）／拡張期心雑音：diastolic heart murmur

心臓粘液腫

🧪 検査・診断

特徴的な検査所見

心エコー図検査	多層エコー像として腫瘤影
血管造影検査	腫瘍濃染像、腫瘍栄養血管
血液検査	赤血球数・血小板数低下、赤沈亢進、白血球数・γグロブリン上昇など炎症所見
CT検査	詳細な腫瘍像

心エコー図検査

- 拡張期の僧帽弁付近に、多層エコー像として腫瘤影を認める。
- 非侵襲的に粘液腫の位置、範囲、大きさ、付着部位などの病変を確認できるため、心臓粘液腫に有用な検査。

■ 心エコー像

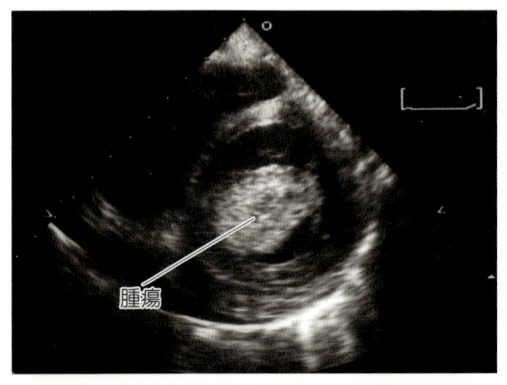

（腫瘍）

CT検査

- 心エコー図検査のほか、CT検査では、腫瘍の位置、大きさ、付着部位など性質をよりはっきりと確認できる。
- MRI検査も有効。

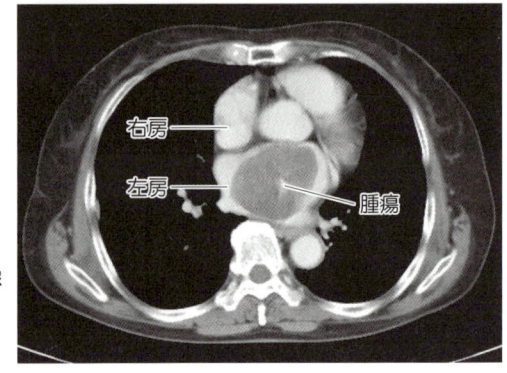

■ 心臓粘液腫のCT像

（右房、左房、腫瘍）

🩺 治療

治療の目的 — 外科的手術：塞栓症予防のため、手術にて早期に腫瘍を摘出

- 粘液腫が引き起こす塞栓症状により、突然死の危険があるため、外科的手術により早期に摘出する（緊急手術の適応となることもある）。
- 人工心肺により一時的に心臓を停止し、心臓を切開して腫瘍を切除。弁に障害がある場合は、同時に弁形成や弁置換術を行うこともある。
- 脳梗塞、多臓器機能低下、血液凝固異常、免疫機能低下など、合併症に注意。

■ 心臓粘液腫切除

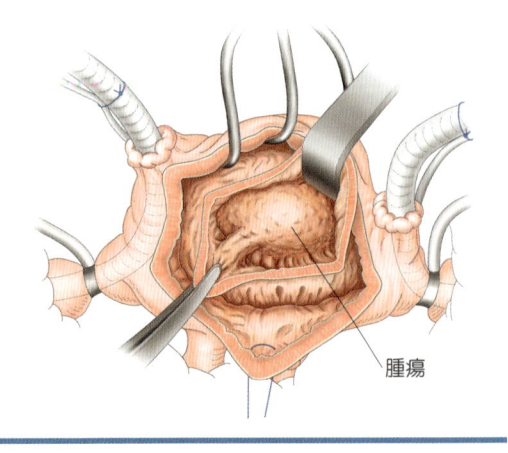

（腫瘍）

赤血球数：red blood cell(RBC) count／白血球数：white blood cell(WBC) count／血小板数：platelet count／赤沈：erythrocyte sedimentation rate (ESR)／γグロブリン：γ globulin／僧帽弁：mitral valve／粘液腫：myxoma／人工心肺：cardiopulmonary bypass

第 8 章
血圧異常

血圧異常 —————————— 242	腎血管性高血圧症 —————————— 256
Column 加齢と血圧の変化 ———— 246	内分泌性高血圧症 —————————— 258
Column 閉塞型睡眠時無呼吸症候群 — 247	**Column** 悪性高血圧症 ———— 259
本態性高血圧症 —————————— 248	低血圧症 —————————— 260
腎実質性高血圧症 —————————— 254	**Column** 起立性低血圧症 ———— 262

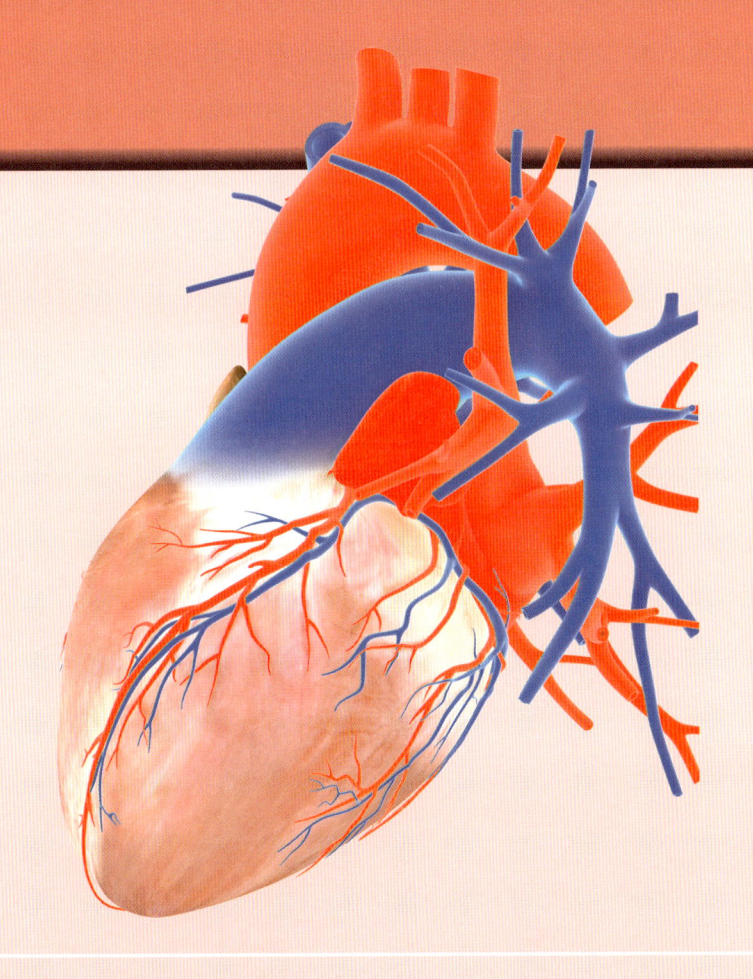

血圧の分類と血圧の異常によって引き起こされる心血管疾患との関連

血圧異常
anomalous blood pressure

担当：本郷賢一

血圧の定義

- 全身に血液を送り出すために、血液が血管壁に及ぼす圧力を血圧という。一般に血圧とよばれるのは動脈の血圧をさす。
- 血圧を決める要素は、心拍出量（心臓から拍出される血液の量）と血管の抵抗（末梢動脈の抵抗）である。

血圧と心機能の関係

血　圧 ＝ 心拍出量（1回拍出量 × 心拍数）× 末梢血管抵抗
（BP）　　（CO）　　　（SV）　　　（HR）　　　（PR）

影響を与える因子

循環血液量、心収縮力など

血管内径の弾性、血管の収縮・拡張、血液の粘度など

血圧と心機能の関係

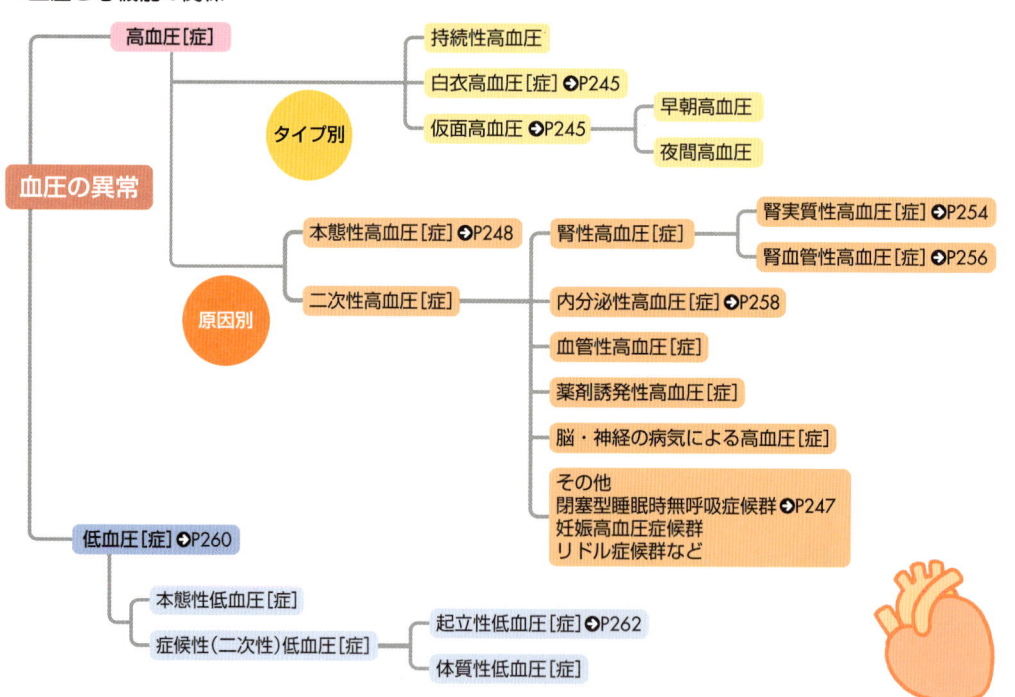

血圧の異常
- 高血圧[症]
  - タイプ別
    - 持続性高血圧
    - 白衣高血圧[症] ➡P245
    - 仮面高血圧 ➡P245
      - 早朝高血圧
      - 夜間高血圧
  - 原因別
    - 本態性高血圧[症] ➡P248
    - 二次性高血圧[症]
      - 腎性高血圧[症]
        - 腎実質性高血圧[症] ➡P254
        - 腎血管性高血圧[症] ➡P256
      - 内分泌性高血圧[症] ➡P258
      - 血管性高血圧[症]
      - 薬剤誘発性高血圧[症]
      - 脳・神経の病気による高血圧[症]
      - その他
        閉塞型睡眠時無呼吸症候群 ➡P247
        妊娠高血圧症候群
        リドル症候群　など
- 低血圧[症] ➡P260
  - 本態性低血圧[症]
  - 症候性（二次性）低血圧[症]
    - 起立性低血圧[症] ➡P262
    - 体質性低血圧[症]

用語解説

BMI
肥満度を判定する指標。体重÷身長²で求める。BMIが18.5未満は低体重、18.5以上25未満がふつう、25以上30未満が肥満、30以上が重度肥満。

ふいご機能
血管がもっている緩衝能。大動脈のような中心動脈は、収縮期に心臓から送り出された血液の一部をためて、拡張期に末梢に血液を送るはたらきがある。

memo
悪性高血圧[症]
拡張期血圧（最低血圧）が130mmHg以上あり、急速に腎機能の低下が進み、腎不全に陥るなど重症化することが多い高血圧のこと。

血圧：blood pressure（BP）／心拍出量：cardiac output（CO）／1回拍出量：stroke volume（SV）／心拍数：heart rate（HR）／末梢［血管］抵抗：peripheral［vascular］resistance（PR）／大動脈圧：aortic pressure（AP）／収縮期血圧：systolic blood pressure（SBP）／拡張期血圧：diastolic blood pressure（DBP）／平均血圧：mean arterial(blood) pressure（MAP）／血圧調節：blood pressure regulation／ふいご機能：windkessel function

血圧調節因子

- 適切な血圧を維持するように体内でコントロールしているのが血圧調節機構。
- 血圧調節因子には、❶神経性調節因子、❷液性調節因子、❸腎性・体液調節因子などがある。調節の結果が現れるまでの時間などが異なる。

血圧調節因子

秒単位で作動	[神経性調節因子]	
	圧受容体	血圧の上昇・下降を感知して脳の血管運動中枢を刺激、血管の収縮や拡張の調節。
	化学受容体感受性	血液中の炭酸ガス濃度や脳への酸素供給を感知し、血圧と呼吸の調節を行う。
	中枢神経の虚血反応	脳への血流減少を感知して血圧の調節を行う。

分から時間単位で作動	[液性調節因子]	
	レニン・アンジオテンシン系	血管収縮作用による血圧の上昇を行う。
	毛細血管性体液移動	血圧が高いときは体液を毛細血管の外へ、低いときは内へと体液の移動によって血圧を維持。

時間から日単位で作動	[腎性・体液調節因子]	
	体液の腎性調節	血圧の変化に対応して尿量を増減させて血圧を正常化する（圧利尿）。
	アルドステロン系	アルドステロンがNa（ナトリウム）と水の再吸収を高めて血圧を上昇させる。

血圧測定法の種類

- 血圧測定には、測定場面によって**診察室血圧**、**自由行動下血圧**、**家庭血圧**の3つがあり、高血圧の基準はそれぞれ異なる。
- 自由行動下血圧は、自動血圧計を装着した状態で生活することで、24時間、夜間や早朝の血圧を計測できる。

異なる測定法における高血圧基準（単位：mmHg）

	収縮期血圧	拡張期血圧
診察室血圧	≧140	≧90
家庭血圧	≧135	≧85
自由行動下血圧		
24時間	≧130	≧80
昼間	≧135	≧85
夜間	≧120	≧70

日本高血圧学会「高血圧治療ガイドライン2014」による

血圧測定法の特徴

	診察室血圧	自由行動下血圧	家庭血圧
測定頻度	少	多	多
短期変動性の評価	不可	可	不可
夜間血圧の評価	不可	可	可※
薬効評価	可	適	最適
薬効持続時間の評価	不可	可	最良
長期変動性の評価	可	不可	最良
再現性	不良	良	最良
白衣現象	有	無	無

家庭血圧の測定

〈朝〉	起床後1時間以内（排尿後、朝の服薬前、朝食前、計測前1～2分座って安静にしてから）。
〈夜〉	就寝前（計測前1～2分座って安静にしてから）。入浴や飲酒の直後は避ける。
〈その他〉	指示により、夕食前、夕方の服薬前、入浴前、飲酒前など。
〈その他適宜〉	自覚症状のあるとき、休日や昼間、装置によっては深夜睡眠時も可。
測定回数	1機会2回測定し、その平均値。
測定期間	できるかぎり長期間。
記録	すべての測定値を記録する。

※血圧計は上腕用を使用する。

※夜間就眠時測定可能な家庭血圧計もある。

「高血圧治療ガイドライン2014」では、家庭血圧の測定が高血圧の診断、治療、薬効などの観察に診察室血圧より優位であると位置づけた。

日本高血圧学会「高血圧治療ガイドライン2014」を一部改変

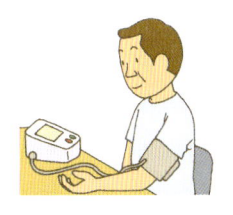

低血圧［症］：hypotension／内分泌性高血圧：endocrine hypertension／二次性高血圧：secondary hypertension／本態性高血圧：essential (primary, idiopathic) hypertension／圧受容体(器)：baroreceptor, pressure receptor／化学受容体感受性：chemosensitivity

血圧異常

血圧の分類

- 血圧には**収縮期血圧（最高血圧）**、**拡張期血圧（最低血圧）**、**平均血圧**などがある。
- 心臓が収縮しているときには最高の血圧値（収縮期血圧）を示し、心臓が拡張しているときには最低の血圧値（拡張期血圧）を示す。
- 収縮期血圧と拡張期血圧の差を**脈圧**という。
- 平均血圧とは、心拍動にともない変化する動脈圧の1周期全体の平均。

平均血圧＝拡張期血圧＋〈（収縮期血圧－拡張期血圧）÷3〉

■血圧（診察室血圧）の基準値

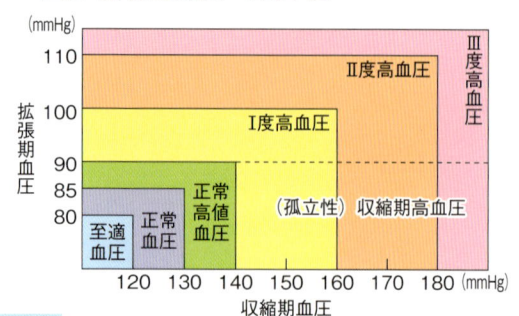

日本高血圧学会「高血圧治療ガイドライン2014」

血圧にもとづいた心血管疾患

■高血圧管理計画のためのリスク層別化に用いる予後影響因子

心血管病の危険因子	臓器障害／心血管病	
高齢（65歳以上）	脳	脳出血、脳梗塞
喫煙		無症候性脳血管障害、一過性脳虚血発作
収縮期血圧、拡張期血圧レベル	心臓	左室肥大（心電図、心エコー図）
脂質異常症 　低HDLコレステロール血症（<40mg/dL） 　高LDLコレステロール血症（≧140mg/dL） 　高トリグリセリド血症（≧150mg/dL）		狭心症、心筋梗塞、冠動脈再建術後
		心不全
	腎臓	蛋白尿（尿微量アルブミン排泄を含む）
		低いeGFR[*2]（<60mL／分／1.73㎡）
肥満（BMI[*]≧25）　とくに内臓脂肪型肥満		慢性腎臓病（CKD）
メタボリックシンドローム[*1]		確立された腎疾患（糖尿病性腎症、腎不全など）
若年（50歳未満）発症の心血管病の家族歴	血管	動脈硬化性プラーク
糖尿病（空腹時血糖≧126mg/dL、あるいは負荷後血糖2時間値≧200mg/dL、随時血糖≧200mg/dL、HbA1c≧6.5%）		頸動脈内膜中膜複合体厚≧1.1mm
		大血管疾患
		末梢動脈疾患（低い足関節上腕血圧比：ABI≦0.9）
	眼底	高血圧性網膜症

[*1] メタボリックシンドロームは予防的な観点から、正常高値以上の血圧レベルと内臓脂肪型肥満（男性85cm以上、女性90cm以上の腹囲）に加え、血糖値異常（空腹時血糖110mg/dL以上）、あるいは脂質代謝異常のどちらかを有するもの。

[*2] eGFR（推算糸球体濾過量）は日本人用の推算式。eGFR＝194×Cr$^{-1.094}$×年齢$^{-0.287}$（女性は×0.739）

日本高血圧学会「高血圧治療ガイドライン2014」による

■診察室血圧にもとづいた脳心血管リスク層別化

リスク層 （血圧以外のリスク要因）	血圧分類（mmHg）	Ⅰ度高血圧 140～159/90～99	Ⅱ度高血圧 160～179/100～109	Ⅲ度高血圧 ≧180/≧110
リスク第1層 （危険因子がない）		低リスク	中等リスク	高リスク
リスク第2層 （糖尿病以外の1～2個の危険因子、メタボリックシンドロームがある）		中等リスク	高リスク	高リスク
リスク第3層 （糖尿病、CKD、臓器障害／心血管病、3個以上の危険因子のいずれかがある）		高リスク	高リスク	高リスク

メタボリックシンドロームは、正常域以上の血圧レベルと腹部肥満に加え、血糖値異常か脂質代謝異常を有するもの。すべてを有する場合はリスク第4層。他の危険因子がなく腹部肥満と脂質代謝異常があれば血圧レベル以外の危険因子は2個であり、メタボリックシンドロームとあわせて3個とは数えない。日本高血圧学会「高血圧治療ガイドライン2014」

血圧測定：blood pressure measurement／正常血圧：normotension／家庭血圧：home blood pressure／診察室血圧：office blood pressure／診察室高血圧：office hypertension／日内血圧変動：circadian blood pressure／白衣高血圧：white coat hypertension／仮面高血圧：masked hypertension／早朝高血圧：morning hypertension／夜間高血圧：nocturnal hypertension／夜間血圧：nocturnal blood pressure

血圧の日内変動

- 血圧は1日のなかで上下している。これを血圧の日内変動という。
- 基本的に血圧は、睡眠中にもっとも低く→起床前から起床後にかけて上がり→夕方から夜にかけて下がるというリズムを刻んでいる。
- 血圧の日内変動には自律神経が深くかかわっている。日内変動の曲線は、人によって違い、同じ人でも日によって違う。

■ 正常血圧の人の日内変動の例

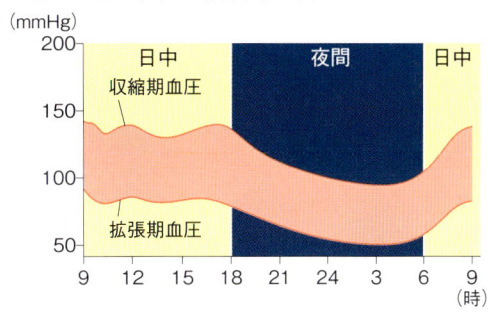

仮面高血圧と白衣高血圧

- 血圧はタイプ別に、**持続性高血圧**と仮面高血圧、白衣高血圧がある。**仮面高血圧**は、家庭血圧が高く、診察室血圧は正常のもの。**白衣高血圧**は、家庭血圧が正常、診察室血圧が高いものをいう。
- 仮面高血圧は、心血管疾患のリスクが高い。
- 白衣高血圧は、治療の必要がないといわれているが、一部は持続性高血圧に移行し、心血管イベントのリスクになることがある。
- 仮面高血圧は、起床時の血圧が高くなる**早朝高血圧**、夜寝ている間の血圧が高くなる**夜間高血圧**、職場などのストレスで血圧が高くなる**ストレス下高血圧**に分けられる。
- 心筋梗塞や脳卒中のような心血管イベントは早朝に多く、とくに早朝高血圧には注意が必要。
- 早朝高血圧は、朝方に急峻に血圧が上昇する**モーニングサージ型**と夜間高血圧から移行する**夜間高血圧型**に分類される。

■ 白衣高血圧と仮面高血圧の診断

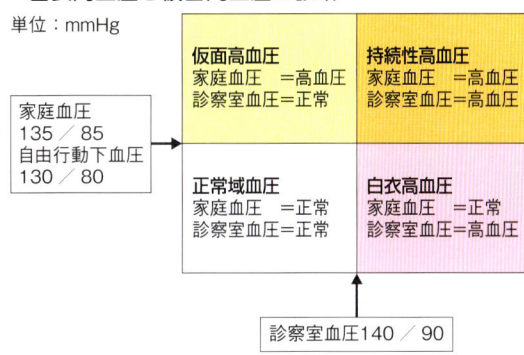

単位：mmHg

家庭血圧 135／85
自由行動下血圧 130／80

	仮面高血圧 家庭血圧＝高血圧 診察室血圧＝正常	持続性高血圧 家庭血圧＝高血圧 診察室血圧＝高血圧
	正常域血圧 家庭血圧＝正常 診察室血圧＝正常	白衣高血圧 家庭血圧＝正常 診察室血圧＝高血圧

診察室血圧140／90

■ 仮面高血圧の分類と危険因子

早朝高血圧	夜間高血圧
アルコール	循環血液量の増加（心不全、腎不全）
起立性高血圧	自律神経障害（起立性低血圧、糖尿病）
大血管硬度増大	睡眠時無呼吸症候群
持続時間の不十分な降圧薬	抑うつ状態
ストレス下高血圧	認知機能低下
職場での精神的ストレス	脳血管障害
家庭での精神的ストレス	
身体的ストレス	

降圧目標

- 血圧を目標まで下げるには、まず、減塩、コレステロールや飽和脂肪酸の摂取も控える、野菜や果物は積極的に摂取する、適正体重の維持、運動習慣の確立、節酒などの生活習慣の改善に取り組む。
- 一定期間、生活習慣の改善を行っても降圧しない場合は、降圧薬治療を追加する。
- 急に降圧すると腎機能の悪化を招く危険があるため2～3か月かけて徐々に下げていく。

■ 各病態における降圧目標

病態	目標値
若年・中年・前期高齢患者	140／90mmHg未満
後期高齢患者	150／90mmHg未満
糖尿病患者	130／80mmHg未満
慢性腎臓病患者	
冠動脈疾患患者	140／90mmHg未満
脳血管障害患者	

75歳以上の後期高齢者は慎重な降圧治療を行う。

血圧変動：blood pressure variation／モーニングサージ：morning surge／自由行動下血圧：ambulatory blood pressure／自由行動下血圧測定：ambulatory blood pressure monitoring（ABPM）／高血圧：high blood pressure／高血圧［症］：hypertension

血圧異常／加齢と血圧の変化／閉塞型睡眠時無呼吸症候群

高血圧緊急症

- 高血圧緊急症とは、急激に血圧が上昇し、脳や心臓、腎臓、大動脈などの臓器に重篤な障害が進行している状態で、ただちに降圧治療を行わなければ致死的になる病態。

高血圧緊急症の原因疾患

乳頭浮腫をともなう加速型－悪性高血圧
高血圧性脳症
急性の臓器障害をともなう重症高血圧 　アテローム血栓性脳梗塞、脳出血、くも膜下出血、頭部外傷、急性大動脈解離、急性左心不全、急性心筋梗塞および急性冠症候群、急性または進行性の腎不全
脳梗塞血栓溶解療法後の重症高血圧
冠動脈バイパス術後高血圧
重症火傷
重症鼻出血

脳梗塞血栓溶解療法後の重症高血圧
収縮期血圧≧180mmHgあるいは拡張期血圧≧120mmHgの妊婦
カテコラミンの過剰 　褐色細胞腫のクリーゼ、モノアミン酸化酵素阻害薬と食品・薬物との相互作用、交感神経作動薬の使用、降圧薬中断による反跳性高血圧、脊髄損傷後の自動性反射亢進
子癇
手術に関連したもの 　緊急手術が必要な患者の重症高血圧、術後の高血圧、血管縫合部からの出血

高齢者高血圧

- 高齢者の収縮期血圧の上昇と脈圧（収縮期血圧と拡張期血圧の差）の拡大は、狭心症、心筋梗塞、脳梗塞、動脈硬化などの脳心血管系疾患のリスクとなる。

高齢者高血圧の特徴

① 収縮期血圧の上昇、拡張期血圧の低下。脈圧の開きが顕著。
② 血圧の変動が大きい（動揺性）。
③ 起立性低血圧や食後の血圧の低下が増える。
④ 血圧の日内変動の変化（夜の血圧が下がらない、もしくは過度に下がる）。
⑤ 早朝の血圧が上昇する。
⑥ 白衣高血圧が増える。
⑦ 血圧測定のマンシェット法では見かけ上、高く血圧が現れやすい。
⑧ 血圧測定中に聴診器でコロトコフ音の欠失（聴診間隙）がみられることがある。
⑨ 腎機能や肝機能が低下している。
⑩ 臓器合併症が多い。

Column
加齢と血圧の変化
担当：本郷賢一

- 人は年齢をとるにしたがい、からだの組織や器官に分布している細い動脈の柔軟性が失われ、末梢血管抵抗の増大によって血液の流れがスムーズでなくなる。末梢血管の血流が悪くなると、心臓はより強い力で血液を全身に押し出そうとする。そのため動脈に高い圧力がかかり、結果として高血圧になる。

- また、加齢とともに動脈硬化も進み、圧受容体に障害が起こると、血圧の変化を感じ取る機能が低下してくる。さらに血管の柔軟性が失われると、血管の緩衝能（ふいご機能→P242）が低下して、本来ならば収縮期に動脈にためられ、拡張期に末梢へと拍出されるはずの大部分の血液が末梢に流れてしまう。このため収縮期血圧が上昇し、拡張期血圧が下降することになる。

収縮期と拡張期の血流の変化

動脈硬化があると、末梢血管では収縮期の血流が多く、拡張期の血流が少なくなる。

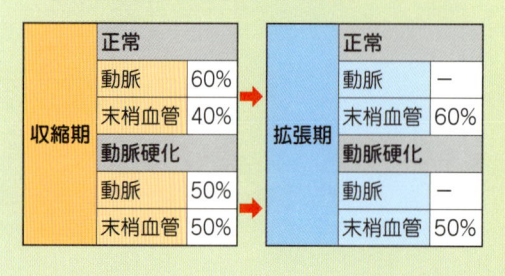

正常			正常	
収縮期	動脈	60%	拡張期	動脈	－
	末梢血管	40%		末梢血管	60%
	動脈硬化			動脈硬化	
	動脈	50%		動脈	－
	末梢血管	50%		末梢血管	50%

高血圧緊急症：hypertensive emergency, hypertensive urgency／血圧測定：blood pressure measurement／脈圧：pulse pressure／悪性高血圧：malignant hypertension／起立性低血圧：orthostatic hypotension／加齢：aging

慢性腎臓病（CKD）

- 慢性腎臓病では、原因、腎機能障害の区分（GFR）、蛋白尿区分を組み合わせたCGA分類の重症度に応じ、適切な治療を行う。
- 栄養や食塩の過剰摂取、運動不足、飲酒、喫煙、ストレスなどが発症や進行に関係する。

慢性腎臓病の定義

① 尿異常、画像診断、血液、病理で腎障害の存在が明らかで、とくに蛋白尿の存在が重要。
② 糸球体濾過率（GFR）が60mL／分／1.73m²未満。
①、②のいずれか、または両方が3か月以上持続する場合

慢性腎臓病の重症度分類（CGA分類）

原疾患	蛋白尿区分		A1	A2	A3
糖尿病	尿アルブミン定量（mg／日）		正常	微量アルブミン尿	顕性アルブミン尿
	尿アルブミン／Cr比（mg／gCr）		30未満	30〜299	300以上
高血圧、腎炎、多発性嚢胞腎、移植腎、不明、その他	尿蛋白定量（g／日）		正常	軽度蛋白尿	高度蛋白尿
	尿蛋白／Cr比（g／gCr）		0.15未満	0.15〜0.49	0.50以上
GFR区分（mL／分／1.73m²）	G1	正常または高値	≥90		
	G2	正常または軽度低下	60〜89		
	G3a	軽度〜中等度低下	45〜59		
	G3b	中等度〜高度低下	30〜44		
	G4	高度低下	15〜29		
	G5	末期腎不全	<15		

重症度は原疾患、GFR区分、蛋白区分を合わせたステージにより評価する。緑を基準に黄、橙、赤の順にリスクは上昇。
日本腎臓学会編「CKD診療ガイド2012」東京医学社

Column

閉塞型睡眠時無呼吸症候群（へいそくがたすいみんじむこきゅうしょうこうぐん）

担当：本郷賢一

- 睡眠1時間当たりに少なくとも5回以上の無呼吸（10秒以上）があり、同時に日中の過度の眠気があるものをいう。
- 睡眠中の吸気時に筋緊張が低下し上気道が狭くなり起こる。このため頻繁に覚醒し、夜間血圧が低下せず多くに夜間高血圧がみられる。
- 高血圧のほか心筋梗塞、脳卒中などの危険因子となることが知られている。気道を狭窄させる原因として、BMIが30以上の肥満や未発達な上顎などが考えられる。

閉塞型睡眠時無呼吸症候群の症状と病態

おもな症状：日中の眠気、集中力の低下、抑うつ状態、朝方・起床時の倦怠感・頭痛、いびき、頻繁な夜間覚醒・夜間尿、夜間の呼吸困難

↓

交感神経の緊張が持続

↓

不整脈／虚血性心疾患／高血圧／脳血管障害

慢性腎臓病：chronic kidney disease（CKD）／糖尿病：diabetes, diabetes mellitus（DM）／脂質異常：dyslipidemia／腎不全：renal failure／糸球体濾過値：glomerular filtration rate（GFR）／閉塞型睡眠時無呼吸症候群：obstructive sleep apnea syndrome

原因が明らかではない高血圧のこと。高血圧患者の多数を占める

I10

本態性高血圧症
ほんたいせいこうけつあつしょう
essential hypertension

担当：名越智古

Overview
高血圧の原因となる基礎疾患が見当たらない疾患。遺伝的な背景や環境因子が関与している生活習慣病のひとつである。

誘因・原因 ●P249
- 遺伝的な背景として、家族的に高血圧の遺伝因子が認められる。
- 環境的要因として、加齢、肥満、塩分の過剰摂取などとの関連。

病態生理 ●P249
- 血圧が高い状態が持続する病態。
- 高血圧が持続すると末梢血管抵抗*が上昇し、心臓の後負荷が増大。血管、脳、心臓、腎臓などが障害されたり、動脈硬化を起こす。

症状・臨床所見
- 頭痛、肩こり、めまい、のぼせ、耳鳴り、吐き気・嘔吐などの症状がある場合は、他の疾患との鑑別が必要である。
- 肥満の程度、脳・心血管の病変、二次性高血圧*を示す所見の有無。

検査・診断 ●P250

| 問診、身体所見 | 一般検査 | 血圧測定（家庭血圧、24時間自由行動下血圧） |

- 本態性高血圧か二次性高血圧かを診断。
- 高血圧の基準は、診察室血圧*が140／90mmHg以上、家庭血圧*135／85mmHg以上。
- 心血管リスク因子〈メタボリックシンドロームとCKD（慢性腎臓病）〉の有無と生活習慣の把握。
- 初診時と降圧治療中、適宜検査が必要。

治療 ●P251〜253

| 生活習慣の改善 | 薬物療法 |

- 食事療法、適正体重の維持、運動、禁煙、飲酒制限などの指導。
- 目標血圧に達しない場合は、降圧薬による治療。

予後
- 生活習慣の改善や降圧薬などにより良好な予後が期待できる。
- 放置すれば臓器障害が進行し、脳・心血管疾患の原因になる。

用語解説

末梢[血管]抵抗（peripheral [vascular] resistance）
血圧を決定する要素のひとつ。血圧は心拍出量と末梢血管抵抗の積で求める。末梢血管抵抗は血管内径の変化、収縮・拡張などで規定される。

二次性高血圧[症]（secondary hypertension）
腎臓や副腎などに病気があり、それが原因となって高血圧を引き起こしたもの。

診察室血圧（office blood pressure）
水銀血圧計を用いた聴診法や自動血圧計を用いて診察室で測る血圧。1〜2分の間隔をおいて少なくとも2回以上測定する。診察室血圧の高血圧の基準は、140／90mmHg以上。

家庭血圧（home blood pressure）
自動血圧計などを用いて家庭で測る血圧。1機会に2回測定する。家庭血圧を測定して診察室血圧と比較することで、仮面高血圧●P245と白衣高血圧●P245を発見できる。家庭血圧の高血圧の基準は135／85mmHg以上。

BMI
肥満度を判定する指標として用いられる。体重÷身長^{2}で求める。BMIが18.5未満は低体重（やせ）、18.5以上、25未満がふつう、25以上、30未満が肥満、30以上が重度肥満。
●P250

memo
DASH食（dietary approaches to stop hypertension eating plan）
低脂肪乳製品と野菜・果物の食事。飽和脂肪酸とコレステロールが少なく、カリウム、カルシウム、マグネシウム、食物繊維が多い。降圧が期待できる反面、高カリウム血症や摂取カロリー過剰に注意。

血圧：blood pressure（BP）／血圧上昇：elevated blood pressure／血圧測定：blood pressure measurement／自由行動下血圧：ambulatory blood pressure／二次性高血圧：secondary hypertension／降圧薬：antihypertensive, antihypertensive drug(agent, medication), depressor, hypotensive agent／食事療法：diet therapy, dietetic therapy, food therapy／薬物療法：drug therapy, medicinal treatment, pharmacotherapy

誘因・原因

- 高血圧のおよそ90％は原因が不明の本態性高血圧である。
- 発症因子として、遺伝的因子と環境的因子がある。
- 食塩感受性遺伝子多型頻度は日本人が高いとの報告がある。
- 高血圧は生活習慣病のひとつと考えられ、肥満、アルコールの多飲、塩分の過剰摂取、運動不足などの環境的因子が高血圧の発症を促す。

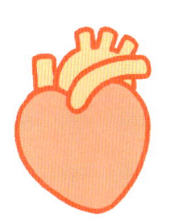

本態性高血圧の発症因子

遺伝因子
・高血圧体質の家族歴

環境因子
・加齢
・肥満
・食塩の過剰摂取
・運動不足
・喫煙
・アルコールの過剰摂取
・精神的ストレス
・過剰な肉体労働

環境因子は生活習慣と深くかかわっている。高血圧は、遺伝的因子と環境因子がお互いに作用して発症する。

病態生理

- 血圧が上昇するのは、心拍量の増加と血管の末梢血管抵抗の増加によるものである。高血圧が続くと心臓や脳、腎臓、目などに影響を及ぼす。さらに動脈硬化を起こし脳梗塞や脳出血、心筋梗塞などを引き起こす。

血圧値別にみた脳卒中発症率

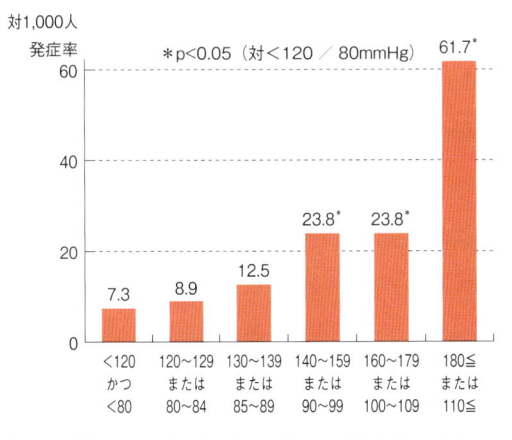

対1,000人　発症率　＊$p<0.05$（対＜120／80mmHg）

血圧	発症率
＜120 かつ ＜80	7.3
120〜129 または 80〜84	8.9
130〜139 または 85〜89	12.5
140〜159 または 90〜99	23.8＊
160〜179 または 100〜109	23.8＊
180≦ または 110≦	61.7＊

Arima H,Tanizaki Y,Kiyohara Y,et al.Validity of the JNC IV recommendations for the management of hypertension in a general population of Japanese elderly：the Hisayama study. Arch Intern Med 2003,163:361-6.OS

高血圧の合併症

（脳）
・脳梗塞
・脳出血
・くも膜下出血

（目）
・高血圧性網膜症

（心臓）
・狭心症
・心筋梗塞

（腎）
・腎硬化症
・腎不全

（血管）
・動脈硬化
・大動脈瘤

遺伝因子：hereditary factor／環境的因子：environment factor／食塩感受性：salt sensitivity／動脈硬化：arteriosclerosis／脳梗塞：cerebral infarction／脳出血：cerebral hemorrhage／心筋梗塞：myocardial infarction

本態性高血圧症

検査・診断

特徴的な検査所見	問診、身体所見	血圧、脈拍、身長、体重、肥満度（BMI）、腹囲、貧血、胸部・腹部・四肢・神経などの身体所見
	一般検査	尿検査、血液検査、胸部X線検査、心電図検査など
	血圧測定（家庭血圧、24時間自由行動下血圧）	高血圧

問診、身体所見

■ 血圧や脈拍、BMI*や肥満度などの身体所見を集める。高血圧、糖尿病、心血管疾患の家族歴などを確認。運動や食事、飲酒などの生活習慣を把握する。初診時に140／90mmHg以上を示しても高血圧緊急症がなければ、降圧薬による治療を始めない。

一般検査

■ 初診時は必須。治療中は1年に1回は検査。一般尿検査、血球検査、血液生化学検査、胸部X線（心胸郭比）、心電図（左室肥大、不整脈など）。

■ 初診時の高血圧管理計画

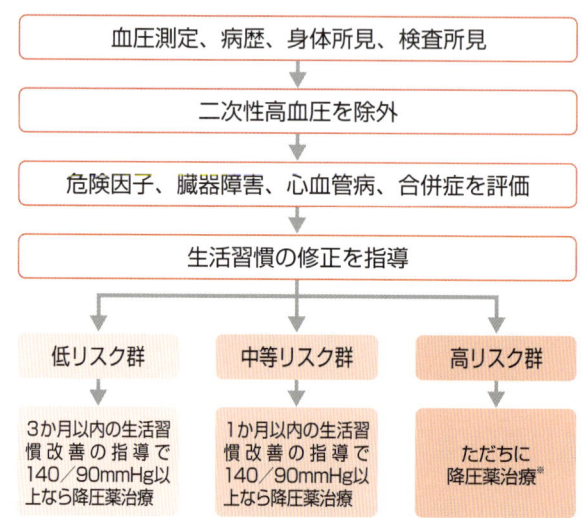

血圧測定、病歴、身体所見、検査所見
↓
二次性高血圧を除外
↓
危険因子、臓器障害、心血管病、合併症を評価
↓
生活習慣の修正を指導
↓
低リスク群	中等リスク群	高リスク群
3か月以内の生活習慣改善の指導で140／90mmHg以上なら降圧薬治療	1か月以内の生活習慣改善の指導で140／90mmHg以上なら降圧薬治療	ただちに降圧薬治療※

※正常高値血圧の高リスク群では生活習慣の修正から開始し、目標血圧に達しない場合に降圧薬治療を考慮する。
リスク群については、P.244「診察室血圧にもとづいた脳心血管リスク層別化」参照。
日本高血圧学会「高血圧治療ガイドライン2014」による

■ 生活習慣の改善項目

食塩制限・減塩	食事・バランスのとれた食事
・食塩の過剰摂取は高血圧と関連がある。減塩を心掛けた食生活で高血圧の改善が期待できる。 ◆1日当たりの食塩摂取量を6g未満にする。	・野菜や果物、魚を積極的にバランスよく食べることで血圧の低下が期待できる※。 ◆魚（魚油）を積極的に摂取する。 ◆コレステロールや飽和脂肪酸の摂取を制限することで血圧の低下が期待できる。
適正体重の維持	**運動・有酸素運動**
・肥満は高血圧の原因になる。 ◆肥満指数（BMI）を25未満にする。 BMI＝体重（kg）÷身長（m）÷身長（m）	・適度な運動による降圧効果が期待できる。心血管疾患のない高血圧患者を対象とする。 ◆早歩きなどの有酸素運動を1日30分以上行うことで、血圧低下、体重や体脂肪、腹囲の減少、インスリン感受性やHDLコレステロールの改善が期待できる。
節酒・飲み過ぎない	**禁煙**
・毎日の飲酒の習慣は高血圧の原因となる。節酒をすることで血圧上昇を防ぐことができる。 ◆エタノール換算で、男性：1日当たり20〜30mL（目安 日本酒1合、ビール中瓶1本、焼酎1／2合、ウイスキーダブル1杯、ワイン2杯弱）以下。女性：10〜20mL以下。	・喫煙は血管の収縮作用により血圧の上昇をもたらす。副流煙による受動喫煙でタバコの害は周囲の人へも及ぶ。 ・喫煙は虚血性心疾患、脳梗塞、脳出血などの危険因子。 ◆禁煙する。

※重篤な腎障害をともなう人では高カリウム血症をきたすリスクがあるので、野菜、果物の積極的摂取は推奨しない。
糖分の多い果物の過剰な摂取は、とくに肥満者や糖尿病者などのカロリー制限が必要な患者ではすすめられない。
日本高血圧学会「高血圧治療ガイドライン2014」をもとに作成

血圧測定：blood pressure measurement／血圧変動：blood pressure variation／高血圧緊急症：hypertensive emergency, hypertensive urgency／糖尿病：diabetes／肥満指数：body mass index（BMI）／心胸郭比：cardiothoracic ratio

治療

治療の目的

- **生活習慣の改善**: 減塩、肥満の改善、節酒、禁煙など、生活習慣の改善をすすめ、家庭血圧を測定する
- **薬物療法**: 降圧薬を選択し、血圧をコントロール

生活習慣の改善

- 高血圧の治療は、減塩、肥満の改善、禁煙など、まず生活習慣の改善につとめることで高血圧の原因を除去することから開始する。

薬物療法

- 年齢や糖尿病などの合併症の有無により降圧目標や降圧薬は異なる。
- 第1選択薬として、カルシウム(Ca)拮抗薬、アンジオテンシンⅡ受容体拮抗薬(ARB)、アンジオテンシン変換酵素(ACE)阻害薬、利尿薬がある。
- Ⅲ度高血圧や危険因子を複数もつ高リスク群では数週間以内に降圧。
- 降圧薬の服用は1日1回が望ましい。
- 1年以上血圧が正常化しても降圧薬の減量・中止はしない。6か月以内に血圧の再上昇がみられるため。

■ 主要降圧薬の積極的適応

適応	Ca拮抗薬	ARB/ACE阻害薬	利尿薬	β遮断薬
左室肥大	○	○		
心不全		○※1	○	○※1
頻脈	○※2			○
狭心症	○			○※3
心筋梗塞		○		○
蛋白尿(+)		○		
蛋白尿(-)	○	○	○	
脳血管障害慢性期	○	○	○	
糖尿病、メタボリックシンドローム		○		
骨粗鬆症			○	
誤嚥性肺炎		○※4		

※1 心機能低下例には少量から開始
※2 非ジヒドロピリジン系Ca拮抗薬
※3 冠攣縮性狭心症には注意
※4 ACE阻害薬
日本高血圧学会「高血圧治療ガイドライン2014」による

■ 薬物療法の進め方

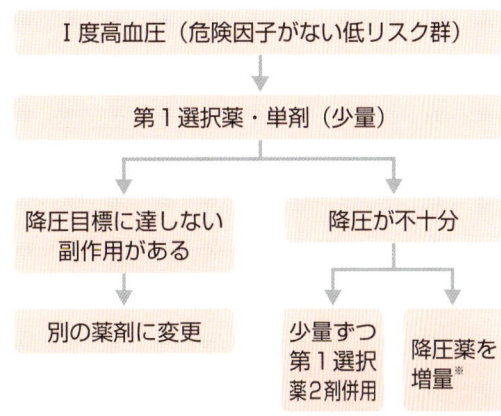

Ⅰ度高血圧（危険因子がない低リスク群）
↓
第1選択薬・単剤（少量）
↓
- 降圧目標に達しない 副作用がある → 別の薬剤に変更
- 降圧が不十分 → 少量ずつ第1選択薬2剤併用 / 降圧薬を増量※

※ACE阻害薬やARB以外の降圧薬は増量によって副作用が増加するので注意する。

Ⅱ度高血圧（中等リスク群）以上、あるいは高リスクで降圧目標が低く設定されているⅠ度高血圧
↓
第1選択薬・単剤（通常量）もしくは第1選択薬を少量ずつ2剤併用
↓
降圧が不十分
↓
併用通常量もしくは併用の組み合わせを変更する
↓
降圧が不十分
↓
3剤もしくは4剤の併用

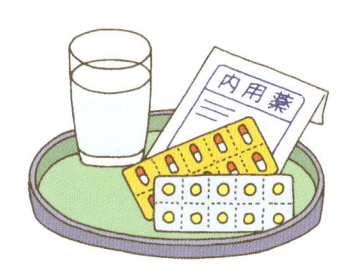

降圧薬：antihypertensive, antihypertensive drug(agent, medication), depressor, hypotensive agent／アンジオテンシンⅡ受容体拮抗薬：angiotensin Ⅱ receptor blocker (ARB) ／アンジオテンシン変換酵素阻害薬：angiotensin converting enzyme(ACE) inhibitor／利尿薬：diuretic

本態性高血圧症

降圧薬の併用

■ 第1選択薬どうしの併用療法

降圧薬の併用療法について、推奨される組み合わせ、推奨されない組み合わせがある。

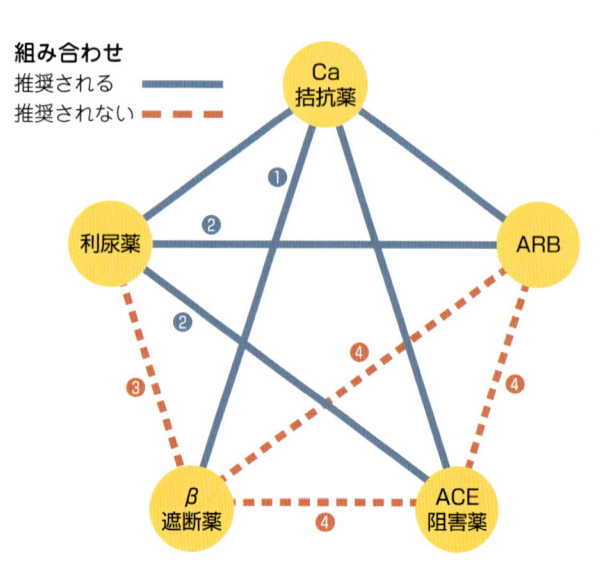

組み合わせ
推奨される ──
推奨されない ----

推奨される理由・注意
① 非DHP（非ジヒドロピリジン）系カルシウム（Ca）拮抗薬は心抑制作用のために心不全や徐脈が生じやすい。そのため心臓を活発化するβ遮断薬を併用する。
② 降圧効果だけでなく電解質、糖代謝に対する副作用を相殺できる。

推奨されない理由・注意
③ 糖・脂質代謝を悪化させる。
④ 心血管疾患改善のエビデンスが臨床試験で示されていない。

β遮断薬は「高血圧治療ガイドライン2014」で、第1選択薬より除かれた。

■ 第1選択薬以外の降圧薬との併用療法

第1選択薬以外の降圧薬の組み合わせには以下のようなものがある。

組み合わせ		理由
推奨される		
サイアザイド系利尿薬	カリウム保持性利尿薬	電解質異常の相殺。
利尿薬	α遮断薬	利尿薬による脂質代謝異常の悪化を改善。
利尿薬	中枢性交感神経抑制薬	中枢性交感神経抑制薬は単独ではナトリウムおよび水分の貯留がみられる。
推奨されない		
レニン・アンジオテンシン（RA）系阻害薬	カリウム保持性利尿薬	高カリウム血症の増悪。
	アルドステロン拮抗薬	高カリウム血症の増悪。
β遮断薬	中枢性交感神経抑制薬	投薬中止時や減薬時に離脱症候群（狭心症、高血圧など）を起こしやすい。

■ 降圧薬の種類と特徴

第1選択薬	特徴
カルシウム（Ca）拮抗薬	DHP系は降圧効果が高く、臓器障害合併例や高齢者にも使用可能。
アンジオテンシンⅡ受容体拮抗薬（ARB）	単独もしくは利尿薬、Ca拮抗薬と併用され、Ⅰ～Ⅲ度高血圧に用いられる。
アンジオテンシン変換酵素（ACE）阻害薬	臓器合併症や糖尿病をもつ患者によく使われる。
利尿薬	サイアザイド系は降圧薬として、ループ系は腎機能障害をもつ高血圧やうっ血性心不全に用いる。

第1選択にならない降圧薬	特徴
α遮断薬	早朝高血圧には眠前投与が有用。初回投与時に起立性低血圧の副作用が現れるため少量より始める。
血管拡張薬	ヒドララジンは即効性があるため高血圧緊急症に用いられる。
アルドステロン拮抗薬（選択的アルドステロン拮抗薬）カリウム保持性利尿薬	低レニン性高血圧に効果が期待できる。臓器保護効果がある。サイアザイド系利尿薬と併用される。臓器保護作用がある。
中枢性交感神経抑制薬	副作用が多いので他剤を用いることができないときに使用。
β遮断薬（αβ遮断薬を含む）	糖・脂質代謝に悪影響を及ぼすため第1選択にならない。

降圧薬：antihypertensive, antihypertensive drug(agent, medication), depressor, hypotensive agent／アンジオテンシンⅡ受容体拮抗薬：angiotensin Ⅱ receptor blocker（ARB）／アンジオテンシン変換酵素阻害薬：angiotensin converting enzyme(ACE) inhibitor／カリウム（K）保持性利尿薬：potassium(K)-sparing diuretics／サイアザイド系利尿薬：thiazide diuretics／利尿薬：diuretic

■第1選択薬

種類	薬剤名（一般名）	禁忌
カルシウム(Ca)拮抗薬	**DHP（ジヒドロピリジン）系** アゼルニジピン、アムロジピンベシル酸塩、アラニジピン、エホニジピン塩酸塩エタノール付加物、シルニジピン、ニソルジピン、ニトレンジピン、ニカルジピン塩酸塩、ニフェジピン、ニルバジピン、バルニジピン塩酸塩、フェロジピン、ベニジピン塩酸塩、マニジピン塩酸塩 **非DHP系** ジルチアゼム塩酸塩	徐脈（非DHP系）
アンジオテンシンⅡ受容体拮抗薬（ARB）	イルベサルタン、オルメサルタンメドキソミル、カンデサルタンシレキセチル配合剤、テルミサルタン配合剤、バルサルタン配合剤、ロサルタンカリウム配合剤	妊娠、高カリウム血症、両側腎臓動脈狭窄症
アンジオテンシン変換酵素（ACE）阻害薬	アラセプリル、イミダプリル塩酸塩、エナラプリルマレイン酸塩、カプトプリル、キナプリル塩酸塩、シラザプリル水和物、テモカプリル塩酸塩、デラプリル塩酸塩、トランドラプリル、ペリンドプリルエルブミン、ベナゼプリル塩酸塩、リシノプリル水和物	妊娠、血管神経性浮腫、高カリウム血症、両側腎臓動脈狭窄症
利尿薬 　サイアザイド利尿薬 　ループ利尿薬 　カリウム保持性利尿薬	**サイアザイド系** トリクロルメチアジド、ヒドロクロロチアジド配合剤、ベンチルヒドロクロロチアジド配合剤 **サイアザイド類似利尿薬** インダパミド、クロルタリドン、トリパミド、メチクラン、メフルシド **ループ利尿薬** フロセミド	痛風、低カリウム血症（サイアザイド系）

■第1選択にはならない薬剤

種類	薬剤名（一般名）	禁忌
β遮断薬 　αβ遮断薬を含む	**$β_1$選択性、交感神経刺激無** アテノロール、ビソプロロールフマル酸塩、ベタキソロール塩酸塩、メトプロロール酒石酸塩 **$β_1$選択性、交感神経刺激有** アセブトロール塩酸塩、セリプロロール塩酸塩 **非選択性、交感神経刺激無** プロプラノロール塩酸塩、ニプラジロール、チリソロール塩酸塩、ナドロール **非選択性、交感神経刺激有** カルテオロール塩酸塩、ピンドロール、ペンブトロール硫酸塩 **αβ遮断薬** アモスラロール塩酸塩、アロチノロール塩酸塩、カルベジロール、ベバントロール塩酸塩、ラベタロール塩酸塩	喘息、高度徐脈
α遮断薬	ウラピジル、テラゾシン塩酸塩水和物、ドキサゾシンメシル酸塩、ブナゾシン塩酸塩、プラゾシン塩酸塩	妊娠、起立性低血圧
血管拡張薬	カドララジン、トドララジン塩酸塩水和物、ヒドララジン塩酸塩、ブドララジン	肝障害、心不全、虚血性心疾患
アルドステロン拮抗薬（選択的アルドステロン拮抗薬）	エプレレノン	アルブミン尿をともなう糖尿病、高カリウム血症、腎不全
カリウム保持性利尿薬	スピロノラクトン、トリアムテレン	高カリウム血症
中枢性交感神経抑制薬	グアナベンズ酢酸塩、クロニジン塩酸塩、メチルドパ水和物	肝障害

■降圧薬以外の薬剤との相互作用

第1選択薬	他の薬剤など	分類	相互作用
カルシウム(Ca)拮抗薬	H_2受容体拮抗薬	抗潰瘍薬	降圧効果を増強
	グレープフルーツジュース	食品	降圧効果を増強
	カルバマゼピン	抗てんかん薬	併用した薬剤の作用を増強
	ジゴキシン	強心薬	併用した薬剤の作用を増強
β遮断薬	非ステロイド系抗炎症薬（NSAIDs）	抗炎症薬	降圧効果の減弱
	H_2受容体拮抗薬	抗潰瘍薬	降圧効果を増強
	ワルファリンカリウム	抗凝血薬	併用した薬剤の作用を増強
ACE阻害薬	H_2受容体拮抗薬	抗潰瘍薬	降圧効果を増強
利尿薬	H_2受容体拮抗薬	抗潰瘍薬	降圧効果を増強

ループ利尿薬：loop diuretic／β遮断薬：β blocker, beta blocking agent／α遮断薬：α blocker／高カリウム血症：hyperkalemia, hyperpotassemia／中枢性交感神経抑制薬：central sympathetic blocking agents／血管拡張薬：vasodilator／アルドステロン拮抗薬：aldosterone antagonist

腎疾患が原因で、二次性高血圧のなかでも頻度の高い高血圧

I15.1

腎実質性高血圧症
じんじっしつせいこうけつあつしょう

renal parenchymal hypertension

担当：名越智古

Overview

腎実質性疾患にともなって発症する高血圧。高血圧全体の2〜5%を占める。慢性糸球体腎炎*、慢性腎盂腎炎などが原因疾患。

誘因・原因

- 糖尿病性腎症*、慢性および急性糸球体腎炎、慢性腎盂腎炎、多発性嚢胞腎*、膠原病などが原因疾患である。

病態生理 →P255

- 腎実質障害にともないナトリウムや水の排泄が障害され、腎血流量や糸球体濾過値が低下。体内のナトリウム量、体液量の増加、心拍出量の増大が生じ、末梢血管抵抗*が増し、交感神経活性を亢進させる。

症状・臨床所見

- 体液貯留による浮腫。
- 腎炎にともなう血尿。
- 腎性貧血にともなう動悸、息切れ、めまい。
- 腎不全にともなう消化器不全や精神症状。
- 尿路感染症による腰背部痛、発熱。
- 水腎症、腎腫瘍や多発性嚢胞腎などによる腹部腫瘍。

検査・診断

| 一般検査 | 末梢血液検査 | 胸部X線検査 | 腎超音波検査 |
| 腹部CT検査 | 腎生検 | 眼底検査 |

- 蛋白尿、血尿、体液貯留、心胸郭比の増大、腎機能の低下など。

治療 →P255

薬物療法

- 高血圧によって腎症の進行が加速されるため、降圧療法は心血管疾患発症の抑制と腎保護のために重要。

予後

- 不十分な血圧コントロールは腎不全の進行を加速させる。腎疾患の治療とともに血圧の緩徐な降下が不可欠。

用語解説

糸球体腎炎（glomerulonephritis）
血液の濾過装置である糸球体が障害され、血尿、蛋白尿、高血圧、むくみなどがみられる。腎不全に陥ることもある。

糖尿病性腎症（diabetic nephropathy）
糖尿病による高血糖で毛細血管、細小血管に病変が起こり、糸球体が障害され、腎不全に陥る。

多発性嚢胞腎（polycystic kidney）
腎臓内に多数の嚢胞が形成され大きくなるもの。腎臓が圧迫されて萎縮し、腎機能が低下。腎不全、尿毒症になる。

末梢血管抵抗（peripheral [vascular] resistance）
血圧を決定する要素のひとつ。血圧は心拍出量と末梢血管抵抗の積で求める。末梢血管抵抗は血管内径の変化、収縮・拡張などで規定される。

慢性腎臓病（CKD, chronic kidney disease）
尿蛋白が出ているなどの腎疾患を示す所見がある、または中等度以上の腎機能低下（GFR＞60）のいずれかが3か月以上続く場合を慢性腎臓病という。
→P255

memo

二次性高血圧症（secondary hypertension）
腎臓や副腎などに病気があり、それが原因となって高血圧を引き起こしたもの。頻度は低い。

高血圧［症］：hypertension／腎血流［量］：renal blood flow（RBF）／二次性高血圧：secondary hypertension／慢性腎臓病：chronic kidney disease（CKD）／糸球体高血圧：glomerular hypertension／糸球体腎炎：glomerulonephritis／糸球体濾過値：glomerular filtration rate（GFR）

病態生理

- 腎実質障害による高血圧の原因として、腎機能の障害による排尿障害で、体内ナトリウム（Na）量と体液量増大の結果、心拍出量が増えて高血圧になる。また、RAA（レニン・アンジオテンシン・アルドステロン）系、交感神経系といった血管収縮の作用が亢進されて末梢血管抵抗が増大して高血圧になる。
- RAA系は、血圧上昇に関与する血圧調整ホルモンのひとつ。全身の動脈を収縮させる作用と、ナトリウム再吸収などを介して血圧を上昇させる。

レニン・アンジオテンシン・アルドステロン系の亢進

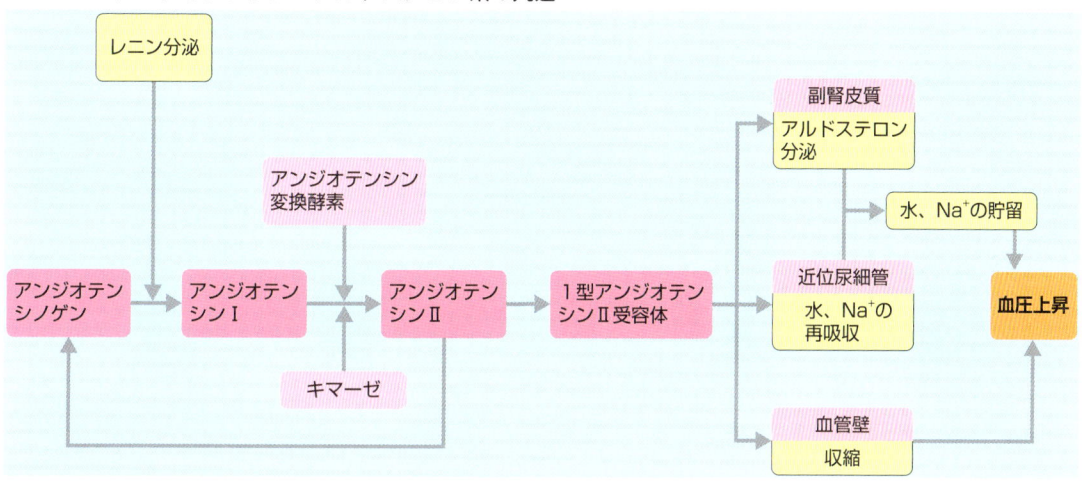

```
レニン分泌
                                                 副腎皮質
                                                 アルドステロン分泌
                    アンジオテンシン変換酵素                    ─→ 水、Na⁺の貯留
アンジオテン → アンジオテン → アンジオテン → 1型アンジオテン     近位尿細管
シノゲン      シンⅠ         シンⅡ         シンⅡ受容体      水、Na⁺の再吸収  → 血圧上昇
                    キマーゼ
                                                 血管壁
                                                 収縮
```

治療

| 治療の目的 | 薬物療法 | 降圧による慢性腎臓病（CKD）*や脳・心血管疾患の予防 |

原因疾患の治療も大切です！

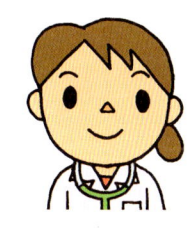

慢性腎臓病の原因疾患別にみた治療

		降圧目標	第一選択薬
糖尿病（＋）		130／80mmHg未満	レニン・アンジオテンシン（RA）系阻害薬
糖尿病（－）	蛋白尿なし	140／90mmHg未満	RA系阻害薬、Ca拮抗薬、利尿薬
	蛋白尿あり	130／80mmHg未満	RA系阻害薬

軽度蛋白尿（0.15g/gCr）以上を蛋白尿ありと判定する。
GFR30mL/分/1.73m²未満、高齢者ではRA系阻害薬は少量から使用開始。
利尿薬で、GFR30mL/分/1.73m²以上はサイアザイド系利尿薬、それ未満はループ利尿薬を用いる。
糖尿病と蛋白尿ありの慢性腎臓病では、130/80mmHg以上の場合、臨床的に高血圧と判断する。
日本高血圧学会「高血圧治療ガイドライン2014」による

レニン・アンジオテンシン・アルドステロン系：renin-angiotensin-aldosterone system（RAAS）／レニン・アンジオテンシン系：renin-angiotensin system／アンジオテンシン：angiotensin／アンジオテンシンⅡ受容体拮抗薬：angiotensin Ⅱ receptor blocker（ARB）／アンジオテンシン変換酵素阻害薬：angiotensin converting enzyme（ACE）inhibitor／蛋白尿：proteinuria

腎動脈の狭窄や閉塞による高血圧。重症高血圧になりやすい　　I15.0

腎血管性高血圧症
（じんけっかんせいこうけつあつしょう）
renovascular hypertension

担当：名越智古

Overview
腎動脈の狭窄あるいは閉塞により発症する。腎動脈狭窄の原因として粥状動脈硬化症、線維筋性異形成症*、大動脈炎症候群などがある。

誘因・原因
- 腎動脈の狭窄や閉塞による高血圧。粥状[動脈]硬化*、線維筋性異形成症、高安動脈炎（大動脈炎症候群*）が原因の80～90%。

病態生理 ➡P257
- 腎動脈の狭窄、閉塞によって腎血流量が低下し、糸球体の輸出細動脈内圧が低下。そのために傍糸球体細胞（JG細胞）からのレニン分泌が亢進し、RAA（レニン・アンジオテンシン・アルドステロン）系の産生が増大して高血圧が起こる。

症状・臨床所見
- 30歳以下、または50歳以上での発症。
- 高血圧の病歴が短い、あるいは最近急性増悪した。
- 低カリウム血症が現れる。
- 治療抵抗性高血圧の場合が多い。
- 腹部血管雑音は約半数で聴取され、腎サイズの左右差（10mm以上）もみられる。

検査・診断 ➡P257
- PRA* / CTA* / MRA / 腎血流超音波検査
- レノグラム / 腎動脈造影検査
- 診断は、腎動脈の狭窄と高血圧によることを確認。

治療 ➡P257
- 外科手術 / 内科的治療
- 経皮[経管]的腎動脈形成[術]（PTRA）が第1選択。

予後
- 線維筋性異形成症ではPTRA後の予後は比較的良好だが、再狭窄をきたすこともある。

用語解説

線維筋性異形成（形成異常）症（fibromuscular dysplasia）
動脈の発育異常。腎動脈に多くみられる。若年女性から50歳以下の女性に多い。

粥状[動脈]硬化症（アテローム硬化）（atherosclerosis）
粥腫（アテローム）というかたまりが動脈の内壁にでき、盛り上がってくる動脈硬化。アテロームが破裂したり血栓ができたりして梗塞を起こす。中高年に多い。

大動脈炎症候群（aortitis syndrome）
動脈の内径が慢性的な炎症によって細くなり、血流が悪くなる疾患。動脈瘤（どうみゃくりゅう）ができることもある。若年女子に多くみられる。

PRA
血漿レニン活性の略。

CTA
CT血管造影の略。

memo
カプトプリル試験（captopril test）
アンジオテンシン変換酵素（ACE）阻害薬を内服し、その前後に血液中のレニンを測定するもの。

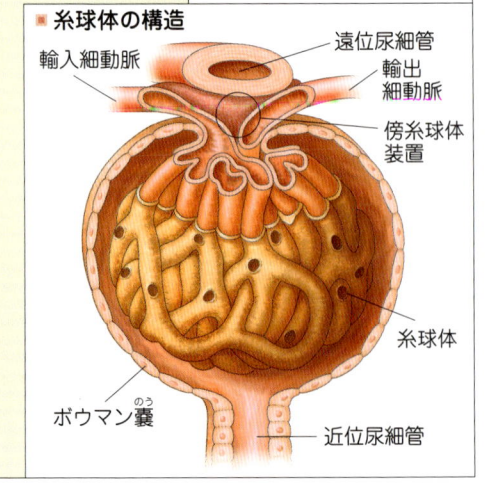

■ 糸球体の構造
- 輸入細動脈
- 遠位尿細管
- 輸出細動脈
- 傍糸球体装置
- 糸球体
- ボウマン嚢
- 近位尿細管

腎臓：kidney／傍糸球体細胞：juxtaglomerular cell／近位尿細管：proximal tubule／遠位尿細管：distal tubule／輸出細動脈：efferent arteriole／輸入細動脈：afferent arteriole／糸球体濾過値：glomerular filtration rate (GFR)

病態生理

- 片側もしくは両側の腎動脈の狭窄あるいは閉塞により、傍糸球体細胞（JG細胞）からのレニン放出が刺激されて高血圧を引き起こす。
- 腎血管性高血圧は全高血圧症患者の約1％にみられる。

腎血管性高血圧の病態

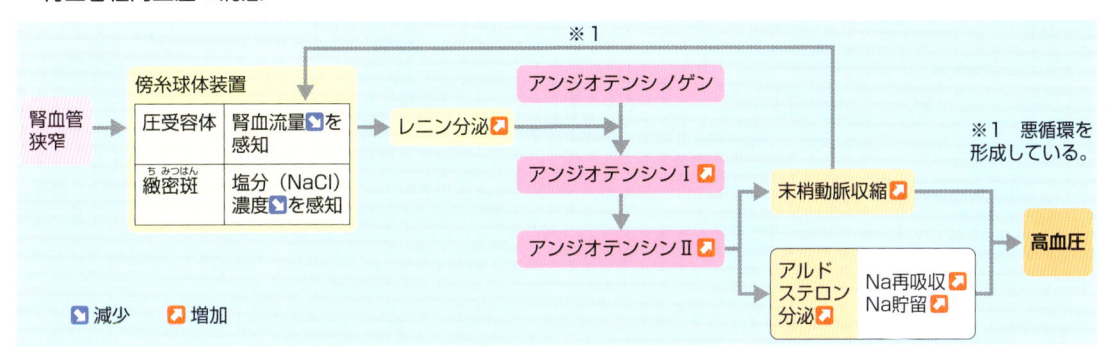

```
                                           ※1
                              ┌────────────────────────────┐
                              │                            ↓
   ┌─傍糸球体装置──────┐         アンジオテンシノゲン
   │ 圧受容体 │腎血流量↓を│                                      ※1 悪循環を
腎血管 │          │感知        │→ レニン分泌↑ →                        形成している。
狭窄  │──────────┤          │         アンジオテンシンⅠ↑
   │ 緻密斑  │塩分（NaCl）│                    ↓                 末梢動脈収縮↑
   │(ちみつはん)│濃度↓を感知 │         アンジオテンシンⅡ↑         ┐                    ┐
   └──────────┘                                        │ アルド       │          │→ 高血圧
                                                        │ ステロン    │ Na再吸収↑ │
   ↓ 減少    ↑ 増加                                     │ 分泌↑      │ Na貯留↑  │
                                                        └──────────┘          ┘
```

検査・診断

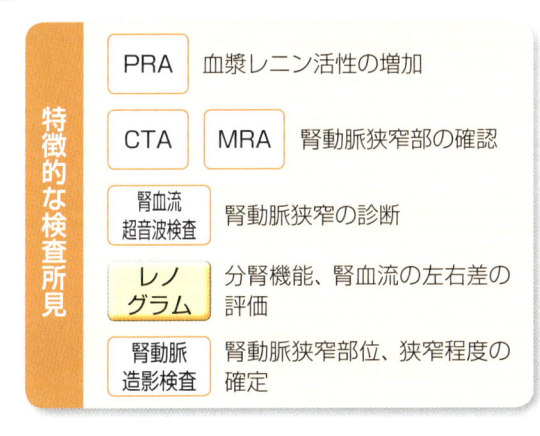

特徴的な検査所見

PRA	血漿レニン活性の増加
CTA / MRA	腎動脈狭窄部の確認
腎血流超音波検査	腎動脈狭窄の診断
レノグラム	分腎機能、腎血流の左右差の評価
腎動脈造影検査	腎動脈狭窄部位、狭窄程度の確定

カプトプリル負荷レノグラム

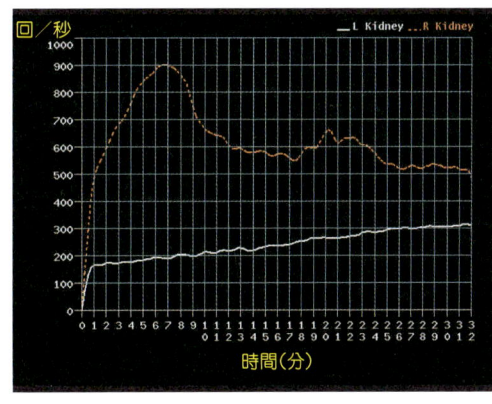

カプトプリルを負荷すれば、狭窄側（白線の左腎）と非狭窄側（赤線の右腎）の差が明確になる。

治療

治療の目的		
外科手術	経皮［経管］的腎動脈形成術（PTRA）での血行再建	
内科的治療	血行再建が不可能な場合は降圧治療 ※両側腎動脈狭窄例ではARBやACE阻害薬は原則禁忌。	

PTRAによるステント留置

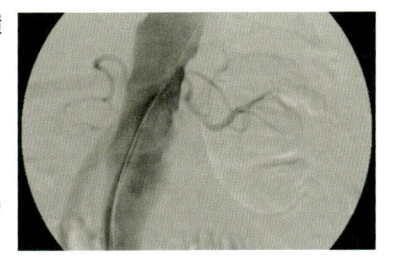

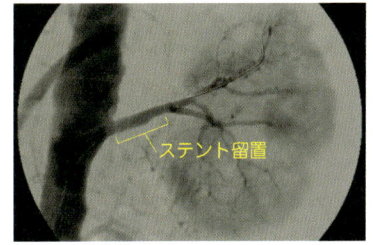

腎動脈の狭窄部にステントを留置する。左が術前、右が術後。

磁気共鳴血管造影：magnetic resonance angiography (MRA) ／コンピュータ断層血管造影：computed tomography angiography (CTA) ／血漿レニン活性：plasma renin activity (PRA) ／ステント：stent／レノグラム：renogram／経皮的腎動脈形成術：percutaneous transluminal renal angioplasty (PTRA)

副腎や下垂体などからのホルモンの産生過剰による高血圧　　I15.2

内分泌性高血圧症
endocrine hypertension
担当：森本　智

Overview
腫瘍などが原因でホルモンが過剰に産生され高血圧を生じる疾患群。

誘因・原因
- **原発性アルドステロン症***はおもに副腎皮質の線腫や過形成、**クッシング症候群***はおもに下垂体や副腎の腫瘍や異形成、**褐色細胞腫***はおもに副腎髄質の腫瘍が原因となって、ホルモンの分泌が過剰になり高血圧を生じる。近年、診断技術の進歩にともない、これまでの予測以上に存在することがわかってきた。

病態生理
- アルドステロン、コルチゾール、カテコラミンなどが、副腎、下垂体などにできた腫瘍によって過剰に分泌され、発症する。

症状・臨床所見
- 原発性アルドステロン症では、高血圧、多飲・多尿、筋力低下、周期性四肢麻痺などを現す。これらの症状がない場合もある。
- クッシング症候群*では、高血圧、満月様顔貌、糖尿病、中心性肥満、皮膚線状、月経異常、筋力低下など多彩な症状を現す。
- 褐色細胞腫*では、持続性高血圧、頭痛、動悸、発汗、便秘、体重減少など多彩な症状を現す。血圧の変動が激しい。

検査・診断　→P259

| PRA* | PAC* | 腹部超音波検査 | CT検査 | 副腎静脈造影検査 |
| 副腎シンチグラフィ | カプトプリル負荷試験 | MRI検査 | | |

- 心・腎機能低下例では、フロセミド立位負荷試験*は適さない。

治療　→P259

| 外科手術 | 内科的治療 |

- 腫瘍の所在を確認し手術で摘出する。
- 薬物治療は、術前か手術が不可能な症例に対して行う。

予後
- 原因に対する適切な治療で治癒可能な場合が多い。
- 悪性褐色細胞腫で手術不可能、転移した場合は予後が不良。

用語解説

原発性アルドステロン症（primary aldosteronism）
副腎に腫瘍ができることで過剰に分泌されたアルドステロンが腎臓に作用し、体内塩分が増加し血圧が上昇する。

クッシング症候群（Cushing syndrome）
下垂体腺腫、副腎腺腫や異形成などによるコルチゾールの産生過剰によって高血圧などを発症する。

褐色細胞腫（pheochromocytoma）
副腎髄質の腫瘍によってカテコラミンが過剰分泌となり、多様な症状を現す。

PRA
血漿レニン活性の略。

PAC
血漿アルドステロン濃度の略。

フロセミド立位負荷試験
血漿中のレニンやアルドステロンを測定する検査。2時間立位または軽歩行で過ごす必要がある。

軟性白斑（cotton-wool spot）
網膜の表面にみられる境界が不明確な白斑。綿花様白斑ともいう。網膜血管閉塞により神経が障害されてできる。→P259

memo
二次性高血圧症（secondary hypertension）
腎臓や副腎などに病気があり、それが原因となって高血圧を引き起こしたもの。頻度は低い。

コルチゾール：cortisol／カテコラミン：catecholamine／拡張期血圧：diastolic blood pressure（DBP）／血漿レニン活性：plasma renin activity（PRA）／血漿アルドステロン濃度：plasma aldosterone concentration（PAC）／カプトプリル試験：captopril test

検査・診断

特徴的な検査所見

| PRA | 血漿レニン活性の低下 | PAC | 血漿アルドステロン濃度の上昇 |

| 腹部超音波検査 | CT検査 | 副腎静脈造影検査 | MRI検査 | 原因となる腫瘍の診断 |

| 副腎シンチグラフィ | 腺腫の局在、転移巣の診断 | カプトプリル負荷試験 | PAC/PRA比（ARR）の評価 |

■ 副腎シンチグラフィ 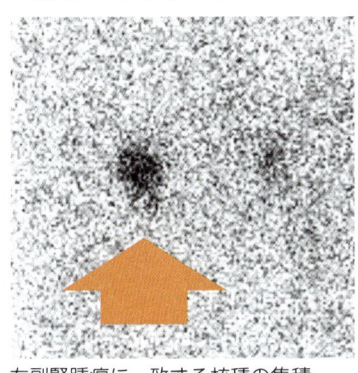
左副腎腫瘍に一致する核種の集積。

■ 左副腎のMRI像 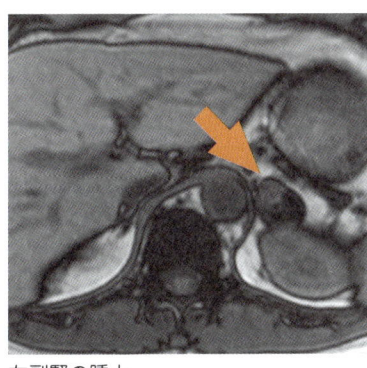
左副腎の腫大。

■ 副腎の位置
心臓／副腎／腎臓

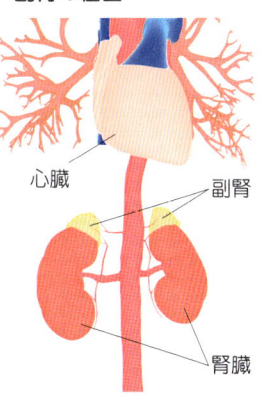

治療

治療の目的

| 外科手術 | 原因となる腫瘍の摘出 |
| 内科的治療 | 症状軽減のために降圧治療 |

■ 原発性アルドステロンの降圧治療では第1選択のアルドステロン拮抗薬にカルシウム（Ca）拮抗薬を併用する。クッシング症候群では、レニン・アンジオテンシン系阻害薬、カルシウム拮抗薬、利尿薬、α遮断薬を併用。褐色細胞腫では、α遮断薬やβ遮断薬を使用。

Column

悪性高血圧症

担当：森本 智

- 拡張期血圧の著しい上昇のために、急速に腎機能が低下し、著明な血圧上昇の結果、大脳の動脈拡張と全身の細動脈のフィブリノイド壊死などのため、急速な腎機能低下や脳、心臓、眼底（重症度はキース・ワグナー分類による）などへ臓器障害を起こす疾患。重症化することが多く、予後はきわめて不良。
- 30～40代男性に多く、60歳以上では少ない。
- カルシウム（Ca）拮抗薬、ACE阻害薬などを病態に応じて使用。ただし急激な降圧は臓器の虚血を起こすため危険。緩やかに降圧治療を行い、拡張期血圧100～110mmHgが目安。

■ キース・ワグナー分類
高血圧によって生じた眼底病変の重症度を示す。

I群	軽度の網膜細動脈の狭細、硬化がある。
IIa群	明らかな動脈硬化があり、狭細もI群より高度。
IIb群	IIa群の所見に加えて動脈硬化性網膜症、または網膜静脈閉塞症がある。
III群	硬化性病変に加えて血管攣縮性網膜症がある。網膜浮腫、軟性白斑*、出血が認められ、動脈の狭細が著しい。
IV群	III群の所見に加えて乳頭浮腫がある。

アルドステロン拮抗薬：aldosterone antagonist／カルシウム拮抗薬：calcium antagonist／β遮断薬：β blocker, β blocking agent／悪性高血圧症：malignant hypertension／キース・ワグナー分類：Keith-Wagener classification

収縮期血圧が100mmHg以下で、めまいなどの症状があるもの

低血圧症
ていけつあつしょう
hypotension

担当：森本　智

Overview

収縮期血圧が100mmHg以下の状態を低血圧といい、立ちくらみ、失神*など、なんらかの症状がともなう場合を低血圧症という。

誘因・原因
- 低血圧の原因となる疾患が明らかでないものを**本態性低血圧症**、原因となる疾患が明らかな場合を**症候性（二次性）低血圧症**という。
- 症候性低血圧症では神経疾患、心・血管疾患、内分泌代謝疾患、薬剤性などが原因となる。
- 誘因によって、起立性や食後低血圧*、運動後低血圧*などがある。

病態生理
- 本態性低血圧症は明らかな原因が認められないが、自律神経の調節がうまくはたらかないためと考えられる。
- 症候性低血圧症では原因疾患により、その病態はさまざまである。

症状・臨床所見　→P261
- 本態性低血圧症では全身症状、精神・神経症状などがみられる。
- 症候性低血圧症では原因となる疾患により症状の現れ方が異なる。

検査・診断　→P261

- 血圧測定
- 内分泌機能検査
- 心電図検査
- 頭部CT・MRI
- 心エコー図検査
- 胸部X線検査

- 症候性低血圧症の有無の鑑別と原因疾患を特定することが大切。

治療　→P261

内科的治療

- 本態性低血圧症では、日常生活に影響が認められなければ、治療は不要。場合によっては精神療法や生活指導。
- 症候性低血圧症では原因となる疾患の治療が最優先される。

予後
- 不定愁訴*が続く場合は、症候性低血圧症との鑑別が必要。
- 原因疾患によっては重症の経過をたどる場合がある。

用語解説

失神 (fainting, syncope)
低血圧によって失神を起こすのは、血圧の急激な低下によって脳への血流が減少し、脳が酸欠状態になることが原因。酸欠による脳の活動低下で気を失う。

食後低血圧 (postprandial hypotension)
食後、腸管への血流が増大することに適応できずに低血圧が起こる。高齢者に多くみられる。症状としては、めまい、ふらつき、失神など。

運動後低血圧 (postexercise hypotension)
運動後に起こる低血圧の症状。運動で使った骨格筋の血管が拡張することにより血管抵抗が減少し、末梢血管抵抗も低下することで起こる。

不定愁訴 (indefinite complaint)
不調を感じるさまざまな心身の自覚症状があるが、検査をしても原因となる明らかな疾患や障害がない状態。倦怠感（けんたいかん）、のぼせ、頭重感、耳鳴り、動悸、味覚の異常、口内乾燥、手足のしびれなど、症状は多彩で一定せず、めまぐるしく変化するのが特徴。自律神経失調症や更年期障害などにおける心身症の症状として現れることが多い。

収縮期血圧：systolic blood pressure (SBP)／自律神経失調：autonomic imbalance／末梢［血管］抵抗：peripheral [vascular] resistance

症状・臨床所見

- 本態性低血圧症では、倦怠感、めまい、立ちくらみ、頭痛、食欲不振、動悸、息切れなど、全身症状や神経症状、消化器、呼吸器、循環器などにさまざまな症状、不定愁訴が現れる。
- 症候性低血圧症では、原因疾患によって、低血圧症状が急性に認められる場合と慢性の経過をたどる例がみられる。

本態性低血圧症の自覚症状

全身症状	倦怠感、疲れやすい、寝起きが悪い、脱力感、集中力の低下
精神・神経症状	めまい、立ちくらみ、頭痛、不眠、不安感、四肢の冷感症状
消化器症状	食欲不振、腹部膨満感、下痢、便秘、嘔吐、悪心
循環器症状	動悸、息切れ、胸部の不快感
呼吸器症状	息切れ、呼吸困難

検査・診断

特徴的な検査所見

- 血圧測定：血圧の低下
- 心電図検査：狭心症や不整脈の存在
- 心エコー図検査／胸部X線検査：心臓疾患の存在
- 内分泌機能検査：甲状腺、副腎機能の異常
- 頭部CT・MRI：神経疾患の存在

- 診察の際に、臥位と立位での血圧と脈拍数を測る。
- 失神をともなう場合には、傾斜台にのって血管、迷走神経のはたらきをみるHUT試験→P262を行うこともある。

治療

治療の目的
- 内科的治療：原因疾患の鑑別と原因疾患の治療

内科的治療

- 本態性低血圧症については、食事療法、運動療法、生活指導などを行い、効果がない場合は薬物療法。
- 症候性低血圧症は原因疾患を特定し、適切な治療で、症状の改善をはかる。

低血圧症の対策

1. 活動はなるべく日中に行う。
2. いきんだり、重いものを持ったり、立ったままでいる、過呼吸などは避ける。
3. 弾性ストッキングの着用、水中歩行などは積極的に行う。
4. 1回の食事量を減らして食事回数を増やす。
5. 炭水化物やアルコールの摂取は控える。
6. 食後にコーヒーやお茶を飲むとカフェインの血管収縮作用で症状が軽減できる。

日常生活で注意するポイント

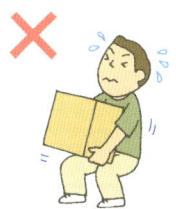

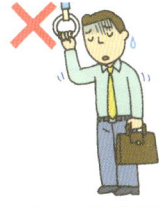

- ✕ 重い荷物は持たない。
- ✕ 長時間の立位は避ける。
- ✕ 過呼吸の原因となる激しい運動は控える。
- ✕ アルコールは控える。
- ○ 食事のバランスに注意する。

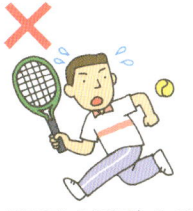

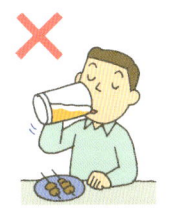

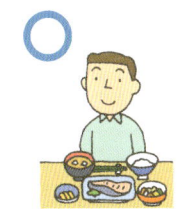

心エコー法：echocardiography／血圧測定：blood pressure measurcment／食事療法：diet therapy, dietetic therapy, food therapy／運動療法：exercise therapy, exercise training

起立性低血圧症

Column

起立性低血圧症

I95.1
担当：森本 智

- 臥位から急に立位や座位になる、立位を続けるなどした場合に、めまいや失神などを生じる。

起立性低血圧症の原因

◆一次性
純粋自律神経機能不全、パーキンソン病にともなう自律神経失調、シャイ・ドレイガー症候群
◆二次性
加齢
内科疾患　糖尿病、腎不全など
自己免疫疾患　ギラン・バレー症候群、リウマチ性関節炎、全身性エリテマトーデスなど
中枢性疾患　多発性硬化症、脳腫瘍など
代謝疾患　ビタミンB₁₂欠乏症など
その他　薬剤、大動脈弁狭窄・不整脈・肺高血圧症などの心肺疾患、出血・脱水などの循環血漿量の減少、下肢静脈瘤など静脈内血液貯留によるものなど

- 通常、臥位から立位になると、圧受容体反射などを介して末梢血管が収縮して血圧が維持される。しかし、中枢神経や末梢神経、血管の障害のために交感神経による血管収縮が不全をきたすために起こると考えられる。
- 高齢者や糖尿病、脱水症状の場合にも多い。
- 症状は、めまい、立ちくらみ、失神、ふらつき、目のかすみ、頭痛、複視、視野狭窄、眼前暗黒感、四肢あるいは全身のしびれ感などが起きる。臥位や蹲踞位になると症状が改善する。

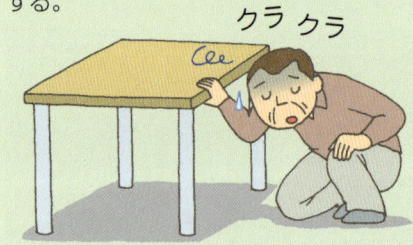

クラクラ

起立性低血圧症の検査の種類と内容

検査の種類	検査の方法と内容	測定・判断
シェロング試験	安静臥位で血圧と脈拍数を測定。その後すばやく起立させ、そのまま10分間、1分ごとに血圧と脈拍数を測定する。	収縮期血圧で20mmHg以上の幅、拡張期血圧で10mmHg以上の幅の低下で陽性。
HUT試験	チルト台とよばれる傾斜台（自動角度調整機能付きの検査台）で角度による血圧と脈拍数の変化をみる。	PNE（血漿ノルエピネフリン値）濃度と血漿レニン活性を同時に測定する。
バルサルバ試験	安静臥位で血圧計に連動させたマウスピースをくわえ、10～15秒間、40mmHgの呼気負荷を加える。	収縮期血圧が30mmHg以上の幅低下、平均血圧が20mmHg以上の幅低下、終了開始直後あるいは終了直後の血圧上昇がない場合は陽性。

治療

●一般療法

1. 急に立ち上がらない。
2. 弾性ストッキングは下肢血流貯留の予防に有効。
3. 重いものを運ぶ、いきむことは避ける。
4. 水泳、歩行による全身運動と筋肉鍛錬、マッサージによる皮膚の血液循環の改善。
5. 水分、塩分は十分に摂取。高蛋白食、高ミネラル食。

●薬物療法

昇圧薬として塩酸ミドドリン、フルドロコルチゾン、循環血漿量の増加をはかるエリスロポエチンなどを用いる。

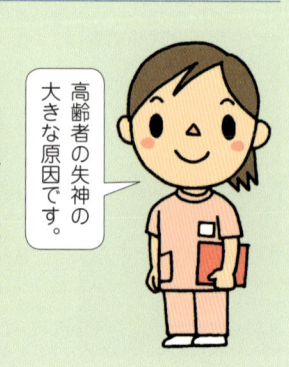

> 高齢者の失神の大きな原因です。

起立性低血圧：orthostatic hypotension／シャイ・ドレイガー症候群：Shy-Drager syndrome／収縮期血圧：systolic blood pressure(SBP)／拡張期血圧：diastolic blood pressure (DBP)／シェロング試験：Schellong test／HUT試験（傾斜台試験、[ヘッドアップ]チルト試験）：HUT(head-up tilt) test／バルサルバ試験：Valsalva test

第9章
血管疾患

血管疾患 ──────────── 264	急性動脈閉塞症 ──────────── 282
Columnリンパ浮腫 ──────── 265	**Column**血行再建後症候群 ──── 284
大動脈瘤（ＡＡ）──────── 266	**Column**慢性動脈閉塞症 ───── 285
大動脈解離（ＤＡ）──────── 270	閉塞性動脈硬化症（ＡＳＯ）──── 286
Columnマルファン症候群 ───── 273	閉塞性血栓血管炎（バージャー病）── 290
高安動脈炎（大動脈炎症候群）──── 274	深部静脈血栓症（ＤＶＴ）──── 292
Columnレイノー病とレイノー症候群 ── 277	肺塞栓症 ──────────── 296
末梢閉塞性動脈疾患 ──────── 278	下肢静脈瘤 ──────────── 300
ColumnＰＡＤ（末梢動脈疾患）について ─ 279	**Column**上大静脈症候群 ───── 303
Column間歇性跛行 ──────── 281	

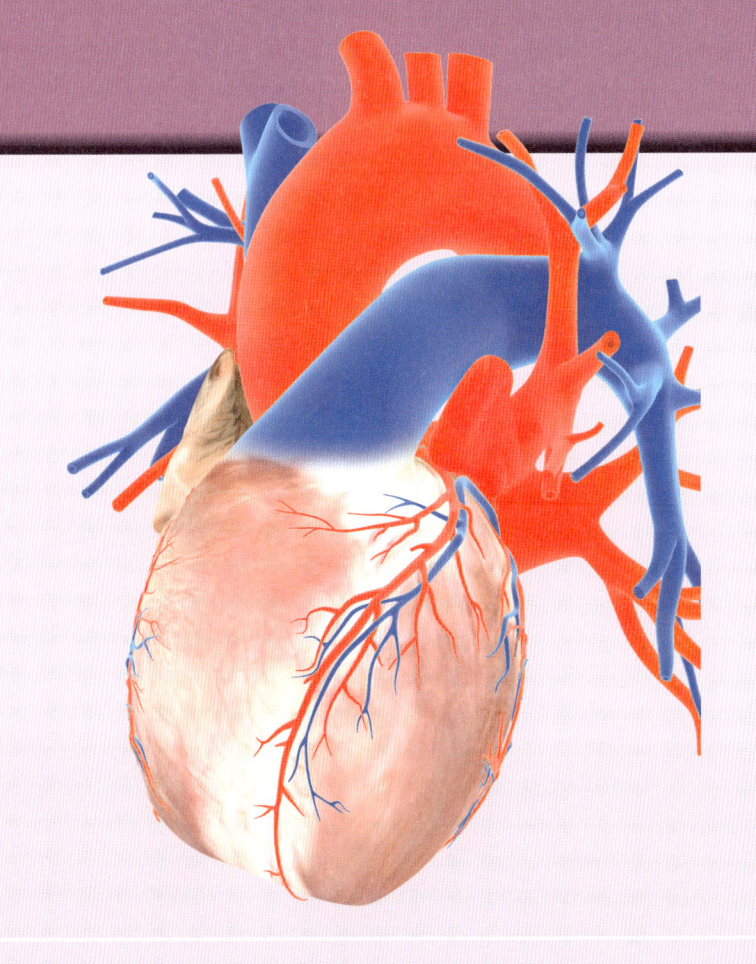

動脈・静脈の疾患は、動脈硬化や炎症などに起因するケースが多い

血管疾患
vascular disease

担当：長沼宏邦

動脈と静脈の構造

- 動脈壁は内膜・中膜・外膜の3層構造になっている。静脈壁も3層構造だが、動脈壁よりも薄く、内腔（血液の通り道）は広くて逆流防止のための弁が備わっている。

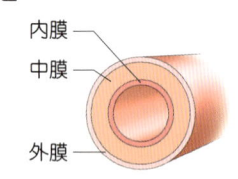

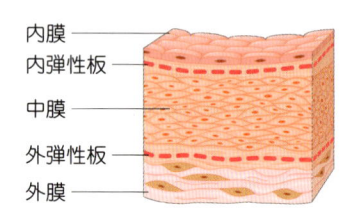

- 大きな動脈の中膜は弾性線維*が層状になっている。中・小動脈の中膜はおもに平滑筋細胞*でできていて、自律神経*の支配を受ける。

動脈の構造
内膜／中膜／外膜
内膜／内弾性板／中膜／外弾性板／外膜

静脈の構造
内膜／中膜／外膜／静脈弁／血流
内膜／中膜／外膜

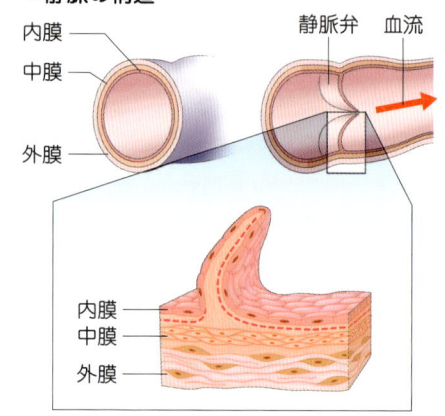

血管疾患分類

大動脈
- 大動脈瘤 ➡P266
- 大動脈解離 ➡P270
- 高安動脈炎（大動脈炎症候群）➡P274

静脈
- 下肢静脈瘤 ➡P300
- 深部静脈血栓［症］➡P292
- 肺塞栓［症］➡P296

末梢動脈
- 末梢閉塞性動脈疾患 ➡P278
- 急性動脈閉塞症 ➡P282
- 閉塞性動脈硬化症 ➡P286
- 閉塞性血栓血管炎（バージャー病）➡P290

リンパ管
- リンパ浮腫 ➡P265

用語解説

弾性線維（elastic fiber）
弾性線維は編目を形成する。中膜は弾性（もとに戻る性質）に富んでいて、動脈壁は心臓から拍出される血液の圧力（血圧）や血流量の変化をやわらげることができる。

平滑筋細胞（smooth muscle cell）
平滑筋は自律神経のコントロールによって血管を収縮・拡張させる。

自律神経（autonomic nerve）
交感神経と副交感神経という2つのシステムでなりたち、臓器や器官をコントロールして、内分泌やからだの恒常性の調節に重要な役割を果たす。

動脈：artery／静脈：vein／大動脈：aorta／弾性線維：elastic fiber／平滑筋：smooth muscle／自律神経：autonomic nerve／中膜：media, tunica media／内膜：intima／外膜：adventitia

Column

リンパ浮腫

I89.0
担当：長沼宏邦

- リンパ浮腫（lymphedema）は四肢のリンパ液の流れに支障をきたし、間質液（組織液）が組織間にうっ滞して生じる浮腫（むくみ）。
- 一次性（特発性）のリンパ浮腫は、先天的なリンパ管の形成異常によるもので、家族性と非家族性のものに分けられる。大半が思春期に発症する。
- 二次性（続発性）のリンパ浮腫は、悪性腫瘍（おもに子宮がんや乳がん）の手術後（ほとんどが1年以内）に発症するケースが多い。
- ほかには外傷、腫瘍による圧迫、放射線療法、フィラリア症*（象皮病*）などが誘因となる。リンパ浮腫のほとんどが二次性。
- 一過性の浮腫から持続性のものまでさまざま。症状（四肢の腫脹）は夕方に強まり、だるさや重さ、疲労感をともなうこともある。長期化すると、線維化、硬化、表皮の肥厚、角化などが起こる。重症になると、下肢では歩行障害や膝の屈曲困難が生じる。
- 蜂窩織炎*を合併することがある。

● 触診による浮腫の臨床的分類

1+ ごく軽いむくみ。

2+ 皮膚を指で押すとわずかに凹む。

3+ 皮膚を指で押した後、15〜30秒で正常に戻る。

4+ 四肢が正常のサイズの1.5〜2倍ほどになる。

経過と臨床所見から浮腫を鑑別。必要に応じてエコーやCTなどで除外診断する。診断困難なケースはリンパシンチグラフィーで診断を確定。

■ リンパ浮腫の治療

保存的治療
・圧迫療法（弾性ストッキング、弾性包帯）
・リンパ誘導マッサージ
・圧迫下の運動
・スキンケア（感染予防）

これらを合わせて行う（複合的理学療法）。

外科的治療
リンパ管静脈吻合術、リンパ誘導法など。リンパ液を誘導する、肥厚した病的皮下組織などを切除する方法だが、いずれも対症療法。

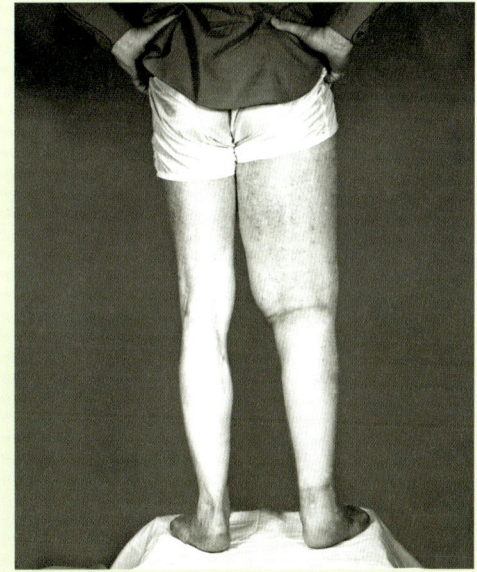

右大腿部のリンパ浮腫
提供：PRS／PPS

用語解説

フィラリア症（filariasis）
線虫の寄生によって引き起こされる感染症。日本ではすでにみられなくなっている。

象皮病（elephantiasis）
リンパ浮腫をほうっておくと患肢が太くなり、皮膚が象の皮膚のように変化する。

蜂窩織炎（cellulitis）
虫刺されや靴擦れなどがきっかけで皮下組織に細菌が感染し、化膿性の炎症が生じる。敗血症に至るケースもあるので早期治療が重要。

間質液：interstitial fluid／浮腫：edema／圧迫療法：compression therapy／特発性：idiopathic／子宮がん：uterine cancer／乳がん：breast cancer, mammary cancer

動脈壁の病変によって動脈が異常に拡張し、腫瘤状となる　　I71.1〜I71.9

大動脈瘤（AA）
aortic aneurysm

担当：長沼宏邦

Overview

大動脈壁の一部がもろくなり、その血管径が正常の1.5倍以上に拡張して腫瘤*状に変化した状態。

誘因・原因 ●P267

- 先天性のもの（マルファン症候群●P273など）、動脈硬化によるもの、外傷によるもの、感染によるもの、炎症性のものなどがある。もっとも多いのは動脈硬化性の大動脈瘤。

病態生理 ●P267

- 大動脈瘤が自然に小さくなることはない（ラプラスの法則*）。腫瘤が破裂すると重い症状を招き、突然死の可能性も高い。

症状・臨床所見

- ほとんどは無症状で経過する。腫瘤が大きくなってくると、胸部の場合に圧迫症状*として声のかすれ（嗄声）、呼吸困難、胸のつかえ感、嚥下困難、血痰などが現れる。疼痛が続くときは、破裂する可能性が高い。

検査・診断 ●P268

| 胸部X線検査 | 造影CT | MRI | DSA* | 超音波検査 | 血液検査 |

- X線像の異常な陰影（上縦隔陰影の拡大）、腹部拍動性腫瘤*で見つかることが多い。

治療 ●P269

| 外科手術 | 降圧療法 |

- 瘤の直径が5〜6cmを超えるケース、または急速な拡大傾向（4mm／年以上）があるケースでは、手術を検討する。
- 内科的には、降圧療法（血圧コントロール）と経過観察によって破裂のリスクを軽減する。

予後

- 内科的管理の徹底によってリスクを回避する。

用語解説

腫瘤（mass）
大動脈瘤は、大動脈壁の一部が拡張した状態。その直径が正常径の1.5倍以上になって紡錘状（ぼうすいじょう）に拡大したケースを「瘤」としている。

ラプラスの法則（Laplace relation）
血圧が上昇したり大動脈径が拡大すれば大動脈壁に加わる張力（壁張力：引っ張り合う力）は増し、瘤はさらに大きくなる。「壁張力（T）」は「血圧（P）×血管径（R）」で算出する。

圧迫症状
大動脈に発生した腫瘤に圧迫されて生じる症状。神経麻痺や疼痛、運動障害などさまざま。嘔吐、咳、腹痛、腰痛、消化器症状、腹部拍動性腫瘤などを招くケースもある。

DSA
デジタルサブトラクション血管造影法。
●P67

腹部拍動性腫瘤
へそのあたりに現れる、ドキドキと拍動を示す瘤。痛みはあまりともなわない。

エーラス・ダンロス症候群（Ehlers-Danlos syndrome）
コラーゲンなど、結合組織の成分の先天的な代謝異常によって起こる疾患。皮膚や血管、靭帯（じんたい）、関節などに症状が現れる。
●P267

動脈硬化：arteriosclerosis／張力：tension／磁気共鳴撮影法：magnetic resonance imaging／デジタルサブトラクション血管造影法：digital subtraction angiography

誘因・原因

大動脈瘤のおもな原因

原因	特徴
動脈硬化（粥状硬化）	加齢とともに起こりやすくなる。動脈硬化による大動脈瘤は紡錘状のものが多い。
先天性疾患（マルファン症候群、エーラス・ダンロス症候群*など）	上行大動脈に生じ、大動脈弁輪拡張症をともなうケースが多い。
炎症（梅毒、結核、その他）	上行大動脈に生じ、袋状（嚢状）のものが多い。
外傷	袋状の動脈瘤がつくられることが多い。
大動脈狭窄症、大動脈弁狭窄症	上行大動脈に生じる。

病態生理

- 大動脈瘤は、形態、瘤壁の構造、発症部位によって分類される。

形態による分類

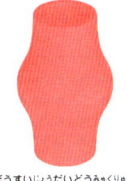

紡錘状大動脈瘤 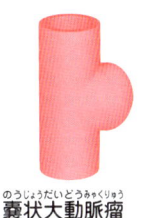　**嚢状大動脈瘤**

胸部大動脈の正常径は30mm、腹部大動脈の正常径は20mmくらい。

瘤壁の構造による分類（病理学的分類）

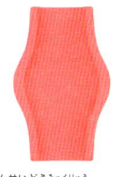

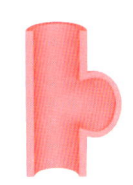

真性動脈瘤

動脈壁がもろくなって拡張し、内膜・中膜・外膜の3層構造は保たれている。多くは紡錘状で、一般に大動脈瘤といえばこれをさす。

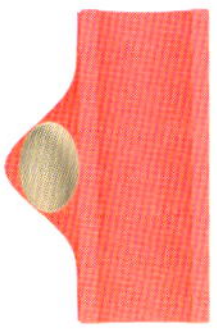

仮性（偽性）動脈瘤

瘤の壁に大動脈の壁構造がみられない。ほとんどが嚢状。外傷や感染によるケースが多い。

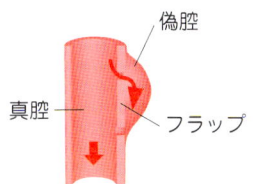

解離性動脈瘤

大動脈の解離によってできた瘤。（偽腔／真腔／フラップ）

発症部位による分類

胸部大動脈瘤（TAA）
腹部大動脈瘤に比べると発生頻度は少ない。

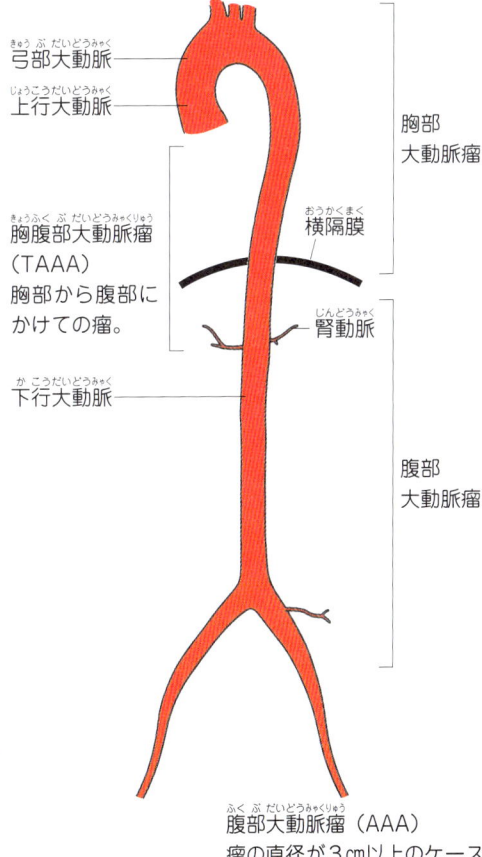

弓部大動脈／上行大動脈／胸部大動脈瘤

胸腹部大動脈瘤（TAAA）
胸部から腹部にかけての瘤。

横隔膜／腎動脈／下行大動脈／腹部大動脈瘤

腹部大動脈瘤（AAA）
瘤の直径が3cm以上のケースで、大動脈瘤全体の2／3を占める。男性に多く、加齢にともなって増加する。

粥状硬化：atherosclerosis／胸部大動脈瘤：thoracic aortic aneurysm (TAA)／胸腹部大動脈瘤：thoracoabdominal aortic aneurysm (TAAA)／腹部大動脈瘤：abdominal aortic aneurysm (AAA)／紡錘状大動脈瘤：fusiform aortic aneurysm／嚢状大動脈瘤：saccular aortic aneurysm／真性動脈瘤：true aneurysm／仮性（偽性）動脈瘤：false aneurysm, pseudoaneurysm

大動脈瘤（AA）

検査・診断

特徴的な検査所見		
胸部X線検査	瘤の突出像を認める	
MRI	血栓の有無、動脈壁の確認	
超音波検査	スクリーニングとして利用	
造影CT	血管径の拡大を認める	
DSA	大動脈の全体像を確認	
血液検査	凝固線溶系の亢進	

- **腹部大動脈瘤**の診断には、エコー、造影CT、MRI、DSAなどが有用。
- **胸部大動脈瘤**の診断には、胸部X線、造影CT、㋐経食道心エコー、MRI、DSA、動脈造影などが有用。

胸部X線検査

- 瘤のあるところが突出して見える。縦隔腫瘍と鑑別する必要がある。

胸部大動脈瘤のX線像

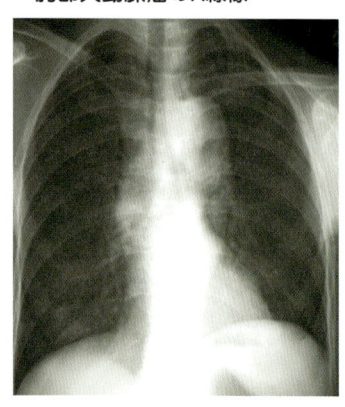

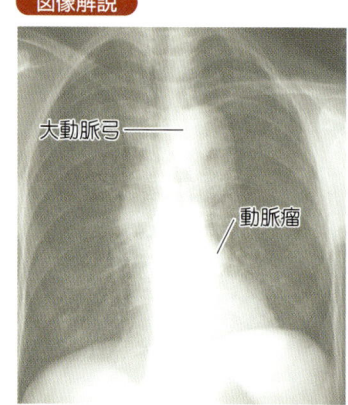

図像解説
- 大動脈弓
- 動脈瘤

提供：SPL／PPS

造影CT

胸部大動脈瘤の造影CT像
- 大動脈弓
- 動脈瘤

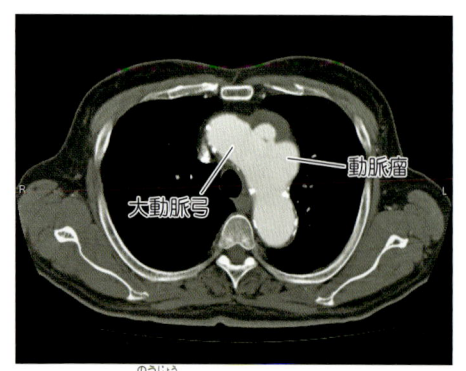

弓部にできた嚢状の大動脈瘤

腹部大動脈瘤のCT血管撮影像
- 腹部大動脈
- 動脈瘤

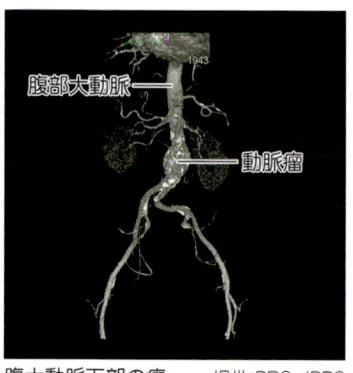

腹大動脈下部の瘤。　提供：PRS／PPS

胸部X線撮影［法］：chest radiography, chest roentgenography／血管造影［法］：angiography, contrast angiography／造影CT：contrast-enhanced computed tomography (CT)／胸部大動脈瘤：thoracic aortic aneurysm (TAA)／腹部大動脈瘤：abdominal aortic aneurysm (AAA)

治療

治療の目的

| 外科手術 | 大動脈瘤破裂の予防のため直径5～6cmを超える場合に、人工血管置換術を行う | 降圧療法 | 破裂の回避のため血圧をコントロール |

外科手術

人工血管置換術

■ 大動脈瘤を切開して人工血管に置き換える根治術。

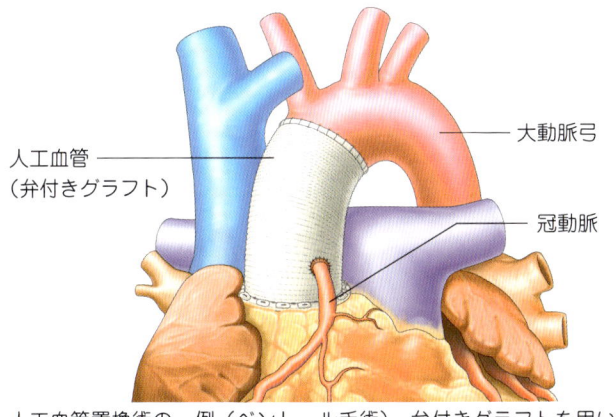

人工血管置換術の一例（ベントール手術）。弁付きグラフトを用いて大動脈弁を置き換え、冠動脈を人工血管の側面に吻合する方法。

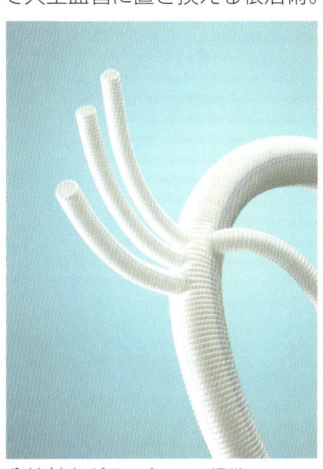

分枝付きグラフト。　提供：テルモ

ステントグラフト留置術

- 解剖学的に適合した場合には有効な方法。
- カテーテルによる血管内治療のひとつ。下行大
- 動脈瘤と腹部大動脈瘤の治療に用いられている。
- 術後はCTで経過を観察。

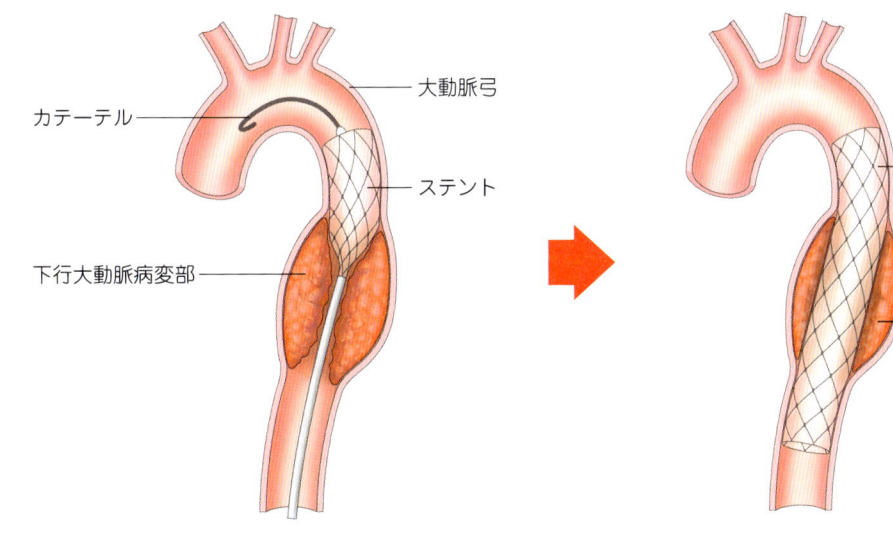

カテーテルを用いてステントを病変部に留置する。

病変部が血栓化して縮小する。

人工血管：synthetic graft, vascular prosthesis (graft) ／ステントグラフト：stent-graft／大動脈基部：aortic root／上行大動脈：ascending aorta／弓部大動脈瘤：aortic arch aneurysm／下行大動脈：descending aorta

大動脈壁の中膜が内側と外側の2層に剝離される

I71.0

大動脈解離（DA）

担当：長沼宏邦

dissection of aorta, aortic dissection, aorta dissection

Overview

解離性大動脈瘤ともいわれる。大動脈壁の内膜に亀裂（エントリー）が生じ、そこから血液が流れ込んで中膜が内外2層に引き裂かれる（解離）。

誘因・原因

- 高血圧が大きな危険因子（増悪因子）となる。
- 高齢者に多い。50歳以下で発症するケースは遺伝性疾患（マルファン症候群*など）とのかかわりが考えられる。

病態生理 ●P271

- 解離したところに偽腔（解離腔）がつくられると、それが真腔（本来の内腔）を圧迫して血流障害を招く。破裂すると心タンポナーデ*や血胸*などを招く。

症状・臨床所見 ●P272

- 解離による症状は、突然の強い胸痛・背部痛など。
- 破裂による症状は、出血性ショック、失神など。
- 合併症による症状は、呼吸困難、頭痛、めまい、意識消失、麻痺、四肢の血圧左右差*、乏尿、腹痛、心不全など。

検査・診断 ●P272

| X線検査 | 造影CT | 心エコー図検査 | MRI検査 |

- X線像では上縦隔*陰影の拡大が認められる。

治療 ●P273

| 外科的治療 | 薬物療法 |

- まず疼痛と血圧のコントロールが必要。
- 人工血管*置換術または自己大動脈弁温存術などを行う。

予後

- 突然に発症する疾患で、2週間以内（急性期）は急に悪化する可能性が高い。

用語解説

マルファン症候群（Marfan syndrome）
細胞間をつなぐ結合組織が弱まる遺伝性疾患。大動脈解離を招くことがある。●P273

心タンポナーデ（cardiac tamponade）
心外膜の間に血液（液体）が大量にたまった状態で、拍動に支障をきたす。●P271

血胸（hemothorax）
胸腔内に血液がたまった状態。

血圧左右差
血管に狭窄があると、それより末梢は血液・血圧が伝わりにくくなり、四肢などで血圧の差が現れてくる。動脈硬化、血管炎、血栓などで起こり、大動脈解離のほか、高安（たかやす）動脈炎（大動脈炎症候群）で現れることがある。

縦隔（mediastinum）
縦隔とは具体的な臓器をさすのではなく、左右の胸膜の間、心臓、左右の肺、横隔膜に囲まれた空間をいい、大動脈、大静脈、気管、食道が走る。

人工血管（synthetic graft, vascular prosthesis）
布、テフロン、生体材料、合成高分子材料など、さまざまな素材でつくられる。

解離：dissection, dissociation／偽腔：false lumen, pseudolumen／真腔：true lumen／心タンポナーデ：cardiac tamponade／合併症：complication／人工血管：synthetic graft, vascular prosthesis (graft)／急性心筋梗塞：acute myocardial infarction (AMI)／高血圧：high blood pressure／大動脈壁：aortic wall／内膜：intima／結合組織：connective tissue

病態生理

- 大動脈の内側の亀裂（エントリー）から血管壁の内膜と外膜との間に血液が流入し、一定の長さの偽腔がつくられ、大動脈破裂（心タンポナ㋐ーデなど）、大動脈分枝閉塞（心筋梗塞、脳梗塞、臓器虚血など）をきたす。

大動脈解離の病態（模式図）

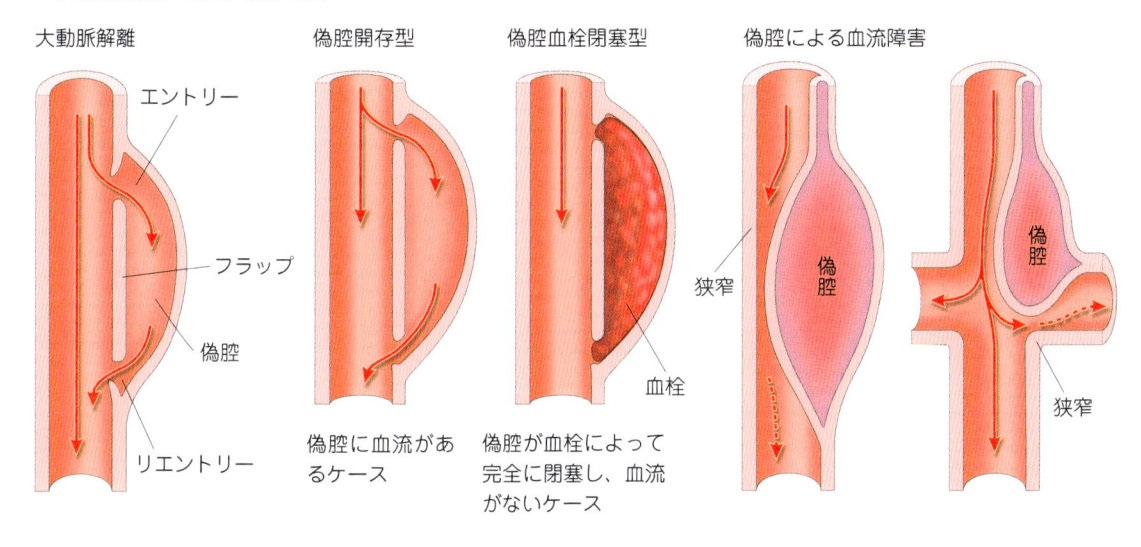

大動脈解離：エントリー、フラップ、偽腔、リエントリー

偽腔開存型：偽腔に血流があるケース

偽腔血栓閉塞型：偽腔が血栓によって完全に閉塞し、血流がないケース　血栓

偽腔による血流障害：狭窄、偽腔、狭窄

起こりやすい合併症

■心タンポナーデ
心筋は心膜に包まれている。心膜は内外2層になっていて、その間（心膜腔）にはわずかに心膜液が存在する。その心膜腔に血液が流れ込むと内圧が上昇し、圧迫によってポンプ機能が著しく低下してしまう。速やかに心膜穿刺、心膜ドレナージで血行を安定させる必要がある。

■心筋梗塞
冠動脈の血流が滞って心筋虚血が生じる。

■大動脈弁逆流
解離が大動脈基部へ及ぶと大動脈弁が壊れ、血液の逆流が生じる。

■大動脈破裂
偽腔の血液が外膜を破って外側へ流出すると、血胸や縦隔血腫となる。

■臓器虚血
大動脈の分枝に解離が及んだとき、あるいは偽腔によって真腔の血流が滞ったとき、脳虚血、㋐

㋐ 上肢の虚血、心筋虚血、腸管虚血、腎虚血、下肢虚血などが生じる。

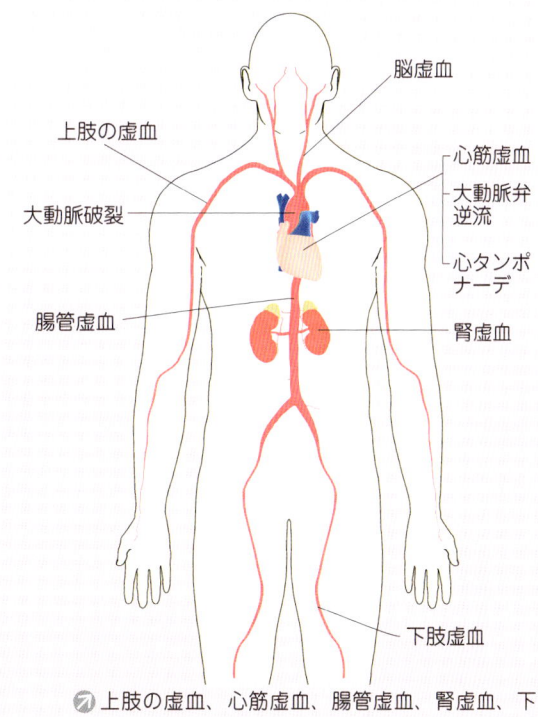

（図中ラベル：脳虚血、上肢の虚血、心筋虚血、大動脈弁逆流、大動脈破裂、心タンポナーデ、腸管虚血、腎虚血、下肢虚血）

偽腔：false lumen, pseudolumen／真腔：true lumen／心膜：pericardium／心膜腔：pericardial cavity／冠動脈：coronary artery／解離：dissection, dissociation

大動脈解離（DA）／マルファン症候群

症状・臨床所見

- エントリー（亀裂）の位置と解離が及ぶ範囲からドベーキー分類や、上行大動脈解離の有無によるスタンフォード分類によって分類されている。

スタンフォード分類とドベーキー分類

スタンフォード分類	A型		B型		
	上行大動脈に解離がある。		上行大動脈に解離がない。		
	上行大動脈の内膜に亀裂があり、大動脈弓部よりも末梢に解離が及ぶもの。	解離が上行大動脈に限局しているもの。		下行大動脈の内膜に亀裂があり、腹部大動脈に解離が及ばないもの。	下行大動脈の内膜に亀裂があり、腹部大動脈に解離が及ぶもの。
解離の状態	エントリーを含む部位の切除と人工血管置換術を行う。		血圧のコントロールと鎮静、適度な安静。破裂や臓器虚血などの合併症があれば人工血管置換術を行う。		
ドベーキー分類	Ⅰ型	Ⅱ型		Ⅲa型	Ⅲb型

検査・診断

特徴的な検査所見		
X線検査	上郭部拡大、心陰影拡大を認める	
心エコー図検査	心タンポナーデ、大動脈弁逆流フラップを認める	
造影CT	大動脈内の内膜フラップ	
MRI検査	大動脈の二重構造を認める	

造影CT

- 大動脈解離の診断にもっとも有用。胸部造影CTで大動脈内に内膜フラップ（剥離内膜。血液中で旗めくように動く）が認められれば診断は確定する。

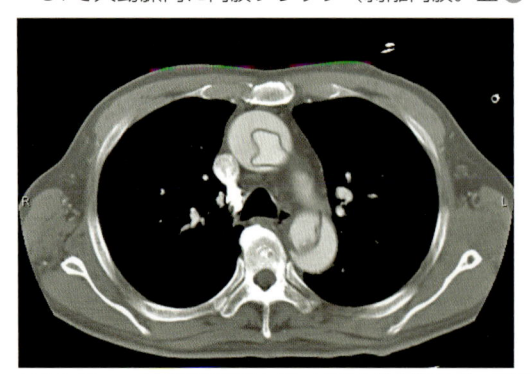

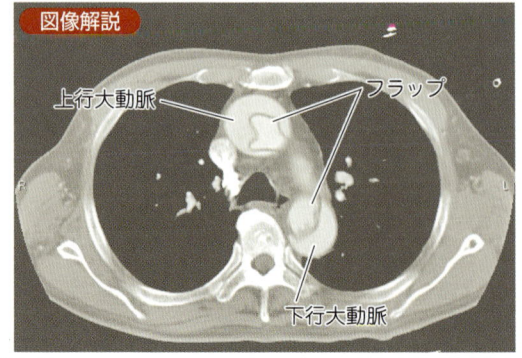

図像解説
上行大動脈／フラップ／下行大動脈

スタンフォードA型解離で上行・下行大動脈にフラップが認められる。

スタンフォード分類：Stanford classification／ドベーキー分類：DeBakey classification／内膜フラップ：intima flap, intimal flap／大動脈：aorta

治療

治療の目的

| 外科的治療 | 人工血管置換術や自己大動脈弁温存術などによる根治 |
| 薬物療法 | 痛みと血圧の管理 |

外科的治療

- スタンフォードA型解離のケースで大動脈人工血管置換術が適応となる。エントリー（入り口部）を含む解離大動脈（病変部）を切除し、人工血管に置き換える方法で、根治が期待できる。置き換えた人工血管は、感染や血液の漏れがないかぎり交換不要。

- **大動脈人工血管置換術**

（図：切除、大動脈弓、エントリー、切除 → 人工血管）

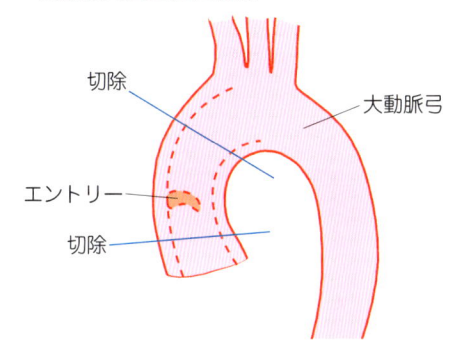

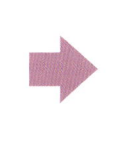

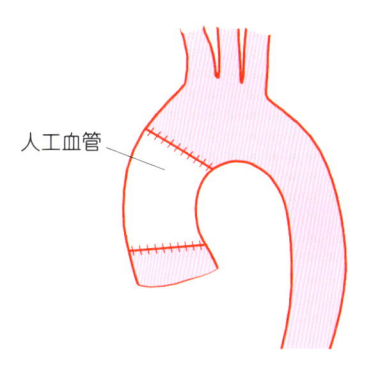

Column

マルファン症候群（しょうこうぐん）

Q87.4
担当：長沼宏邦

- 常染色体優性遺伝疾患のひとつ。フィブリリン（結合組織を形成する蛋白質（たんぱくしつ））をつくる遺伝子の異常が原因となる指定難病。骨格や目、心血管疾患などにさまざまな症状を招く。

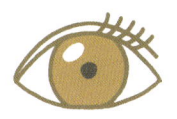

- **マルファン症候群のおもな症状**

眼の症状
近視、水晶体偏位、水晶体亜脱臼（だっきゅう）、網膜剥離（もうまくはくり）など。

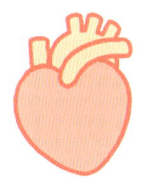

心血管系の症状
大動脈瘤（だいどうみゃくりゅう）、大動脈弁輪拡張症、大動脈解離、大動脈弁閉鎖不全症、僧帽弁逸脱症など。

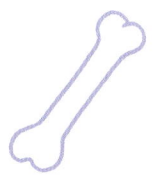

骨格の症状
高身長、長い手足、クモ状指趾（し）、脊柱側彎（せきちゅうそくわん）、漏斗胸、鳩胸、関節の過伸展など。

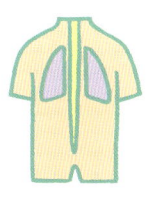

その他の症状
硬膜拡張症、自然気胸など。

マルファン症候群：Marfan syndrome／人工血管：synthetic graft, vascular prosthesis (graft) ／フィブリン：fibrin／遺伝子：gene／結合組織：connective tissue／自然気胸：spontaneous pneumothorax

動脈の慢性血管炎によって血管が狭窄・閉塞・拡張する

M31.4

高安動脈炎(大動脈炎症候群)
(たかやすどうみゃくえん) (だいどうみゃくえんしょうこうぐん)

Takayasu arteritis, aortitis syndrome

担当:蜂谷 貴

Overview

大動脈や主要分岐、冠[状]動脈、肺動脈などに炎症が生じ、閉塞性あるいは拡張性の病変をきたす指定難病*。

誘因・原因

- 原因は不明。ウイルス感染や自己免疫などが発症にかかわっていると考えられている。家族性はほとんどない。

病態生理 ➡P275

- アジアに多くみられる疾患で、日本では女性患者が大半を占めている(男女比は1:9)。女性の好発初発年齢は15〜35歳。

症状・臨床所見 ➡P275

- 発症部位(血管病変部位)によって症状は多様だが、初期症状として発熱、食欲不振、全身倦怠感(けんたいかん)、体重減少、関節痛、胸膜痛、易疲労感(疲れやすさ)などがみられることが多い。
- 眼底に花環(かかん)状の動静脈吻合(ふんごう)がみられる。
- 上肢血管の脈拍の欠如、あるいは脈拍の左右差によって発見されるケースが多い。「脈なし病*」ともよばれる。

検査・診断 ➡P276

| 血液検査 | 造影CT | MRA | DSA | 超音波検査 |

- 大動脈造影によって血管の狭窄(きょうさく)・閉塞・拡張を確認し、病変部位を確定する。
- 血液検査では、赤沈亢進(せきちんこうしん)*、CRP*陽性、IgG(免疫グロブリンG)*の増加などが認められる。

治療 ➡P277

| 薬物療法 | 外科的治療 |

予後

- 無症状で経過するケースの予後は良好。大動脈弁閉鎖不全症、腎(じん)動脈狭窄(どうみゃく)や異型大動脈縮窄症(どうみゃくりゅう)による高血圧、動脈瘤、虚血性心疾患などが予後を左右する。

用語解説

指定難病
発病の機構が明らかでなく、治療方法が確立していない、希少な疾患で、長期の療養を必要とするもの。さらに国内の患者数が一定の人数に達しない、客観的な診断基準(またはそれに準ずるもの)が成立している疾患。

脈なし病 (pulseless disease)
上肢の脈拍が消失するのが特徴的な症状であるところから、高安動脈炎は「脈なし病」ともよばれている。

赤沈亢進
抗凝固剤を入れた血液で、1時間に赤血球が沈む距離を調べ、基準値より増加している場合をいう。炎症がある場合には沈降距離が増加する。

CRP
C反応性蛋白ともいい、からだのなかに炎症がある場合に反応する蛋白。

IgG(免疫グロブリンG)
感染症や炎症などに反応する免疫グロブリンのひとつ。免疫グロブリンのなかでは、血液中にもっとも多く存在する。

memo

高安動脈炎の由来 (Takayasu arteritis)
1908年(明治41年)、ひとりの日本人眼科医(高安右人医師)によって報告された原因不明の疾患。網膜の中心血管の特異的な変化に着目。発見者の名前から高安動脈炎とよばれている。

大動脈:aorta/冠動脈:coronary artery/特定疾患:specific disease/赤沈(赤血球沈降速度):erythrocyte sedimentation rate(ESR), blood sedimentation rate(BSR)/腎動脈狭窄:renal artery stenosis/動脈瘤:[arterial] aneurysm

病態生理

- 血管造影で確認される病変部位によって分類される。
- 大動脈の全体に病変が及ぶV型が半数以上を占めている。

病型分類　血管造影分類

分類	I型	IIa型	IIb型	III型	IV型	V型
病変部位	大動脈弓の分岐血管のみ	I型で上行大動脈と大動脈弓	IIa型で胸部下行大動脈	胸部下行大動脈、腹部大動脈、腎動脈	腹部大動脈と腎動脈	全大動脈および主要分枝

さらに冠動脈病変があるものをC(+)、肺動脈病変があるものをP(+)と表記する。

臨床的分類

I	大動脈弓部分枝の閉塞型（頭部・上肢の虚血症状）
II	異型大動脈縮窄症、腎動脈狭窄症（高血圧の症状）
III	IとIIの合併した病態
IV	動脈瘤型

発症機序

❶ 免疫学的要因→T細胞などによる動脈壁の障害。
❷ 感染の要因→ウイルス感染などのストレス。
❸ 遺伝的要因→特定の遺伝子とのかかわり。

ウイルスなどの感染が発症の引き金になり、自己免疫が血管炎を進行させると考えられている。また、女性ホルモンとのかかわりも示されている。

症状・臨床所見

- 初期症状として感冒様症状が認められる。
- 動脈の狭窄や閉塞による虚血障害、動脈の拡張⑦による動脈瘤などで、さまざまな臨床症状が現れる。

高安動脈炎のおもな臨床症状

(1) 頭部虚血症状	めまい、頭痛、失神発作、片麻痺など	(6) 眼症状	一過性または持続性の視力障害、失明
(2) 上肢虚血症状	脈拍欠損、上肢易疲労感、指のしびれ感、冷感、上肢痛	(7) 下肢症状	間歇性跛行、脱力、下肢易疲労感
(3) 心症状	息切れ、動悸、胸部圧迫感、狭心症状、不整脈	(8) 疼痛	頸部痛、背部痛、腰痛
(4) 呼吸器症状	呼吸困難、血痰	(9) 全身症状	全身倦怠感、易疲労感、リンパ節腫脹（頸部）、発熱
(5) 高血圧	上肢の高血圧	(10) 皮膚症状	結節性紅斑

「厚生労働省難治性血管炎調査研究班研究」より

血管造影：angiography／遺伝的要因：genetic cause, genetic factor／臨床症状：clinical symptom／高血圧：high blood pressure

高安動脈炎（大動脈炎症候群）／レイノー病とレイノー症候群

検査・診断

特徴的な検査所見	血液検査	赤沈亢進、CRP陽性、IgG増加
	超音波検査	頸動脈に内膜の肥厚（マカロニサイン）が認められる

| 造影CT | MRA | DSA | 動脈の閉塞、狭窄が認められる |

- 血管の狭窄や閉塞を確認するため、CT血管造影、デジタルサブトラクション血管造影（DSA）、MRA（磁気共鳴血管造影）などの血管造影検査を行う。

DSA

- デジタル処理で血管造影像から骨や組織などを消去して、造影された血管のみが現れるように減算処理したもの。

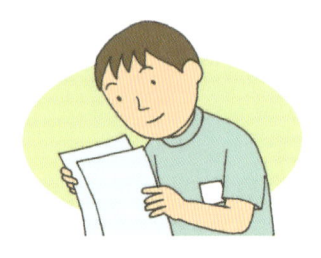

■ デジタルサブトラクション血管造影像（DSA像）

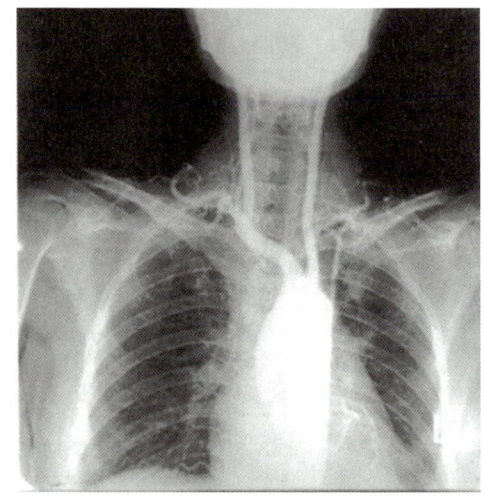

日本循環器学会編「血管炎症候群の診療ガイドライン」（2008年）より

■ 重症度分類

重症度	特徴
Ⅰ度	大動脈炎症候群（高安動脈炎）と診断しうる自覚的所見（脈の消失、頸部痛、微熱、めまい、失神など）、他覚的所見（炎症反応陽性、γグロブリン上昇、上肢血圧の左右差、血管雑音、高血圧など）が認められ、かつ血管造影（CT、MRI、MRAを含む）にても病変の存在が認められる。ただし、とくに治療を加える必要もなく経過観察するか、あるいは副腎皮質ホルモン剤を除く治療を短期間加える程度。
Ⅱ度	上記症状、所見が確認され、副腎皮質ホルモン剤を含む内科的治療にて軽快あるいは経過観察が可能。
Ⅲ度	副腎皮質ホルモン剤を含む内科的治療あるいはインターベンション（PTA）、外科的治療を行うにもかかわらず、しばしば再発を繰り返し、病変の進行あるいは遷延が認められる。
Ⅳ度	患者の予後を決定する重大な合併症（大動脈弁閉鎖不全症、動脈瘤形成、腎不全、虚血性心疾患、肺梗塞）が認められ、強力な内科的、外科的治療を必要とする。
Ⅴ度	重篤な臓器機能不全（うっ血性心不全、心筋梗塞、呼吸機能不全をともなう肺梗塞、脳血管障害〈脳出血、脳梗塞〉、白内障、腎不全、精神障害）をともなう合併症を有し、厳重な治療、観察を必要とする。

「厚生労働省難治性血管炎調査研究班研究」より

大動脈炎症候群：aortitis syndrome／インターベンション：intervention／高血圧：high blood pressure／大動脈弁閉鎖不全［症］：aortic[valve] insufficiency／合併症：complication／虚血性心疾患：ischemic heart disease（IHD）／肺梗塞：pulmonary infarction

治療

| 治療の目的 | 薬物療法 | 血管炎の抑制 | 外科的治療 | 血行の再建など |

薬物療法

- おもに副腎皮質ホルモン剤が用いられる。免疫抑制薬、抗血小板薬、抗凝固薬などが併用されるケースもある。

おもな外科的治療

脳の虚血症状に対する頸動脈再建術
- 失神発作を頻繁に起こすとき
- めまいによって日常生活に支障をきたしているとき
- 視力障害が現れているとき
- 眼底血圧が30mmHg前後に低下しているとき

大動脈縮窄症、腎血管性高血圧に対する血行再建術
- 薬剤では降圧効果が得られなくなったとき
- 降圧療法によって腎機能の低下が生じるとき
- うっ血性心不全をきたしたとき
- 両側腎動脈狭窄のとき

大動脈弁閉鎖不全に対する大動脈弁置換術（ベントール手術を含む）
- 大動脈弁閉鎖不全症の適応にならって行う

大動脈瘤に対する治療
- 人工血管留置術
- ステントグラフト留置術

外科的治療

- 症状がどの血管の病変に起因するのか特定できて、薬物療法では治療が難しいケースに適応となる。症例全体の約20%が外科的治療の対象となる。

Column レイノー病とレイノー症候群

I73.0
担当：蜂谷 貴

- どちらもレイノー現象を招く。レイノー現象は、発作的に四肢の末端（手足の指）に血流低下を起こし、指の蒼白をきたす現象で、数分から2時間程度続く。寒冷に対する過剰反応と考えられている。
- レイノー症候群（Raynaud syndrome）は、基礎疾患があってレイノー現象を招くケースをさす。基礎疾患（原因）として膠原病、閉塞性動脈疾患、外傷などがあげられる。
- 基礎疾患がない原因不明のものをレイノー病（Raynaud disease）とよぶ。女性に多い（男性の5倍）。40歳以下での発症が一般的。ときに家族的に生じるケースがある。
- 四肢をなるべく寒冷にさらさないこと。治療としては、血管拡張薬の投与、交感神経切除術などがあげられる。喫煙者は禁煙することも重要。

レイノー現象

- 末梢動脈が発作的に収縮し、血流が制限される。
- 末端の組織は酸素不足となり、皮膚が白色から青色へと変化する。

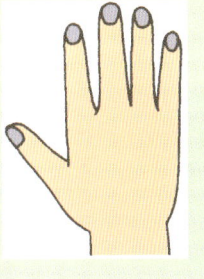

- 指が冷たくなり、感覚が鈍くなり、しびれやかゆみ、発汗をともなう。
- 発作は自然に、あるいは温めると治まる。

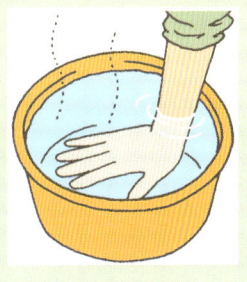

レイノー病：Raynaud disease／レイノー症候群：Raynaud syndrome／乏血：ischemia／膠原病：collagen disease／末梢動脈：peripheral artery／基礎疾患：underlying disease／血流：flow／発汗：diaphoresis, sweating

四肢の動脈の狭窄・閉塞によって生じる

末梢閉塞性動脈疾患
occlusive peripheral arterial disease, peripheral artery occlusive disease

担当：蜂谷 貴

末梢閉塞性動脈疾患の分類

急性動脈閉塞症と慢性動脈閉塞症の病態に大別される。おもな原因疾患は以下のように分類される。

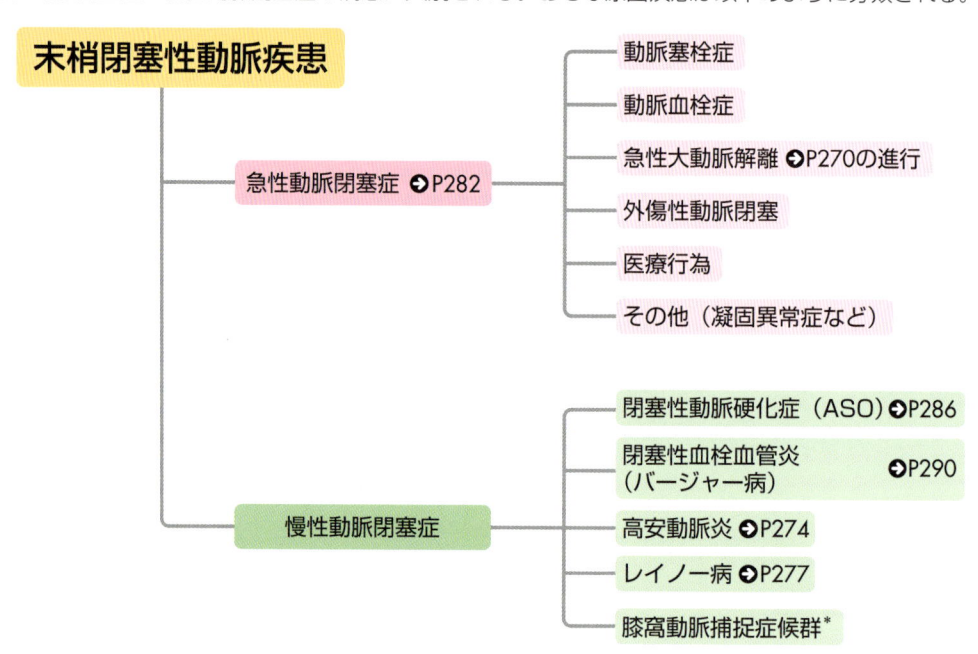

```
末梢閉塞性動脈疾患
├─ 急性動脈閉塞症 ➡P282
│   ├─ 動脈塞栓症
│   ├─ 動脈血栓症
│   ├─ 急性大動脈解離 ➡P270の進行
│   ├─ 外傷性動脈閉塞
│   ├─ 医療行為
│   └─ その他（凝固異常症など）
└─ 慢性動脈閉塞症
    ├─ 閉塞性動脈硬化症（ASO）➡P286
    ├─ 閉塞性血栓血管炎（バージャー病）➡P290
    ├─ 高安動脈炎 ➡P274
    ├─ レイノー病 ➡P277
    └─ 膝窩動脈捕捉症候群*
```

- よくみられる症状として、しびれ、冷感、疼痛、間歇性跛行、皮膚の色の変化、壊死・壊疽*などがあげられる。
- 検査としては、身体所見、ABI*（足関節上腕血圧比）、サーモグラフィ、指尖容積脈波、㋐DSA ➡P67、MRA、CTA、超音波検査などがあげられる。
- 治療は、原因疾患の治療に準じる。原因疾患とその治療によって、予後は大きく異なる。

用語解説

膝窩動脈捕捉症候群
腓腹筋（ひふくきん）の異常によって膝窩動脈が慢性的に圧迫を受けることで生じる血行障害。間歇性跛行が特徴的な症状。若い男性、とくに運動をしている人に好発する。

壊疽（gangrene）
長時間にわたって組織への血流が滞ると、組織は潰瘍をつくって壊死する。壊死した組織が腐敗した状態を壊疽（脱疽）という。

ABI（ankle brachial index）
足関節の収縮期血圧と上腕の収縮期血圧の比。四肢の血圧はドプラ血流計で測定できる。慢性動脈閉塞症の診断および重症度の指標となる。
評価基準（安静時）
<0.9　動脈閉塞の疑いあり
<0.8　動脈閉塞の可能性が高い
0.5〜0.8　動脈閉塞が存在する
<0.5　重症虚血肢の可能性が高い

memo

ルーリッシュ症候群
血栓性大動脈分枝閉塞症。腹部大動脈下部（終末大動脈）から総腸骨動脈にかけて完全に詰まってしまう症候群。フランス人外科医ルーリッシュが報告。男性に多く、勃起（ぼっき）不全が特徴的な症状。

チアノーゼ
虚血が生じて皮膚が紫色になり、うっ血が生じると暗青色に変化する。

膝窩動脈捕捉症候群：popliteal artery entrapment syndrome／ルーリッシュ症候群：Leriche syndrome／チアノーゼ：cyanosis／間歇性跛行：intermittent claudication／壊死：necrosis／塞栓：embolus／末梢動脈：peripheral artery

末梢動脈と疾患の分類

- 末梢動脈は、一般的に手足の動脈をさすが、胸部・腹部大動脈以外の動脈をさしたり、心臓と冠［状］動脈以外の動脈をさすこともある。
- 四肢の動脈の狭窄・閉塞は、「塞栓子が血管に詰まる」「動脈壁の肥厚などによって内腔が狭くなる」「血管が骨や筋肉などで圧迫される」「カテーテルを用いた検査・治療などの医療行為で血管が損傷する」ことなどで生じる。

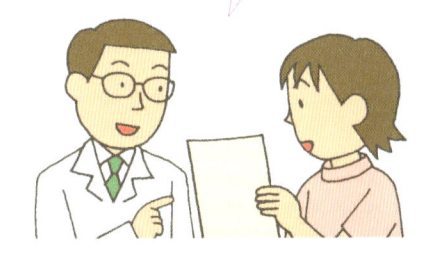

四肢の主要動脈

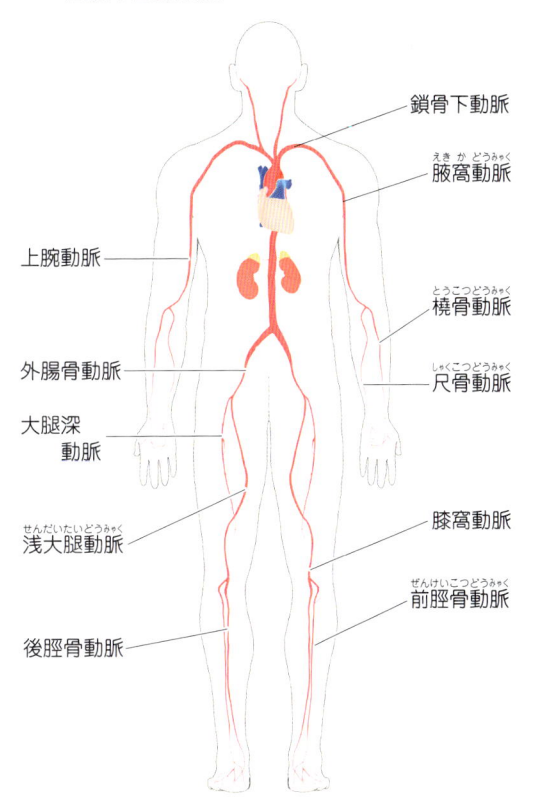

鎖骨下動脈
腋窩動脈
上腕動脈
橈骨動脈
外腸骨動脈
尺骨動脈
大腿深動脈
浅大腿動脈
膝窩動脈
前脛骨動脈
後脛骨動脈

P142の「動脈硬化の好発部位」も参照するとよいですよ。

Column

PAD（末梢動脈疾患）について

担当：蜂谷 貴

- 全身（おもに下肢動脈など）の末梢血管の閉塞性疾患を包括的にとらえた概念。日本では、保険適応上の疾患名である閉塞性動脈硬化症（ASO）や閉塞性血栓血管炎（バージャー病）がPADに含まれる。
- おもな危険因子として、加齢、糖尿病、喫煙、高血圧、脂質異常症があげられる。
- 2007年に発表された、末梢動脈疾患に関する診断と治療のガイドライン「TASC Ⅱ」（日本を含めて世界のコンセンサスをまとめたもの）において、PADの高リスク者（診断の対象となる人）は以下の通り。

- 70歳以上
- 50〜70歳でも喫煙歴や糖尿病がある
- 運動負荷による下肢症状や身体機能の低下がある
- 下肢血管検査で異常がある
- 動脈硬化性疾患の指標である心血管リスクの評価が悪い

末梢動脈疾患：peripheral arterial disease／狭窄：constriction／閉塞：obstruction, occlucion／動脈硬化：arteriosclerosis／TASC Ⅱ：Trans-Atlantic-Inter-Society Consensus Ⅱ

末梢閉塞性動脈疾患／間歇性跛行

■ フォンテイン分類

下肢の末梢動脈疾患は、その症状から4つの段階（病期）に分類されていて、病期に即して治療方針が立てられる。Ⅳ度がもっとも重症で、Ⅲ度、Ⅳ度では入院治療が必要となる。

分類	症状	治療
Ⅰ度	無症状（潜在的虚血）、血管に病変は存在しているが、血行が代償されているので現れない。	動脈硬化の進行を抑えるために危険因子をできるだけ除去する。必要に応じて薬物療法（抗血小板薬、抗凝固薬、血管拡張薬、カルシウム拮抗薬、ACE阻害薬の投与）を。
Ⅱ度	間歇性跛行がみられる。	危険因子の除去、薬物療法、運動療法（歩行・運動訓練）。症状の改善がみられない場合、経皮的血管形成術（PTA）あるいは外科的血行再建（バイパス手術、血栓内膜摘除術）を行う。
Ⅲ度	安静時疼痛がみられる。	経皮的血管形成術（PTA）あるいは外科的血行再建を行う。困難あるいは奏功しないケースでは、腰部交感神経切除、薬物療法、PGE_1持続動注療法を行う。
Ⅳ度	潰瘍、壊死がみられる。	経皮的血管形成術（PTA）あるいは外科的血行再建を行う。感染に対しては抗菌薬や抗炎症薬を投与する。患肢を切断することもある。

検査と治療

- 画像診断では動脈閉塞の状況を知るために、コンピュータ断層血管造影（CTA）、デジタルサブトラクション血管造影（DSA）、磁気共鳴血管造影（MRA）を行う。機能診断として動脈閉塞の有無と重症度の評価のために足関節と上腕の血圧比を測るABIを行う。
- 治療としては、運動療法（温熱療法などの理学的治療）、薬物療法（抗血小板薬、血管拡張薬などの投与）、カテーテル治療、バイパス手術などを行う。

■ 画像検査と特徴

検査名	特徴
コンピュータ断層血管造影（CTA）	CTを用いて血管造影を行う。血管の走行や血管壁のようすがわかり、動脈硬化の診断に有用。多列検出器CT（MDCT）、3D画像を構築し、より細かな観察も可能になっている。
デジタルサブトラクション血管造影（DSA）	X線造影画像に減算処理を施して、骨や軟骨組織を消去。造影剤の流れている血管のみを描出する。細部の血管の観察に有用。
磁気共鳴血管造影（MRA）	磁気共鳴画像法（MRI）を用いて血管を描出する。

■ ABI（足関節上腕血圧比）検査

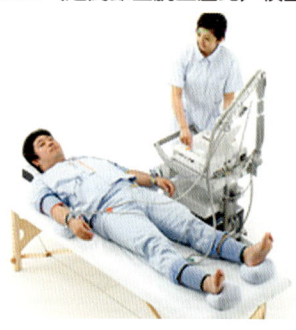

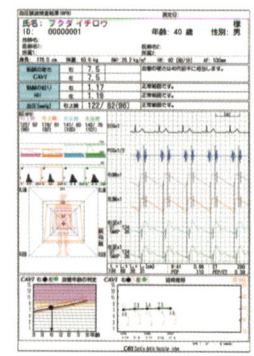

検査結果はみやすい図で表される。
提供：フクダ電子

フォンテイン分類：Fontaine classification／ACE阻害薬：angiotensin converting enzyme inhibitor／間歇性跛行：intermittent claudication／経皮的血管形成術：perutaneous transluminal angioplasty（PTA）／PGE_1：prostaglandin E_1／CTA（コンピュータ断層血管造影）：computed tomography angiography／MRA（磁気共鳴血管造影）：magnetic resonance angiography／DSA（デジタルサブトラクション血管造影）：digital subtraction angiography

側副血行路

- 主血管が閉塞したとき、血流を保つため、別の細い血管が拡大・成長してバイパス（迂回路）をつくることがある。このバイパスを側副血行路という。
- 側副血行路が豊富にできているときは、主血管㋐に閉塞があっても症状が現れないことがある。
- 閉塞が慢性的なケースではよく発達する。突然の閉塞では発達しないため虚血は急速に進む。
- 血管造影やCTで確認できる。

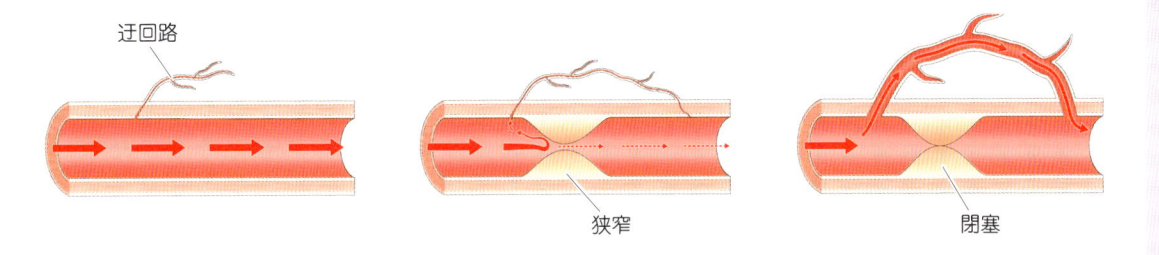

迂回路　狭窄　閉塞

Column

間歇性跛行

G95.1 I73.9
担当：蜂谷 貴

- 下肢の動脈の慢性的な狭窄・閉塞（慢性動脈閉塞症）によって現れる症状。
- 一定の距離（個人差がある）を歩くと下肢の筋肉に痛みが生じて歩行困難となり（足をひきずるようになり）、しばらく（数分間）休むとまた歩けるようになる。速足だったり、階段や坂道を上ったりすると現れやすくなる。
- 神経性の歩行障害との違いは「一定の歩行距㋐離」で痛みが現れ、症状に再現性がある点。慢性動脈閉塞症以外に、脊髄神経の障害によって起こるケースもある。前者を**血管性間歇性跛行**、後者を**神経性間歇性跛行**と分類し、鑑別が必要。
- 重症度や治療効果の判定には歩行負荷後ABI測定や近赤外線分光法などの機能的検査が有用。

原因による間歇性跛行の特徴

原因	血管性
おもな疾患	閉塞性血栓血管炎（バージャー病）閉塞性動脈硬化症（ASO）　など
症状	・歩行によって下肢筋肉に疼痛。 ・片側性が多い。 ・通常、腰痛をともなわない。 ・症状が進むと歩行可能距離が短くなる。
症状の軽減	歩行を止め、休息すると歩行可能に。

原因	神経性
おもな疾患	腰部脊柱管狭窄症（SCS） 馬尾障害　など
症状	・歩行中に徐々に足が重くなる。 ・腰痛、下肢痛をともなう。 ・後屈によって痛みやしびれが増強。 ・下り坂の歩行が困難。
症状の軽減	数分間、前屈すると歩行可能に。

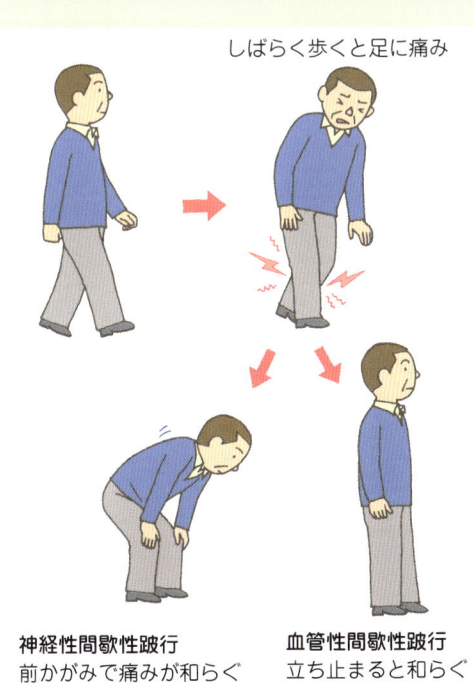

神経性間歇性跛行　前かがみで痛みが和らぐ
血管性間歇性跛行　立ち止まると和らぐ

側副血行路：collateral flow／バイパス：bypass／間歇性跛行：intermittent claudication／慢性動脈閉塞症：chronic occlusive disease

急性動脈閉塞症
きゅうせいどうみゃくへいそくしょう

末梢動脈が血栓などで突然に閉塞し、急速な虚血が生じる

I74.2～I74.3

担当：蜂谷 貴

acute arterial occlusive disease（acute AOD）

Overview

早急に治療を行わないと、四肢の壊死や下肢の切断、代謝性筋腎症候群（MNMS）*を併発し、多臓器不全で死に至るケースもある。

誘因・原因

- 病因によって、動脈塞栓症、動脈血栓症、急性大動脈解離 ➡P270、外傷や医療行為による閉塞症などに分類される。
- 動脈塞栓症は心房細動、僧帽弁狭窄症*、感染性心内膜炎*、左室瘤*などによる心原性のものが80～90％を占める。
- 急性動脈血栓症では、動脈硬化病変の急性増悪などがあげられる。

病態生理 ➡P283

- 閉塞した動脈の末梢に虚血が生じ、組織の壊死・壊疽が生じる。長時間（6～12時間）の虚血後で、血行再建後に重い代謝障害（MNMS）を招くケースがある。

症状・臨床所見 ➡P283

- 四肢の片側の激痛、運動麻痺、腹痛など。
- 主症状は5つのPで表される。

検査・診断 ➡P284

[CT検査] [血管造影検査]

- 治療前の重症度の評価がとても重要。
- 血液検査やCT、MRIなどを行う。

治療 ➡P285

[薬物療法] [カテーテル治療] [外科的治療]

- 虚血が広範囲に広がる場合、発症後12時間以上経過したものではMNMSの発症が確実なため、あえて血行再建を行わず、下肢切断を選択する場合もある。
- 速やかに（6時間以内に）血行再建をはかる。
- 動脈塞栓症に対しては、フォガティーカテーテルを用いた塞栓摘除術が行われる。
- 急性動脈血栓症に対しては、血栓溶解薬による血栓溶解療法や外科的な血栓摘除術、バイパス手術が行われる。

予後

- 急性動脈閉塞症の死亡率は15～20％にのぼる。

用語解説

代謝性筋腎症候群（MNMS）
動脈閉塞が長時間に及んだ後、血液が再び還流することで生じる重い代謝障害。屈曲再還流障害ともいわれる。

僧帽弁狭窄症（MS）
左[心]房と左[心]室の間にある僧帽弁の開口が狭くなるケースで、多くは小児期のリウマチ熱が起因となる。

感染性心内膜炎（IE）
細菌などの感染により、心臓の内膜（あるいは心臓弁や心筋）で生じる炎症。急性のものはひじょうに危険な状態。

左室瘤
左室の一部が拡張した状態。心筋梗塞によって生じる。

TASC（Trans-Atlantic-Inter-Society Consensus for the Management of Peripheral Arterial Disease）
末梢動脈疾患治療の国際ガイドラインの略。
➡P283

memo

超音波ドプラ法
体内の血流の状態を知ることができる。カラードプラ法は、血流の方向、速さ、乱れなどがカラー表示で確認できる。

代謝性筋腎症候群：myonephropathic metabolic syndrome／左室瘤：left ventricular aneurysm／感染性心内膜炎：infectious endocarditis／僧帽弁狭窄症：mitral [valve] stenosis／多臓器不全：multiple organ failure／超音波ドプラ法：ultrasonic Doppler method／塞栓症：embolism／血栓症：thrombosis／虚血：ischemia／外傷：trauma

病態生理

- 急性動脈閉塞症は、動脈の突然の閉塞により四肢に急性の虚血を招く。

急性動脈閉塞症の分類

急性動脈閉塞症
- 動脈血栓症：高齢男性に多い。おもに閉塞性動脈硬化症や閉塞性血栓血管炎（バージャー病）といった血管病変などによって動脈壁が障害され、血栓性の閉塞を招く。
- 動脈塞栓症：心原性がほとんど。おもに心臓から流れてきた塞栓子によって末梢動脈の内腔が閉塞。

急性下肢虚血の臨床的分類

TASC*Ⅱでは、3つの段階に分類している。Ⅲがもっとも重い。

		予後	臨床所見		ドプラ聴診器所見	
			感覚消失	筋力低下	動脈	静脈
Ⅰ	viable　下肢循環が維持されている状態	ただちに下肢や生命が脅かされることはない		なし	聴こえる	聴こえる
Ⅱa	threatened viability 下肢や生命が脅かされる状態 marginally　境界型	早急な治療により救肢が可能	軽度（足趾）またはなし	なし	（しばしば）聴き取れない	聴き取れる
Ⅱb	threatened viability 下肢や生命が脅かされる状態 immediately　緊急型	ただちに血行再建することで、救肢が可能	足趾以外にも安静時痛をともなう	軽度〜中等度	聴き取れない	聴き取れる
Ⅲ	irreversible 不可逆的な状態	組織大量喪失または、恒久的な神経障害が避けられない	重度感覚消失	重度麻痺（筋硬直）	聴き取れない	聴き取れない

症状・臨床所見

- 急性動脈閉塞症のおもな症状は「5つのP」で表される。

Pain 疼痛

Pulselessness 脈拍消失

（ここにProstration 虚脱を加えることもある）

Paresthesia 感覚低下

Paresis 運動麻痺

Pallor 蒼白

動脈血栓症：arterial thrombosis／動脈塞栓症：arterial embolism／TASC Ⅱ：Trans-Atlantic Inter-Society Consensus　Ⅱ

急性動脈閉塞症／血行再建後症候群／慢性動脈閉塞症

検査・診断

特徴的な検査所見　| CT検査 | 血管造影検査 | 動脈塞栓症では逆U字型の閉塞に、動脈血栓症では側副血行路の発達がみられることがある

- 血管の途絶が確認できる。画像診断によって確定診断を行う。

3D処理したCT像

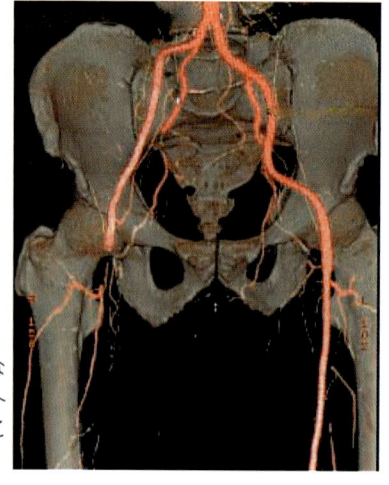

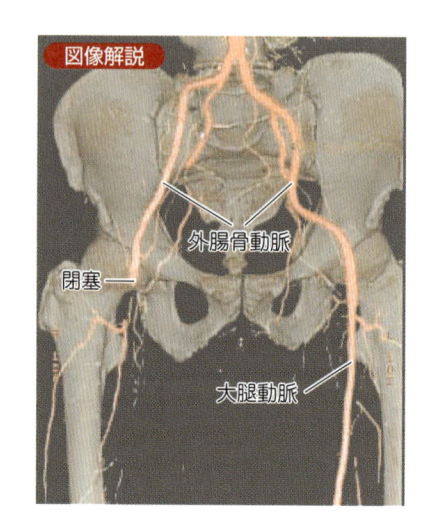

側副血行路はみられない。また、病変部以外の血管が正常であることも本症の特徴。

図像解説：外腸骨動脈／閉塞／大腿動脈

Column

血行再建後症候群（けっこうさいけんごしょうこうぐん）　I97.8　担当：蜂谷 貴

- 代謝性筋腎症候群（myonephropathic metabolic syndrome：MNMS）をさす。
- 虚血が長時間続いて下肢の筋肉組織が壊死すると、サイトカイン、カリウム、ミオグロビンといった代謝[産]物が蓄積されていく。血流の再開によってこれらが一気に体循環へ流入すると、代謝性アシドーシス、高カリウム血症（電解質異常）、高ミオグロビン血症をきたす。
- これがMNMSの状態で、急性腎不全、高カ㋐リウム血症より心肺停止を招くことになる。

治療

- 動脈閉塞症の発症後6時間以上経過してから血行を再開させるときは、初期の静脈還流血の廃棄、アシドーシスの補正、電解質バランスの補正などが必要。
- アシドーシスや腎不全などに対する対症療法（血液透析）を行う。虚血部位が不可逆的変化をきたしたり、虚血が12時間を超えたりした場合には、血行再建を行わず患肢の切断も。

血行再建後症候群の特徴

特徴	検査所見
代謝性アシドーシス	血中の炭酸水素イオン（HCO_3^-）濃度や炭酸ガス分圧（PCO_2）が低下、pHは酸性に傾いている
高カリウム血症	血中カリウム濃度が上昇
高ミオグロビン血症	血中ミオグロビン濃度、クレアチンキナーゼ（CPK）などの上昇

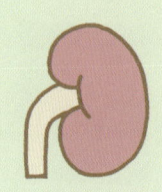

虚血：ischemia／壊死：necrosis／代謝産物：metabolite／高カリウム血症：hyperkalemia, hyperpotassemia／切断：amputation／急性腎不全：acute renal failure

治療

治療の目的
- 薬物療法：血栓の進展予防
- 外科的治療：血行の再建
- カテーテル治療：血栓の除去

カテーテル治療

- 先端にバルーンが装着されたカテーテル（フォガティーカテーテル）を用いた塞栓除去術。麻酔で外科的に行われる。

バルーンカテーテルによる塞栓除去術

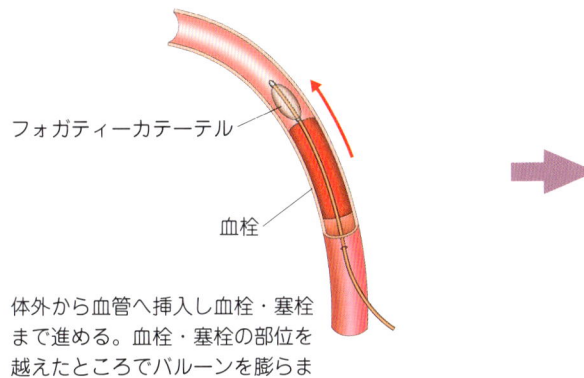

フォガティーカテーテル
血栓

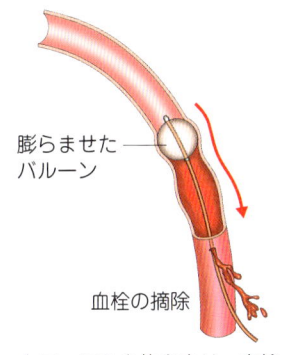

体外から血管へ挿入し血栓・塞栓まで進める。血栓・塞栓の部位を越えたところでバルーンを膨らませる。

膨らませたバルーン
血栓の摘除

カテーテルを抜き去り、血栓・塞栓を摘除する。

Column

慢性動脈閉塞症

I74.2～I74.3　I74.9
担当：蜂谷 貴

- 四肢の動脈が動脈硬化や炎症によって狭窄・閉塞した状態。進行を防ぐためには、まず喫煙、高血圧、糖尿病、脂質異常症といった動脈硬化の危険因子（増悪因子）を改善することが重要。
- 患肢の保温、トレッドミルによる運動療法なども有用。

原因となる疾患

閉塞性動脈硬化症（ASO）→P286
閉塞性血栓血管炎（バージャー病）→P290
レイノー病 →P277
膝窩動脈捕捉症候群→P278

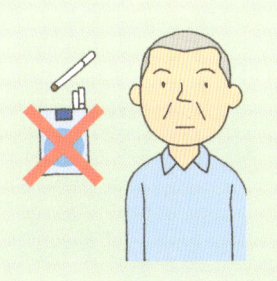

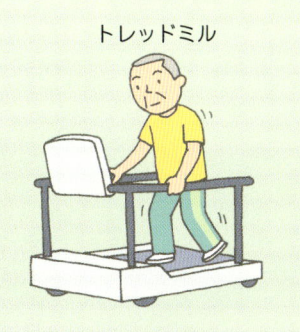

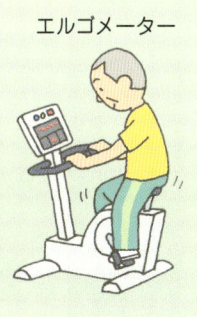

トレッドミル　エルゴメーター

慢性動脈閉塞症：chronic occlusive disease／閉塞性動脈硬化症：arteriosclerosis obliterans／閉塞性血栓血管炎：thromboangi[i]tis obliterans／動脈硬化：arteriosclerosis／狭窄：constriction／閉塞：obstruction, occlusion／糖尿病：diabetes, diabetes mellitus（DM）／脂質異常症：dyslipidemia／危険因子：risk factor／局所麻酔：local anesthesia, regional anesthesia

アテローム動脈硬化による狭窄が下肢の動脈に生じたケース　　I70.2　I70.9

閉塞性動脈硬化症（ASO）
（へいそくせいどうみゃくこうかしょう　エーエスオー）

arteriosclerosis obliterans

担当：蜂谷 貴

Overview

動脈の狭窄・閉塞によって慢性的な血行障害をきたし、皮膚症状や筋肉の虚血症状などが現れる。PAD（末梢動脈疾患*）ともよばれる。

誘因・原因 ●P287

- 大きな原因は動脈硬化の進行。誘因として、糖尿病、高血圧、脂質異常症、肥満、喫煙、ストレスなどがあげられる。

病態生理

- 腹部大動脈以下の下肢動脈、あるいは弓部大動脈分枝（頚動脈、鎖骨下動脈）が動脈硬化によって狭窄・閉塞して慢性的な血行障害が生じる。60歳以上の男性に好発。

症状・臨床所見 ●P287

- 手足のしびれ感、冷感、間歇性跛行（初期症状）など。
- 安静時の疼痛、手足の指の潰瘍・壊死がみられるケースは重症虚血肢（CLI）*とされ、下肢切断のリスクが高まる。

検査・診断 ●P288

| ABI | 血管造影検査 | 超音波検査 | CT検査 |

- 触診で動脈拍動の四肢比較。
- 上腕と足関節の血圧比（ABI*）が0.6以下であれば閉塞性動脈硬化症は明らか（0.9以下で動脈閉塞の疑いあり）。
- CT血管造影で閉塞部位を確認。

治療 ●P289

| 薬物療法 | 運動療法 | 血管内治療 | 外科的治療 |

- フォンテイン（Fontaine）分類●P280に即して治療が行われる。
- 薬物療法（抗血小板薬、血管拡張薬）、運動療法（歩行）、血行再建術（経皮的血管形成術、バイパス術、血栓内膜摘除術）、交感神経遮断術、下肢切断（壊死のケース）など。
- 症状にかかわらず、禁煙、危険因子のコントロールが重要。

予後

心臓、血管系の疾患を合併した場合、予後*は不良。

用語解説

末梢動脈疾患（PAD、peripheral arterial disease）

閉塞性動脈硬化症と閉塞性血栓血管炎（バージャー病、TAO）をまとめた呼称。アメリカでは、閉塞性動脈硬化症がPADのほとんどを占めることから同じ概念として扱われる。アジアでは、閉塞性血栓血管炎や高安病（たかやすびょう）も多いことから、PADとASOはほぼ同義とみなされる。●P279

重症虚血肢（CLI）

下肢（脚）に生じた進行性の慢性動脈閉塞症で、治療が困難で予後は不良。

ABI（ankle brachial index）

足関節上腕血圧比の略。足関節と上腕の収縮期血圧の比で動脈閉塞症を評価するもの。●P278

予後の決定因子

冠動脈病変や脳血管障害が、閉塞性動脈硬化症の予後を決定する。

memo

ドプラ血流計（Doppler flow metry）

血管の上の皮膚にプローブをあてて血流音を聴取する方法。動脈では、閉塞している部位や閉塞の程度が確認できる。静脈では、閉塞の有無や表在静脈の逆流などが確認できる。また四肢の血圧が測れるので、ABI（足関節上腕血圧比）の測定に役立つ。

重症虚血肢：critical limb ischemia／末梢動脈疾患：peripheral arterial disease（PAD）／プローブ：probe／間歇性跛行：intermittent claudication／動脈硬化：arteriosclerosis／血行再建術：revascularization

誘因・原因

- 動脈硬化の進行には、基礎疾患や食習慣・喫煙習慣などが大きくかかわっている。

おもな危険因子

- 糖尿病
- 高血圧
- 脂質異常症
- 肥満
- 喫煙習慣
- 虚血性心疾患の既往
- 脳血管障害の既往
- ストレス

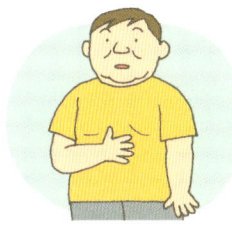

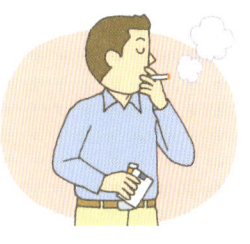

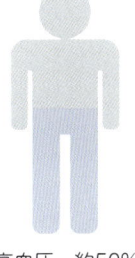

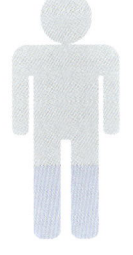

おもな合併症

高血圧　約50%　　糖尿病 約30%　　脳血管障害　約20%

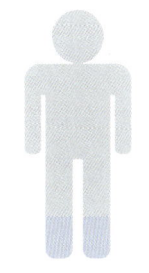

症状・臨床所見

- ASOは脊柱管狭窄症（SCS）と症状がよく似ている。また好発年齢もだいたい同じ。したがってア 鑑別診断が必要となる。その相違点は表の通り。

ASOと脊柱管狭窄症（SCS）の鑑別ポイント

下肢の症状・検査所見		ASO	SCS
症状の特徴	安静時下肢疼痛	なし	あり
	歩行時下肢疼痛	あり 片側が多い	あり 両側が多い
	間歇性跛行の姿勢と症状	歩行の停止で軽減	前かがみの姿勢で痛みが軽減
	自転車乗車時の痛み	あり	なし
	腰痛	まれ	あり
	しびれ感	足部・下腿部	大腿部・殿部
	初発部位	腓腹筋、大腿	殿部～大腿～下腿外側に出現することが多い
検査所見の比較	脈拍	減弱	正常
	腰部X線所見	正常	狭窄部あり

> 間歇性跛行で、前かがみの姿勢で足が楽になる場合は神経性、立ち止まって楽になる場合は血管性です。

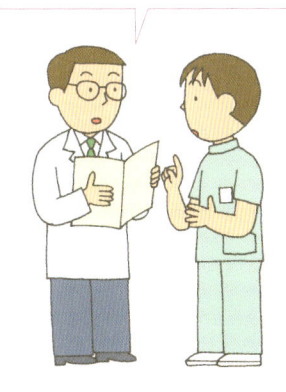

高血圧：high blood pressure／糖尿病：diabetes, diabetes mellitus (DM)／脳血管障害：cerebrovascular disease／虚血性心疾患：ischemic heart disease (IHD)／脂質異常症：dyslipidemia

閉塞性動脈硬化症（ASO）

検査・診断

特徴的な検査所見

ABI	足関節上腕血圧比0.9以下でASOの疑いがもたれ、0.6以下でASOは明らか	血管造影検査	血流の途絶
超音波検査	狭窄部の検出	CT検査	血管の形状の変化

- ABI（足関節上腕血圧比）検査で、足関節と上腕の収縮期血圧の比からABIを求め、病変部位を確認する。
- 血管造影検査、CTA（CT血管造影）、MRA（磁気共鳴血管造影）などの画像検査で血管の狭窄・閉塞部を認める。とくにCTAは、データの3次元化も可能な低侵襲の検査。

CT検査

CT血管造影像

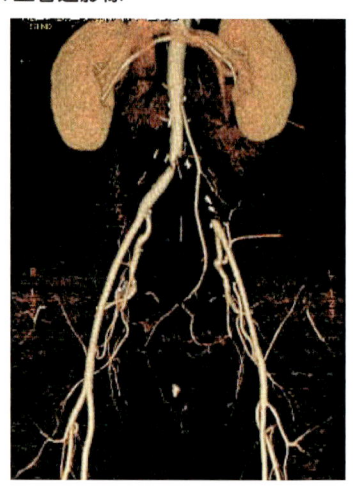

図像解説
腎臓／閉塞部位／総腸骨動脈

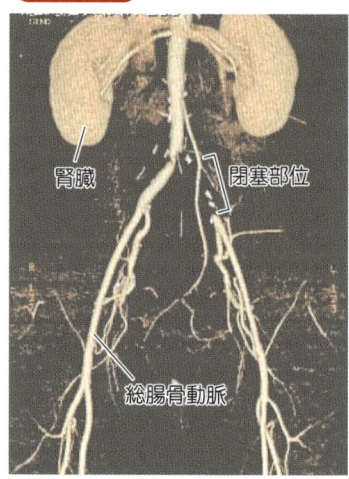

右総腸骨動脈の狭窄、左総腸骨の閉塞がみられる。側副血行路を介して内外腸骨動脈も描出。

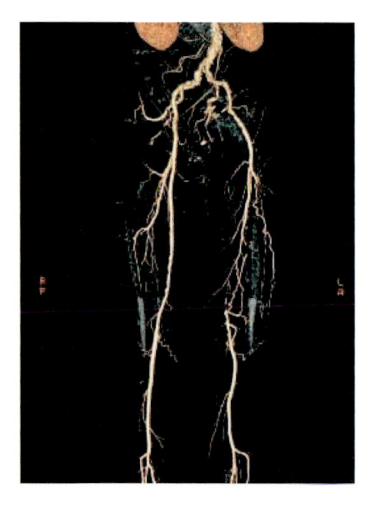

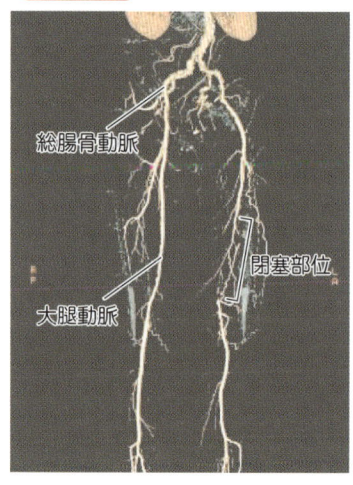

図像解説
総腸骨動脈／閉塞部位／大腿動脈

左浅大腿動脈の閉塞が起きている。側副血行路を介して線溶動脈が描出。

足関節上腕血圧比：ankle brachial index（ABI）／CT血管造影：computed tomography angiography（CTA）／磁気共鳴血管造影：magnetic resonance angiography（MRA）／側副血行路：collateral flow／血流：flow／閉塞：obstruction, occlusion

治療

治療の目的

薬物療法：動脈硬化の進行予防	運動療法：側副血行路の発達促進
血管内治療：血行再建	外科的治療：血行再建

- 治療はフォンテイン分類 ➡ P280に即して行われる。症状の有無にかかわらず、禁煙を守り、危険因子を減らすことも重要。
- 間歇性跛行に対しては、薬物療法と運動療法が行われる。
- 生活に大きな支障を与える間歇性跛行や重症の虚血肢（Ⅲ～Ⅳ度）に対して、血行の再建のために血管内治療や外科的治療が行われる。
- 壊疽を起こしている場合は下肢切断する。

危険因子

喫煙
肥満
脂質異常症（高LDLコレステロール、高中性脂肪、低HDLコレステロール）
糖尿病（高血糖）
高血圧

閉塞性動脈硬化症の治療

フォンテイン分類	治療法			
Ⅰ	薬物療法			
Ⅱ	薬物療法	運動療法	血行再建術	
Ⅲ	薬物療法		血行再建術	
Ⅳ	薬物療法		血行再建術	患肢切断

薬物療法

- 動脈硬化の進行を防ぐため、また補助療法として、おもに抗血小板薬を投与する。

運動療法

- 間歇性跛行の治療の第1選択として、運動療法がすすめられる。
- 痛みが現れるまで速歩で歩き、痛みが現れたら休むことを1時間ほど繰り返す。これを週に3回ほど実践する。
- もっとも効果的な監視下運動療法としては、トレッドミルまたはトラック歩行があげられる。

バイパス用人工血管

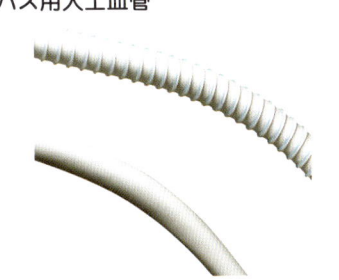

提供：レメイトバスキュラー合同会社

血管内治療

- 血管内治療として、経皮的血管形成術（PTA）が行われる。ステント留置やバルーンカテーテルによる血管拡張術で血行を再建する。

外科的治療

- 大動脈から腸骨動脈の病変には、人工血管によるバイパス術や、粥状硬化病変をとる血栓内膜摘除術が行われる。
- 大腿動脈から膝窩動脈の病変では、人工血管置換術が行われる。また、自分の静脈を利用した自家静脈グラフトが行われることもある。
- 膝より下にある動脈には、自家静脈グラフトによるバイパス術が行われる。

薬物療法：drug therapy, medicinal treatment, pharmacotherapy／運動療法：exercise therapy, exercise training／経皮的血管形成術：percutaneous transluminal angioplasty (PTA)／経皮[経管]的バルーン血管形成[術]：percutaneous transluminal balloon angioplasty (PTBA)／経皮的ステント留置術：percutaneous stenting／バイパス[術]：bypass／人工血管：synthetic graft, vascular prosthesis (graft)

指定難病で、喫煙が大きな増悪因子と考えられる

I73.1

閉塞性血栓血管炎（バージャー病）
thromboangitis obliterans (Buerger disease)

担当：蜂谷 貴

Overview

四肢の主幹動脈に多発性の血管全層炎が生じる。報告者の名前からバージャー病（ビュルガー病*）とよばれる。

誘因・原因

- 原因は不明。特定のHLA*とのかかわりが疑われている。誘因として喫煙、感染、栄養障害、自己免疫、血管内皮細胞の活性化などがあげられる。

病態生理

- 喫煙歴のある男性の発症が特徴的。好発初発年齢は20〜40歳代。発症年齢は高齢化の傾向にある。
- アジア人に多いが、日本では減少傾向が著明。

症状・臨床所見

- 初期症状は手足の指（四肢末梢）の冷感、しびれ感、レイノー現象など。虚血が高度になると間欠性跛行や安静時疼痛が現れる。手指および足趾の壊死・潰瘍、遊走性静脈炎*を招くケースも。

検査・診断 ➡P291

| ABI | 血管造影検査 | CT検査 | サーモグラフィ |

- ドプラ血流計で血圧比（ABI*）の低下を確認。血管造影で診断を確定。
- サーモグラフィで、四肢、手足の指の皮膚の温度の低下を測定。
- 血管造影検査、CT血管造影で病変を確認。

治療 ➡P291

| 生活指導 | 薬物療法 | 外科的治療 |

- 禁煙が重要。薬物療法では、抗血小板薬、抗凝固薬などを用いる。重症例では交感神経ブロック、交感神経切除術、血行再建術などを行う。

予後

- 発症数は著しい減少傾向にあり、潰瘍・壊死が生じて患肢切断に至るケースはまれになっている。

用語解説

ビュルガー病
ビュルガーはバージャーのドイツ語読み。バージャーはオーストリア生まれの医師で初めてこの病気を報告した。

HLA (human leukocyte antigen)
ヒト白血球抗原。白血球の型を示すもので、臓器移植の際にはHLAが適合するかどうかが重要となる。

遊走性静脈炎
手足の表在静脈に炎症が生じて自然に治まるが、別の部位にまた炎症を繰り返す（遊走）ケース。

ABI
足関節上腕血圧比
➡P286

memo
特発性脱疽
手足の指の潰瘍・壊死が急速に進むケースがある。

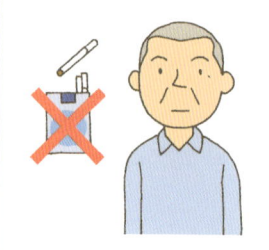

自己免疫：autoimmunity／間欠性跛行：intermittent claudication／サーモグラフィ：thermography／遊走性静脈炎：migrating phlebitis／ABI（足関節上腕血圧比）：ankle brachial index

検査・診断

血管造影検査

- 下肢の病変は膝関節よりも末梢に、上肢の病変は肘関節よりも末梢に生じる。
- 側副血行路の発達が特徴的。蛇腹様所見は、動脈がやわらかく攣縮を起こしやすいことを意味し、バージャー病に特有の所見。

特徴的な検査所見	血管造影検査	動脈閉塞の特異的な所見

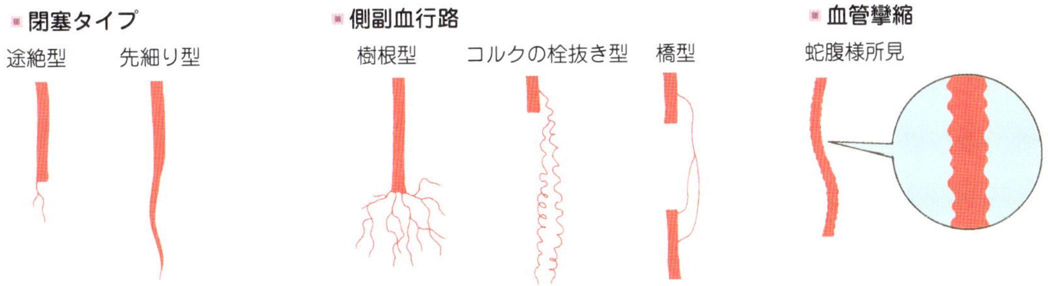

■ 閉塞タイプ：途絶型、先細り型
■ 側副血行路：樹根型、コルクの栓抜き型、橋型
■ 血管攣縮：蛇腹様所見

バージャー病の診断基準

●自覚症状
1. 四肢の冷感、しびれ感、レイノー現象
2. 間歇性跛行
3. 手足の指の安静時疼痛
4. 手足の指の潰瘍・壊死（特発性脱疽）
5. 遊走性静脈炎（皮下静脈の発赤、硬結、疼痛など）

●理学所見
1. 四肢、手足の指の皮膚温の低下（サーモグラフィによる皮膚温測定、近赤外線分光計による皮膚・組織酸素代謝の測定）
2. 末梢動脈拍動の減弱、消失
3. 足関節圧の低下（ドプラ血流計による測定）

●血液生化学検査
バージャー病に特徴的な検査所見はない。

●画像所見（血管造影）
1. 四肢末梢主幹動脈の多発分節性閉塞。
2. 二次血栓の延長により慢性閉塞の像を示す。
3. 虫食い像、石灰沈着などの動脈硬化性変化は認めない。
4. 閉塞は途絶型、先細り型閉塞となる。
5. 側副血行路として橋型あるいはコルクの栓抜き型側副血行路がみられる。

●鑑別診断
1. 閉塞性動脈硬化症
2. 外傷性動脈血栓症
3. 膝窩動脈捕捉症候群
4. 膝窩動脈外膜嚢腫
5. SLE（全身性エリテマトーデス）の閉塞性血管炎
6. 強皮症の閉塞性血管病変
7. 血管ベーチェット病

〔診断の判定〕
1. 喫煙歴を有し、上記の自覚症状・理学所見・画像所見を認める。
2. 動脈硬化症や糖尿病の合併は原則として認めない。
3. 女性例、非喫煙者、50歳以上の症例では鑑別診断をより厳密に行う。
4. 上記の鑑別診断で該当疾患を否定する。

以上の項目を満たす場合、バージャー病と判断する。確定診断には血管造影所見が重要である。
「厚生労働省難治性血管炎調査研究班研究」による

治療

治療の目的	生活指導	危険因子の排除のため、禁煙、手足の保護と保温、運動療法
	薬物療法	血栓の進展予防のため、抗血小板薬、血管拡張薬、抗凝固薬
	外科的治療	血行再建術、疼痛をともなう手足の指に限局した虚血性潰瘍に交感神経ブロックや切除術、難治性潰瘍や壊疽に患肢切断

血管攣縮：vasospasm, angiospasm／膝窩動脈：popliteal artery／膠原病：collagen disease／血管新生療法：angiogenetic therapy, therapeutic angiogenesis／遺伝子治療：gene therapy／交感神経：sympathetic nerve／抗凝薬：anticoagulant agent, anticoagulation agent／抗血小板薬：antiplatelet, antiplatelet agent (drug), platelet inhibitor

深部静脈に血栓が生じて静脈血の還流障害が起こる　　　I80.2

深部静脈血栓症(DVT)
しんぶじょうみゃくけっせんしょう　ディープイティー

deep venous (vein) thrombosis

担当：青山尚文

Overview
下肢にうっ血症状をきたす病気。入院患者に対しては、早期離床や理学療法などが予防策となる。

誘因・原因 ➡P293
- 誘因として、血液の停滞、血管内膜の損傷、血管内凝固能の亢進などがあげられる。

病態生理
- 右腸骨動脈が上を交差し圧迫するため、左腸骨静脈以下（左下肢）に発症しやすい。
- 膝関節より上の静脈（腸骨〜大腿静脈）で血栓が形成されるケースを中枢型、それよりも下で血栓が形成されるケースを末梢型と分類する。

症状・臨床所見 ➡P293
- 急に現れる下肢（片側）の腫脹、疼痛、熱感など。
- 皮膚が暗赤色（赤紫色）に変化する。末梢動脈の怒張（腫れ）が生じる。有痛性青股腫*では高度のチアノーゼ、浮腫などが現れる。
- ホーマンズ徴候➡P293の有無を確認する。

検査・診断 ➡P294

| 血液検査 | 超音波検査 | 造影CT | 静脈造影検査 |

- Dダイマー*の高値で血栓の存在を疑う。
- 画像検査によって確定診断を行う。

治療 ➡P295

| 血栓摘除術 | 薬物療法 | 下大静脈フィルター留置 |

- 血栓がつくられるのを防ぎ、肺塞栓による致死的な合併症を予防する。外科的治療としては、静脈血栓摘除術、傘型フィルターによる下大静脈遮断術*などがあげられる。

予後
- 血栓が肺動脈に運ばれて肺塞栓症を招くと、危険な状態に陥る。

用語解説

深部静脈
筋膜より浅いのが表在静脈、深いのが深部静脈。

有痛性青股腫（phlegmasia cerulea dolens）
血栓が下肢静脈の広い範囲に及ぶ重い疾患。下肢の切断に至るケースもある。

Dダイマー
血栓の分解（線溶）による産物。その増加は、血管内に血栓が存在することを示す。

下大静脈遮断術
肺塞栓の再発予防を目的として行われることが多い方法。カテーテルを用いて静脈に傘型フィルターを挿入し、腎静脈口直下の下大静脈まで進めて固定する。

旅行者血栓症（エコノミークラス症候群）
長時間のフライトで起こる深部静脈血栓症と肺塞栓症をさす通称。長時間にわたる座位（同じ姿勢）と水分不足によって血栓が生じ、降機後、歩行を開始したときに肺塞栓症（PE）を発症するケースが注目され、このようによばれるようになった。もちろんビジネス、ファーストクラスの搭乗でも、あるいは列車やバスなどでの長時間移動でも起こる。予防策は移動中のこまめな水分補給と軽い運動。

理学療法：physiotherapy, physical therapy／股関節：hip joint／肺塞栓[症]：pulmonary(lung) embolism／腫脹：swelling

誘因・原因

- 3大危険因子（ウィルヒョウの3要因）

血流の停滞
長期臥床、肥満、妊娠、下肢静脈瘤、下肢ギプス、下肢麻痺、長時間のフライト、悪性腫瘍など。

同一姿勢のまま長時間いると、下肢の筋肉のポンプ作用が弱まり、静脈の血流が滞る。長時間にわたり血液中の血小板や血液凝固因子が静脈壁と接触していることで、血栓が生じる。長時間のフライトなどで発症するケースを旅行者血栓症（エコノミークラス症候群*）とよぶ。

血管内膜損傷（静脈内障害）
手術、外傷、カテーテル挿入、静脈炎、静脈瘤、抗リン脂質抗体症候群、高ホモシステイン血症など。

静脈壁が傷つくと血小板や血液凝固因子が活性化して、静脈内皮細胞の抗血栓システムが破綻。その結果、血栓が生じやすくなる。

血液凝固能亢進
脱水、手術、妊娠、悪性腫瘍、外傷、薬物、ネフローゼ、炎症性腸疾患、血液凝固異常症、経口避妊薬、ATⅢ欠損症、プロテインC欠損症、プロテインS欠損症、抗リン脂質抗体症候群、ループスアンチコアグラント陽性など。

抗血栓システムと血液凝固システムのバランスが崩れ、血栓が生じやすくなる。

解剖学的誘因
- 右腸骨動脈による交差圧迫で、左腸骨静脈以下に血栓が発症しやすい。左下肢が右下肢より、むくみやすいのも同じ理由による。

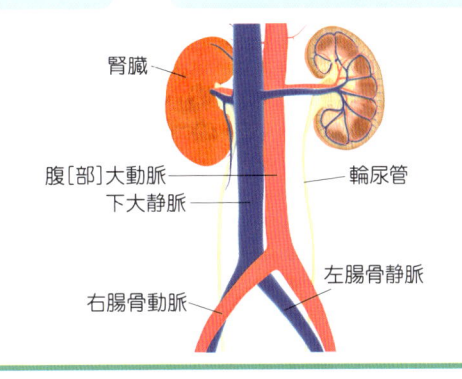

（図）腎臓／腹[部]大動脈／下大静脈／輸尿管／左腸骨静脈／右腸骨動脈

症状・臨床所見

- 膝を伸展させて足部を背屈させると、ふくらはぎに痛みが現れる。これをホーマンズ徴候とよぶ。下肢の深部静脈血栓症（DVT）にみられる検査所見。

患肢の外観
病変のある下肢（患肢：多くは左側）に腫脹や緊満感、そして浮腫が生じる。患肢の色調は重症度によって、青紫色・赤紫色に変化する。

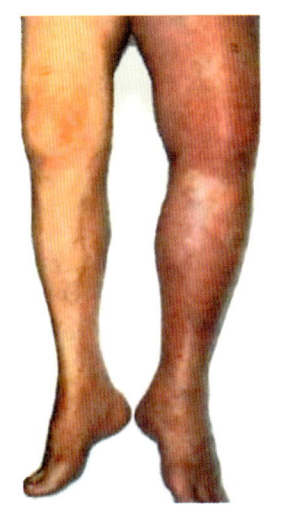

ホーマンズ徴候
あお向けに寝て（仰臥位）下肢を伸ばしたまま足背を背屈させたときに腓腹部（ふくらはぎ）に痛みや不快感をおぼえれば陽性。陽性率は50〜60%。 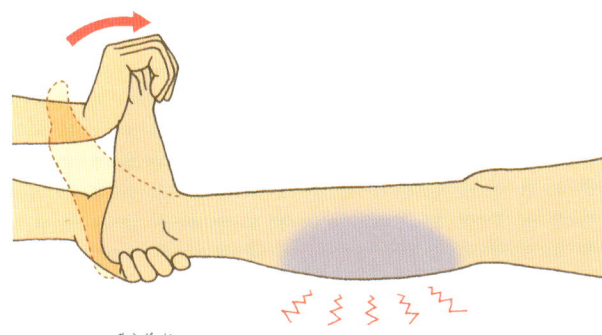

ウィルヒョウの3要因：Virchow triad／肥満：obesity／血小板：blood platelet, platelet, thrombocyte／脱水：dehydration／血栓：thrombus／静脈炎：phlebitis／静脈瘤：varicose vein／経口避妊薬：oral contraceptive, pill／ホーマンズ徴候：Homans sign

深部静脈血栓症（DVT）

検査・診断

特徴的な検査所見		
超音波検査	断層エコー法で静脈の描出	
静脈造影検査	深部静脈血栓症の確定	
造影CT	静脈充填欠損や静脈径拡張	
血液検査	FDP、Dダイマーなどの線溶現象を調べる	

超音波検査

■ 静脈エコー

断層エコー法
輝度、硬度（圧迫による変形）により血栓の存在、新鮮か陳旧性かの程度も推定できる。

カラードプラ法
血流欠損箇所を確認し、血栓範囲を判定する。

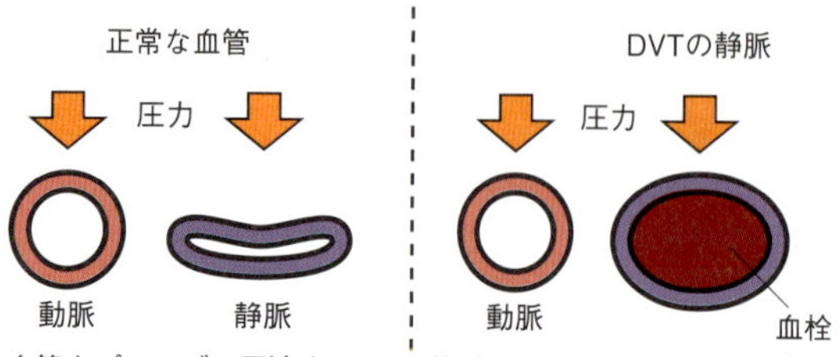

正常な血管　→ 圧力 ←
動脈　静脈
血管をプローブで圧迫すると、正常な状態なら静脈がつぶされ、動脈だけが描き出される。

DVTの静脈　→ 圧力 ←
動脈　血栓
静脈に血栓が存在すると圧迫してもつぶされず、静脈も円形に描き出される。

造影CT

■ 肺動脈（肺塞栓の有無）と下肢静脈の検査が1度に可能。静脈充填欠損や静脈径拡張が重要な所見。

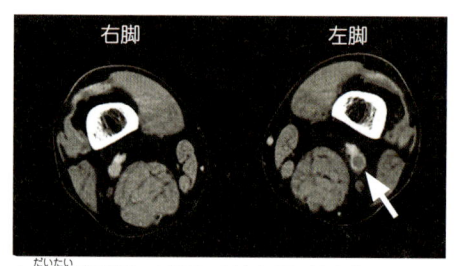

右脚　左脚
左大腿静脈径の拡張と充填欠損（血栓）を認める。

静脈造影検査

■ 確定診断の基準検査だが、侵襲性が高く、ほかの画像検査で診断できない場合に適応となる。

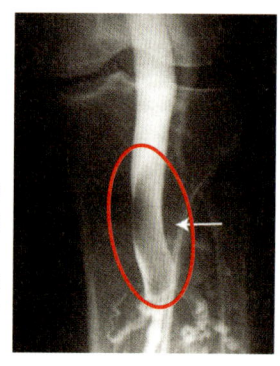

膝窩静脈血栓症。静脈内に陰影欠損像（造影欠損像）を認める。
冨士武史・左近賢人編『静脈血栓塞栓予防ガイドブック』南江堂より

予防

■ 長期臥床は静脈血栓症の大きな危険因子。安静期間が終了した直後が肺塞栓症を起こしやすい。
■ 静脈血栓症を防ぐためには、水分補給、早期離床が重要。
■ 理学療法も有用。病臥中、座位での足踏み運動、弾性包帯あるいは弾性ストッキングの装用、フットポンプ（間欠的空気圧迫法：自分で運動できない人）、患肢挙上、マッサージなどの理学療法を積極的に行うことが血栓予防のポイント。
■ 血栓が確認された後に弾性ストッキングやフットポンプを使用すると、血栓を押し出してしまうリスクがある。

■ 入院患者の予防法

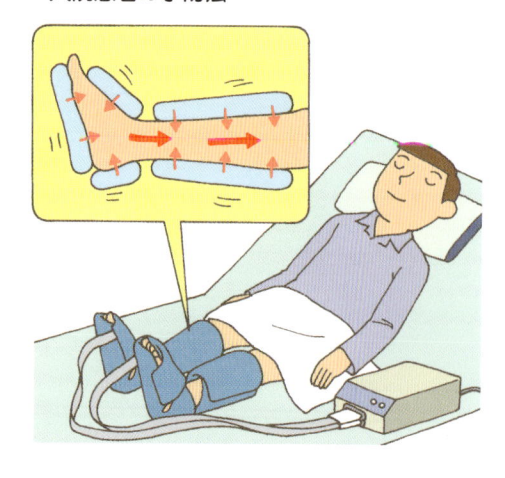

ドプラ：Doppler／深部静脈：deep venous(vein)／圧迫法：compression／静脈血栓症：venous(vein) thrombosis／座位：sitting position／弾性ストッキング：compression stocking

治療

治療の目的

[薬物療法] [血栓摘除術] [下大静脈フィルター留置]

❶血栓症の進展や再発の予防
❷肺塞栓症の予防
❸後遺症の軽減

薬物療法

■ **抗凝固療法** ヘパリンまたはワルファリンカリウムの投与によって血栓症の進展や再発を予防する。ヘパリンはAPTT（活性化部分トロンボプラスチン時間）値が1.5～2.5倍に延長するように持続点滴量を増減する。ワルファリンカリウムはPT-INR（プロトロンビン時間国際標準比）値が1.5～2.5になるように経口投与量を調節する。

■ **血栓溶解療法** ウロキナーゼを投与して血栓を溶解し、後遺症の軽減をめざす。1日量6万～24万単位を7日間、点滴静注するのが一般的。全身投与法とカテーテルを通しての局所投与法がある。

血栓摘除術

■ 静脈にフォガティーカテーテルを挿入して血栓を除去する方法。痛みが強いケース（重症例）で適応となるが、発症後7日以内に行われないとあまり効果は期待できない。

■ **フォガティーカテーテル**

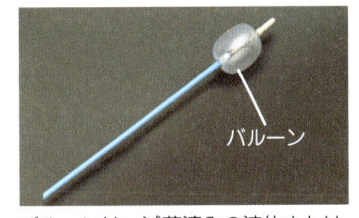

バルーンは、滅菌済みの液体またはガスで膨らませる。

提供：エドワーズライフサイエンス

■ **血栓摘除術**

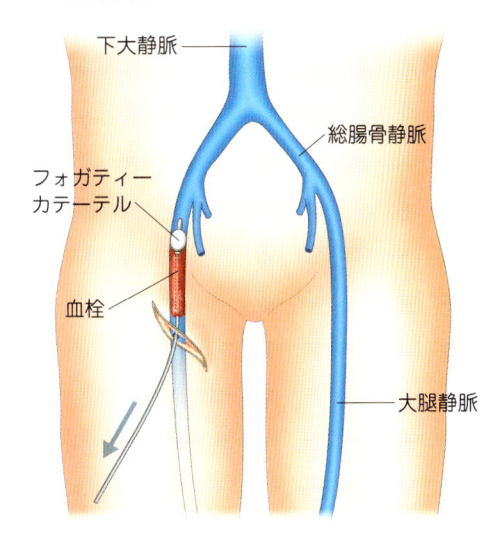

（図：下大静脈、総腸骨静脈、フォガティーカテーテル、血栓、大腿静脈）

下大静脈フィルター留置

■ 下大静脈フィルターには、永久留置型と一時留置型がある。手術や妊娠といった一過性の危険因子によるケースに対しては、一時的に留置するカテーテル式のフィルターが用いられる。

■ 肺塞栓症 ⇒ P296を起こす可能性が高く、抗凝固療法の効果がないケースでは、予防的に行われることがある。

■ **下大静脈フィルター留置**

（図：下大静脈、下大静脈フィルター）

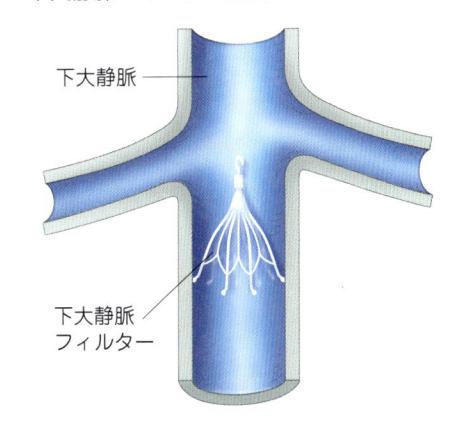

抗凝固療法：anticoagulation therapy, anticoagulation／血栓溶解療法：fibrinolitic therapy, thrombolysis, thrombolytic therapy／下大静脈：inferior vena cava (IVC)／深部静脈：deep venous (vein)

おもに静脈血栓が肺動脈まで運ばれて閉塞をきたす

I26

肺塞栓症
はいそくせんしょう

pulmonary (lung) embolism

担当：青山尚文

Overview

おもに深部静脈血栓症（DVT）に合併する重い疾患。

誘因・原因 ●P297

- 長期臥床あるいは手術後の安静期間の後、歩行開始時に発症しやすい。海外渡航時のフライトなど、座位を長時間続けていた後にも起こりやすい（旅行者血栓症）。

病態生理

- 血栓、腫瘍、空気などが塞栓子となって肺動脈をふさぐと、低酸素血症を招く。肺動脈が完全に閉塞し、末梢組織が壊死した状態は肺梗塞症*。

症状・臨床所見 ●P297

- 突然に呼吸困難や胸痛、頻脈などが生じる。血痰、喀血、意識消失、チアノーゼなど、さまざまな症状が現れる。
- 塞栓子が大量に詰まると肺高血圧、急性肺性心*による右心不全から心拍出量の低下、ショック状態を招く。

検査・診断 ●P297〜299

| 血液検査 | 胸部X線検査 | 心電図検査 | 胸部造影CT検査 | 心エコー図検査 |

| 肺血流シンチグラフィー | 肺動脈造影 |

- 血液検査では動脈血ガス分析*、Dダイマー*値の測定を行う。心電図は虚血性心疾患との鑑別に重要。胸部造影CT検査で診断を確定する。

治療 ●P299

| 内科的治療 |

- 酸素投与を行う。経皮的心肺補助装置（PCPS）が用いられることもある。再発予防のために抗凝固療法、またリスクの高いケースに対しては下大静脈フィルター留置などが行われる。

予後

- 早期診断・再発予防が予後に大きく影響する。

用語解説

肺梗塞症（pulmonary infarction）
肺塞栓症によって肺組織が出血性壊死に陥った状態。

急性肺性心（acute cor pulmonale）
肺の血液循環が急に悪化し、肺へ血液を送る心臓の右心室が機能不全に陥る状態。

動脈血ガス分析（arterial blood gas analysis）
血液ガス分析装置を用いて、動脈血中の酸素分圧、二酸化炭素分圧、酸素飽和度、水素イオン濃度などを調べる。

Dダイマー
血栓の分解（線溶）による産物。その増加は、血管内に血栓が存在することを示す。

tPA
一般名モンテプラーゼ。血栓を溶かすための薬。
●P299

memo

肺血栓塞栓症
肺動脈内にできた血栓によって閉塞される肺血栓塞栓症と、他の部位にできた血栓による肺塞栓症を総称したもの。

塞栓子：embolus／経口避妊薬：oral contraceptive, pill／血栓：thrombus／腫瘍：tumor／肺動脈：pulmonary artery（PA）／壊死：necrosis／チアノーゼ：cyanosis／動脈血ガス分析：arterial blood gas analysis

誘因・原因

- **深部静脈血栓症**（DVT）で、骨盤部や下肢の深部静脈で形成された血栓が肺動脈をふさぐケースがほとんど。肺塞栓症の誘因は、深部静脈血栓症の誘因と重なる。
- 帝王切開、カテーテルの留置など、手術やカテーテル操作も原因となる。
- 手術後の安静や病臥で、院内（入院中）で発症するケースが多い。

肺塞栓症の誘因

先天性・後天性凝固障害（coagulopathy）	多血症
悪性疾患（肺がん、胃がん、白血病など）	肥満
外傷	経口避妊薬（ピル）の長期使用など
脱水	脳血管障害などによる四肢の麻痺

症状・臨床所見

- 呼吸困難、胸痛、失神・ショックなどが突然に起こる。

呼吸困難
肺動脈の閉塞により、換気血流比（換気：肺胞に入ってくる空気の量／血流：肺胞を流れる血液の量）のバランスが崩れて低酸素血症に至り、呼吸困難が生じる。

胸痛
閉塞部で起こる出血性壊死などによって痛みが生じる。

失神・ショック
肺動脈の閉塞によって肺血管抵抗（PVR）と肺動脈圧（PAP）が上昇し、右心不全から脳虚血が生じ、失神・ショックを招く。

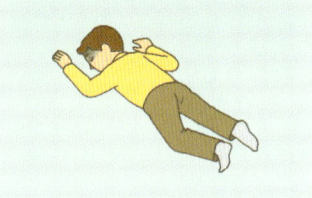

検査・診断

特徴的な検査所見

胸部X線検査	心陰影の拡大、ナックルサインを認める	
胸部造影CT検査	造影された肺動脈内に血栓（造影欠損）を認める	
肺血流シンチグラフィー	楔形の血流欠損像を認める	
心電図検査	Ⅰ誘導のS波、Ⅲ誘導のQ波、V_1〜V_4の陰性T波など	
心エコー図検査	右心拡大、左室の圧排像を認める	
肺動脈造影	治療も併行できる	

胸部X線検査

ナックルサイン
肺動脈陰影の中断とその中枢側の拡大像が「握りこぶし」のように見えるので「ナックルサイン（knuckle sign）」とよばれる。右症例は心陰影の拡大とともに右肺動脈下行枝にナックルサインを認める。

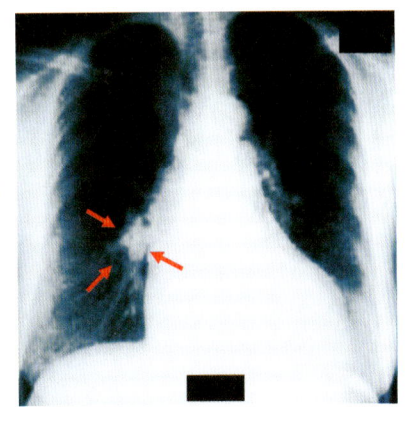

失神：fainting, syncope／出血性壊死：hemorrhagic necrosis／心陰影：cardiac shadow, cardiac silhouette／肺動脈：pulmonary artery (PA)

肺塞栓症

心電図検査

- 虚血性心疾患（狭心症、心筋梗塞）との鑑別のために行われる。
- 肺塞栓に特異的な心電図所見はないが、❶Ⅰ誘導のS波、Ⅲ誘導のQ波・陰性T波、❷胸部誘導 V_1～V_4 の陰性T波、❸右脚ブロックなどが認められることが多い。

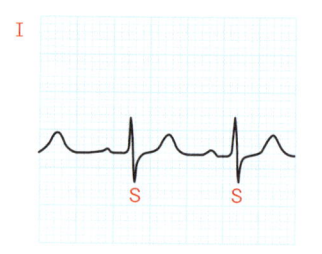

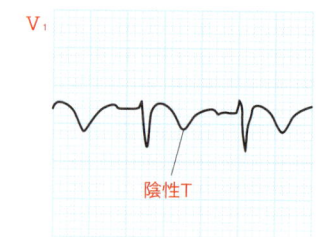

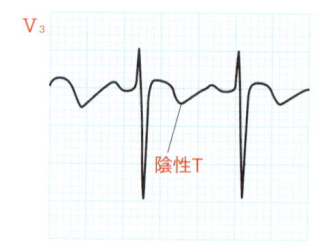

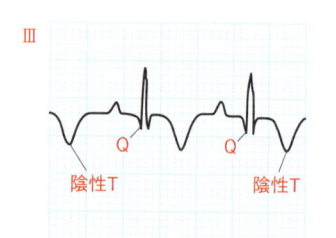

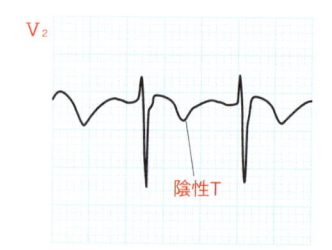

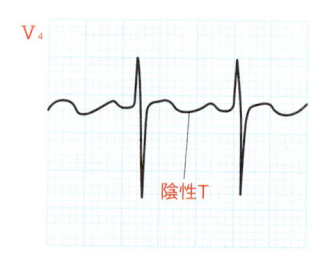

Ⅰ： S, S
Ⅲ： Q, Q, 陰性T, 陰性T
V_1： 陰性T
V_2： 陰性T
V_3： 陰性T
V_4： 陰性T

胸部造影CT検査

- 感度、特異度がひじょうに高く、CT検査で診断を確定する。マルチスライスCTならば、短時間で高い精度の解析を行うことができる。
- 下肢静脈造影CTを同時に行えば、深部静脈血栓症（DVT）の有無を確認できる。

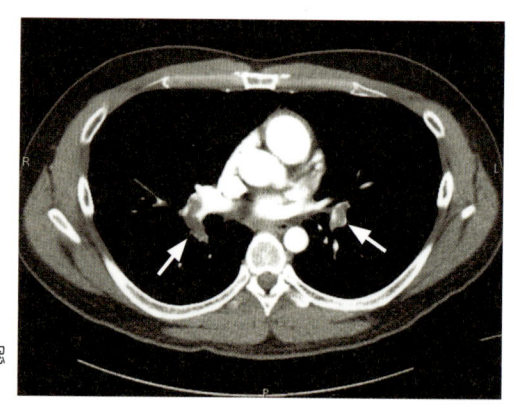

肺動脈内に血栓像（矢印）が認められる。

心エコー図検査

- 右心系の拡大による左室の圧排所見が認められる。
- 発症直後より慢性期にかけて右心系が拡大する。

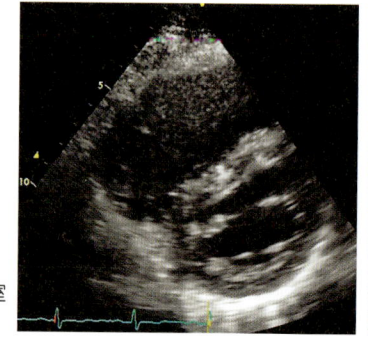

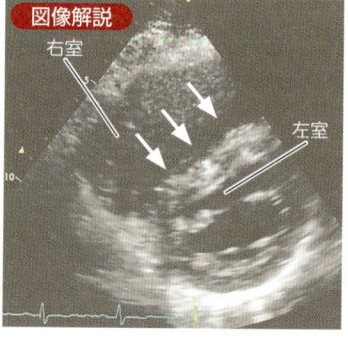

右心の拡大による左室の圧排像。

図像解説：右室／左室

虚血性心疾患：ischemic heart disease (IHD) ／心筋梗塞：myocardial infarction (MI) ／狭心症：angina, angina pectoris (AP) ／心電図：electrocardiogram (ECG) ／肺動脈：pulmonary artery (PA)

肺血流シンチグラフィー

- 放射性同位元素を静脈注射して、肺の血流のようすを調べる。造影CTでは確認が難しい末梢の血流の診断に有用である。

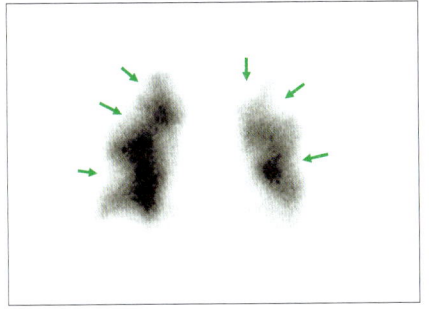

両側の肺に胸膜を底辺とする楔形の血流欠損像を認める。

肺動脈造影

- 胸部造影CTや肺血流シンチグラフィーによる診断が主流となっているが、ショック状態を招くケースなどでは、カテーテルを用いた肺動脈造影が行われる。
- カテーテルによって血栓溶解薬の投与、血栓の吸引・破砕を行うこともできる。

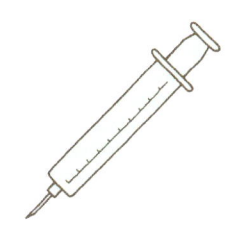

治療

治療の目的　**内科的治療**
1. 肺血管床（肺と血管でガス交換をする所）の減少による右心不全、呼吸不全の改善をはかる
2. 血栓源である深部静脈血栓からの肺塞栓症の再発予防

■ 内科的治療のポイント

酸素投与
低酸素血症の改善（呼吸循環管理）。
低酸素血症は肺血管攣縮を招き、肺高血圧を増悪させるので改善は重要。

抗凝固療法
ヘパリンの投与。
血栓塞栓の局所進展を抑制する。

血栓溶解療法
❶tPA*製剤
❷ウロキナーゼ（保険適用なし）
血栓塞栓の溶解による速やかな肺循環の改善を目的とする。

循環動態管理
ショック状態のときはカテコラミン投与、経皮的心肺補助装置（PCPS）などを用いて心拍出量、低血圧症の改善をはかる。

再発予防
抗凝固療法（ワルファリンカリウムの投与）。
初期治療の終了後、将来の再発を予防する。
血栓消失後、通常約3か月間投与される。

下大静脈フィルターの留置
下肢に深部静脈血栓症（DVT）を有し、抗凝固薬が禁忌の患者、十分な抗凝固療法にもかかわらず再発するDVTを有する患者（ハイリスク群）には、予防に役立つ。

血栓溶解薬：thrombolytic, thrombolytic agent, thrombolytics／低酸素血症：hypoxemia／抗凝固療法：anticoagulation therapy, anticoagulation

静脈弁の機能不全によって下肢の表在静脈が拡張・蛇行する

下肢静脈瘤
varix of the lower extremity

担当：蜂谷　貴

Overview

30歳以上の女性によくみられる疾患。

誘因・原因

- **一次性（原発性）静脈瘤**では、長時間の立ち仕事、妊娠、肥満、加齢などが誘因となるケースが多い。遺伝的素因やホルモンとのかかわりも指摘されている。

病態生理　→P301

- 静脈圧の上昇で下肢の表在静脈の弁機能が失われると、血液が逆流し、血管は瘤状に拡張する（静脈瘤*）。

症状・臨床所見　→P301〜302

- 表在静脈の怒張、下肢の浮腫、倦怠感、熱感など。
- 長時間の立位による脚の鈍痛、だるさ、皮膚のかゆみ、湿疹、色素沈着、下腿潰瘍*など。
- 夜間のこむら返り（腓腹筋の痙攣）、うっ滞性皮膚炎などが生じることもある。

検査・診断

| 超音波検査 | 造影CT検査 | MR静脈造影（MRV） | 下肢静脈造影 |

- 超音波ドプラ法や超音波断層法で下肢静脈の状態を観察する。

治療　→P302

| 圧迫療法 | 外科的治療 | 硬化療法 | レーザー治療 |

- 圧迫療法は、弾性包帯や弾性ストッキングの装用によって表在静脈から深部静脈へ血液を流入させる。
- 外科的治療では、皮下静脈を抜去するストリッピング術など。
- 硬化療法は、静脈瘤内に硬化剤を注入し、血栓形成を起こして治療する。
- 高位結紮術と硬化療法は併用されることが多い。
- レーザー治療*は、レーザーファイバーを用いた血管内治療。

予後

- 全身的には予後良好。下腿潰瘍に進行すると治りにくい。

用語解説

静脈瘤（varicose vein）
静脈が異常に拡張・屈曲・蛇行している状態。立位で下肢の静脈血が右[心]房に戻るのは、筋肉の収縮（筋ポンプ作用）、静脈弁、胸腔（きょうくう）内陰圧のはたらきによる。静脈の弁が機能不全に陥って静脈血の還流が支障をきたすと、静脈の拡張・屈曲・蛇行が生じる。静脈瘤は伏在型、側肢型、網目型、クモの巣型の4タイプがある。
→P301

下腿潰瘍
静脈瘤や深部静脈血栓症などの静脈疾患によるものが多いが、閉塞性動脈硬化症や閉塞性血栓血管炎（バージャー病）、膠原病（こうげんびょう）、糖尿病、悪性腫瘍、感染症などでも起こることがある。

レーザー治療
レーザー治療のなかで血管内治療のエンドレーザー法が2011年より保険適応となった。網目型やクモの巣型に行われるレーザー体外照射は保険適応外。

memo
表在性血栓性静脈炎
体表に近い静脈（表在静脈）に生じる血栓性の炎症。薬剤（抗がん剤など）の化学的刺激、血管内カテーテルの長期留置といった物理的刺激、下肢静脈瘤などによる静脈うっ滞で生じる低酸素状態などが誘因となり、血管内皮細胞が傷つき、血栓が生じて炎症が起こる。バージャー病やモンドール病、悪性腫瘍にともなう遊走性静脈炎、抗リン脂質抗体症候群によることもある。
治療としては、圧迫法、薬物療法、静脈血栓除去術などがある。

下肢：lower extremity／逆流：reflux／静脈圧：venous pressure／腓腹筋痙攣：calf cramps／弾性ストッキング：compression stocking

病態生理

■下肢の静脈
静脈血を重力に逆らって心臓へ送るため、重要なはたらきをしているのが下肢の筋肉と静脈弁である。
筋肉の収縮によって深部静脈が圧迫され、血液が送られる。筋肉が弛緩すると表在静脈から深部静脈へと血液が流入する（下肢の**筋ポンプ作用**）。
静脈にはたくさんの弁があり、血液の逆流を防いでいる。

■一次性静脈瘤
長時間の立位、妊娠や肥満による腹圧上昇などで静脈圧が上がると、表在静脈や穿通枝の弁が機能不全に陥る。静脈血が逆流すると、静脈はゴム風船のように膨らんでくる。
下腿に逆流した静脈血が滞ると、浮腫、うっ滞性皮膚炎などを招く。

■二次性静脈瘤
深部静脈に閉塞があると、静脈血は穿通枝を迂回路として流れ（逆流）、側副血行路となる表在静脈の血流が増えて拡張し、瘤状になることがある。

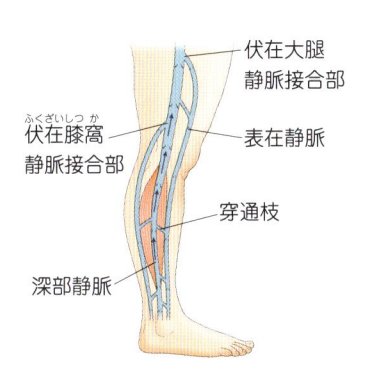

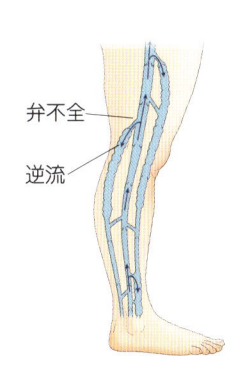

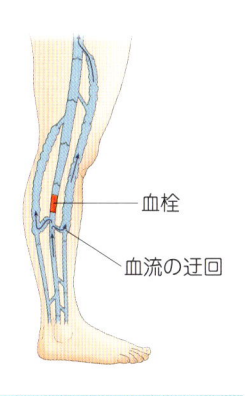

（左図ラベル）伏在大腿静脈接合部／伏在膝窩静脈接合部／表在静脈／穿通枝／深部静脈
（中図ラベル）弁不全／逆流
（右図ラベル）血栓／血流の迂回

症状・臨床所見

● 下肢静脈瘤のタイプ

■伏在型 大小の伏在静脈が血液の逆流によって拡張

■側枝型 伏在静脈より末梢の静脈が拡張

■網目型 皮下静脈が網目状に拡張

■クモの巣型 毛細血管がクモの巣状に拡張

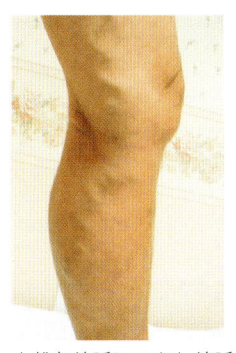

伏在型
大伏在静脈にできた静脈瘤。

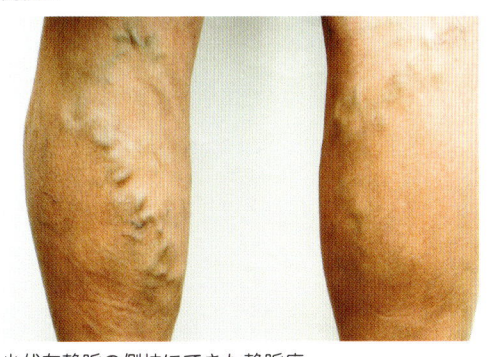

側枝型
小伏在静脈の側枝にできた静脈瘤。
提供：alamy／PPS

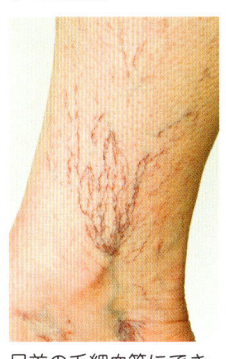

クモの巣型
足首の毛細血管にできた静脈瘤。
提供：alamy／PPS

穿通枝：perforator／静脈血：venous blood／心臓：heart／静脈弁：venous valve／浮腫：edema／側副血行路：collateral flow／静脈瘤：varicose vein

下肢静脈瘤／上大静脈症候群

■ 下肢静脈瘤の分類法

4つの分類を組み合わせて表される。

C	臨床徴候	clinical manifestation
E	病因分類（先天性、一次性、二次性）	etiologic classification
A	解剖学的分類（表在静脈、深部静脈、穿通枝）	anatomic distribution
P	病態生理分類（逆流、閉塞）	pathophysiologic dysfunction

■ 臨床徴候による重症度分類

Class	所見
0	静脈瘤なし
1	クモの巣状あるいは網目状の静脈瘤
2	大きな静脈瘤
3	浮腫あり
4	湿疹、色素沈着、皮膚硬化など皮膚病変
5	潰瘍の既往あり
6	潰瘍あり

0がもっとも軽度。6がもっとも重度。

治療

治療の目的
- 圧迫療法：血行の改善
- 硬化療法：病変の縮小
- 外科的治療：根治療法
- レーザー治療：病変部の閉塞

- 下肢静脈瘤の治療には、静脈瘤のタイプを問わず行われる硬化療法、伏在型に対して行われるストリッピング術、伏在型に行われるエンドレーザー法のほか、レーザー体外照射や圧迫療法などがある。

圧迫療法

- 下肢静脈瘤の症状軽減に用いられる。
- 手術や硬化療法後に再発予防として、また外科療法の難しいケースに対しても用いられる。

●以下のケースでは使用できない●

重度の血行障害がある。
装着部位に感染病変がある。
糖尿病などによる末梢神経障害がある。

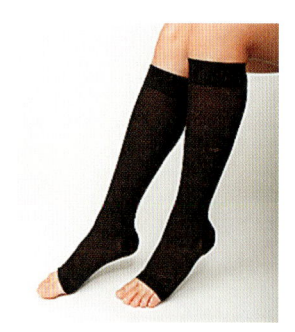

■ 弾性ストッキング

弾性ストッキングの装用によって末梢から中枢へだんだんと圧がかかり、下肢の静脈血のうっ滞を解消し、筋ポンプ作用を強める効果がある。
提供：ベノサンジャパン

下肢静脈瘤：varix of the lower extremity／弾性ストッキング：compression stocking／浮腫：edema

外科的治療

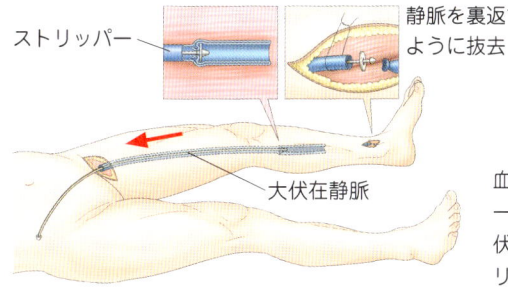

ストリッパー　静脈を裏返すように抜去
大伏在静脈

- **ストリッピング術**は、血管病変の抜去切除術で、再発率が低く根治が期待できる。
- 大小伏在静脈の弁不全に起因し、「大伏在静脈の蛇行や拡張が著しい」「浮腫、うっ滞性皮膚炎、下腿潰瘍などをともなう」といったケースでストリッピング術が適応となる。

血液の逆流によって拡張した大伏在静脈へワイヤー（ストリッパー）を挿入し、弁不全の部位を大伏在静脈ごと引き抜く。抜去時に神経を傷つけるリスクを軽減した、内翻式ストリッピング術（静脈を裏返すように引き抜く）や選択式ストリッピング術などもある。

硬化療法

- 病変部に針で硬化剤を注入し、病変を小さくする方法。
- ポリドカノールやエタノールなどを血管に注入して、内皮細胞に障害を起こし、そして弾性ストッキングや弾性包帯で圧迫すると血栓が形成されて内腔をふさぎ、内皮細胞・血栓は線維化して静脈瘤が縮小する。
- 弁不全を起こしている部位を縛って、静脈の逆流を防ぐ高位結紮術を併用することがある。

レーザー治療

- 伏在型には病変部の閉塞のためにエンドレーザー法が行われる。エンドレーザー法は、弁不全が生じている静脈内へレーザーファイバーを挿入し、血管内でレーザーを照射して静脈瘤を閉塞させる治療法。

- **エンドレーザー法**

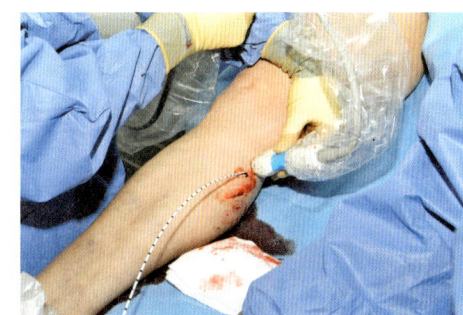

静脈内に挿入したレーザーファイバーで静脈瘤を焼灼していく。　　　提供：SPL／PPS

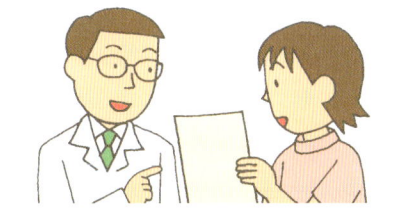

Column

I87.1
上大静脈症候群
担当：蜂谷　貴

- 縦隔腫瘍や大動脈瘤、肺がんの浸潤などによって上大静脈が圧迫され、頭頸部や上肢の血流が滞り、さまざまな症状をきたす。
- 静脈の流れが滞ると上半身にうっ血が生じ、頸静脈の怒張、頭部や顔面、片側の上肢の浮腫、頭痛、起座呼吸、視野障害などを招く。
- 胸壁に表在静脈の拡張などが確認されるときは、上大静脈症候群（superior vena cava syndrome）の可能性がある。カテーテルを用いた静脈造影、CT、MRIで診断を確定する。
- 原因疾患の治療が必要。上大静脈閉塞に対しては血管内治療（ステント留置）、人工血管によるバイパス手術も行われる。

毛細血管：capillary／伏在静脈：saphenous venous (vein)／糖尿病：diabetes, diabetes mellitus (DM)／血栓：thrombus／線維化：fibrosis

● **編集**

小学館クリエイティブ

　三石一也／藤本耕一／尾和みゆき

小川和宏／渡部悦子（Fineplace）
小山豊／中出三重（エム・シー・プレス）
木村克彦／竹原陽子

● **図版**

瀬尾拡史（サイアメント）

森地亮輔

クリエイティブラボ

本書の図版の一部はZygote Anatomyを使用し作成した。

● **イラスト**

上村一樹

松本剛

● **本文デザイン・DTP**

堀公明

明昌堂

本書に関する正誤を含む最新情報は成美堂出版ホームページでご確認下さい。
https://www.seibidoshuppan.co.jp

全部見える 循環器疾患

2023年4月10日発行

総監修	黒澤博身（くろさわ ひろ み）
発行者	深見公子
発行所	成美堂出版
	〒162-8445　東京都新宿区新小川町1-7
	電話(03)5206-8151　FAX(03)5206-8159
印　刷	共同印刷株式会社

©SEIBIDO SHUPPAN 2012　PRINTED IN JAPAN
ISBN978-4-415-31403-7
落丁・乱丁などの不良本はお取り替えします
定価はカバーに表示してあります

- 本書および本書の付属物を無断で複写、複製（コピー）、引用することは著作権法上での例外を除き禁じられています。また代行業者等の第三者に依頼してスキャンやデジタル化することは、たとえ個人や家庭内の利用であっても一切認められておりません。